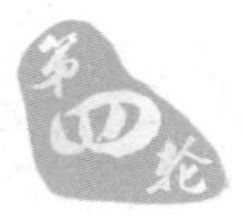

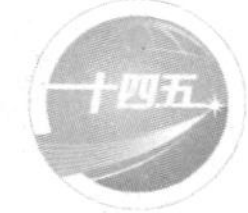

国家卫生健康委员会“十四五”规划教材
全国高等中医药教育教材
供中药学类专业用

中成药学

第3版

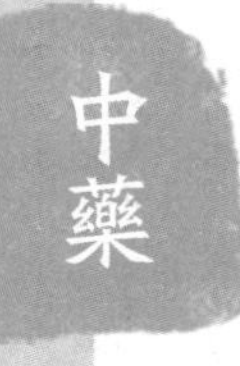

主　编　杜守颖　崔　瑛

副主编　张金莲　周长征　张智华　陈　军　李永民

人民卫生出版社
·北　京·

图书在版编目（CIP）数据

中成药学 / 杜守颖，崔瑛主编 . —3 版 . —北京：人民卫生出版社，2021.7（2025.1重印）

ISBN 978-7-117-31528-9

Ⅰ. ①中… Ⅱ. ①杜…②崔… Ⅲ. ①中成药 — 医学院校 — 教材 Ⅳ. ①R286

中国版本图书馆 CIP 数据核字（2021）第 137598 号

中 成 药 学

Zhongchengyaoxue

第 3 版

主　　编：杜守颖　崔　瑛
出版发行：人民卫生出版社（中继线 010-59780011）
地　　址：北京市朝阳区潘家园南里 19 号
邮　　编：100021
E - mail：pmph @ pmph.com
购书热线：010-59787592　010-59787584　010-65264830
印　　刷：天津善印科技有限公司
经　　销：新华书店
开　　本：850 × 1168　1/16　　印张：20
字　　数：524 千字
版　　次：2012 年 6 月第 1 版　　2021 年 7 月第 3 版
印　　次：2025 年 1 月第 6 次印刷
标准书号：ISBN 978-7-117-31528-9
定　　价：69.00 元
打击盗版举报电话：010-59787491　E-mail：WQ @ pmph.com
质量问题联系电话：010-59787234　E-mail：zhiliang @ pmph.com

编　委（按姓氏笔画排序）

马少丹（福建中医药大学）
丘振文（广州中医药大学第一附属医院）
冯志毅（河南中医药大学）
安丽凤（黑龙江中医药大学）
杜守颖（北京中医药大学）
李　雅（湖南中医药大学）
李　楠（成都中医药大学）
李永民（河北中医学院）
张　林（辽宁中医药大学）
张凤瑞（长春中医药大学）
张金莲（江西中医药大学）
张智华（湖北中医药大学）
陈　军（南京中医药大学）
欧　莉（陕西中医药大学）
周长征（山东中医药大学）
周志焕（天津中医药大学）
崔　瑛（河南中医药大学）
崔铁凡（山西中医药大学）
梁　洁（广西中医药大学）
廖广辉（浙江中医药大学）
翟华强（北京中医药大学）

秘　书　白　洁（北京中医药大学）

数字增值服务编委会

主　编　杜守颖　崔　瑛

副主编　张金莲　周长征　张智华　陈　军　李永民

编　委　（按姓氏笔画排序）

马少丹（福建中医药大学）
丘振文（广州中医药大学第一附属医院）
白　洁（北京中医药大学）
冯志毅（河南中医药大学）
安丽凤（黑龙江中医药大学）
杜守颖（北京中医药大学）
李　雅（湖南中医药大学）
李　楠（成都中医药大学）
李永民（河北中医学院）
张　林（辽宁中医药大学）
张凤瑞（长春中医药大学）
张金莲（江西中医药大学）
张智华（湖北中医药大学）
陈　军（南京中医药大学）
欧　莉（陕西中医药大学）
周长征（山东中医药大学）
周志焕（天津中医药大学）
崔　瑛（河南中医药大学）
崔轶凡（山西中医药大学）
梁　洁（广西中医药大学）
廖广辉（浙江中医药大学）
翟华强（北京中医药大学）

秘　书　白　洁（北京中医药大学）

修订说明

为了更好地贯彻落实《中医药发展战略规划纲要(2016—2030年)》《中共中央国务院关于促进中医药传承创新发展的意见》《教育部 国家卫生健康委 国家中医药管理局关于深化医教协同进一步推动中医药教育改革与高质量发展的实施意见》《关于加快中医药特色发展的若干政策措施》和新时代全国高等学校本科教育工作会议精神,做好第四轮全国高等中医药教育教材建设工作,人民卫生出版社在教育部、国家卫生健康委员会、国家中医药管理局的领导下,在上一轮教材建设的基础上,组织和规划了全国高等中医药教育本科国家卫生健康委员会"十四五"规划教材的编写和修订工作。

为做好新一轮教材的出版工作,人民卫生出版社在教育部高等学校中医学类专业教学指导委员会、中药学类专业教学指导委员会和第三届全国高等中医药教育教材建设指导委员会的大力支持下,先后成立了第四届全国高等中医药教育教材建设指导委员会和相应的教材评审委员会,以指导和组织教材的遴选、评审和修订工作,确保教材编写质量。

根据"十四五"期间高等中医药教育教学改革和高等中医药人才培养目标,在上述工作的基础上,人民卫生出版社规划、确定了第一批中医学、针灸推拿学、中医骨伤科学、中药学、护理学5个专业100种国家卫生健康委员会"十四五"规划教材。教材主编、副主编和编委的遴选按照公开、公平、公正的原则进行。在全国50余所高等院校2 400余位专家和学者申报的基础上,2 000余位申报者经教材建设指导委员会、教材评审委员会审定批准,聘任为主编、副主编、编委。

本套教材的主要特色如下:

1. 立德树人,思政教育　坚持以文化人,以文载道,以德育人,以德为先。将立德树人深化到各学科、各领域,加强学生理想信念教育,厚植爱国主义情怀,把社会主义核心价值观融入教育教学全过程。根据不同专业人才培养特点和专业能力素质要求,科学合理地设计思政教育内容。教材中有机融入中医药文化元素和思想政治教育元素,形成专业课教学与思政理论教育、课程思政与专业思政紧密结合的教材建设格局。

2. 准确定位,联系实际　教材的深度和广度符合各专业教学大纲的要求和特定学制、特定对象、特定层次的培养目标,紧扣教学活动和知识结构。以解决目前各院校教材使用中的突出问题为出发点和落脚点,对人才培养体系、课程体系、教材体系进行充分调研和论证,使之更加符合教改实际、适应中医药人才培养要求和社会需求。

3. 夯实基础,整体优化　以科学严谨的治学态度,对教材体系进行科学设计、整体优化,体现中医药基本理论、基本知识、基本思维、基本技能;教材编写综合考虑学科的分化、交叉,既充分体现不同学科自身特点,又注意各学科之间有机衔接;确保理论体系完善,知识点结合完备,内容精练、完整,概念准确,切合教学实际。

4. 注重衔接,合理区分　严格界定本科教材与职业教育教材、研究生教材、毕业后教育教材的知识范畴,认真总结、详细讨论现阶段中医药本科各课程的知识和理论框架,使其在教材中得以凸显,既要相互联系,又要在编写思路、框架设计、内容取舍等方面有一定的区分度。

5. 体现传承，突出特色 本套教材是培养复合型、创新型中医药人才的重要工具，是中医药文明传承的重要载体。传统的中医药文化是国家软实力的重要体现。因此，教材必须遵循中医药传承发展规律，既要反映原汁原味的中医药知识，培养学生的中医思维，又要使学生中西医学融会贯通，既要传承经典，又要创新发挥，体现新版教材"传承精华、守正创新"的特点。

6. 与时俱进，纸数融合 本套教材新增中医抗疫知识，培养学生的探索精神、创新精神，强化中医药防疫人才培养。同时，教材编写充分体现与时代融合、与现代科技融合、与现代医学融合的特色和理念，将移动互联、网络增值、慕课、翻转课堂等新的教学理念和教学技术、学习方式融入教材建设之中。书中设有随文二维码，通过扫码，学生可对教材的数字增值服务内容进行自主学习。

7. 创新形式，提高效用 教材在形式上仍将传承上版模块化编写的设计思路，图文并茂、版式精美；内容方面注重提高效用，同时应用问题导入、案例教学、探究教学等教材编写理念，以提高学生的学习兴趣和学习效果。

8. 突出实用，注重技能 增设技能教材、实验实训内容及相关栏目，适当增加实践教学学时数，增强学生综合运用所学知识的能力和动手能力，体现医学生早临床、多临床、反复临床的特点，使学生好学、临床好用、教师好教。

9. 立足精品，树立标准 始终坚持具有中国特色的教材建设机制和模式，编委会精心编写，出版社精心审校，全程全员坚持质量控制体系，把打造精品教材作为崇高的历史使命，严把各个环节质量关，力保教材的精品属性，使精品和金课互相促进，通过教材建设推动和深化高等中医药教育教学改革，力争打造国内外高等中医药教育标准化教材。

10. 三点兼顾，有机结合 以基本知识点作为主体内容，适度增加新进展、新技术、新方法，并与相关部门制订的职业技能鉴定规范和国家执业医师（药师）资格考试有效衔接，使知识点、创新点、执业点三点结合；紧密联系临床和科研实际情况，避免理论与实践脱节、教学与临床脱节。

本轮教材的修订编写，教育部、国家卫生健康委员会、国家中医药管理局有关领导和教育部高等学校中医学类专业教学指导委员会、中药学类专业教学指导委员会等相关专家给予了大力支持和指导，得到了全国各医药卫生院校和部分医院、科研机构领导、专家和教师的积极支持和参与，在此，对有关单位和个人表示衷心的感谢！希望各院校在教学使用中，以及在探索课程体系、课程标准和教材建设与改革的进程中，及时提出宝贵意见或建议，以便不断修订和完善，为下一轮教材的修订工作奠定坚实的基础。

人民卫生出版社

2021 年 3 月

前　言

中成药是中医药学宝贵遗产的重要组成部分，是历代医家临床实践经验之集大成者。中成药是我国具有独立知识产权、富含科技精华、特色鲜明、临床疗效肯定、有助于人类康复保健的一大类重要药物，也是我国重要的医疗卫生资源，是我国历代医药学家对人类社会繁衍和发展做出的巨大贡献。

中成药素来以疗效显著、副作用小而著称，又有服用、保存、运输、携带方便等特点，日益成为我国及许多其他国家和地区临床医疗中的常用药物，深受国内外广大医生和患者的青睐，发展趋势良好。如今，我国中成药品种已达近万种，其中有许多优秀品种被遴选进入《国家基本药物目录》和《国家基本医疗保险、工伤保险和生育保险药品目录》，得到了党和政府的高度重视和大力支持，在抗击新型冠状病毒肺炎疫情的战役中发挥了重要的作用。随着社会发展和时代进步，中成药学科逐步发展并日臻成熟，中成药学已成为高等中医药类院校各专业必修（辅修）的重要专业课程，受众越来越广泛。

本版教材力求博采众长、与时俱进，坚持以提高广大学者和读者合理应用中成药的能力为目的，充分体现学以致用的教学理念，根据教学大纲要求，重点选择《国家基本药物目录》及国家执业中医师、执业中药师考试等要求的临床常用中成药编写。全书分为总论和各论，总论（1~6章）论述了中成药的基本知识；各论主要按照治法分为解表、泻下、清热、补益、活血等内科常用中成药和外科、妇科、眼科、耳鼻喉口腔科、骨伤科、皮肤科、儿科等常用中成药（7~30章），共选中成药382种，其中正药194种，附药188种。每种正药均介绍其出处、处方、制法、功能主治、方解、临床应用、用法与用量、规格、其他剂型、使用注意、不良反应、药理作用等一系列相关内容，而附药则以列表形式介绍组成、功用、主治、用法用量、规格、使用注意等内容，在编写中若部分品种相关内容有缺项者则省略。

本教材的编写力求反映国家现行中医药政策法规及守正创新的实际要求。在总论部分，体现了《中华人民共和国中医药法》《中华人民共和国药品管理法》《药品注册管理办法》及相关的中药研究指南对中成药的相关要求；在各论中，则参照《中华人民共和国药典》2020年版一部、《国家基本药物临床应用指南（中成药）》2018年版和《中华人民共和国药典》2015年版配套的《中华人民共和国药典临床用药须知：中药成方制剂卷》等收载品种的相关内容组织编写。

为了更好地发挥“课程思政”的协同育人效应，基于中成药在人类健康事业中的重要贡献及中成药学的课程特点，在本教材中新加入了“思政元素”模块，使“知识传授”与“价值引领”协同并重，在培养德才兼备的高素质医药学人才方面发挥应有的作用。

为了能使广大读者更好地掌握教材中的知识，本教材配备数字增值服务，包括PPT课件、复习思考题及答案、练习题（扫一扫，测一测）、知识拓展等内容。

本教材的使用对象为高等中医药院校中药学、临床中药学、中医学（含骨伤方向）、针灸推拿学、中西医临床医学等各专业学生；还可作为执业药师、临床医生必备的参阅专业用书。

本教材在编写及审定稿过程中,得到了人民卫生出版社及各参编院校的大力支持,在此一并致谢!因编者水平所限,教材中可能会有一些疏漏或不妥之处,请大家予以谅解。同时,我们恳切希望广大读者在使用过程中,若发现相关问题或不足时,能及时提出宝贵意见或修正建议,以便修订完善。

编者

2021 年 5 月

目　录

总　论

各　论

总　　论

笔记栏

PPT 课件

第一章 绪论

学习目标

通过本章学习，掌握中成药学科的基本概念、常识和任务，明确学科定位、学习目标。

1. 掌握中成药、中成药学的基本概念和学科的性质及任务。

2. 掌握新中成药的命名基本方法。

3. 熟悉以药物组成命名，以主要功用命名，以主治命名，以组成、用法、制剂等特点命名，以取类比象法命名，以及以处方来源命名的命名方法。

4. 深入了解中成药学的发展史，以及中成药的分类。

思政元素

传承创新发展中成药

中成药是中医药的重要组成部分，中医药作为中华民族原创的医学科学，为中华民族繁衍生息做出了巨大贡献，是中华文明的杰出代表，深刻反映了中华民族的世界观、价值观、生命观、健康观和方法论。中医药学兼具科学和人文的双重属性。2019 年 10 月 25 日习主席对中医药工作做出重要指示，中医药学包含着中华民族几千年的健康养生理念及其实践经验，是中华文明的瑰宝，凝聚着中国人民和中华民族的博大智慧。因此，我们要学好中成药的基本知识，要在实践中不断丰富发展，传承创新，使中成药在医疗实践中发挥更大的作用。

我国现存的第一部医学经典著作《黄帝内经》，成书于战国时期，该书记载了 13 个方剂，其中有 9 种是成药，包括了丸、散、膏、丹、药酒等剂型，说明中成药的应用在当时已经比较普遍。东汉末年，著名医家张仲景编撰《伤寒杂病论》，收载成药 60 余种，所用剂型有丸剂、散剂、酒剂、洗剂、浴剂、熏剂、滴耳剂、灌鼻剂、软膏剂、肛门栓剂、阴道栓剂等 10 余种，说明中成药的发展已初具规模。唐代孙思邈撰写的《备急千金要方》和王焘所著《外台秘要》，收载了治疗内、外、妇、儿、五官等科疾病的大量成药，其中紫雪丹、磁朱丸、乞力伽丸（即苏合香丸）等，至今仍是常用的中成药。宋代著名的方书《太平惠民和剂局方》，是我国历史上第一部由国家刊行的成药典，也是世界最早的国家记载中成药的药典。牛黄清心丸、藿香正气散、至宝丹、逍遥散、附子理中丸、苏合香丸、肥儿丸等至今仍然是临床广泛应用的名中成药。继宋之后，金元四大医家刘河间的防风通圣散、六一散，李东垣的半夏枳术丸、香砂枳术丸，张子和的木香槟榔丸，朱丹溪的大补阴丸、越鞠丸等都是沿用至今的著名中成药。明、清时期我国已经出现了资本主义萌芽，私人开办的药店也很兴盛，使中成药得以广泛使用和发展。

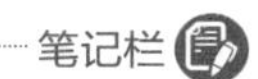

1949 年以后，我国更加重视中成药的发展。全国各地都建立了中药成药的科研、生产、经营的专业机构，对其发掘、整理和提高，取得了可喜的成果。同时，不断应用新工艺、新辅料、新技术，在中成药的质量控制和检测方法、中成药的药理和成分分析研究等方面都取得了显著的成果，在生产方面已经形成了中药制药工业体系。中成药在国际上也享有很高的声誉，备受各国人民的欢迎，是中医药走向世界的主要物质基础。

因此，我们一定要继承好、发展好、利用好中成药，为我国及世界人民的健康事业做出应有的贡献。

第一节 中成药学的概念

中成药是指在中医药理论指导下，以中药饮片为原料，获得国家药品管理部门的批准，按照规定生产工艺和质量标准制成一定剂型，可以在市场以商品出售的中药制成品，简称成药，又称为中药成方制剂。中成药应质量可控，安全有效，可供临床辨证使用，或患者根据需要直接购用(限非处方药)，是中医药的重要组成部分，有着悠久的历史，应用广泛，在防病治病，保障人民群众健康方面发挥了重要作用。

中成药分为处方药与非处方药，处方药是指必须凭执业医师或执业助理医师处方方可调配、购买，并在医生指导下使用的药品；非处方药是不需要凭执业医师或执业助理医师处方，消费者可以自行判断购买和使用的药品。

中成药学是以中医药理论为指导，研究和阐述中成药的基本理论、组方原理、剂型工艺、功能主治、药理毒理及其临床运用的一门学科。中成药学的基本任务是研究分析中成药的处方组成、配伍理论及制备方法；探讨分析中成药的功能、主治与适应证，培养临证合理应用中成药的能力；并学会应用现代科技知识和方法改进工艺，研究和开发新剂型、新品种，提高产品质量与临床疗效。

中成药是祖国中医药遗产的重要组成部分，有着悠久历史和丰富内容，是历代医家在千百年来的临床实践中总结配制而成的。中成药是我国具有独立知识产权的药品，也是我国医药学家对人类健康的巨大贡献。中成药以疗效显著，服用、运输、保存、携带方便，副作用小而著称，是我国临床医疗不可缺少的治疗药物。因此，不仅为我国广大人民所喜用，而且在国际上也享有较高的声誉。

第二节 中成药的发展简史

古人在长期的生活和生产实践中，经过日积月累的口尝身受，逐步积累了药物知识。随着有意识地利用药物，自然涉及药物的选择、配合和调剂，因而产生了方剂。随着方剂的产生，临床疗效好的，就逐渐固定下来，结合当时的制作技术，制成了不同的剂型，就产生了成药。中成药是临床实践的精华，其发展与古代科学技术、中药配伍、修制与炮制技术等的发展密切相关。

我国的中成药制作生产与应用历史非常悠久，最早可追溯到战国时期。在湖南长沙马王堆汉墓出土的《五十二病方》中记载医方 283 个，涉及临床各科病证 100 余种。药方的用

笔记栏

法，既有内服，也有外用。内服有汤、丸、饮、散等，外用有药浴、烟熏、蒸气熏、药物熨法等。该帛书的出土，充分说明了至迟在战国晚期，中成药在临床的运用已相当广泛。另外，我国现存的第一部医学经典著作《黄帝内经》，也成书于战国时期，该书记载了 13 个方剂，其中就有 9 种成药，包括丸、散、膏、丹、药酒等剂型。

汉代是我国中成药发展的第一个高潮，东汉末年，医圣张仲景撰写《伤寒杂病论》，被后世誉为“方书之祖”。书中收载有 60 余种成药，如治小便不利的五苓散，治虚寒腹痛泄泻的理中丸等，至今仍在临床使用，并且效果颇佳。《伤寒杂病论》中载有膏剂、丸剂、散剂，以及栓剂、洗剂、灌肠剂、烟熏剂等多种剂型，这些剂型现在仍在应用，其制作方法为中成药制药奠定了理论和操作基础。

晋代葛洪编写的《肘后备急方》，收载成药数十种，在配方、制作方法上又有了新的发展。该书提出了“成药剂”的概念，主张批量生产贮备，并首次将蜡丸、锭剂、条剂、饼剂、尿道栓剂等列为成药专章论述。

唐代药王孙思邈编著的《备急千金要方》和《千金翼方》集唐以前医方之大成，分别收载医方 5 300 余首和 2 200 余首。其中收载了很多成药，比较著名的如磁朱丸、紫雪丹、定志丸等；剂型则涉及丸剂、散剂、膏剂、丹剂等。

宋代的中成药已发展到较为兴盛的阶段，是中成药发展的第二个高潮。当时由政府组织编写的《太平圣惠方》《圣济总录》等收载的成方均很多，并有膏药、丹剂等的专篇介绍。尤其是北宋政府官办药局“惠民和剂局”的建立，使大量成方制剂的生产规范化，标志着我国制剂和成药销售、管理进入了新的阶段，该局也是世界上最早的国家药局之一。公元 1150 年由北宋官府组织，裴宋元、陈师文等撰写的《太平惠民和剂局方》，是我国历史上第一部由国家刊行的成药药典，该书载方 788 首，名方颇多，对后世影响很大。如纳气平喘的黑锡丹，开创了化学制剂的先例；又如清心开窍的至宝丹，解表化湿的藿香正气散，均为老百姓耳熟能详的中成药。宋代除了官修方书中载有中成药的相关内容外，还有一些民间的方书也收入中成药。钱乙的《小儿药证直诀》中记载了大量的中成药，如清心泻火的导赤散，清泻肺中伏火的泻白散，健脾和胃的七味白术散，滋补肾阴的六味地黄丸等，均颇有效验。此外，还有严用和的《济生方》中记载的归脾丸、济生肾气丸等。宋代很多的中成药都沿用至今，形成了很多名方名药，这一时期是中成药的大发展时期。

金、元时期，金元“四大家”在促进中医学理论发展的同时，也为中成药品种的丰富提供了大量有效方剂，创制了各具特色的中成药，如刘河间的防风通圣散、六一散，李东垣的半夏枳术丸、香砂枳术丸，张子和的木香槟榔丸、禹功散，朱丹溪的大补阴丸、越鞠丸等。

明、清时期，是中成药发展的第三个高潮，随着中医药学蓬勃发展，温病学派的崛起，给中成药的发展带来了较大影响。如李时珍的《本草纲目》收载中成药剂型近 40 种，方剂 11 000 余首，充分显示了中医学中成药剂型的绚丽多彩。陈实功的《外科正宗》收载了 200 余种成药，其中冰硼散、如意金黄散均确有卓效。吴鞠通在《温病条辨》中也创制了大量成药，如桑菊饮、银翘散、安宫牛黄丸、杏苏散等。清末出现了北京著名的“同仁堂”“万锦堂”等药店，生产出售的成药约 500 余种。

19 世纪中后期，西方科学与工业技术蓬勃发展，西医、西药不断传入中国，中医药的发展受到了一定的冲击，但是中医药学以其顽强的生命力发展着。中成药在结合当时的科学技术和吸收西方的现代制药技术的基础上，形成了自己独特的制备工艺，中成药开始了前店后厂的生产模式，采用自己独特的制剂工艺，发展虽然缓慢，但为近代中药制药产业的发展，奠定了一定的基础。

中华人民共和国成立以来，中成药的研发与应用得到很大发展。全国各地相继建立了中成药科研、生产、经营的专门机构，中成药挖掘、整理和科研工作不断取得可喜的成果。1965年国家颁布了《中华人民共和国药典》(以下简称《中国药典》)1963年版，首次将中药单独成册，列为《中国药典》1963年版一部。该书收载了197种中成药，是中成药发展史上的重要里程碑。改革开放以来，卫生部的新药评审中心特设了中药新药评审，制定了《新药评审办法》，编写了《中药新药研制与申报》《中药新药临床研究指导原则》等。至此中成药的研制得到了规范，从而开始蓬勃发展。至今，全国生产的中成药近万种。长期而广泛的临床使用证明，中成药具有疗效确切，携带、使用、贮存、运输方便等特点。中成药已成为当今防病治病不可缺少的药物，在国内外享有较高的声誉。《中国药典》2020年版一部收载中成药则达1 607种。

随着我国经济建设的迅速腾飞，科学技术水平的进步，《中医药发展战略规划纲要(2016—2030年)》的贯彻执行，党中央"科教兴国"战略的顺利实施，我国的中药事业必将迎来一个健康蓬勃发展的时期。

第三节　中成药的命名

中成药的命名与我国悠久的传统文化紧密相连，其根源于中医药的辨证论治、理法方药组方理论特点。很多中成药的药名对处方组成、功能或主治进行了高度的概括，其不仅反映处方的组成、主治、功能等特点，而且蕴含我国古代文化如天文、地理、哲学，以及儒、释、道的各家思想。因此，在中成药研究和应用时，应与研究中成药命名结合，这样才能全面、深入地理解中成药的含义及其一般规律，并更好地应用于临床。在不同的历史时期中成药有不同的命名方法，其命名主要有以下几种类别：

一、以药物组成命名

1. 以处方中主药名称命名　中成药的配伍组成，是依据君、臣、佐、使(或称主、辅、佐、使)的原则进行组方的。主药的性能和功能，基本上代表了整个中成药的性能和功用，突出主药，提示该药的主导作用，如三七片、天麻丸、首乌丸等。又如乌梅丸，以乌梅命名，提示本药的主药是乌梅，有安蛔止痛之功；麻子仁丸的命名，提示中成药的主药是麻子仁，具有润肠通便之效；牡蛎散以牡蛎命名，提示主药是煅牡蛎，有固涩止汗之功。但此种命名方法容易与以单味药组成的中成药混淆。

另外，还可以中成药中主药的别名命名，如鸡苏散中薄荷的别名为鸡苏。

2. 以处方中两味药名称命名　以组成中成药的两味主药命名，如银翘散，以金银花、连翘命名，该药的主药是金银花、连翘，有清热解表之功；夏桑菊颗粒，以桑叶、菊花命名，提示该处方药的主药是桑叶、菊花，有疏风清热之功。

3. 以处方中全部组成命名　在组成比较简单的中成药中，常以处方的全部药名来命名，如香连丸，由木香、黄连二味药组成，具有行气化滞、清热化湿之功，治湿热痢疾，症见下痢赤白相兼、腹痛、里急后重之症。麻杏石甘颗粒，由麻黄、杏仁、甘草、石膏组成，具有辛凉疏表、清肺平喘的功能，主治外感风邪、邪热壅肺证，症见身热不解、咳逆气急、甚则鼻煽、口渴、有汗或无汗、舌苔薄白或黄、脉浮而数者。

笔记栏

二、以主要功用命名

1. 以直接功能命名　如补中益气丸，其主要功用为补中益气，提示其用于治疗中气不足证或气虚下陷证所致的倦怠乏力、食少便溏，以及各种脏器下垂等病症。又如清气化痰丸、生脉饮、通宣理肺丸、金锁固精丸、清骨散、补阳还五颗粒、大活络丹等。

2. 以间接功能命名　如生化颗粒，通过活血化瘀的作用，使瘀去新生，故名。归脾丸，治疗心脾气血两虚及脾不统血证，脾乃后天之本，气血生化之源，脾主统血，脾虚则脾不统血、气血匮乏，气血匮乏则心无所主，通过大补脾气，使脾气足，气血生，自可复其统血之职，故名"归脾"。再如逍遥丸治疗肝气郁滞，血虚脾弱之证，该药具有疏肝解郁，养血健脾之功，服药后可使血虚得补，脾虚得健，气郁得疏，气血调和，自由逍遥。另外，越鞠丸、实脾散、保和丸等均为采取此种命名方式。

3. 以中成药药效的相关性而命名　以中成药药力大小而命名的成药，如大、小活络丸，大、小柴胡颗粒等。

三、以主治命名

1. 以主治病症命名　临证应用，一目了然，如止咳散主治咳嗽，冷哮丸主治寒哮等。再如治疗慢性迁延性肝炎的迁肝片，治疗或预防流行性感冒的流感茶，治疗小儿百日咳的百日咳片，治疗妇女白带的白带丸等。

2. 以主治脏腑命名　如导赤散，心脏属赤，本药名提示心经有实火，病变脏腑在心，而该药服用后具有导泻心经实热之功。其他如泻青丸、泻白散、清胃散、泻黄散均采取用本类命名方式。

3. 以主治病症的科属命名　如治疗小儿疳积证的成药肥儿丸，治疗小儿惊风证之小儿回春丹等，均以主治病症的科属命名。

四、以组成、用法、制剂等特点命名

1. 以处方组成药味数命名　如四君子丸、四物合剂、四妙丸等，处方中由四味药物组成。三黄片由黄连、黄柏、黄芩三味药组成；二冬膏由天冬、麦冬组成。

2. 以处方组成药味数与功能相结合命名　如十全大补丸，由十味中药组成，具有补益的功效。再如七宝美髯丹，由七味中药组成，具有乌发美髯之功效。

3. 以处方组成的药味数与方中主药相结合命名　如六味地黄丸，由六味药组成，其中地黄一味药为处方中主药。再如七味白术散则由七味药物组成，其中白术一味药为方中主药。

4. 以处方中药味数加其特点命名

(1) 以处方中药味数加其用药部位命名：如三子养亲汤、五仁丸等成药即分别以药物的种子、果仁等为入药部分而命名。

(2) 以处方中药味数加采集特点命名：如二至丸，二至即指夏至和冬至两个节气，方中两味药组成中的墨旱莲以夏至采集最佳，而女贞子以冬至日果实熟透采集最佳。

5. 以中成药炮制方法、方药百分比、服用剂量、服用方法及制剂等特点命名

(1) 按制剂特点命名：如五行丸，在制剂时由于使用了金、木、水、火、土五种物质，故名。如左金丸，反映了方中五行生克关系。如红升丹、白降丹、碧玉散等则按制剂的颜色特点命名。

(2) 按炮制方法命名：如十灰散，因方中十味药物均须烧炭存性，故名。四生丸，因方中

四味药物据需生用，故名之。

(3) 以中成药性状命名：如云南白药，其性状呈白色粉末；紫雪散，形如霜雪而色紫；小金丸，其外用金箔包衣；桃花散，性状呈粉红色粉末等。

(4) 按服用时间命名：如鸡鸣散，因在鸡鸣时服用药而命名。

(5) 按服用方法命名：川芎茶调散服用时，以清茶调服，而牛黄噙化丸则服用时需要含于口中缓慢溶化咽下。四磨饮，须将四药磨碎，疗效才好，故名。

(6) 按服用药量或按处方中药量之比命名：①按服用剂量命名，如十滴水，每次用量十滴；九分散，古时每次用量九分；七厘散，因该方一般每服七厘，不可多服，故名。②按方中药物配比命名，如六一散，提示本方组成中滑石与甘草的用量比为 6∶1；又如九一丹等。

(7) 以裱褙材料而命名：如狗皮膏等。

五、以取类比象法命名

此种命名方式一般以古代哲理、寓意或夸张命名，通过借用自然界的一些事物，或以神话、传说、典故形象地表达出来，使人望文生义，自然心领神会。如舟车丸，说明其祛除水湿之功犹如顺流之舟、下坡之车，顺势而下，畅通无阻，使水患一举可平；泰山磐十散则比喻其固肾安胎效果之佳，服药后腹中胎儿安如泰山，稳似磐石。再如小青龙合剂，青龙则是神话中东方木神。张秉成曰："名小青龙者，以龙为水族，大则可行云布雨，飞腾于宇宙之间；小则亦治水祛邪，潜隐于波涛之内耳。"以此隐喻该药具有很强的发汗和逐饮之功，故名"青龙"。另外，如失笑散、缩泉丸等。

六、以处方来源命名

1. 以处方来源命名 根据原始文献记载的方剂命名，可知其来源出处。如局方至宝丹，源自《太平惠民和剂局方》一书；济生肾气丸，源自《济生方》一书；金匮肾气丸，源自《金匮要略》一书；万氏牛黄清心丸，源自明代万密斋《痘疹世医心法》。

2. 以制剂创始人命名 如史国公药酒、季德胜蛇药、王氏保济丸等。

3. 以产地或厂家命名 如云南白药、山东东阿阿胶、都梁丸等。

七、中药新药的命名

1. 基本原则 无论单味制剂还是复方制剂的命名，一般均应写明剂型的类别。

2. 单味制剂 单味制剂(含提取物)，一般可采用药材名与剂型名结合。如三七片。

3. 复方制剂 复方制剂不应采用主药名加剂型名，避免与单味药制剂混淆。如天麻丸由 10 味药组成，苏合香丸由 10 味药组成，应命名为复方 ××× 丸，古代有个别中成药与此不符，但为了与古代文献一致，现仍然采用了古代文献记载的名称。

4. 不应采用人名、代号命名 如马应龙痔疮栓、季德胜蛇药膏。

5. 复方制剂命名

(1) 采用处方内主要药材名称的缩写结合剂型命名：如香连丸、参苓白术散。

(2) 采用主要药材和功能结合并加剂型命名：如金花清感胶囊、金芪降糖片。

(3) 采用药味数与主要药材或药味数与功能加剂型命名：如六味地黄丸、十全大补丸。

(4) 采用方内药物剂量比例加剂型命名：如六一散。

(5) 采用功能加剂型命名：如解郁安神颗粒。

笔记栏

第四节 中成药的分类

在历代医学著作中，中成药的分类有以病证分类，有以病因分类，有以脏腑分类，有以组成分类，有以功能、制法分类，有以综合法分类，各不相同。按中医传统分类结合现代临床应用，中成药的分类主要有以下几种：

一、按功效分类

按中成药的功能（主治）分类，可分为解表类、泻下类、和解类、清热类、祛暑类、温里类、补益类、固涩类、安神类、开窍类、理气类、治风类、治燥类、祛湿类、祛痰类、消食类、驱虫类等。此分类法符合中医的理法方药特点，利于临床辨证选药，便于问病售药医师的处方用药和药店经营。

二、按剂型分类

中成药的剂型繁多，除传统的剂型外，随着现代的临床应用不断研制出了新的剂型。本分类法按不同剂型进行分类，将制备工艺相仿，制剂形式相似的中成药归为一类。本分类法有利于经营保管。

1. 按存在形式分类

（1）固体制剂：颗粒剂、胶囊剂、丸剂、滴丸剂、片剂、胶剂、栓剂、丹剂、贴膏剂、涂膜剂等。

（2）含半固体制剂：煎膏剂、软膏剂、凝胶剂等。

（3）液体制剂：合剂、口服液、酒剂、酊剂、糖浆剂、注射剂等。

（4）气体制剂：气雾剂等。

2. 按给药途径和服用方法分类　按给药途径分类有口服给药、经直肠给药、注射给药等；按服用方法分类，可分为内服制剂和外用制剂等。

三、按病证分类

以病证分类中成药，是以病证分类方剂的沿用，《五十二病方》《伤寒杂病论》《外台秘要》《太平惠民和剂局方》《普济方》《张氏医通》等都按病证分类。我国第一部中成药药典《太平惠民和剂局方》将中成药分为治诸风、治伤寒、治一切气、治痰饮、治诸虚、治痼冷、治积热和治泻痢、治眼目疾、治咽喉口齿和治杂病、治疮肿伤折、治妇人诸疾、治小儿诸疾等14类。

本分类方法的优点是便于临床以病索药；有利于现代中药新药开发的方向选择和新药研发。但这种分类法也存在着问题：首先，由于“病”与“证”的差异，此种分类法可能使中成药的使用范围缩小。其次，证的不确定性与中成药功效的多样性，使“证”与“药”很难对应，会出现一药多证的现象。

四、按临床各科分类

按临床各科分类，方便医学临床和患者双方。一般分为内科、外科、妇科、儿科、眼科、耳鼻喉科、口腔科、皮肤科等。再将内科按脏腑辨证分为心系、肺系、肝系、脾系、肾系、气血津液、经络肢体及其他等。外科即按传统分类为疮疡、皮肤病、肛门直肠疾病、乳房疾病等；最后为各系统的疾病名称。

笔记栏

五、按笔画分类

按中成药名称笔画多少顺序分类，此种分类方法便于查阅资料。如药品标准和《中国药典》等工具书。笔画分类法是受国外药典英文字母分类法的启发而产生，该方法简单清晰，没有功能或病证分类方法的归类交叉问题，方便使用，利于检索。但该分类法也存在着专业性较差，不能反映功能相近中成药之间的联系的问题。

（杜守颖）

扫一扫
测一测

复习思考题

1. 试述中成药、中成药学的概念及中成药学的基本任务。
2. 《太平惠民和剂局方》是一部怎样的著作？
3. 中成药有哪些分类？
4. 简述中成药新药命名的基本方法。中成药新药的复方制剂如何命名？

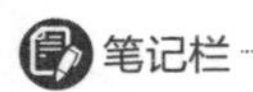

PPT 课件

第二章 中成药的组方原则与治则治法

学习目标

通过本章学习，掌握中成药“君臣佐使”的组方原则、治则及常用治法，为学习和运用中成药奠定良好的基础。

1. 掌握中成药的组方原则和君、臣、佐、使药的基本概念。
2. 掌握中成药的治则及常用治法。

思政元素

成无己的创新性研究与爱国情怀

作为方剂学领域的“君臣佐使”组方原则最早见于《黄帝内经》，揭示了方剂或中成药中药物主次从属的地位，对遣药组方具有重要的指导意义。《伤寒杂病论》被后世称为“方书之祖”，详于辨证论治和处方用药，但对于为何如此遣方制药却并无论述，唐、宋时期的方书亦是如此。有鉴于此，成无己开创了“方论”的研究方法。

成无己，宋代聊摄（今山东聊城）人，后因淮河以北地区割让给金国后，聊摄沦为金国领地，遂成为金人。成无己是宋金时期著名的医学家，伤寒学派的主要代表，大宋国医，不仅出入宫廷为帝皇显贵诊疗，更乐于救治贫苦百姓。成无己是注解《伤寒论》的第一人，他耗时四十年完成《注解伤寒论》10 卷，逐条注解仲景原文，对其方剂亦详为剖析，用《黄帝内经》四气五味理论，阐明方剂君臣佐使的组方原则。随后又著《伤寒明理论》4 卷，其“药方论”中选仲景常用方 20 首加以深入论述，分析方义、方制、药理、加减，甚至注意事项，发仲景方之所未发。成氏首次按君臣佐使剖析组方原理，他的方论研究是开创性的，因此，清代汪昂认为“方之有解，始于成无己”。

除了创新精神值得我们学习外，成氏的爱国情怀更值得我们敬重。成无己生于北宋卒于金，因其医术精湛，医名远扬，金人将成无己掳至金首府临潢行医，后成为金国御医。虽然成无己随身携带了自己的著作《注解伤寒论》《伤寒明理论》《伤寒明理药方论》，但至死也未将所著三书在金朝刊行，儒生王鼎亲至临潢游说也未曾动摇他。入金后，成无己无缘涉足故土，最终寿终异乡。16 年之后，成无己的《注解伤寒论》才在大宋故土首先刊行（1172 年），南宋张孝忠据金刻本《注解伤寒论》《伤寒明理论》《伤寒明理药方论》于开禧元年（1205 年）刊行《成无己全书》，成无己的毕生心血才得以留存。

 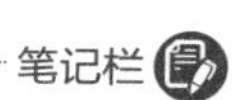

第一节　中成药的组方原则

中成药的配方和方剂一样，是在辨证立法的基础上选择合适的药物，遵循《黄帝内经》君、臣、佐、使的组方原则进行配伍而成。《素问·至真要大论》曰："主病之谓君，佐君之谓臣，应臣之谓使。"其后，历代医家多有所论述。现将其归纳分述如下：

1. 君药　针对主病或主证起主要治疗作用的药物。君药是处方中的主药，其药力居方中之首，是方中不可或缺的药物。如黄连解毒丸中的黄连为方中君药。

2. 臣药　有两种意义：一是辅助君药加强治疗主病或主证的药物；二是针对重要的兼病或兼证起主要治疗作用的药物。臣药药力不及君药，如逍遥丸中当归、白芍均为臣药。

3. 佐药　有三种意义：一是佐助药，即协助君、臣药以加强治疗作用，或直接治疗次要兼证的药物，如九味羌活丸中的细辛、白芷、川芎，助君、臣药祛风散寒除湿，为佐助药。二是佐制药，即用以消除或减缓君、臣药的毒性与峻烈之性的药物，如生姜常配伍半夏以减缓半夏之毒性，为佐制药。三是反佐药，在病重邪甚，可能拒药时，用与君药性味相反而又能在治疗中起相成作用的药物。反佐是特定的用法，是依据"甚者从之""从者反治"而进行运用的，如天台乌药散中配伍苦寒之川楝子，为反佐药。佐药药量少，药力不及臣药。

4. 使药　有两种意义：一是引经药，即能引方中诸药直达病所的药物；二是调和药，即具有调和诸药作用的药物。如黄连上清丸中的甘草。

综上所述，处方中君、臣、佐、使的确定，主要是以药物在处方中所起的作用大小为依据。每首处方，君、臣、佐、使是否齐备，应由病情需要及药物功效决定。但是，中成药处方中君药是必不可少的，臣、佐、使则不必求全。组成一首方，药物总数的多少，一般不做机械规定，但药味少的，应做到"少而精专"，而药味多的，尽可能"多而不杂"。在使用分量上，无论何药，在作为君药时，其用量比作为臣、佐、使药应用时要大，与整方他药分量的比例，其相对量也应较大；臣、佐药相对量小些，使药更小。君、臣、佐、使是处方组成的基本原则，是前人实践经验的总结和中医学的精华。掌握中成药的组方原则，对组方配伍和提高临床疗效有十分重要的意义。

知识链接

中成药的组方意义

中药亦有偏性甚至毒性，只有通过合理的配伍，调其偏性，制其毒性，增强或改变原有的功能，消除或缓解对人体的不良作用，使各具特性的药物组合成一个新的有机整体，才能符合辨证论治的要求。因此，中药的临床运用常须配伍，合理组方。中成药的组方意义主要有：增强药力，扩大治疗范围，使药物之间产生协同作用，控制多功用单味中药的功效发挥方向，控制药物的毒副作用等。

笔记栏

第二节　中成药的治则

治则，是治疗疾病的总体原则。它是在中医理论指导下制定的施治纲领，具有普遍指导意义。如治病求本、扶正祛邪、调整阴阳、三因制宜等。

一、治病求本

治病求本，是中医认识和治疗疾病的首要原则，是根据治病必须谨守病机提出来的治疗原则。

《素问·阴阳应象大论》说："治病必求于本。"指出治病必须审查阴阳变化。根据气血津液盈虚通滞得出的结论就是病机。张景岳《景岳全书·传忠录·求本论》说："万病之本，只此表里寒热虚实六者而已……故明者独知所因，而直取其本，则所生诸病，无不随本皆退矣。"故《素问·至真要大论》强调在辨证时要"审察病机"，在施治时要"谨守病机"。

治病求本，必须正确掌握正治与反治。正治与反治是在治病求本的基本原则指导下，针对疾病本质与现象一致与否而采取的两种治疗原则。《素问·至真要大论》说："逆者正治，从者反治。"

疾病的发展过程是一个不断变化的过程，即使是同一种疾病，往往因处于不同的病理阶段，证候表现也不相同，其治疗方法也不一样。就一般情况而言，在较为单纯的病理过程中，疾病的本质和现象往往是一致的，热证表现为具有热象的症状和体征；寒证表现为具有寒象的症状和体征；虚证表现为具有虚象的症状和体征；实证表现为具有实象的症状和体征。但在病情较为严重或复杂的情况下，可出现疾病本质与现象不一致的征象，即表现为真假寒热证、真假虚实证等。因此，在辨证施治时，必须正确处理好现象与本质的关系。

二、扶正祛邪

疾病的过程，从邪正关系来说，是人体的正气与致病邪气矛盾双方相互斗争的过程。疾病的发展与转归，取决于邪正斗争的胜负。正盛邪退，病情好转向愈；邪盛正衰，病情则发展恶化。因而治疗疾病就需要扶助正气与祛除邪气，改变邪正双方力量的对比，是疾病转化的主要手段。

扶正即是补法，用于虚证；祛邪即是泻法，用于实证。疾病的过程，在某种意义上可以说成是正气与邪气相争的过程，邪胜于正则病进，正胜于邪则病退。因此扶正祛邪是通过扶助正气，增强体质，提高机体的抗病能力，达到祛除病邪，恢复健康的目的。这一原则适用于久病不愈，正邪俱衰的证候。此时投以扶正之法，可收正气渐复而邪气自除的效果。

用于扶正的补法有益气、养血、滋阴、助阳等，用于祛邪的泻法有发散、攻下、渗湿、利水、消导、化瘀等。扶正与祛邪是相辅相成的，扶正，使正气加强，有助于抗御病邪；而祛邪则排除了病邪的侵犯，有利于保存正气和恢复正气。

一般情况下，扶正适用于正虚邪不盛的病证；而祛邪适用于邪实而正虚不显的病证。扶正祛邪并举，适用于正虚邪实的病证，但具体应用时，也应分清是以正虚为主，还是以邪实为主。正虚较急重者，应以扶正为主，兼顾祛邪；邪实较急重者，则以祛邪为主，兼顾扶正。若正虚邪实以正虚为主，正气过于虚弱不耐攻伐，倘若兼以祛邪反而更伤其正，则应先扶正后祛邪；若邪实而正不甚虚，或虽邪实正虚，倘若兼以扶正反而更加助邪，则应先祛邪后扶正。总之，在运用扶正与祛邪的治疗法则时，要以"扶正不致留邪，攻邪不致伤正"为总的

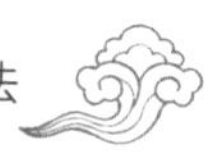

原则。

在具体运用时，根据疾病发展过程中邪正盛衰、病证虚实等不同情况，又有不同的内容。

1. 扶正　单纯扶正适用于正气虚邪气不盛而以正虚为主的虚性病证。例如外感热病到后期，由于邪热炽盛，大量耗伤了机体的阴液，出现大便秘结，形如羊粪，难以排出，并见舌红少苔、口唇干燥等症，就要用增液汤，以增水行舟，滋阴通便。通过扶正亦可达邪，所谓"正足邪自去"。又如气虚、阳虚、血虚等病证，应分别采用补气、助阳和养血的方法治疗，这都是扶正法则的具体运用。虚性病证，以正虚为主，邪实不甚明显，故不能祛邪，若兼顾祛邪，非但邪气不除，反而又损伤正气，延误病情。如薛立斋说："补正以祛邪，方为要法。"

2. 祛邪　单纯祛邪适用于邪气亢盛正气未衰而以邪气为主的实性病证。例如外感热病过程中，热结肠道，出现腹部胀满疼痛，大便不通，舌苔黄燥等症，就可使用大承气汤，急下以存阴。

三、调整阴阳

调整阴阳，是根据机体阴阳消长失去相对的平衡（即阴阳失调）而制定的一种法则。凡表里出入、上下升降、寒热进退、邪正虚实，以及营卫不和、气血失调等，无不属于阴阳失调的具体表现。因此，广义上说，诸如解表攻里、越上引下、升清降浊、寒热温清、虚实补泻，以及调和营卫、调理气血等治疗方法，亦属于调整阴阳的范围。《素问·阴阳应象大论》说："审其阴阳，以别柔刚，阳病治阴，阴病治阳，定其血气，各守其乡。"《素问·至真要大论》指出："谨察阴阳所在而调之，以平为期。"

调整阴阳这一法则，对一切疾病的治疗都具有普遍的指导意义。通过调整阴阳，补偏救弊，能使各种失去协调平衡的矛盾双方重归于平衡，而达到治愈疾病的目的。

阴阳失调主要表现为阴阳偏盛、阴阳偏衰、阴阳互损、阴阳格拒、阴阳亡失等，但其最基本的不外乎阴阳偏盛和偏衰两个方面。因此，对阴阳失调的治疗总则是"损其偏盛，益其偏衰"。

1. 损其偏盛　损其偏盛，亦称泻其有余，是针对阴或阳偏盛，采用"实则泻之"的方法进行治疗，以纠正其偏盛的一种法则。如阳热亢盛的实热证，应"治热以寒"，即用寒凉药以清泻其阳热，从而纠正阳偏盛；阴寒盛的实寒证，应"治寒以热"，即用温热药以温散其阴寒，从而纠正阴偏盛。

由于阴或阳任何一方的偏盛，往往导致另一方的不足，故《素问·阴阳应象大论》指出"阴胜则阳病，阳胜则阴病"。在阳偏盛的热证中，容易耗伤阴液；阴偏盛的实寒证中，容易损伤阳气。因此，在调整阴或阳的偏盛时，应注意有无相应的阳或阴偏衰情况的存在，若阴寒盛而伤阳兼有阳虚者，治疗应以祛除阴寒为主，兼以助阳；阳热盛而伤阴兼有阴虚者，治疗当以清泻阳热为主，兼以益阴。

在疾病较为复杂、严重的情况下，可出现阴盛格阳和阳盛格阴证。阴盛格阳证采用热因热用的法则进行治疗，阳盛格阴采用寒因寒用的法则进行治疗。这两种情况针对疾病本质而论，仍属"损其偏盛"。

2. 益其偏衰　益其偏衰，亦称补其不足，是针对阴或阳偏衰，采用"虚则补之"的方法进行治疗，以纠正阴或阳偏衰的一种法则。对阴虚不能制阳，表现为阴虚阳亢的虚热证，治当滋阴以制阳，不能用寒凉药物治疗；阳虚不能制阴，则为阳虚阴盛的虚寒证，应补阳以制阴，不能用辛温发散的药以散阴寒。

当机体的阳气或阴液发生大量耗失，功能严重衰竭而亡阳或亡阴时，亦可视为阴阳偏衰的重证，需采用回阳救逆或救阴固气法治疗。

笔记栏

肾阴肾阳是人体阴阳的根本，其阴阳偏衰可出现轻重程度不同，常使用以下几种方法：

(1) 壮水之主以制阳光：是针对肾水不足，阳热偏亢，采用滋养肾水的方药治疗疾病的一种方法。肾藏真水，肾阴不足，则虚火上炎，此非火之有余，乃水之不足，故必滋养肾水以制阳热偏亢，方如六味地黄丸。

(2) 益火之源以消阴翳：是针对肾火不足，阴寒内盛，采用温补肾火的方药进行治疗的一种方法。肾主命门，为先天真火所藏，肾阳虚，则出现阳微阴盛的寒证，故必温补肾阳以消除阴寒。

(3) 阴中求阳，阳中求阴：是以阴阳互根、互为生化为理论依据，以阴中求阳，阳中求阴为目的治疗阳或阴偏衰的方法，它之所以异于常法者，在于立足本源，以求生化。具体地说，阴中求阳，是针对阳虚，在补阳的同时配以养阴的一种法则。阳中求阴，是针对阴亏，在补阴的同时配以补阳的一种法则。

四、三因制宜

因地、因时、因人制宜，是中医治疗疾病的重要原则之一，它体现了中医整体观和辨证论治的特色。疾病的发生、发展和转归有其共性，但又因各种内、外因素的影响，故又有其特殊性。因此在治疗疾病时，既要立足于本病，又要考虑地理环境、气候变化和个体体质等差异对疾病的影响，采取相应的治疗法则，才能取得最佳疗效。

1. 因地制宜　根据不同地理环境的特点，来考虑治疗用药的原则，称因地制宜。

因地制宜内容包括：相同疾病因地理环境不同的治法有别，不同地区发生不同的地方病，其治疗更是各不相同。

各地的地理环境有明显差异，不同的地理环境包括地质、地形、气候、水土等的不同；这些因素影响人的体质及各种致病因素，从而形成疾病的不同特征，影响着疾病的发生、发展，故治疗疾病时考虑地理因素甚为重要。我国北方气候寒冷，人体腠理致密，感受风寒，用辛温解表药，不但药量要重，且多用麻黄、桂枝之属；南方气候湿热，人体腠理疏松，用辛温解表药，不但药量较轻，且多用荆芥、防风之品。地区不同，致病因素也有区别：我国西北地区，地势高而寒冷少雨，病多燥寒，治宜辛润；东南地区，地势低而湿热多雨，病多湿热，治宜清化。

由于地理环境的不同，会发生一些与地域密切相关的地方病，与环境密切相关的职业病。这些疾病的产生是在特定环境条件下形成的，主要与地形、地质、气候、水土及环境污染等因素有关。如瘿瘤是水土因素致病的；高原病是地形、气候因素致病的。一些地域性流行病则与地域的疫毒有关。这些地方病的治疗，主要是找出病因，针对病因施治。

2. 因时制宜　根据不同年份、季节气候变化特点及昼夜阴阳消长规律，来确定治疗手段，称因时制宜。它有两方面的含义：一方面指发病年份、季节、昼夜不同，治疗应有区别；另一方面是指选择最佳的时间按时施治。

不同年份的气候特点不完全相同，有偏寒、偏热、偏湿、偏燥等差异，因而各年的发病情况及发病特点也往往不一样，施治时就要考虑这些发病特点给予相应的治疗。如湿气偏盛的年份，疾病也往往夹湿，易于影响脾运，因而在治疗时就要考虑这一情况，酌用健脾祛湿方药；燥热偏盛的年份则多热病，燥热又易生风，易于影响心、肝、肺等脏，而产生相应病变，治疗时则应注意使用清热润燥方药。

一年有春温、夏热、秋凉、冬寒四季气候的变化，对人体的生理、病理均产生影响。风、寒、暑、湿、燥、火六淫之邪，也多在不同季节侵犯人体而产生具有不同特征的外感病，因而外感病的治疗、用药就有明显的季节性。春夏季节，气候由温渐热，阳气升发，人体腠理开疏，就是外感风寒，也不宜过用辛温发散药，以免开泄太过而耗伤阴液；秋冬季节，气候由凉变

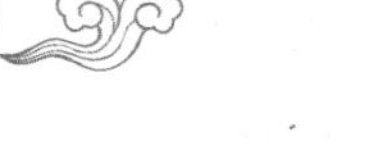

寒，阴盛阳衰，人体腠理固密，就当慎用寒凉之品，以防苦寒伤阳。但若夏季应热而反凉，冬季应寒而反温，则应权衡气候对疾病影响的轻重而用药。

昼夜之中，有阴阳消长的节律，人体气血的运行也有着时间的节律性。发病时辰不同，其疾病特点也不相同。《灵枢·顺气一日分为四时》明确提出疾病尚具有"旦慧、昼安、夕加、夜甚"的变化规律。治疗疾病时，应掌握昼夜阴阳消长及时辰气血盛衰规律，采取相应措施，既可提高疗效，又可防患于未然。

根据阴阳学说等有关理论及临床实践，中医认为不同功效的方药，在不同的时辰服用，可以取得更好的疗效。如益气升阳药、补阳药、利湿逐水药、发汗药等，可在清晨或中午以前服药。此时人体阳气旺盛，借人体阳气之助，更能发挥药效；滋阴养血药、安神镇静药、泻下药等，宜午后及入夜服用，此时人体阳气行入阴分，可助药入阴更好发挥其效能。

3. 因人制宜　根据患者年龄、性别、体质以及生活习惯的不同，来考虑治疗方法和用药原则，称因人制宜。

(1) 年龄：不同年龄的生理特点和病理变化均不一样，故治疗疾病必须考虑年龄因素。小儿的生理特点是脏腑娇嫩、形气未充，但又生机旺盛，生长迅速。因而就形成了易虚易实、易寒易热、病变迅速及危重病证多的病理特点。故治疗小儿疾病必须做到治疗及时，注意传变，用药审慎但又要果断。由于小儿卫外功能差，最易感受外邪，在感受湿热之邪常出现热毒内盛证候，加之小儿"肝常有余"，感邪之后最易从火而化，火易生风，风火相煽则致高热、惊厥等病证。故疏风解表、清热解毒、平肝息风等法儿科最为常用。小儿"脾常不足""谷少胃薄"，因而饮食不节，易影响脾胃功能，导致乳食停滞。故健脾和胃、消食导滞也为儿科常用的治疗法则。小儿用药应注意：发汗不宜太过，以防卫气不固、气阴受损；大寒大热药中病即止，以防耗伤真阴、损伤脾胃；攻伐有毒之品，宜慎用或忌用，以免损伤脏腑或致中毒；补剂也不可滥投，以防药性偏盛，对机体不利。

老年人脏腑功能衰退，气血不足，故病理特点以虚证及虚实夹杂证多见，单纯实证少见。老年人机体反应能力差，又往往多种疾病并存，涉及多个脏腑，故证候多不典型，而且病情变化快，变证多，故治老年病应细诊察、勤分析、慎用药。老年患者以虚证为多，故补虚在治疗老年病最为常用，补虚中以补益脾胃及调补肾之阴阳最为重要。老年人由于脏腑虚损，常引起瘀血、痰湿为患，形成虚实夹杂，本虚标实之证。治疗时应着重温阳益气，兼用活血化瘀、祛湿化痰、标本同治。老年患者用药宜平和，用量宜小，补虚不宜过用滋腻之品，以免影响脾胃功能；发汗、泻下及攻伐之品应中病即止；切忌投剧毒药品。

(2) 性别：男女有生理、体质、性格等方面的差异，因而发病特点及治疗方法都有区别。

妇女有月经、产育等生理功能，因而会产生经、带、胎、产等相应的病证。治疗妇女病的主要治则是：调气血、养肝肾、理脾胃。妇女以血为本，但"气为血帅，血为气母"，气血相互滋生，气血调和则五脏安和，冲任充盛而无病；若气血失调、亏损则冲任受损，易产生经、带、胎、产诸疾，故治疗妇科病首先要注意调理气血；肝藏血，主疏泄；肾藏精，是人体生长、发育、生殖的根本。肝肾又同居下焦，其经脉所过之处与冲任关系密切，如肝肾病变则会影响冲任，故治疗妇科疾病应重视补养肝肾；脾胃为后天之本、生化之源，主运化、统血，冲脉又隶于阳明，若脾胃功能失常，冲脉不固，带脉失约，也会引起妇科疾病，故也要注意调理脾胃。在妊娠期间用药要审慎，影响孕妇和胎儿安全的药物必须禁用，如有毒药、峻下药、破血药、逐水药等；其他一些对妊娠不利的药物也要慎用，如辛温香窜药、消导药、利尿药等。

(3) 体质：由于体质不同，不同个体对病邪的易感性，以及疾病的发展和转归也会不同，对药物的反应及治疗效果也有差异。因而在治疗疾病时，必须考虑体质因素。不同体质的人患相同疾病，除有病的共性外，尚有因个体差异而表现的不同证候。因而在治疗时既要按

笔记栏

病的共性给予辨证施治，又要照顾到个体的特性。如阳虚体质者患外感病，除解表外，还要照顾其阳虚体质而给予助阳解表；同样，气虚体质者患外感应益气解表，血虚体质者患外感应养血解表等。

体质类型不同，用药各有宜忌。阴虚型宜滋阴降火，忌辛香燥热之品；阳虚型宜温补助阳，忌用苦寒药；气虚型宜补气健脾，忌用破气药；痰湿型宜健脾芳化，忌用养阴腻滞药等。

第三节　中成药的治法

治则是中医治疗疾病的主要原则，而治法是适用于某一类疾病或某一具体证候的治疗方法，前者为治疗大法，后者为具体治法，是中医学“理法方药”的重要组成部分。中成药必须在辨证审因、确立治法的基础上才能得到恰当运用，因此，明确中成药与治法的关系，才能全面、合理地运用中成药。

一、治法与中成药的关系

治法是根据中医证候的病因病机拟定的治疗方法。当治法确定后，它就成为指导临床选用中成药或研制新药的主要依据，占主导地位。例如治疗风热表证，首先要确立辛凉解表的治法，然后才能选用辛凉解表中成药，以银翘解毒片等进行治疗。所以在治疗疾病时，中成药可以不定，而“治法”必须确定。

中成药的选用是从属于治法的，是体现并验证治法的主要手段。例如脾胃气虚证，拟定益气健脾治法后，选用四君子丸治疗。该中成药中党参、白术、茯苓、甘草皆味甘入脾，党参益气健脾，白术健脾燥湿，茯苓健脾渗湿，甘草甘缓和中，四药合用，相得益彰，为健脾益气的常用方，与所拟治法完全吻合，能充分体现治法。至于治法正确与否，需要通过使用中成药的疗效加以验证。

因此，治法与中成药的关系可以概括为：治法是选用中成药的依据，中成药是治法的具体体现。

二、常用治法

清代医家程钟龄将临床常用治法概括为“八法”。《医学心悟·医门八法》载：“论病之源，以内伤外感四字括之。论病之情，则以寒、热、虚、实、表、里、阴、阳八字统之。而论治病之方，则又以汗、和、下、消、吐、清、温、补八法尽之。”现将常用治法简述如下：

1. 汗法　是通过开泄腠理、调和气血、宣发肺气，以促进发汗，使邪气随汗而解的治法。适用于治疗各种表证，对于麻疹、水肿、疮疡、痢疾、疟疾初起见有表证者亦可使用。视病性寒热之别，汗法可分为辛温发汗和辛凉发汗。

2. 吐法　是通过涌吐以祛除上焦有形实邪的治法。适用于停留在咽喉、胸膈、胃脘的痰涎、宿食或毒物等。其特点是发病部位偏上，邪气多有上逆趋势。

3. 下法　是通过泻下、荡涤、攻逐等作用，使停留于胃肠的有形积滞从下窍而出的治法。适用于宿食、燥屎、冷积等有形积滞所致的大便不通，以及痰饮、瘀血、虫积等邪正俱实之证。视病情、病性及兼夹的不同，下法分为寒下、温下、逐水三类。

4. 和法　是通过和解与调和作用，以祛除病邪、调整脏腑功能的治法。适用于邪犯少阳、肝脾不和、寒热错杂、表里同病等证。因其作用缓和，照顾全面，应用广泛，适应证往往比较复杂。

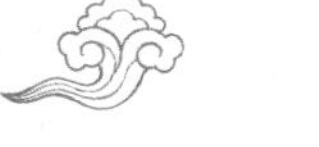

笔记栏

5. 温法　是通过温里祛寒的作用，使在里之寒邪得以解除的治法。适用于里寒证的治疗。视其外感内伤、病变部位及轻重差异，将温法分为温中祛寒和回阳救逆两类。

6. 清法　是通过清热、泻火、凉血、解毒等作用，使在里之热邪得以解除的治法。适用于里热证的治疗。因热邪程度、部位的不同，清法分为清热泻火、清热解毒、清脏腑热三类。

7. 消法　是通过消食、行气、活血、祛湿、祛痰、驱虫等作用，使气、血、痰、食、水、虫等结聚而成的积滞痞块得以消散的治法。适用于饮食积滞、气滞血瘀、癥瘕积聚、痰饮水湿、疳积、虫积等病证。由气、血、痰、食、水、虫等结聚而成的积滞痞块有气滞、血瘀、痰阻、食积、湿聚、虫积等，故消法可分为理气、活血、化痰、消食、祛湿、驱虫等类。

8. 补法　是通过补益人体气、血、阴、阳，或增强脏腑功能，主治各种虚证的治法。适用于各种虚证。可分为补气、补血、气血双补、补阴、补阳、阴阳并补和气阴双补七类。

综观前述，八法之中法中有法，内涵丰富，具体运用时亦可数法合用。诚如《医学心悟》卷首所言："一法之中，八法备焉。八法之中，百法备焉。"当然，八法是临床常用治法，并不能囊括所有治法，仍有许多其他治法对八法进行了有益的补充，如开窍法、固涩法等。临证处方、选择中成药或研制新药，须针对具体病证，灵活运用八法，唯有契合病情，方能收到满意的疗效。

（张智华）

复习思考题

1. 中成药的组方中君药、臣药及佐药的含义是什么？是不是每个方的组成中都包含有君、臣及佐药？
2. 反佐药的具体含义是什么？请举例说明。
3. 中成药的治则有哪些？
4. 中成药的常用治法有哪些？

扫一扫
测一测

笔记栏

PPT 课件

第三章 中成药的合理应用

学习目标

通过本章学习，掌握合理用药知识，为安全、有效地使用中成药服务。

1. 掌握中成药合理应用的原则、方法。
2. 熟悉中成药的剂量、使用禁忌的内容；不良反应的概念及其常见类型。
3. 了解中成药不良反应及其防治。

思政元素

药学服务的职业操守

目前中医药在防治疾病、保健、养生等方面正在发挥着越来越大的作用。中医药事业的大发展带来中医药产业、健康产业的大发展。在产业追求产值的大背景下，如何通过药学服务，提升专业、产业发展质量，是一个值得思考的问题。

在古代，药店常会挂一副对联以铭志："但祈世间人无病，何愁架上药生尘"。此对联蕴含着深刻的道理：首先，是把公众利益放在第一位的情怀。但愿大家健康，不在意自己的药能否卖出。其次，体现的是合理用药的一个原则，有病才有用药行为。这一对联对于中医药工作者有非常重要的借鉴价值，那就是要求从业人员既要有较强的专业技能，又要有较高的职业道德：当面对需要不需要用药的专业决策时，用专业技能来保证；当面对经济需要与专业要求不一致时能够为患者着想。例如：从中成药的基本作用出发，针对患者的疾病表现选择、推荐药物，这是通过合理用药这一技术实现的；针对价格不同的同类中药，在都符合治疗需要的情况下，选择贵的或是低廉的，这就反映了职业操守的取向。中医药工作者可以通过自身的专业技能和良好的职业操守，为中药事业、中药产业的健康发展保驾护航。

1985 年世界卫生组织（WHO）在内罗毕召开的合理用药专家会议上，把合理用药定义为："合理用药要求患者接受的药物适合他们的临床需要、药物的剂量符合他们个体需要、疗程足够、药价对患者及其社区最为低廉。"内容包括正确无误的发售药物；用药指征明确；确保药品的疗效、适当以及经济；药物的剂量、用法、疗程妥当；用药对象适宜，无禁忌证，不良反应小；药品的调配无误；患者的依从性良好等。其核心内容是安全、有效、经济。中成药的临床应用也必须符合合理用药的基本要求。

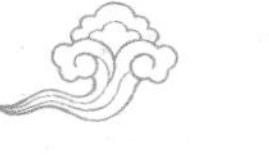

笔记栏

第一节　中成药合理应用的原则

一、正确选药

中成药以治疗人体疾病为主要目标。每种中成药都有特定功效和相应的适应证。因此，掌握中成药的功效和适应证，准确选择和使用，是保障中成药有效、安全的重要环节。

（一）对证用药

中医用药的基本原则是辨证施治。证，是对人体在疾病发展过程中某一阶段的病理概括，包括病变的部位、原因、性质、邪正关系等，揭示了疾病发展某一阶段的病理实质。证由一组固定的、具有内在联系的、可以反映疾病实质的症状所组成。如外感表证，均可见恶寒（风）、发热、喷嚏、流涕、脉浮等。这组症状虽然表现各异，但都是外邪入侵，机体正气与之斗争的表现，反映出邪犯人体，邪正交争于肌表的病理实质。辨证施治就是在辨明证候的基础上，选择对证中药进行治疗。绝大多数中成药都是针对证候的治疗药物，如六味地黄丸是针对肾阴虚证候的治疗药物，补中益气丸是针对中气下陷证候的治疗药物。因此，首先根据中医药理论，认识疾病的证候；然后根据证候确定治法；再依据治法选择合适的中成药，使中成药的主治证候与患者所罹患的疾病的证候对应起来。这就是对证用药，是中成药安全、有效用药的首要环节。辨证施治是中医治疗学的精髓，在中成药临床用药过程中必须遵循。

（二）对病用药

病，即疾病。它是在一定致病因素作用下，人体健康状态受到破坏，人体阴阳平衡失调所表现出来的全部病理变化过程。每种病都有各自的病因病机，诊断要点，鉴别要点。在疾病发展的全过程中，随着病的变化，各个阶段可以表现为若干不同的证候。中医学重视辨证施治，也不排斥对病用药形式。如内消瘰疬丸针对瘰疬疾病，季德胜蛇药片针对毒蛇咬伤疾病，血脂康胶囊针对西医高脂血症等就属于对病用药。因此，根据中成药的适应证，对病使用也是正确选药的内容之一。

（三）对症用药

症，是指单一的症状，即患者自身感觉到的不适，如发热、口渴、头痛，小便次数增多或减少等。症状是疾病的表现，根据急则治其标的原则，有些中成药主要针对症状进行治疗，以解燃眉之急。如柴胡口服液针对感冒发热症状治疗，元胡止痛片针对疼痛症状治疗。准确使用这些中成药以解除某些突出症状，从而缓解病痛，也是正确选药的内容之一。

（四）辨证与辨病结合

病是人体阴阳平衡失调所表现出来的全过程，证是疾病某一阶段病理实质的本质反映，症状则是疾病过程中的临床表现。症状是诊断疾病的依据，又是辨证的依据。中医通过收集分析临床症状来诊断疾病，通过对临床症状产生的原因、性质、病变的部位、趋势的分析判断来辨证，故中医认识疾病既辨病又辨证。同样中医治疗疾病也是辨病与辨证结合。

在《中医内科学》中，收载许多疾病，如感冒、咳嗽、自汗、盗汗、心悸、不寐等。这些疾病都有其各自的病因病机、病位、病性和传变规律。疾病的辨识，为临床治疗法则的确立提供了依据，如感冒，应发汗解表；咳嗽，应止咳；不寐，应安神等。但若只停留在辨病的基础上，难以提出切实可行的施治方案。如感冒应发汗解表，但中药中没有通治感冒的方药。所以无法进行治疗，必须再深入到证候阶段，即进行辨证。故中医治疗感冒，就需要进一步明确其证候究竟属于风寒还是风热，抑或是暑湿。风寒感冒，要发散风寒，使用九味羌活丸等；风

笔记栏

热感冒，要疏散风热，使用银翘散等；暑湿感冒，要化湿解表，使用藿香正气水等。故只有辨病与辨证结合起来，才能提出正确的施法方案，选择对证有效的方药，达到治病愈疾的目的。

同一种疾病可以包括不同的证。证不同，治亦不同，这就是"同病异治"。如感冒，有风寒、风热、暑湿等不同证型，因而治疗上也采用发散风寒、疏散风热、化湿解暑等不同的方法和药物。不同的疾病在其病情发展演变中，可以出现相同的证，证同治亦同，这就是"异病同治"。如脱肛、子宫下垂、胃下垂是不同的病，如果均伴有短气、懒言、乏力等中气下陷的临床表现，就都可以用补气升阳的补中益气丸来治疗。

临床上，西医诊断，中医药治疗的情况比较普遍。为了取得较好的临床疗效，也应采取辨病与辨证相结合的方法。如胆囊炎，属西医疾病，按中医辨证有肝胆湿热、肝郁气滞等不同证型，因而治疗上采用的药物亦应有所区别。肝胆湿热型胆囊炎，宜清利肝胆湿热，可使用茵栀黄口服液；肝郁气滞型的则宜疏肝理气，可选用四逆散。

二、合理配伍

每种中成药都有一定的适用范围，而临床疾病的表现往往错综复杂，如表里同病、虚实并见、寒热错杂、脏腑同病等。这时，使用一种中成药难以达到理想的疗效。或由于病证的复杂性，单独使用一种中成药治疗，在起治疗作用的同时，也可能对人体其他方面产生不利的影响。故在中成药应用过程中，为了增强疗效，适应复杂的病情需要，避免产生不良反应，应在辨证施治原则的指导下，合理配伍使用。

(一) 中成药之间的配伍

1. 增强疗效的配伍　治疗气血不足，心悸失眠，眩晕健忘的病证，可选归脾丸补气健脾、养心安神，十全大补丸气血双补，这两种中成药配伍可增强补益心脾、益气养血、安神的效果。治疗脾肾阳虚五更泄，选用温中健脾的附子理中丸与温补收涩的四神丸合用，可增强温补脾肾、止泻疗效。

2. 适应复杂病情的配伍　气阴不足证，有气虚、肾阴虚两种证候存在的情况下，选用补中益气丸补气，六味地黄丸补阴，则可起补中气、滋肾阴之效。

3. 抑制偏性的配伍　治二便不通，阳实水肿，可选用峻下之药舟车丸，但该药攻逐力猛，易伤正气。因此，可配伍补中益气丸固护脾胃，以达祛邪而不伤正之目的。治妇女瘀血阻滞，癥瘕痞块，可采用化癥回生丹和八珍益母丸或人参养荣丸合用，消癥而不伤正气。

(二) 中成药与药引子的配伍

药引子又叫引药，具有引药入经，直达病所，提高药效，照顾兼证，扶助正气，调和药性，降低毒性，矫臭矫味，便于服用等作用。清代张确《资蒙医经》较全面地总结了引药的作用："酒入药为引者，取其活血行经；姜入药为引者，取其发表注凝；小枣入药为引者，取其消散开胃；大枣入药为引者，取其补血健脾；龙眼入药为引者，取其宁心利水；灯心入药为引者，取其得睡神归；葱白入药为引者，取其发散诸邪勿住；莲实入药为引者，取其清心养胃和脾"。临床上可以根据治疗需要，选择药引制汤(汁)送服中成药。

(三) 中成药与汤剂的配伍

中成药与汤剂的配伍形式主要有以下三种：一是中成药与汤剂同服，即根据病情需要辨证论治，遣药组方，并选用所需的中成药，用煎好的汤药送服选定的成药。一般这类成药多含有贵重药材，汤剂饮片无法供应；或含大量挥发性成分，不能与汤剂同煎；或药味太多，汤剂不易调剂。如安宫牛黄丸、局方至宝丹、紫雪散、行军散、苏合香丸、再造丸等。二是中成药与汤剂交替使用，一般以汤剂为主要治疗手段以解决主要矛盾，交替使用一些中成药，作为辅助治疗手段，或照顾兼证，或扶正固本。三是中成药混入汤剂中包煎同用，有提高药

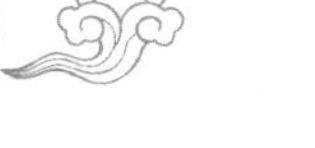

效、照顾兼证、扶正祛邪等多种作用。治疗小儿遗尿常用收涩缩尿汤剂，气虚者可加补中益气丸包煎，肾虚者加金匮肾气丸包煎，以固本缩尿。

（四）中成药与西药的配伍

中成药与西药临床同用的情况目前比较普遍。中西药联合应用的作用是多方面的，既可以协同增效，也可能产生拮抗，降低疗效。故中成药与西药联合使用应有所选择，即选择有利于有效性、安全性的中西药配伍，如协同增效、降低毒性和副作用等；避免使用不利于有效性、安全性的配伍，如能产生拮抗、增强毒性的中西药配伍。此外，对中成药和西药联合应用的效应尚不明确者，在联合用药时应持审慎态度。

第二节　中成药的用量与用法

中成药剂型多样，主治病证各异，故服用方法、使用剂量各不相同。准确地掌握中成药使用剂量，正确地掌握使用方法，采取合理给药途径，对保证中成药安全有效地使用，具有十分重要的意义。

一、剂量

药物剂量是药物发挥效应的重要条件。过小的剂量，难以产生预期的药效，过大的剂量，可能使药效增强，但同时会增加使用者的风险。因此，为了使中成药既能充分发挥药效，又能对机体的不利影响降到最低，应当恰当地选择剂量。

（一）按规定用量使用

中成药一般都标明服用剂量，医生或患者自购药均应按规定剂量用药。对含有毒性成分的中成药更应严格掌握用量。由于病情有轻重，病势有缓急，病程有长短，体质有强弱，医生可根据临床治疗需要酌情增减用量。一般情况下，老年人用量宜小于成年人；妇女用量一般可稍低于男性。小儿使用非儿童用中成药，剂量要适当减少。一般 3 岁以内可服 1/4 的成人量，3~5 岁可服 1/3 的成人量，5~10 岁可服 1/2 的成人量，10 岁以上与成人量相差不大即可。

（二）控制使用总量

有些中成药含有毒成分如砷、汞、铅，或含有斑蝥、蟾酥、马钱子、乌头等有毒药物，或含有峻烈攻逐之品。对于这些中成药，在严格按剂量使用的同时，还应注意中病即止，不可长期、持续使用，以防耗伤正气，或蓄积中毒。

二、用法

中成药用法主要有内服法、外用法、注射法等多种形式。

（一）内服法

中成药内服剂占绝大多数，但由于剂型、主治的不同，内服方法各异。露剂、合剂、乳剂、酒剂、酊剂、糖浆剂、口服液等液体制剂，均可采用直接服用的方法。丸剂、散剂、胶囊剂、片剂等固体制剂，可采用温开水送服的方法。茶剂、饮剂均须用沸水泡汁，频服代茶饮；颗粒剂可用热开水冲开后服用或温开水送服、膏滋剂可直接服用或用温开水稀释后服用。有些丸剂、散剂、片剂等还可以用药汁如盐水、醋、黄酒、白酒、蜜水、竹沥水、姜汁等送服。茶剂如午时茶等还需用水煎煮去渣取汁服用。儿童用药，可用乳汁或糖水喂服，这样既可矫味又不致呛喉，此法也可用于吞咽困难者；丸剂也可掰开加水研成稀糊状服用，与调服法相似，但习惯

笔记栏

称研服法。口腔局部发挥治疗作用的部分中成药,采用含化法,如牛黄噙化丸、六神丸、喉症丸。胶剂,如龟鹿二仙胶等服用时,可加黄酒或糖水隔水加热使溶化后(烊化)服。气雾剂、烟剂通过吸入烟雾起治疗作用。对于神昏口噤或口腔疾病患者不能服药的将稀释的药物通过鼻饲注入胃中,如鼻饲安宫牛黄丸、紫雪散、至宝丸等。

(二) 外用法

外用散剂多采用撒敷法,即将药粉直接均匀地撒布患处,可用消毒敷料或外贴膏剂固定,如生肌散等。有些外用散剂或锭剂用液体调或研成糊状,敷于患处,如茶水调敷如意金黄散、醋研紫金锭、黄酒或白酒调敷七厘散。外用酊剂、搽剂、外用软膏等多采用直接涂敷于患处的方法,如生肌玉红膏、癣药水、云南白药酊等。有些中成药散剂可装入硬纸筒中,吹到患处,如锡类散吹喉、冰硼散吹敷口腔、红棉散吹耳等。滴眼剂、滴耳剂、滴鼻剂可直接点入用药。黑膏药加热软化贴敷患处,如狗皮膏等。橡胶膏剂等可直接贴于患处,如伤湿止痛膏等。

其他还有洗搽、栓剂纳入、条剂引流、钉剂插入、线剂结扎等多种给药形式。

(三) 注射法

中药注射剂的给药方法有皮下、肌内、静脉、穴位及患处局部注射等不同给药方法。

第三节　中成药的用药禁忌

在使用中成药的过程中,为了保证疗效和用药安全,应在某些饮食、人的特殊生理阶段,以及中成药的配伍时有所避忌。

一、饮食禁忌

饮食禁忌,也称“忌口”。即在服用某些中成药时应忌食某些食物,以免药物和食物之间产生相互作用,影响疗效或影响药物的安全性。服用含人参的药物如人参养荣丸、人参健脾丸等,不宜吃萝卜;服用含铁离子的药物如脑立清、磁朱丸等,不宜喝茶、吃柿子;服用清热药如牛黄解毒片、黄连上清片等,不宜吃辛辣食物;服用温里祛寒中成药如附子理中丸、艾附暖宫丸等,不宜吃生冷食物。

二、妊娠禁忌

妊娠禁忌是指在妊娠阶段的用药禁忌。有些中成药含有毒或药性峻烈的中药,这些药物有可能对孕妇身体或胎儿造成不利的影响。因此,妊娠妇女应避免使用。根据中成药对孕妇影响的程度不同,分为忌用和慎用二类。忌用类有控涎丹、玉真散、木瓜丸、小金丸、九气拈痛丸、七厘散、三七伤药片、开胸顺气丸、紫雪丹、大活络丸、再造丸等。凡属忌用类中成药,原则上不能使用。慎用类有清胃黄连丸、黄连上清丸、清宁丸、礞石滚痰丸等。属慎用类的中成药,以不用为宜;在确实需要的情况下可以酌情使用。

三、配伍禁忌

配伍禁忌是指某些中成药由于配伍应用能产生毒性或使药物的疗效降低,因而不能在一起使用。中药合用有“十八反”“十九畏”等配伍禁忌。中成药是由单味或多种药物构成的有机整体,在需要联合用药的情况下,不论是中成药与中成药、中成药与药引子还是中成药与汤剂的配伍,均应该避免“十八反”和“十九畏”配伍禁忌的情况出现。

近年来,中西药联合应用的情况越来越普遍。中成药与西药合用出现疗效降低或毒副

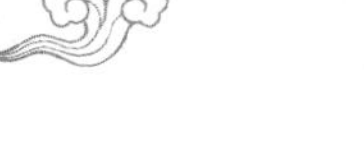

作用的情况也时有报道。如乌梅丸与碳酸氢钠同时服用，因酸碱中和而降低药物疗效；六神丸与含碘的华素片同服，因朱砂中的二价汞能与碘结合，形成碘化汞类有毒汞盐沉淀，可导致药物性肠炎。因此，对已知合用可以引起疗效降低、毒性增强的中西药物，不能配伍使用。对于合用情况不明者，不应轻率联合使用。

第四节　中成药的不良反应及防治

临床观察表明，不少中成药在使用过程中会对机体产生一定的不利影响，有中毒病例报告的中成药不下百余种，还有引起死亡的病例报告。这些事实提醒我们必须对中成药不良反应有所警惕和认识，积极防止不良反应的发生。

一、不良反应的概念及类型

不良反应是指正常剂量的药物用于预防、诊断、治疗疾病或调节生理功能时出现的有害的和与用药目的无关的反应。该定义排除有意的或意外的过量用药及用药不当引起的反应。

WHO关于药品不良反应（adverse drug reaction，ADR）的定义是："为了预防，诊断或治疗人的疾病，改善人的生理功能而给以正常剂量的药品所出现的任何有害且非预期的反应。"我国《药品不良反应报告和监测管理办法》关于药品不良反应的定义为："是指合格药品在正常用法用量下出现的与用药目的无关的有害反应。"药品不良反应是药品固有特性所引起的，任何药品都有可能引起不良反应。认定药物不良反应，应该满足下列条件：①必须是合格药品。②必须在正常用法用量下出现。③必须与用药目的无关的或意外的反应。④必须是有害的反应。

不良反应的表现主要有副作用、毒性作用、过敏反应，还包括药物后遗效应、继发反应、特异性遗传异质反应，甚至可有致畸、致癌、致突变，或危及生命引起死亡等严重不良反应。

副作用（副反应）：药品按正常用法用量使用时所出现的与药品的药理学活性相关但与用药目的无关的作用。一般都较轻微，多为一过性可逆性功能变化，伴随治疗作用同时出现。器官选择作用低，即作用广泛的药物副作用可能会多。

毒性作用（毒性反应）：是指药物引起身体严重功能紊乱和组织病理变化。由于患者的个体差异、病理状态或合用其他药物引起敏感性增加，在治疗量时造成某种功能或器质性损害。一般是药理作用的增强。过度作用在定义上与毒性作用相符，指使用推荐剂量时出现过强的药理作用。

过敏反应（变态反应）：是指药物或药物在体内的代谢产物作为抗原与机体特异抗体反应或激发致敏淋巴细胞而造成组织损伤或生理功能紊乱。该反应仅发生于少数患者身上，和药物已知作用的性质无关，和剂量无线性关系，与人的特异性过敏体质相关。过敏反应不易预知，一般不发生于首次用药。药物引起的过敏反应分为Ⅰ、Ⅱ、Ⅲ、Ⅳ型，属于Ⅰ型过敏者往往有皮疹、瘙痒、喷嚏、流涕、哮喘发作，甚至全身水肿、血压下降、休克等。属于Ⅱ型过敏者常有贫血、紫癜等。属于Ⅲ型过敏者有发热、淋巴结肿大、关节肿痛、肾脏损害等。属于Ⅳ型过敏者常有湿疹、固定型疱疹、周界清楚的皮肤色素沉着等。

二、中成药不良反应发生的原因

中成药不良反应的发生主要由以下几方面原因引起：

笔记栏

(一) 药物自身因素

中药成分复杂,单味中药往往含有多种活性成分,多数中成药往往由多种中药组方的复方制成,所含活性成分的种类更为复杂,有些成分有毒,甚至有些有毒成分也是有效成分。如此丰富的化学成分种类和复杂的生物活性,在特定的人体环境中,会产生多种效应,成分之间也有可能发生种种反应。这些都有可能成为中成药产生不良反应的内在基础。中药成分中,往往含有一些蛋白质、鞣质、多肽、多糖、色素、树脂等成分,而这些成分也可能作为外源性致敏物质,进入人体后容易引起不良反应。

(二) 个体差异

不同个体、不同性别、不同年龄、不同状态下对药物的反应不同,耐受性差者容易表现出不良反应,如儿童、老年人及妊娠期妇女较易发生不良反应。特别是过敏体质者,发生不良反应的概率更大。

(三) 药物使用因素

1. 配伍不当　中成药之间、中成药与药引子、中成药与汤药、中成药与西药配伍应用不合理,以及含有“十八反”“十九畏”属于配伍禁忌的药物均有可能导致不良反应的发生。

2. 疗程不当　中成药均有偏性,用药时间过长,有可能矫枉过正,产生不良反应;或因长期服用含有毒性成分的中成药引起蓄积中毒,导致不良反应的发生。如长期服用含有雄黄、朱砂、马钱子、雷公藤的中成药,可能损害肝功能或产生蓄积中毒。因此,需要长期服用中成药者,应当在医生指导下,注意观察病情,采用合理用药疗程。

三、中成药不良反应的常见临床表现

中成药中因其所含成分不同,所引起的不良反应各异,临床表现也不一样。

(一) 皮肤症状

中成药引起的不良反应可表现为各种皮肤症状,如荨麻疹、药疹、接触性皮炎、光敏性皮炎、色素沉着、痤疮样皮疹等。据报道,牛黄解毒片、板蓝根注射液可引起荨麻疹样皮疹;六神丸可引起湿疹性皮炎样药疹;鹿茸糖可引起剥脱性皮炎样药疹;脑立清可引起过敏性药疹;防风通圣丸可引起光敏皮炎样药疹等。

(二) 全身症状

1. 神经系统的表现　肢体或全身麻木,眩晕头痛,瞳孔缩小或扩大,对光反射迟钝或消失;严重者可有烦躁不安,牙关紧闭,抽搐、惊厥、语言不清或障碍,嗜睡,意识模糊,昏迷等。引发不良反应的多为含强心苷、皂苷、生物碱(如雷公藤碱、莨菪碱)等成分的中成药。

2. 循环系统的表现　心悸、胸闷、发绀、面色苍白、四肢厥冷、心律不齐,心率过快或过慢、心电图改变、心音低钝、血压下降或升高。引发不良反应的多为含强心苷(如洋金花、万年青、夹竹桃)、皂苷、乌头生物碱、山豆根生物碱、蝙蝠葛碱、黄酮、蟾酥类等成分的中成药。

3. 呼吸系统的表现　呼吸急促、咳嗽、咯血、哮喘、呼吸困难、发绀、急性肺水肿、呼吸肌麻痹或呼吸衰竭等。引发不良反应的多为含生物碱、氰苷、硫化砷等成分的中成药。

4. 消化系统的表现　口干口苦,恶心呕吐、食欲不振,嗳气、流涎、腹胀腹痛、腹泻、便秘、黑便、黄疸、肝区疼痛、肝大、肝功能损害、中毒性肝炎,甚至死亡。引发不良反应的多为含生物碱、益母草碱、强心苷、斑蝥素等成分的中成药。

5. 泌尿系统的表现　尿量减少,甚至尿闭或尿频量多、腰痛、肾区叩击痛、浮肿、排尿困难或尿道灼、尿毒症、急性肾衰竭等;实验室检查,尿中有红细胞、尿蛋白、管型,有氮质血症或代谢性酸中毒等。引发不良反应的多为含生物碱、苷类、黄酮等成分的中成药。

6. 血液系统的表现　白细胞减少,粒细胞缺乏,弥散性血管内凝血,过敏性紫癜,再生

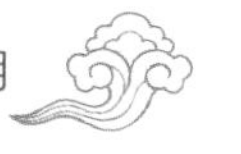

障碍性贫血，甚至死亡。引发不良反应的多为含强心苷、黄酮苷、斑蝥素等成分的中成药。

7. 其他不良反应 眼、耳等五官功能障碍，如视力下降甚至失明、复视，耳聋、耳鸣以及脱发、咽痛等。

四、中成药不良反应的防治

（一）避免药物滥用

药物是治疗疾病的工具，是为防治疾病服务的，每种药物都有一定的适用范围，故有目的、合理地使用药物，是保证药物安全有效的前提。若盲目使用，即使是安全系数较大的中成药也可能对机体产生危害，导致不良反应的发生。若是含有毒性成分或剧毒药材的中成药，则可能给机体和生命带来更大危害。故中成药的使用应在辨证施治的原则指导下，有针对性地合理使用。

（二）了解患者是否有药物过敏史

处方用药前，要询问患者既往有无对药物过敏的病史。对有药物过敏史的患者，要避免使用曾产生过敏反应的药物和易引起过敏反应的药物。

（三）合理配伍

治疗需要中成药与中成药、中成药与西药的联合应用时，应当选择可以增强疗效、减轻毒副作用、扩大治疗范围的配伍。对于配伍应用情况不明确，尤其是注射给药的中西药混用，应尽量避免。

（四）注意用药反应的观察与监测

为了用药安全，医患双方都应对使用中成药出现的异常现象给予足够的重视，及时发现药物不良反应，及时防治，避免不良反应后果的扩大和加重。

（五）中成药中毒的救治原则

一般过敏反应，临床症状较轻者，停药或经抗过敏反应对症处理，症状可逐渐消失。中毒反应一旦确诊后，必须迅速采用中西医结合方法进行抢救。

1. 排出毒物 采用催吐、洗胃、导泻、灌肠等方法，使毒物排出。

2. 阻滞毒物的吸收 有些中药和食物能够吸附毒物或使某些毒物产生沉淀反应或形成不溶性物质，使之不易吸收，从而减轻其毒性反应。如赤石脂，可吸附消化道内如斑蝥、巴豆、砒石、雄黄等有毒物质，还可阻止肠道对其毒素的吸收；浓茶、五倍子可使重金属盐类（如水银、朱砂）及马钱子碱等形成不溶性沉淀物；鸡蛋清、牛奶等能与重金属和生物碱之类毒物如铅丹、轻粉、钩吻、天南星等，形成不溶性物质，使之不易吸收；活性炭等，可以吸附肠道有毒物质。

3. 解毒药物 中药可选用甘草、绿豆、甜桔梗等单味或复方煎汤。西药葡萄糖口服、静注或静滴可增强解毒功能，加速毒素的排泄。并可根据不同的中毒中药，选择特异性解毒药。如砷类中毒，特效解毒药是二巯基丁二酸钠、二巯基丙醇。

4. 对症处理 抗休克、镇静、复苏、止呕、止泻等治疗。

5. 外用药中毒救治原则 除遵循上述救治原则外，还应及时清除局部的毒物；对吸入性中毒应及时脱离现场，保暖，清除呼吸道分泌物，必要时给氧或作紧急气管切开。对眼内溅入毒物要立即用清水清洗，并使用抗生素眼药水或膏。经口腔黏膜中毒者，用清水漱口或食醋含漱。对经肛门、阴道黏膜中毒者，亦应采取灌肠，冲洗阴道等措施救治。

五、中成药不良反应的报告

为加强药品的上市后监管，规范药品不良反应报告和监测，及时、有效控制药品风险，保

笔记栏

障公众用药安全，依据《中华人民共和国药品管理法》等有关法律法规，卫生部于2011年5月4日发布《药品不良反应报告和监测管理办法》（卫生部令第81号），于2011年7月1日起施行。

1. 根据《药品不良反应报告和监测管理办法》，中药不良反应系指中药在临床应用中引起的不良反应，属于药品不良反应的一部分。中药不良反应的病历报告资料不得作为医疗纠纷、医疗诉讼的依据。在中药不良反应报告和监测过程中获取的商业秘密、个人隐私、患者和报告者信息应当予以保密。

2. 中药不良反应的报告范围包括：新药监测期内的中药品种应当报告该药的所有不良反应；其他中药品种，报告新的和严重的不良反应。

医院发现或者获知新的、严重的中药不良反应应当在15日内报告，其中死亡病例须立即报告；其他中药不良反应应当在30日内报告。有随访信息的，应当及时报告。

3. 医院应实行中药不良反应报告制度。各药品使用部门应对临床所使用的中药实行不良反应监控。

4. 医院药事管理与药物治疗学委员会负责中药不良反应报告和监测工作，具体工作由药剂科临床药师组负责，临床各科室主任、护士长负责本科室的中药不良反应报告工作，并纳入科室日常绩效考核。

5. 医院各科室应主动收集中药不良反应，获知或者发现中药不良反应后应当详细记录、分析和处理，并立即上报药剂科临床药师组，按国家规定填写《药品不良反应 / 事件报告表》《药品群体不良反应 / 事件报告表》。

6. 药剂科临床药师组负责中药临床使用安全性和合理性方面信息的搜集和整理，为本院的临床药事管理工作提供决策信息和依据，并定期向领导小组报告全院中药不良反应监测工作情况及存在的问题。对上报的不良反应及时通过国家药品不良反应监测信息网络报告；报告内容应当真实、完整、准确。同时，建立并保存中药不良反应报告和监测档案。

（崔 瑛）

复习思考题

1. 合理用药的定义是什么？
2. 中成药合理应用的原则是什么？
3. 正确选用中成药需要注意哪些问题？
4. 谈谈中成药用药禁忌的内容。
5. 药物不良反应的概念是什么？如何界定药物的不良反应？
6. 引起中成药不良反应的常见原因有哪些？如何预防不良反应的发生？

扫一扫
测一测

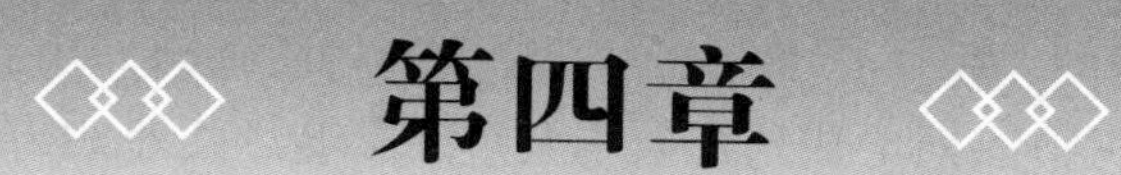

第四章 影响中成药疗效的因素

笔记栏

PPT 课件

学习目标

通过本章学习，认识影响中成药疗效的因素，建立从原料、生产过程、临床用药等多环节、全过程的质量控制，保障中成药安全、有效、质量稳定的系统思路。

1. 掌握影响中成药的原料、生产过程、剂型、临床应用的基本内容。
2. 熟悉影响中成药的原料、生产过程、剂型、临床应用的具体内容。
3. 了解中成药剂型特性，以及患者顺应性对中成药疗效的影响。

思政元素

引导培养职业素养

中医历来重视中药生产的质量控制，这些观点散见于不同历史时期的文献。关于产地，如陶弘景云："诸药所生，皆有境界。"李东垣曰："凡诸草木昆虫，产之有地；根叶花实，采之有时，失其地则性味少异，失其时则性味不全。"陈嘉谟指出："凡诸草木昆虫，各有相宜地产，气味功力自异寻常"；"地产南北相殊，药力大小悬隔。"古人也认识到这种差异对临床疗效的影响。如孙思邈所言："古之医……用药必依土地，所以治十得九。今之医者，知诊脉处方……至于出处土地……皆不悉，所以治十不得五六者，实由于此。"关于采收，《神农本草经》就把"采造时月"作为重要的序例内容，《千金翼方》指出："夫药采取，不知时节，不以阴干、暴干，虽有药名，终无药实。故不依时采取与朽木不殊，虚费人工，卒无裨益。"关于贮藏，李东垣指出："陶隐居本草言狼毒、枳实、橘皮、半夏、麻黄、吴茱萸皆须陈久者良，其余须精新也。然大黄、木贼、荆芥、芫花、槐花之类，亦宜陈久，不独六陈也……新陈之不同，精粗之不等。"关于炮制、制剂，《本草蒙筌》指出："凡药制造，贵在适中，不及则功效难求，太过则气味反失。"《神农本草经》则有："药性有宜丸者，宜散者，宜水煎者，宜酒渍者，宜膏煎者，亦有一物兼宜者，亦有不可入汤酒者，并随药性，不得违越。"均隐含药性与剂型的相宜对于保证中药质量的意义。将上述散在内容综合起来，可以看到中药质量保障的多环节、系统性的特点。同时作为行业公认的原则，对于约束中药生产行为有实际意义。在古代缺乏监管的情况下，这些原则容易内化为中药生产者的自律性。自觉遵守规则，与质量、信誉、经营的盛衰密切联系在一起。这一特点在北京同仁堂的发展历程中有典型的体现，同仁堂经历300年风雨不倒，从一家普通的家庭药铺发展为国药第一品牌，就是因为遵守"品味虽贵，必不减物力；炮制虽繁，必不敢省人工"，"修合无人见，存心有天知"的古训，自律、自制、诚信，从而内化为一个企业对社会负责任的品质。我们从这样的企业文化和与企业文化伴生的优秀的职业素质可以体会到，不论是从事中药生产的某一环节还是从事中成药应用工作都应该建立职业责任感、社会责任感，生产出好药，把药用好，维护社会公众的用药安全。

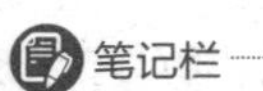
笔记栏

中成药中有效成分的“质”与“量”是临床疗效的物质基础。凡是影响中成药中有效成分含量及其种类的各种因素,对中成药疗效均有重要影响。此外,中成药的使用也是影响中成药药效的重要因素。故影响中成药疗效的因素众多,主要包括原药材质量、饮片的加工炮制、生产管理、贮藏运输、临床应用等。

第一节 中药原料与中成药疗效的关系

中成药的原料一般为中药饮片。故中药的品种、产地、采收、药用部位、加工炮制等都是对中成药的质量以及中成药的疗效有直接影响的因素。历代医家非常重视中药材的质量,提出“道地药材”这一衡量药材质量的概念,金代李东垣提出“凡诸草木昆虫,产之有地;根叶花实,采之有时,失其地则性味少异,失其时则性味不全”,精辟地阐述了中药材的质量与其产地、采集等因素的密切关系。

一、品种

中药材来自植物、动物、矿物等,资源分布广、品种繁多。由于品种不同,中药的化学成分和药理作用往往会有较大差异,如果不加区别地投料,往往会导致中成药质量的波动,甚至会降低中成药疗效。如金银花,2000 年版《中国药典》(一部)收载 4 个品种,即忍冬科忍冬、红腺忍冬、山银花、毛花柱忍冬。按照当时的要求,使用 4 种金银花的任何一种作为金银花投料,都是合理的。后来发现,4 个品种中,主要有效成分绿原酸的含量存在较大差异,其他有效成分种类也不同。因此,不同品种金银花投料的中成药,内在质量差异较大。针对这种情况,2005 年版以来的《中国药典》(一部),金银花项下只收属于传统正品药材的忍冬科忍冬一个品种,其他品种如灰毡毛忍冬、红腺忍冬、华南忍冬、黄褐毛忍冬列入山银花项下,从而避免了金银花多品种、不同品质对中成药质量和疗效的不利影响。此外,也存在人为的以相近品种代替正品的情况,如以水半夏[*Typhonium flagelliforme*(Lodd.)Bl.]充半夏[*Pinellia ternata*(Thunb.)Breit]、以水栀(*Gardenia jasminoides* Ellis var. *grandiflora* Nakai)充栀子(*Gardenia jasminoides* Ellis),以大高良姜[*Alpinia galanga*(L.) Willd]充高良姜(*Alpinia officinarum* Hance),以浙贝母(*Fritillariae Thunbergii* Miq.)充川贝母等,这些中成药生产中品种混乱的问题,最终都会反映在中成药质量和疗效上。因此,为了确保中成药临床应用的安全性和有效性,应坚决杜绝生产中品种混乱、非正品药材代用的现象。

二、产地

中药材的生长有特定的自然环境。土壤、水质、气候、温度、湿度、光照等,都会对中药材有效成分含量产生影响。古人很早就意识到产地与中药质量的关系,提出“道地药材”这一概念对药材品质进行综合评价,以保证中药材的质量。所谓“道地药材”系指在特定环境和气候、生产、养护、加工技术等综合作用下,形成的品质优良、产量高、疗效好、带有地域特点的药材。同一种药材,产地不同,质量有异。如河南怀地黄、怀牛膝,四川附子、川芎,东北人参等都是著名的道地药材。以上述药材投料,中成药的质量就高,疗效也会相应增强;反之,以非道地药材投料,中成药的质量和疗效都会受到不同程度的影响。故根据传统经验和现代研究成果,开发和扩大道地药材的生产,尽量使用道地药材生产中成药,是保障中成药疗效的重要条件之一。

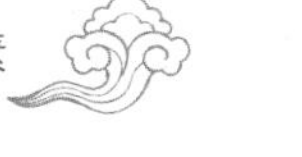

三、采收

有些中药材所含活性成分的含量具有周期性变化，这种周期性的变化有日周期、季节周期、年周期等不同。如湘蕾金银花在清晨6点左右采收的花蕾，其绿原酸含量最高，中午(14：10)绿原酸含量最低。因此，湘蕾金银花一天中的最佳采收时间是清晨。红花中红花黄素在早晨6~8点含量较高，日照增强后含量迅速下降，白昼有一定幅度的波动，但均保持在较低水平。民间沿袭的天亮时分采收，不仅是因为露水使花绒柔软易采，也与日出前采摘的红花黄素含量较高，药材质量较好有关。番泻叶中蒽醌类有效成分的含量以3个月左右的嫩叶为最高，生长期超过90天含量反而下降。黄连中小檗碱的含量随种植年限的增长而增加，以6年生为最佳。把握中药活性成分变化规律，在有效成分含量最高的时候采收，是保证中药材产量、质量，以及保障中成药疗效的重要环节。现阶段，并非对每种中药有效成分周期性变化均十分清楚。因此，完全按成分含量高低决定采收时机，尚不能普遍应用。但我们可以根据传统采集经验来掌握中药的采收时间。一般而言，根和根茎类药材多在植物生长停止的秋天或初春时节采收；叶类药材多在夏季植物生长茂盛时采收；植物皮类药材多在春夏之交采收；果实种子类药材多在果实成熟后采摘；花类药材多在花朵将开未开时采集；花粉类和树胶类药材宜选露水干燥后的晴好天气采收。

四、药用部位

来源于同一植物的中药，但药用部位不同，其名称、功效有别。这在中药中很常见，如麻黄的茎与根，分别为中药麻黄、麻黄根；肉桂的嫩枝与皮，分别为中药桂枝、肉桂等。现在已经认识到药用植物的部位不同，其化学成分往往有较大的差异。如植物莪术的根茎作莪术药材使用，含3%左右的挥发油，属破血消癥之品，治疗宫颈癌有效。植物莪术的块根作郁金药材使用，几乎不含挥发油，属活血行气止痛之品，无抗癌作用。因此，中成药生产，必须按规定品种的药用部位入药，以保证中成药的内在质量；如果入药部位混乱，如以人参叶代替人参，以连翘叶代替连翘，势必影响中成药的质量，并且会降低中成药的疗效。

五、炮制

中药材需要加工炮制后成为饮片才作为原料进行中成药生产。通过加工炮制可以除去中药材杂质，并能提高疗效，或改变药性，或减弱毒性。因此，加工炮制对中成药的有效性和安全性均有较大的影响。中药的加工炮制得当与否，直接影响中药功效和成分含量。古人强调炮制贵在“适中”，明确指出“不及则功效难求，太过则性味反失”。

净制，是中药炮制的第一道工序，其目的是选取药材的药用部分，除去非药用部分、杂质等，使药材达到一定的洁净标准。如肉桂去粗皮，山茱萸去果核等。通过去皮、去核的洁净处理，就能保证肉桂、山茱萸在处方中剂量的准确和有效成分含量，有利于保证中成药的疗效。

加工切制前往往需要润、泡等软化操作，适宜的操作有利于保留药材的有效成分，亦有利于中成药疗效的发挥。研究表明，大黄单纯以浸泡软化，损耗可达13%~15%，故中药软化操作宜“少泡多润”“药透水净”。

饮片干燥是药材加工炮制的环节，对中药有效成分含量影响较大。如牡丹皮饮片经80℃烘干，有效成分丹皮酚损失30.88%；110~115℃烘干时，丹皮酚损失可达54.61%；日光干燥(约48℃，4h)，则丹皮酚损失34.69%；而采用远红外干燥，丹皮酚只损失3%。槟榔饮片暴晒比阴干多损失醚溶性生物碱23.4%，且外观颜色变深，驱虫效力也随之降低。含挥发

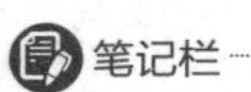

油类药材，若高温干燥，可使成分损失；含苷类药材，若不及时干燥杀酶，则因水解、酶解而破坏，最终导致药材有效成分含量降低，影响成药的疗效。

在中成药处方中，往往包含炮制规格，如蜜炙黄芪、酒炒川芎、醋制香附、炒马钱子、巴豆制霜、朱砂水飞等。上述炮制，或增强药效，或减轻药物的毒烈之性，对中成药的有效性、安全性都有较大的影响。

综上所述，在中成药原料制备中，遵循传统炮制经验，结合现代研究成果，依法炮制，是保证中药材质量，乃至中成药疗效的重要环节。

六、贮藏保管

贮存环境的温度、湿度、光照均可对中药性状和成分发生影响。中药久贮后往往有成分损失。如天麻贮存两年半后，其天麻素、天麻苷元的含量均有下降。若贮藏保管不当，中药会发生霉变、走油、虫蛀、变色等现象，这样的中药就不能作为制剂的原料使用。当然也有一些中药需要久贮，如新采大黄含有大量蒽酚类物质，贮存 1 年后，这些成分氧化成具有泻下作用的蒽醌类；一些双蒽酮类成分，在贮存 1~2 年后则氧化成大黄酸。还有一些需久贮的中药，如陈皮、半夏等。

第二节 中成药生产过程与疗效的关系

中成药生产工艺科学与否关系到有效成分的浸出率，制剂的稳定性、有效性、安全性及经济性。除原药材全粉末制剂外，中成药生产通常需经过浸提、浓缩、精制、干燥等工艺过程。生产过程中的各个环节对中成药的质量都有较大的影响。

一、浸提对中成药疗效的影响

中成药主要是以植物、动物、矿物类中药饮片，或者以其中某类有效成分作为原料的。大多数剂型的制备需要选用适当的溶剂和浸提方法，从原料药中将有效成分浸提出来，然后直接或进一步调配，制成各种不同的制剂。不同的中药，所含活性成分的理化性质有差异，对溶剂和浸提方法的使用有一定的要求，适宜的溶剂和浸提方法有利于保留中药的有效成分，保证中成药的疗效；反之，则不利于保留中药有效成分，降低中成药的疗效。

（一）浸提溶媒

浸提常用的溶媒有水（饮用水、蒸馏水、去离子水）、乙醇、脂肪油等，以水和乙醇最为常用。不同的溶剂对中药有效成分的提取以及对中成药有效成分的含量都会产生影响。如对用四种方法提取大黄：一种是用 95% 乙醇作溶媒，其余均以水为溶媒，只是加热温度和时间不同。结果发现，以水为溶媒的三种提取液，其薄层层析图谱类似，成分种类无差异，只是大黄蒽醌含量有差异。与以乙醇为溶媒的提取液比较，薄层层析图谱显示其成分种类及含量均有差异。因此，溶剂对中药有效成分提取“质”与“量”的影响，应引起足够重视。

（二）浸提方法

中药浸提有煎煮、浸渍、渗漉、回流、水蒸气蒸馏、超临界流体萃取等多种提取方法。不同方法，对中药材有效成分提取的种类、效果、含量会产生影响。如三黄泻心汤（大黄、黄芩、黄连）用冷浸法制备，其中番泻苷浸出率比煎煮法高约 20%。因此，应选择合适的浸提方法，以保证目标成分的提取率，从而提高中成药质量。

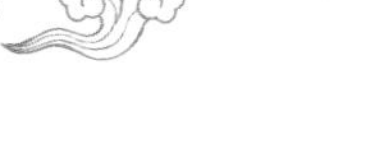

二、精制对中成药疗效的影响

中成药生产中通过精制，保留中药的有效成分，除去无效成分和毒性成分。精制过程中，常伴随应用溶剂转换如醇沉、水沉、萃取、pH 调整等制剂技术。精制方法合理，则能去除杂质、保留有效成分；精制方法不合理，在去除杂质的同时，有效成分也大量损失，会直接影响中成药质量与临床疗效。

三、浓缩对中成药疗效的影响

蒸发浓缩是中成药生产的必需工序。中药原料经过浸提与分离后，得到大量的浸提液，多数情况下不能直接应用。因此，常通过蒸发浓缩，使体积缩小，浓度增大，以便进一步加工。蒸发浓缩大都需要利用热能来完成，且多采用沸腾蒸发的方式。在蒸发浓缩过程中，中药提取液经高温、长时间处理，有效成分易被破坏而造成损失。因此，为提高中成药质量、减少或避免有效成分的损失，在蒸发浓缩过程中应尽量避免高温、长时间的处理，尽量采用减压浓缩、薄膜浓缩、离心薄膜浓缩等浓缩新技术、新工艺。

四、干燥对中成药疗效的影响

中成药制备过程中的提取物、中间产品及成品的干燥是中成药生产的重要环节，若处理不当，不仅给制剂工艺的后处理带来困难，对药品中有效成分也有很大影响。中药浸膏所含成分复杂，多含一定量黏液质、多糖、树脂等成分，如采用烘房或烘箱干燥，不仅速度慢，后期干燥尤为困难，而且干燥品大多质地坚硬，不便后处理，某些热敏性成分因受高温易被破坏。如咳乐颗粒采用水提浸膏一步制粒工艺，对干燥温度的考察表明，主要成分黄酮 130℃开始破坏，140℃以上则损失殆尽。因此，中成药生产过程中，应合理选择干燥时间、温度与方法。目前中成药生产中常采用真空干燥、喷雾干燥、沸腾干燥、冷冻干燥、远红外干燥、微波干燥等，适用范围各有不同，应根据中成药的剂型特点及其所含有效成分性质而恰当选用。

五、灭菌对中成药疗效的影响

中成药是直接被患者使用的，因此对其洁净度要求较高。细菌的大量存在会加速药物的腐败变质，不利于药物的稳定性和长期使用，甚至给患者带来严重的不良反应。因此，灭菌对中成药的质量、疗效关系密切。

中成药中间体、成品的灭菌方法很多，如热压灭菌、微波灭菌、过滤灭菌、辐射灭菌、化学灭菌等。选择灭菌方法，既要达到灭菌的目的，又要保持药品的稳定性。对防风通圣丸的灭菌研究表明，辐射灭菌等五种方法对其所含成分均有一定影响，因此，宜慎重选择中成药灭菌方法。

六、辅料对中成药疗效的影响

制剂辅料指药物制剂中除原料药外的其余组分，包括多种赋形剂与添加剂。辅料是制剂的重要组成部分，在制剂中有赋形、提高稳定性、增溶、助溶、缓控释等重要功能，对药品的安全性、有效性、质量可控性具有非常重要的影响。

（一）影响有效成分的溶解度

为了提高中成药中某些有效成分含量，常常使用增溶剂。如吐温类增溶剂可用于挥发油、薄荷脑、脂溶性维生素及某些生物碱等药物的溶解；此外，其对中草药注射液澄明度的改善也有较好效果。但若使用不当，非但达不到上述目的，有时反而会降低溶解度以致药效

笔记栏

下降。如诃子明矾注射液中诃子的有效成分鞣质,能与吐温-80的聚氧乙烯基形成溶解度很小的络合物而被沉淀析出,故不能使用吐温增溶。含酚性有效成分的中药注射液,可因吐温-80与羟基缔合而失去原有效用,亦应避免使用。增溶剂的用量亦应严格掌握,以免过少影响增溶效果,而过多又可能影响进入胶团内部药物分子的释放,从而影响药效。

(二) 影响药物的稳定性

药物从制剂到使用往往有一定的时间,这期间会受到复杂的内外环境因素影响。如处方各药之间、主药与辅料之间的作用,外界环境条件如包装材料、光线、空气、水分、湿度、各种机械推动力,以及微生物等对药物产生的作用。这些因素有可能促使各种反应的发生,如凝聚、沉降、络合、聚合、水解、氧化、复分解等。因此,制剂时需使用辅料来阻隔外界诸因素的干扰,防止内部各成分之间相互作用,以保证产品的色、嗅、味、形无异变,有效成分稳定,不产生毒副作用,从而保证临床使用的安全、有效。常用的辅料有防腐剂、抗氧剂、表面活性剂、软化剂、防老剂等。

(三) 影响药物吸收

药物吸收对中成药疗效有重要影响。制剂中辅料与药物的吸收是有密切联系的。固体制剂如片、丸、胶囊、散剂等需加入一定的稀释剂、黏合剂、崩解剂、润滑剂等赋形剂,它们对药物的溶解、吸收均可产生一定影响。黏合剂能增加药物微粒之间的黏合作用,有利于固体制剂成型;但用量过多又会影响药物的崩解性,降低制剂中药物的溶出。因此,辅料的选择及用量至关重要。

七、生产及质量管理对中成药药效的影响

生产是中药饮片加工为成药产品的过程。其中每一道工序都会对中成药产品的药效产生影响。因此,严格按工艺流程操作是保证中成药质量的重要条件。如果生产操作不规范,即使是某一操作步骤不当,如炮制失当、煎提时间过长、干燥温度过高等,均可影响中成药半成品、成品活性成分含量,进而影响临床疗效。为了保证中成药生产质量,每一道工序,都应建立相应的质量管理目标,确保工艺流程的严格实施及每一工艺达到规定的质量要求。所以生产工艺的科学化,质量管理规范化,是中成药产品质量的保证,是保证中成药疗效的重要环节。

为了保证药品质量,世界上许多国家已推行《药品生产质量管理规范》(Good Manufacture Practice for Drugs,GMP)。国家医药管理局早在1986年就颁发了《中成药生产管理规范》;卫生部1988年颁布了《药品生产质量管理规范》,2011年发布了新版《药品生产质量管理规范》(2010年修订),并要求药品生产企业强制实施GMP管理。实践表明,GMP制度是行之有效的科学化、系统化的管理制度,也是保证药品质量的根本措施。

第三节 中成药剂型与疗效的关系

中成药的剂型,与中成药的性状、给药方式相关。不同的剂型在制备工艺及使用上各有特点,与中成药的性能和疗效密切相关。为了认识中成药剂型的特色,本节就中成药的常用剂型、剂型特性以及剂型与疗效的关系作简要介绍。

一、中成药常用剂型

中成药的剂型历史悠久,有着丰富的理论和宝贵的实践经验。秦汉时期的《黄帝内经》

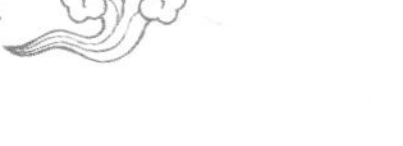

中就有关于汤、酒、丸、散、膏等剂型制备和应用的记载。此后，历代又有较大的丰富和发展。到了明代，李时珍《本草纲目》收载的包括口服、外用及五官科各类剂型已有约40种。1949年中华人民共和国成立以来，中成药在继承、改进、提高传统剂型的同时，又研制了口服、舌下、注射给药等多种新剂型，进一步扩大了中成药的剂型种类。目前中成药剂型已达50种左右。以下简单介绍常用的中成药剂型：

（一）固体剂型

固体剂型具有制剂稳定，携带和贮存方便的特点。

1. 散剂　系指中药饮片或饮片提取物经粉碎、均匀混合而制成的粉末状制剂，分为内服散剂和外用散剂。散剂粉末的粒径小，容易分散，起效快。外用散剂的覆盖面积大，可同时发挥保护和收敛作用。散剂制备工艺简单，剂量易于控制，便于婴幼儿服用。应注意散剂由于分散度大而造成吸湿性、化学活性、气味、刺激性等增强。制剂如冰硼散、口腔溃疡散等。

2. 颗粒剂　系指饮片的提取物与适宜的辅料或饮片细粉制成具有一定粒度的颗粒状剂型。颗粒剂既保持了汤剂作用迅速的特点，又克服了汤剂临用时煎煮不便的缺点，且口味较好、体积小。根据辅料不同，可分为无糖颗粒剂型和有糖颗粒剂型。制剂如感冒清热颗粒、桂枝颗粒等。

3. 胶囊剂　系指将饮片用适宜方法加工后，加入适宜辅料填充于空心胶囊或密封于软质囊材中的制剂，可分为硬胶囊、软胶囊（胶丸）等，主要供口服。硬胶囊剂系指将一定量的饮片提取物与药粉或辅料制成均匀的粉末或颗粒，或将饮片粉末直接分装于空心胶囊中制成。软胶囊剂系指将一定量的饮片提取物密封于球形或椭圆形的软质囊材中，可用滴制法或压制法制备。胶囊剂可掩盖药物的不良气味，易于吞服；能提高药物的稳定性及生物利用度；对药物颗粒进行不同程度包衣后，还能定时定位释放药物。制剂如桂枝茯苓胶囊、藿香正气软胶囊等。

4. 丸剂　系指饮片细粉或饮片提取物加适宜的黏合剂或其他辅料制成的球形或类球形制剂。分为蜜丸、水蜜丸、水丸、糊丸、浓缩丸、蜡丸等类型。水丸是指药物细粉以水（冷开水、蒸馏水或去离子水）或处方规定的水性液体（如酒、醋、蜜水、药汁等）为赋形剂制备的丸剂，如香砂养胃丸、保和丸等。蜜丸系指药物细粉以炼蜜为黏合剂制成的丸剂，分为大蜜丸和小蜜丸两类，如养阴清肺丸、六味地黄丸等。浓缩丸系指饮片或部分饮片提取的清膏或浸膏，与适宜的辅料或药物细粉，用水、蜂蜜或蜂蜜和水为赋形剂制成的丸剂，古称“药膏丸”，如十全大补丸等。糊丸系药物细粉用米糊（糯米糊、黄米糊）或面糊为黏合剂制成的丸剂，如小金丹、牛黄醒消丸等。蜡丸系药物细粉以蜂蜡为黏合剂制成的丸剂。成丸后在体内释药较糊丸更为缓慢，有缓释长效作用，并可减少毒剧药物或刺激性药物不良反应，如肥儿丸等。水蜜丸系指饮片细粉用炼蜜和水为黏合剂制成的丸剂。

5. 滴丸剂　系指饮片经适宜的方法提取、纯化、浓缩，并与适宜的基质加热熔融混匀后，滴入不相混溶的冷凝液中，收缩冷凝而制成的球形或类球形制剂。滴丸剂服用方便，起效迅速，可含化或吞服。制剂如苏冰滴丸、速效救心丸等。

6. 片剂　系指将饮片提取物，或饮片提取物加饮片细粉，或饮片细粉与适宜辅料混匀压制成的片状制剂。主要供内服，也有外用或其他特殊用途者。其质量较稳定，便于携带和使用。按饮片的处理过程可分为全粉末片、半浸膏片、浸膏片、提纯片。制剂如复方丹参片、牛黄解毒片、三黄片等。

7. 胶剂　系指以动物的皮、骨、甲、角等为原料，水煎取胶质，经浓缩干燥制成的固体块状内服制剂，含丰富的动物水解蛋白类等营养物质。制剂如龟鹿二仙胶等。

笔记栏

8. 浸膏剂　系指饮片用适宜的溶剂浸出有效成分，去除全部溶剂，调整浓度至规定标准的粉状（干浸膏）或膏状（稠浸膏）浸出制剂。浸膏剂一般作为半成品，供制剂用，也可直接用于临床，如刺五加浸膏等。

9. 栓剂　古称坐药或塞药，系指饮片提取物或饮片细粉与适宜基质混合制成供腔道给药的制剂。既可起局部用药作用又可起全身用药作用，不经过胃，且一般无肝脏首过效应，因此生物利用度优于口服，对胃的刺激性和肝的副作用小，同时适合不宜或不能口服药物的患者。制剂如蛇床子栓、细辛皂角栓、小儿解热栓、消痔栓等。

10. 丹剂　亦称丹药，系指由汞及某些矿物药，在高温条件下烧炼制成的不同结晶形状的无机化合物，此剂型含汞，毒性较强，只能外用。制剂如红升丹、白降丹等。

11. 锭剂　系指药物细粉与适量黏合剂（或利用饮片本身的黏性）制成规定形状的固体制剂。锭剂形状各异，或为纺锤形，或为圆柱形，或为长方形，或为条形等，旨在应用方便，外形美观。锭剂多为外用，少有内服。制剂如紫金锭、薄荷锭等。

12. 贴膏剂　系指将饮片提取物、饮片和/或化学药物与适宜的基质和基材制成的供皮肤贴敷，可产生局部或全身作用的一类片状外用制剂，包括橡胶膏剂、凝胶膏剂、贴剂等。贴膏剂用法简便，兼有外治和内治的功能。凝胶膏剂，是以水溶性高分子材料为主要基质，加入药物制成的外用制剂，与传统的中药贴膏剂相比，能快速、持久地透皮释放基质中所包含的有效成分，具有给药剂量较准确、血药浓度较稳定、透气性好、使用舒适方便等优点。

13. 膜剂　系指由饮片提取物或饮片细粉与适宜的成膜材料加工制成的膜状制剂。可用于口腔科、眼科、耳鼻喉科、创伤科、烧伤科、皮肤科、妇科等，作用时间长，对创口具有保护作用。一些膜剂尤其是鼻腔、皮肤用药膜亦可起到全身作用。

其他固体剂型还有茶剂、海绵剂、糕剂、熨剂、条剂、钉剂、线剂、曲剂、棒剂、灸剂、烟剂等。

（二）半固体剂型

1. 煎膏剂　系指将饮片加水煎煮，取煎煮液浓缩，加炼蜜或糖（或转化糖）制成的稠厚状半流体制剂。适用于慢性病或需要长期连续服药的疾病。具有体积小、味美适口、稳定性较好、服用方便等优点。制剂如益母草膏、夏枯草膏、秋梨膏等。

2. 流浸膏剂　系指饮片用适宜的溶媒浸出有效成分，蒸去部分溶剂，调整浓度使每 1ml 相当于原药材 1g 的液体浸出制剂。除少数品种直接服用外，多用作合剂、酊剂、糖浆剂等的原料。制剂如当归流浸膏、益母草流浸膏等。

3. 软膏剂　系指将饮片提取物或饮片细粉与适宜基质混合制成的半固体外用制剂。常用基质分为油脂性、乳剂和水溶性基质。其中用乳剂型基质的软膏亦称乳膏剂。多用于皮肤、黏膜或创面。制剂如京万红软膏等。

4. 凝胶剂　系指饮片提取物与适宜的基质制成的，具有凝胶特性的半固体或稠厚液体制剂。按基质不同可分为水溶性凝胶和油性凝胶。适用于皮肤黏膜及腔道给药。

（三）液体剂型

1. 合剂（含口服液）　系指中药用水或其他溶剂，采用适宜方法提取制成的内服液体剂型。单剂量包装的又称口服液。合剂可发挥中药的综合作用，吸收快、奏效迅速，可批量生产；与汤剂比较，携带、贮存、使用方便；药液经浓缩工艺，服用量少，口感好。缺点是不能随证加减；容易染菌，需加入防腐剂，对生产条件要求高；易产生沉淀。制剂如小建中合剂、小青龙合剂、银黄口服液、生脉饮等。

2. 酒剂　亦称药酒，系指将饮片用蒸馏酒浸提制成的澄清液体制剂。酒剂较易吸收。小儿、孕妇及对酒精过敏者不宜服用。制剂如风湿骨痛酒、冯了性风湿跌打药酒、五加皮药酒、史国公药酒等。

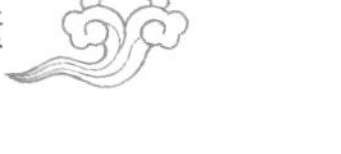

3. 酊剂　系指将饮片用规定浓度的乙醇提取或溶解而制成的澄清液体制剂。酊剂可外用，也有内服的。酊剂使用剂量小，不易霉败。小儿、孕妇及对酒精过敏者不宜服用。制剂如藿香正气水、十滴水、土槿皮酊等。

4. 糖浆剂　系指含有饮片提取物的浓蔗糖水溶液。糖浆剂具有味甜量小、服用方便、吸收较快等特点，比较适宜儿童使用，糖尿病患者慎用。制剂如川贝枇杷糖浆、满山红糖浆等。

5. 注射剂　注射剂俗称针剂，系指药物制成的供注入体内的灭菌溶液、乳状液和混悬液，以及供临用前配成溶液或混悬液的无菌粉末或浓缩液。制剂如生脉注射液、清开灵注射液等。

其他液体制剂还有乳剂、露剂、搽剂、洗剂、油剂等。

（四）气体剂型

气雾剂　系指将饮片提取物、饮片细粉与适宜的抛射剂共同封装在具有特殊阀门装置的耐压容器中，使用时借助抛射剂的压力将内容物喷出呈细雾状、泡沫状或其他形态的制剂。其中以泡沫形态喷出的可称泡沫剂。不含抛射剂，借助手动泵的压力或其他方法将内容物以雾状等形态喷出的制剂为喷雾剂。可用于呼吸道吸入、皮肤、黏膜或腔道给药。制剂如麝香祛痛气雾剂、云南白药气雾剂等。

二、中成药剂型的特性

中成药传统剂型有丸、散、膏、丹、酒等多种。这些剂型是古代医药学家根据中药性能和临床需要，经过长期临床实践逐步发展起来的。不同的药物发挥治疗效应，有其最佳的制剂方法和剂型。同样，不同的疾病也有最佳的治疗剂型。因此古代选择剂型十分重视药物的性质及用药目的。如《神农本草经》云："药性有宜丸者，宜散者，宜水煎者，宜酒渍者，宜膏煎者，亦有一物兼宜者，亦有不可入汤酒者，并随药性，不得违越。"沈括《梦溪笔谈》"无毒者宜汤，小毒者宜散，大毒者须用丸"等均说明古人注重根据药性来选择适宜的剂型。剂型不仅是一种药物形状，也有其独特的性能内容。李东垣曰："散者，散也，去急病用之。"《圣济经》曰："散者，取其渐渍而散解，其治在中。"故治急病、散郁结宜用散剂，如行军散、紫雪丹、逍遥散、七厘散等。《金匮玉函经》曰："丸药者，能逐风冷，破积聚，消诸坚痞。"李东垣曰："圆者缓也，不能速去之，其用药舒缓而治之义"及"大毒者须用丸"。故丸剂宜久服缓治，用于各种慢性疾病，如十全大补丸、人参养荣丸等；或用于某些含有毒烈峻猛药物的中成药，因其溶解吸收慢而减缓毒烈之性。内服膏剂亦为传统剂型，"膏"在《洪武正韵》中释为"泽"，《广雅》中释为"润泽"。《圣济经》曰："膏，取其膏润"，故膏有滋养之义。膏滋制剂适用于慢性虚弱病证的长期补养调治之用，如养阴清肺膏。酒剂俗称药酒，古称"酒醴""醪药""醪醴"。《圣济经》曰："醪醴主治，本乎血脉。凡导引痹郁者，于酒为宜。风痹之治，多专于渍酒者如此。"故酒剂多用于风湿痹痛，跌打损伤，如史国公药酒。

综上所述，剂型对于药物、病证均有一定的适用范围。一种中成药剂型的确定，既需要适合这种剂型的药物，又要适应所治病证的需要，传统剂型的选择就是以这样的二维思维来定位的。剂型在中成药中是中药性能与所治病证有机结合的统一体。这种药、剂、治的有机统一，是中成药剂型的特色。剂型包容了中药的治疗特性（或称治病物质），剂型又表达中药的治疗功能，然而中成药剂型所表达的中药治疗功能，已不是单味药功能的简单相加，而是独立个体的特定效应。药需要以一定的形式给患者使用，对剂型有特定的要求，病证对剂型也有不同的需求，故中成药研究中，剂型的选择十分重要。

近年来，中成药剂型有了很大改进和创新，既保持了中成药的传统疗效，又使剂量变小，

笔记栏

疗效更好，使用更为方便。今后随着中成药学的发展，中成药将会不断有新剂型问世。但不论何种形式的剂型，均要重视剂型对药效的影响，应通过恰当的剂型，凝聚中药精华，并使中药的治疗效应充分发挥出来。

三、剂型与疗效的关系

（一）剂型对中成药稳定性的影响

药物剂型不同，其稳定性有显著差异。如雷丸为有效的杀虫药，传统用法是入丸散或冷水服。研究发现，雷丸主要有效成分雷丸素为蛋白分解酶。蛋白分解酶被虫体吸收后，使虫体蛋白质逐渐被分解而破坏，使虫头吻不能再附着于肠壁而被排出体外。但雷丸素不耐热，60℃加热 30min 其作用多被破坏，加热至 1h 作用完全消失；在碱性溶液中作用最强，在酸性溶液中作用消失。因此，若将雷丸作成口服液、浓缩丸、颗粒剂等，皆需水煎提取，所含蛋白分解酶会受热破坏；故传统剂型丸、散是合理的。但打粉做成丸、散、片经口服也会受到胃酸的破坏，影响肠内的药物浓度。故将雷丸做成肠溶制剂如肠溶丸剂、片剂，只在肠中崩解，在碱性环境下药力甚强，疗效更好。

（二）剂型对中成药生物利用度的影响

中药制剂种类繁多，药物组成各异，给药途径多种多样，如口服、舌下、注射、皮肤、黏膜给药等。

1. 剂型影响中成药的血药浓度　剂型物质结构不同、载药形式不同、释放药物方式与速度不同，它们在体内的运转过程，以及血药浓度与时间的关系明显不同。如口服的汤、散、丸、片、胶囊，有效成分经过肝的首过效应进行代谢，将有一部分损失；栓剂、灌肠剂可从直肠下静脉进入血液，不经过肝脏，避免了肝脏首过效应对药物的代谢；外用膏剂经透皮吸收，有效成分进入组织；而静脉注射给药则直接进入血液。

2. 剂型影响中成药的吸收速度　剂型不同，给药后药物溶出、吸收不同，则各自的起效时间，达峰时间，作用强度也随之各异。

按给药途径，不同剂型的吸收速度、起效时间等一般按下列顺序由快到慢排列：静脉 > 吸入 > 皮下 > 直肠或舌下 > 口服 > 皮肤。但也有例外，某些药舌下或直肠给药时，吸收速度仅次于静脉注射和吸入给药，如治疗小儿高热的微型灌肠剂等。

不同的剂型其药物显效速度差异很大。同一处方以几种不同方法制成不同的剂型后，其血药浓度与时间的关系有明显差异。如以金银花和黄芩制备的口服液、片剂，两者处方相同，单剂量皆含黄芩苷 109mg、绿原酸 53mg。从实测血药浓度看，在口服液剂型与片剂剂型中，两种有效成分的生物利用度有明显差异。又如苏合香丸，不同剂型的起效时间有明显差异。一般气雾剂起效最快，滴丸次之，蜜丸、胶囊更次之，片剂最慢。

此外，剂型可影响治疗效应，如催醒灵注射给药，可作中药麻醉的催醒药；滴眼给药，可治青光眼。

第四节　中成药的贮藏与疗效的关系

中成药是已经加工定型、可供患者直接服用的成品药剂，做好中成药的贮藏、保管，使之避免发生虫蛀、发霉、泛油、变色、气味散失及沉淀、混浊、酸腐等各种变质现象，不仅能减少损失、避免浪费，更重要的是能够保证药品质量，保障患者用药的安全性和有效性。

由于中成药多采用复方配伍形式，加上一定辅料加工而成，故成分复杂。其往往包含植

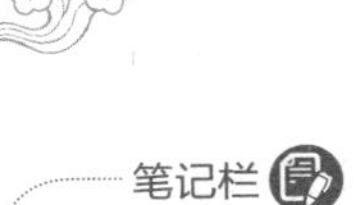

物药、动物药、矿物药，有可能是无机物与有机物的复合体。加之剂型多样，包装不同，给中成药的贮藏保管带来了困难。原料性质、制作方法、剂型干燥程度及包装物料等都是影响中成药变质的因素，因此要做好中成药的保管工作，除了库房要清洁、干燥、凉爽、通风、避光、防潮外，还必须根据中成药的组成、剂型、包装等不同特点，采取相应的保管方法，才能取得良好的效果。

中成药均有有效期，在有效期内，是正常药品，超过有效期，为失效药品。因此，在有效期内使用是保证中成药疗效的重要条件。

第五节　中成药的应用与疗效的关系

中成药的质量，需要科学的工艺，规范的生产、管理来保证；优质才能有高效。但优质未必都能产生相应的疗效。这是因为中成药在临床应用过程中，受到了许多因素的影响。这些影响有些是正效应，有些是负效应。所以充分认识临床应用过程中对中成药疗效影响的因素，扬长避短，对于保证中成药的临床疗效有重要意义。

一、辨证施治对中成药疗效的影响

中成药是根据中医药理论研制而成。中医药治疗学的一大特色就是辨证施治，中成药作为这一内容中“治”的工具，其临床应用必然符合“辨证施治”的用药原则。故每一种中成药都有其特定的适用范围(适应证)。对证用药，是保证中成药疗效的关键。例如，能治疗失眠病的药物有多种，如朱砂安神丸、柏子养心丸、天王补心丹、孔圣枕中丹等。但这些药物治疗失眠不宜互代或通用。朱砂安神丸清心除烦安神，适用于火扰心神之失眠；柏子养心丸补气养血安神，适用于心气虚寒之失眠；天王补心丹补血滋阴，适用于阴血亏虚之失眠；孔圣枕中丹则滋阴潜阳，重镇安神，适用于阴虚阳亢之失眠。应用时当按证候选用。

为了适应临床的需要，中成药中也有一些对病治疗的药物，如治疗类风湿病的昆明山海棠片、雷公藤片，治疗冠心病的心脉宁，以及一些对症药如治疗疼痛症状的元胡止痛颗粒、治疗发热症状的柴胡口服液等。这些药物的应用可不强调辨证选药。但在用药时如能同时注意对证，则疗效和安全性均将得到更大程度的保障。

一般而言，中成药标签上都标有该药的功能，主治病证或症状。临床应用应在医师指导下，针对证候类型、疾病、症状，有目的选用。盲目使用，往往既造成浪费，延误病情，又可能引起不良后果。

二、剂量对中成药疗效的影响

中成药都要标明常用剂量，因此，无论医生临床用药还是患者根据经验自购用药，均应按规定剂量服用。

剂量与临床疗效关系密切。若剂量不足，有效成分达不到有效血药浓度，必然会使疗效降低。如补骨脂素治疗口服避孕药引起的月经过多，用40mg以下就不显效，用至60mg，始有满意效果。但若剂量过大，往往又会导致不良反应的发生，特别是对含有毒性成分的中药如蟾酥、马钱子、乌头、巴豆等制剂，应严格控制使用剂量，中病即止。

三、配伍对中成药疗效的影响

配伍应用是中药应用的主要形式，中成药亦不例外。为了治疗需要常常采用配伍联合

笔记栏

的用药形式，包括中成药与中成药、中成药与汤药、中成药与西药等。中成药之间的配伍应借鉴“七情理论”及方剂的组方原则进行合理的配伍，避免不合理的配伍。合理的配伍往往能弥补中成药治疗的局限性，适应复杂的病情需要，提高临床疗效，降低毒性和副作用。若配伍不当，药物的疗效将受到影响，甚至会引起不良后果。在中成药联合使用时，应避免出现“十八反”“十九畏”中药物合用的情况。

四、服药时间对中成药疗效的影响

自古以来，中医对人体时间节律及服药规律极为重视，如《汤液本草》谓“药气与食气不欲相逢，食气消则服药，药气消则进食，所谓食前食后盖有义在其中也”。可见古人对药物与食物之间的关系及相互影响，对服药时间的选择已颇有经验。对此，《伤寒论》中之论述更为明确，如桂枝汤“半日许，令三服尽”，理中汤“日三四服，夜二服”，皂荚丸“日三夜一服”等。

人体生理功能在一天的不同时间内有相应的变化。即使等量药物，在人体内的作用强度也不尽相同，因而显示出疗效的差异。用药时间的选择，应以药物的剂型特点和主药的性质而酌定。前人认为，解表类成药午前服用顺应阳气升浮，有助药力，有利于发汗解表。滋补药则宜于饭后服用，使之与食物中营养成分一并吸收，以利身体健康。对胃有刺激性的药物，应于饭后服用，以减轻胃肠道的反应。驱虫药、攻下药宜空腹服用，因药力集中，奏效迅速。安神药宜在睡前服。止咳平喘药、抗疟药宜于病发前一定时间服等。

五、饮食对中成药疗效的影响

关于饮食对中药及中成药疗效的影响，前人早有认识并明确指出了服药时的饮食禁忌。一般来说，服药期间宜少食豆类、肉类、生冷及其他不易消化的食物，以免增加患者的消化负担，脾胃虚弱的患者更应如此。对于起效时间及其有效性受胃排空速率影响的药物，则应注意服药时间及饮食的调整。

此外，服人参，应忌茶、萝卜，以防其降低人参的药效。服解表药、透疹药，宜少食生冷及酸味食物，因冷物、酸味均有收敛作用，能影响解表、透疹药作用等。

六、依从性对中成药疗效的影响

依从性是指研究人员及受试者遵从医嘱的程度。任意增加或减少医嘱用药都是低依从性。从临床治疗的角度而言，减少医嘱用药对于中成药疗效的发挥影响较大。如患者自购药或门诊病例，不能按照说明或医嘱服用规定的剂量和用足疗程，都可能导致血药浓度不足而降低中成药疗效，甚至无效。

（崔　瑛）

复习思考题

扫一扫
测一测

1. 谈谈影响中成药疗效的药材因素。
2. 生产过程对中成药疗效的影响主要有哪些方面？
3. 中成药剂型对中成药疗效的影响主要有哪些方面？
4. 谈谈中成药应用对中成药疗效的影响。
5. 中成药常用剂型有哪几类？请各举 1~2 种常用剂型。

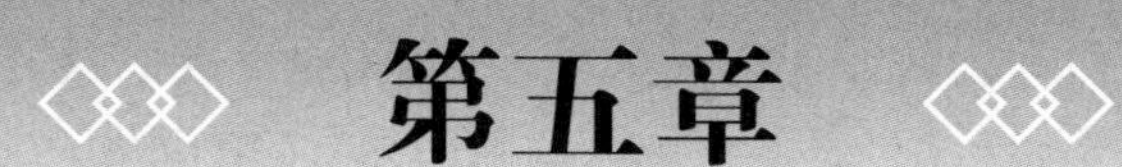

第五章

中成药新药的研究方法

PPT 课件

学习目标

通过本章学习，掌握中成药新药的研究思路与方法，主要包括中成药新药的概念和分类、选题与处方来源、研究程序与基本内容。

1. 掌握中成药新药的定义和主要分类。
2. 熟悉中成药新药研究的主要程序和内容。
3. 了解中成药新药处方来源、药学研究、药理毒理研究和临床研究的主要内容。

第一节　中成药新药的概念与分类

一、中成药新药的概念

中成药新药是指未在中国境内外上市销售的中成药。中成药必须在国家药品监督管理部门按照药品管理办法的相关规定进行注册，经批准后方可进行生产销售。中药注册分为中药创新药、中药改良型新药、古代经典名方中药复方制剂、同名同方药，对已上市的中成药改变、增加或者取消原批准事项或者内容均需注册。

二、中成药新药的分类

依据 2020 年 7 月 1 日实施的《药品注册管理办法》和 2020 年 9 月 28 日发布的《中药注册分类及申报资料要求》，中药注册按照中药创新药、中药改良型新药、古代经典名方中药复方制剂、同名同方药等进行分类。同名同方药指通用名称、处方、剂型、功能主治、用法及日用饮片量与已上市中药相同，且在安全性、有效性、质量可控性方面不低于该已上市中药的制剂，其他三类属于中成药新药。

（一）中药创新药

指处方未在国家药品标准、药品注册标准及国家中医药主管部门发布的《古代经典名方目录》中收载，具有临床价值，且未在境外上市的中药新处方制剂。一般包含以下情形：

1. 中药复方制剂，系指由多味饮片、提取物等在中医药理论指导下组方而成的制剂。

2. 从单一植物、动物、矿物等物质中提取得到的提取物及其制剂。如苁蓉总苷胶囊是从中药肉苁蓉中提取的总黄酮制成的胶囊，肉苁蓉是已有国家标准的中药材，但从中提取的总黄酮无国家标准，总黄酮作为原料是按此类注册申请的，以其为原料制成的中成药也是按此类申请注册的。

笔记栏

3. 新药材及其制剂，即未被国家药品标准、药品注册标准以及省、自治区、直辖市药材标准收载的药材及其制剂，以及具有上述标准药材的原动、植物新的药用部位及其制剂。如龙血竭胶囊，龙血竭是新发现的中药材，为百合科植物剑叶龙血树的含脂木材经提取得到的树脂，其注册应按此类要求，将龙血竭加工制成胶囊剂为此类中成药。人参传统的药用部位为根，人参的果实也含有人参皂苷，将人参果实开发成新的药用部位，就属于此类，振源胶囊就是由人参果实中提取的总皂苷制成的中成药。

（二）中药改良型新药

指改变已上市中药的给药途径、剂型，且具有临床应用优势和特点，或增加功能主治等的制剂。一般包含以下情形：

1. 改变已上市中药给药途径的制剂，即不同给药途径或不同吸收部位之间相互改变的制剂。

2. 改变已上市中药剂型的制剂，即在给药途径不变的情况下改变剂型的制剂。

3. 中药增加功能主治。

4. 已上市中药生产工艺或辅料等改变引起药用物质基础或药物吸收、利用明显改变的。

（三）古代经典名方中药复方制剂

古代经典名方是指符合《中华人民共和国中医药法》规定的，至今仍广泛应用、疗效确切、具有明显特色与优势的古代中医典籍所记载的方剂。古代经典名方中药复方制剂是指来源于古代经典名方的中药复方制剂。包含以下情形：

1. 按《古代经典名方目录》管理的中药复方制剂。

2. 其他来源于古代经典名方的中药复方制剂。包括未按《古代经典名方目录》管理的古代经典名方中药复方制剂和基于古代经典名方加减化裁的中药复方制剂。

第二节　中成药新药研究的程序与基本内容

中成药在中华人民共和国成立初期“古为今用，洋为中用”及新时期“坚持中西医并重，扶持中医药和民族医药事业发展”的方针指导下，继承传统，不断融合现代技术，有了长足的发展。目前国家已批准上市的中成药近万种，在人民疾病防治和生活保健方面起到了重要作用，并且许多创新中成药国内市场销售额持续增长，显示了广阔的前景。中成药新药的研制，不仅具有很高的学术价值，同时也具有巨大的社会效益和经济效益。中成药新药研究的程序与基本内容如下：

一、中成药新药研究的程序

（一）中成药新药研究的选题

选题需要从战略的高度确定中成药新药研究的方向、内容、目标，是中成药新药研究工作的起点和关键。选题定位的准确，关系到研发的风险和成功概率。

中成药新药研究的选题必须坚持科学性、创新性、可行性、效益性相结合的指导原则，研究的新药应达到“三效、三小、五方便”的原则。“三效”是指高效、速效和长效，“三小”是指剂量小、毒性小和不良反应小，“五方便”是指服用方便、携带方便、贮藏方便、生产方便和运输方便。

中成药的研究，应以中医药理论为指导，依据临床实践经验，结合现代药理、药化、制剂、

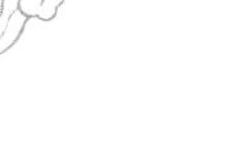

临床、信息工程等方面的研究，积极采用新技术、新辅料、新工艺、新剂型、新的质量控制方法和质量标准。选题要充分考虑中医药传统理论与现代科学技术的结合、研究人员与物质条件的结合、科研成果与社会效益以及经济效益的结合。

选题要建立在对人类疾病谱变化及市场需求分析的基础上，突出中医药治疗优势，明确针对"病""证"，力求能够开发具备先进性技术和核心竞争力的产品。

（二）中成药新药研究的选方

处方是中成药新药研究的基础。然而千方易得，一效难求，从浩如烟海，良莠并存的处方中选择研究对象，必须慎重。

中成药的组方同样必须坚持中医药理论为指导，坚持"整体观念"和"辨证论治"。中医对疾病的认识和治疗是既辨病又辨证，只有将辨病与辨证结合起来，组方用药时以君臣佐使配伍使用，才能达到疗效。

中成药新药研究一般应按照"辨证立法，以法统方"的原则进行处方选择。处方来源主要包括传统古方、法定处方、协定处方和民间处方。对获得的处方应进行化学、药理、临床等多方面综合分析，既遵守原方，又不拘泥于原方，可按照中成药新药研制的要求，在能给出合理"方解"的前提下，对原方进行加减化裁，形成组成简单，疗效可靠的处方。如疗效卓著的清开灵和醒脑静均是由经典名方安宫牛黄丸拆方而得。天皂合剂最初是由天花粉、皂角等7味中药组成，经大量的实验研究后，确定单味天花粉中一定分子量的蛋白质为其引产的有效部位，将此有效部位制成注射用天花粉粉针剂，不但效果好，而且明显降低原方的毒副反应。

（三）中成药新药研究的剂型选择

剂型是药物施用于机体前的最后形式，如片剂、丸剂、颗粒剂、注射剂、软膏剂等。药物的疗效主要取决于药物本身，但剂型在很大程度上也会影响药物疗效的发挥。同一种药物，由于剂型种类不同，药物的吸收效果、起效快慢、作用强度、维持时间、组织分布、稳定性，甚至药理作用等性质也会发生变化。如枳实、陈皮煎剂口服具有调节胃肠平滑肌的作用，将其改制成枳实注射剂、陈皮注射剂则具有升压的作用。将胃肠道给药制剂改为栓剂、舌下片等可以有效降低胃肠道及肝脏的首过效应。

中成药新药的剂型设计应该根据临床防治疾病的需要，以药物性质、用药对象、剂量等为依据，达到安全、有效、稳定、可控和顺应五方面的要求。此外，为了适应临床用药的发展，应积极采用现代制药技术，对传统剂型进行改革，去粗存精，研制具有"三效、三小、五方便"的现代中成药制剂，例如将理气方四磨汤制成四磨汤口服液，减小剂量并且方便服用。

（四）中成药新药研究的预试与论证

预试，即在针对"病""证"设计适当药效实验的基础上对所选择的处方、剂型进行预试，初步获得有效性结果。

论证，即将上述内容撰写成书面材料，邀请相关专家对课题定位、处方、剂型、药效试验的科学性、可行性进行评价。目的是开门纳谏，理顺思路，做好顶层设计，提高研发水平。特别是在药效学试验方面，要广泛征求意见，立足于"病""证"，积极采用公认、先进、有针对性的科学方法和药效指标，制定严密、科学、能反映中医药特色的试验计划。

（五）中成药新药研究的具体方案拟订与实施

需依据经费、时间、技术设备等条件对新药研究的药学研究、药理毒理研究、临床研究拟定具体方案，并严格按照方案实施。

（六）中成药新药研究的总结与申报

总结与申报是新药研究的最后环节，是研究成果的体现。申报资料的撰写要严格按照

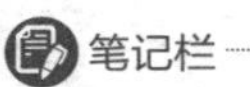

《药品注册管理办法》执行，内容要做到客观真实，切实反映新药的理化性质、药理毒理、临床疗效，尤其需要注意数据的真实性和可溯源性。

国家药品监督管理局主管全国药品注册管理工作，负责建立药品注册管理工作体系和制度，制定药品注册管理规范，依法组织药品注册审评审批以及相关的监督管理工作。国家药品监督管理局药品审评中心（以下简称药品审评中心）负责药物临床试验申请、药品上市许可申请、补充申请和境外生产药品再注册申请等的审评。中国食品药品检定研究院（以下简称中检院）、国家药典委员会（以下简称药典委）、国家药品监督管理局食品药品审核查验中心（以下简称药品核查中心）、国家药品监督管理局药品评价中心（以下简称药品评价中心）、国家药品监督管理局行政事项受理服务和投诉举报中心、国家药品监督管理局信息中心（以下简称信息中心）等药品专业技术机构，承担依法实施药品注册管理所需的药品注册检验、通用名称核准、核查、监测与评价、制证送达以及相应的信息化建设与管理等相关工作。

二、中成药新药研究的内容

中成药新药研究主要依据国家对中药新药申报资料项目要求进行，对于中药创新药、改良型新药以及同名同方药而言，申报资料包括行政文件和药品信息、概要、药学研究资料、药理毒理研究资料和临床研究资料，而古代经典名方制剂申报资料要求另行制定。

（一）行政文件和药品信息

本部分内容包括说明函、目录、申请表、产品信息相关材料等。说明函主要是对于本次申请关键信息的概括与说明，目录是按照不同章节提交的申报资料目录，申请表主要包括产品名称、剂型、规格、注册类别、申请事项等产品基本信息，而产品信息则包括说明书、包装标签、产品相关证明性文件等。

（二）概要

本部分内容包括品种概况、药学研究资料总结报告、药理毒理研究资料总结报告和临床研究资料总结报告。

（三）药学研究资料

新药药学部分研究的重要性是不言而喻的，它不仅在很大程度上体现了新药的科学性和创新性，而且在产品的生产、稳定性、疗效、市场寿命方面起着举足重轻的作用。

中成药新药药学研究包括如下内容：①处方药味及药材资源评估；②饮片炮制；③制备工艺［处方、制法、剂型及原辅料情况、制备工艺研究资料、中试和生产工艺验证、试验用样品制备情况、生产工艺资料（适用于上市许可申请）、参考文献］；④制剂质量与质量标准（化学成分研究、质量研究、质量标准、样品检验报告、参考文献）；⑤稳定性，包括稳定性总结、稳定性研究数据、直接接触药品的包装材料和容器的选择、上市后的稳定性研究方案及承诺（适用于上市许可申请）、参考文献。

由于中成药大多为复方，所用药物有君臣佐使之别，所以在生产工艺、质量标准和稳定性研究中要尽可能以君药、毒剧药、贵重药设定控制指标。

中成药新药的药学研究详见第四节。

（四）药理毒理研究资料

安全、有效是药物的基本要求，同时也是评价新药的基础。临床前药效毒理研究的主要目的是探讨新药的疗效和毒副作用，为新药的临床研究奠定可靠的基础。

在研制新药过程中处方的加减化裁、工艺的改进、辅料的变更、剂型的改变都有可能影响药物的疗效、适用范围、代谢、毒副作用。进行严格的药效毒理试验，能够客观地评价新药

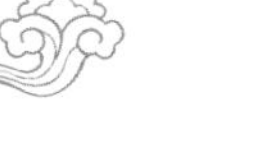

的有效性和安全性，同时有助于拟定完善的临床试验计划，以保证临床试验中受试者的安全。此外，临床前毒理研究可以进行在人体上无法进行的伤害性试验，获得大量可能的风险信息，能对新药的治疗作用或不良反应进行更深入的了解，以补充临床研究的不足。非临床安全性评价研究应当在经过 GLP 认证的机构开展。

中成药新药药理毒理研究资料包括以下内容：

1. 药理学研究　药理学研究是通过动物或体外、离体试验来获得非临床有效性信息，包括药效学作用及其特点、药物作用机制等。药理学申报资料应列出试验设计思路、试验实施过程、试验结果及评价。

药理学研究报告应按照以下顺序提交：①主要药效学；②次要药效学；③安全药理学；④药效学药物相互作用。中成药新药的药效学试验应在中医药理论的指导下进行，并积极采用现代科学技术。由于中成药往往是通过多靶点、多途径、多系统发挥疗效，所以在试验设计方面需根据药品的功能主治、病证的现代认识、疾病的病因、病理等设计；在动物模型选择方面，可以选择符合中医“病”“症”“证”的动物模型，目前中医证候动物模型已成为一门学科，建立了一些稳定、争议较少的“证”的动物模型以及“病”“证”结合的动物模型；在观测指标选择方面应尽可能选择公认、客观、灵敏、重现性好的定量指标，并鼓励多指标综合运用，进行连续的动态观测。

对于中药提取物及其制剂，如有同类成分的提取物及其制剂上市，则应当与其进行药效学及其他方面的比较，以证明其优势和特点。对于中药复方制剂，根据处方来源和组成、临床人用经验及制备工艺情况等可适当减免药效学试验。

2. 药代动力学研究　非临床药代动力学研究是通过体外和动物体内的研究方法，揭示药物在体内的动态变化规律，获得药物的基本药代动力学参数，阐明药物的吸收、分布、代谢和排泄的过程和特征。非临床药代动力学研究是阐明药品药效及毒性的基础，是评价药物的重要依据。

对于提取的单一成分制剂，参考化学药物非临床药代动力学研究要求。其他制剂，视情况（如安全性风险程度）进行药代动力学研究或药代动力学探索性研究。缓控释制剂，临床前应进行非临床药代动力学研究，以说明其缓控释特征；若为改剂型品种，还应与原剂型进行药代动力学比较研究；若为同名同方药的缓控释制剂，应进行非临床药代动力学比较研究。

在进行中药非临床药代动力学研究时，应充分考虑其成分的复杂性，结合其特点选择适宜的方法开展体内过程或活性代谢产物的研究，为后续研发提供参考。

药代动力学研究报告应按照以下顺序提交：①分析方法及验证报告；②吸收；③分布（血浆蛋白结合率、组织分布等）；④代谢（体外代谢、体内代谢、可能的代谢途径、药物代谢酶的诱导或抑制等）；⑤排泄；⑥药代动力学药物相互作用（非临床）；⑦其他药代试验。

3. 毒理学研究　毒理学研究包括：单次给药毒性试验，重复给药毒性试验，遗传毒性试验，生殖毒性试验，致癌性试验，依赖性试验，刺激性、过敏性、溶血性等与局部、全身给药相关的制剂安全性试验，其他毒性试验等。

为保证研究结果的可靠性，供药理、毒理研究用的制剂须处方固定、原料固定、工艺固定、质量稳定。

毒理学研究报告应按照以下顺序提交：①单次给药毒性试验；②重复给药毒性试验；③遗传毒性试验；④致癌性试验；⑤生殖毒性试验；⑥制剂安全性试验（刺激性、溶血性、过敏性试验等）；⑦其他毒性试验。

中成药新药的药效学与毒理学研究详见本章第五节。

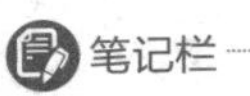
笔记栏

(五) 临床研究资料

临床试验,指任何在人体(患者或健康志愿者)进行药物的系统性研究,以证实或揭示试验药物的作用、不良反应和 / 或试验药物的吸收、分布、代谢和排泄,目的是确定试验药物的疗效与安全性。任何药物防治疾病的有效性和安全性,最终都必须经过在人体上进行真正的试验,才能加以证实。临床研究资料按四类中药注册类型分别有不同的要求。

中成药新药的临床研究详见本章第六节。

第三节　中成药新药研发的选题与处方来源

一、中成药新药研发的选题

选题是中成药新药研发的第一步,是研发成败的关键。选题得当,不但可以降低研发风险,而且可以取得更大的社会效益和经济效益。如果选题不当,研发风险将大大增加,研发成功率会降低,即使研发成功,投入市场后的社会、经济效益也将大打折扣。

(一) 选题原则

中成药研发是科研活动的一种,选题应该符合科研立题"科学性、创新性、可行性、效益性"的基本原则。不同于一般的科研立题,中成药新药研发有自己的特点。

1. 科学性　选题的科学性包含三方面的含义:一是选题的理论基础要有科学依据。《中药注册管理专门规定(征求意见稿)》第一章规定"中药是指在我国中医药理论指导下使用的药用物质及其制剂。中药的研制应当符合中医药理论,注重体现整体观及中医药原创思维,注重临床实践基础"。这就要求研究者遵循以整体观念为主体的辨证系统,结合中药的性味、归经、炮制、君臣佐使的组方原则等方药疗法系统,运用现代科学知识和手段进行组方,剂型设计,工艺、质量标准、药理药效研究及临床实践。二是选题的实践基础要符合科学的临床依据。《中药注册管理专门规定(征求意见稿)》第一章规定"中药新药研制应坚持以临床价值为导向,重视临床价值评估,注重满足尚未满足的临床需求"。这就要求新药研发的实践基础要来源于临床,新药研发的目的是为临床服务。不同于化学药品从实验室到临床的研发模式,中医用药多是临床经验用药,因此中成药新药选题应紧密结合临床实际,发现并解决临床过程中存在的主要问题,满足临床实际需求。三是选题的实验设计应科学、合理。特别是研发过程中制剂的工艺流程及各项研究的方法学都要有科学理论的支持。

2. 创新性　选题要与时俱进。《中药注册管理专门规定(征求意见稿)》第一章规定"鼓励通过理论创新、技术创新提升中药新药的研制水平"。不同于化学药研发过程中的"开拓创新""模仿创新",中成药的研发选题创新性有两方面的含义:一是药物本身的成分新,二是药物的剂型新。相比较而言,要发现新的药材、有效成分、有效部位,研发的难度相对较大。要保证课题的新颖性,可在新药的处方设计、剂型、制备工艺、质量控制、基础实验,以及临床观察等方面吸收现代科学技术加以创新,如为改善难溶性药物的吸收,在制备工艺上采用微粉化技术。随着社会的发展,一些新的疾病不断出现,研发课题也可以选择针对这些疾病的处方进行开发,在针对的病症上有所创新,对于此类创新,按照《药品注册管理办法》在审批上也是实行特殊审批。例如在抗击新型冠状病毒肺炎(简称"新冠肺炎")疫情中发挥重要作用的"三药",即金花清感颗粒、连花清瘟颗粒和胶囊、血必净注射液,鉴于"三药"在此次疫情中发挥的重要作用和取得的良好的临床证据,国家药品监督管理局已经批准将治疗新冠肺炎纳入到"三药"的新的适应证中。

3. 可行性 选题的可行性决定了研究开发的难易程度和投入的大小，这是规避风险的一个重要方面。在选题时要从硬件和软件两方面进行综合论证。软件方面主要是对参与研究的人员在经验、结构、知识层次及专业组成上进行优化；硬件方面一是对研究过程可能涉及的物质条件进行评估，所需的仪器、设备、经费等能否保证课题的顺利完成；二是对研究开发过程进行技术性论证，包括：原辅料方面，药材是否有标准、来源是否充裕；药学研究方面，工艺研究设计是否可行、实用、先进，质量控制指标、方法是否可行，检测仪器能否达到要求，采用的剂型是否稳定；药理毒理方面，有无规范的动物模型，对动物有无特殊要求；临床研究方面，所设计的临床研究方案是否可行。

4. 效益性 效益包括科学效益、社会效益和经济效益。对于中成药的开发，选题要以社会和经济效益为前提。社会效益也就是医疗需要，中成药新药开发要以能够惠及更多患者，更好地服务患者，改善市面上已有药物疗效不佳等方面为出发点进行选题。经济效益也就是市场需要，满足用药人群的需求，研制的中成药新药只有获得注册、审批、生产上市，才能转化为商品，才会带来可见的、现实的经济效益，因此在新药选题时必须进行充分的市场调研，分析所选病种的发病率、当前上市药物的品种、临床用药状况、各个品种的特点和目前市场占有率，根据拟选新药的优势和特点，预测新药上市后可能的市场占有率和市场前景。

根据《中药注册管理专门规定(征求意见稿)》的要求，在中药立项、申请上市、上市后等阶段均应当开展药材资源评估，保障中药材来源的稳定和资源的可持续利用，并应关注对生态环境的影响。涉及濒危野生动植物的，应当符合国家有关规定。

（二）选题范围

确定中成药新药的选题范围，应在了解整个新药研制动态和趋向的基础上，在中医药理论的指导下，综合社会效益与经济效益，研制实用、安全、有效的新药。针对当前疾病的种类与特点，依据中药的特点，以下选题的范围可供参考：

1. 常见病、多发病 从感冒、流行性感冒、过敏性哮喘等常见病、多发病着手设立课题，一般具有较好的市场效益和前景。例如治疗上呼吸道感染的柴胡口服液、维C银翘片等，以剂量小、疗效好的特点受到市场欢迎；每年三伏时各医院推出的“三伏贴”也受到过敏性哮喘患者的追捧。虽然此类产品市场上种类很多，但由于市场容量较大，也具有研发价值。

2. 病毒感染性疾病 由于病毒感染引起的疾病如艾滋病、病毒性肝炎，西药治疗仍存在一定的缺陷，若能根据中医辨证论治原则，研制出疗效好、给药剂量小的药物，将弥补西药的不足，带来好的经济效益。如对于病毒性乙型肝炎的治疗，西药一般采用干扰素或抗病毒疗法，在治疗过程中施治中药，可以减轻抗病毒、干扰素治疗的副作用，起到保肝护肝的作用。中成药如“三药”在新冠肺炎疫情防控中发挥了重要的作用，也说明其在病毒感染性疾病治疗方面具有优势和特色。

3. 流行病、疑难病 随着人们生活方式的改变和物质条件的提高，各种疑难病、富贵病逐渐出现。心脑血管疾病、糖尿病、癌症的发病率都呈逐年增高的趋势，这为中成药新药的研发提供了机遇。对于此类病症，中药治疗侧重于患者整体功能的调节，既要扶助正气，又要解毒祛邪，同时增强机体抵抗力。此类选题难度虽大，但若能组方合理，工艺先进，剂型适宜，可创造较好的社会和经济效益。如用于癌症患者治疗的消癌平片、华蟾素注射液等中成药，副作用相对较小，临床应用广泛。

4. 功能紊乱性疾病 现代生活节奏快、压力大，容易导致功能紊乱性疾病。中药对此具有整体功能调节作用。针对如抑郁、内分泌失调、性功能障碍、更年期综合征等人体功能紊乱性疾病，中药可以发挥其优势，但在选题时要进一步保证其科学性与疗效的可靠性。

5. 免疫性疾病 补益中药如人参、黄芪等大多具有免疫促进作用，为中医药的一大特

笔记栏

色，应进一步发扬光大。对于如系统性红斑狼疮、风湿性关节炎等人体免疫性疾病，中药可发挥提高机体特异性与非特异性免疫功能的双向调节作用，可避免西医使用激素治疗带来的不良反应。

6. 老年病　由于世界人口的老龄化，抗衰老成为当今医药界的重要的研究方向。不少中药如刺五加、三七、人参等都具有轻身延年的作用，现代研究也表明此类药物可以延缓细胞衰老、抗氧化、抗疲劳。对老年病药物进行开发既顺应时代的变化，又具有良好的市场前景。如益智方以三七、栀子为主药可治疗阿尔茨海默病。

（三）选题程序

选题应该遵循以下基本程序：课题调查→课题筛选→课题的构思创意→创意筛选→课题开发方案的建立→课题开发方案论证→立项。其中课题调查和课题论证是最为关键的步骤。

1. 课题调查　课题调查是选题的基本工作，包括文献调查、市场信息咨询等方面。在选题阶段，进行文献检索可以准确及时地掌握与研究领域理论、实验技术有关的科技成果及研究动态；对疾病的流行情况、中成药的治疗特点、同类药物的市场占有率等市场因素进行调研分析，可以准确定位待研新药，降低研发风险。

2. 课题论证　在确定课题以后，正式实施前要对课题进行反复论证，以保证后期研发、注册的顺利进行。课题的论证归根结底是确定选题是否符合科学性、创新性、可行性、效益性的原则。

二、中成药新药研发的处方来源

中成药研发的选题分为两大方面：一是创制新的原料和制剂，如国家“重大新药创制”科技重大专项支持项目；二是老品种的二次开发。新制剂开发时，在确定了开发方向后，除改良型新药、同名同方药外，组方选药是研究的重要环节，是决定主治功效及相关实验研究的前提。处方的来源可有以下途径：

（一）从传统古方、经方中选方

此类处方以长期反复的临床实践为基础，主治证候明确，疗效显著。我国古代方剂甚多，可根据新药研究开发的目的，选择组方严谨、疗效可靠的古方。可按原方进行研究，或运用现代药理、化学方法进行重新组方或拆方研究，结合当今使用经验，确定其主治功能，通过改进给药剂型、完善质量标准、增加适应证，研制出疗效更好的“古为今用”的新药。如收载于《金匮要略》的名方“甘麦大枣汤”，现将其改为“甘麦大枣茶”，既保证疗效又方便服用。又如在此次新冠肺炎疫情防控中发挥重要作用的清肺排毒汤，是由源自《伤寒论》的 5 个经典方剂融合组成的。再如清热开窍、豁痰解毒的安宫牛黄丸由 12 味中药组成，通过对组方中有效成分的拆方分析，将其中的水溶性成分开发成了新药清开灵注射液，脂溶性的药物开发成了醒脑静注射液，与原方相比，给药途径发生了变化，临床应用也更加广泛。

（二）从名老中医经验方中选方

中医各科都有相当多的名医，他们在长期的临床实践中对某些病症的治疗很有专长，形成了相对固定的治疗方剂。这种处方临床基础好，开发风险小，成功概率高。如治疗心绞痛的通心络胶囊，处方来源于中国工程院吴以岭院士基于“络病理论”的临床经验方；治疗气滞型胃脘痛的胃苏颗粒，处方来源于中国工程院董建华院士的临床经验方。

（三）从民间秘方、验方、民族药方中选方

民间流传的秘方、验方中，凡来源可靠、组方合理，有临床基础，能用中医药理论阐述组方的，可作为处方的来源。如云南白药，最早由云南民间医生曲焕章于 1902 年研制成功，以

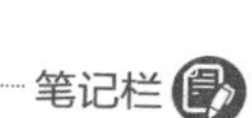

其独特、神奇的功效被誉为“中华瑰宝，伤科圣药”。民族医药有其独特的用药经验和丰富的药物资源，可称为新药研究的处方或处方药材来源。如消痛贴膏、青鹏软膏均来自藏药处方。我国幅员辽阔、民族众多，很多有潜力的民族药物如苗药、蒙药、藏药等都可以作为新药研发的处方来源。

（四）从医院制剂中选方

根据《中华人民共和国药品管理法》的规定，医疗机构配制的医院制剂可凭医师处方在本单位使用，也可经国务院药品监督管理部门或者省、自治区、直辖市人民政府药品监督管理部门批准，在指定的医疗机构之间调剂使用，但不得在市场上销售。我国各级各类医院有众多中药医院制剂品种，它们经过长期的临床验证疗效确切，有的医院还开发出特色医院制剂。医院制剂中临床基础好、功能主治与适应证明确的处方，都是很好的处方来源，按照新药开发的要求进行研制，最后可能开发成疗效显著的新药。这样做可避免盲目寻找处方来源，缩短新药开发周期，降低研发风险，是开发中成药新药的捷径之一。为此，国家在“重大新药创制”科技重大专项中，曾专门设立“中药医院制剂新药研发”课题，支持源于医院制剂的新药研发。

（五）从科研课题或成果中选方

目前，国家和各省、自治区、直辖市都投入大量经费支持中医药研究课题，如国家自然科学基金、各省市自然科学基金、“973”课题、“重大新药创制”科技重大专项等。除了理论课题以外，临床课题大多以方药为主。这些处方设计时在深入阐明中医理论的基础上，一般都结合临床实践或经过药理筛选而成，有较好的临床和实验研究基础，以此作为新药研发的处方来源，具备了新药开发的基础，可以缩短研发周期。这些课题在申报时已经过了多方的论证，从这些基金支持的课题中选方，还可降低研发的风险。

（六）现有品种的二次开发

目前我国在售的中成药有 1 万多种，根据市场调查，可选择相应的成方制剂进行二次开发。这类处方的来源和疗效可靠，对于通过长期使用发现了新的适应证、扩大了应用范围的处方可作为二次开发的选题；对于标准工艺较落后的、质控水平较低的、剂型亟需改进的处方也可进行二次开发。对于这类处方的研究要避免低水平的重复，突出二次开发的必要性。如复方丹参片最早收载于部颁药品标准，通过对其进行剂型改进，目前在售的中成药有复方丹参滴丸、复方丹参胶囊等多种剂型，满足了不同的临床需求。

（七）新拟处方

针对市场需求或针对现有药物在治疗某些疾病方面的空白或薄弱环节，由临床医生或名老中医，根据中医药的理论和实践经验拟定新的处方。如在此次新冠肺炎疫情中发挥重要作用的“三方”，即清肺排毒汤、化湿败毒方、宣肺败毒方三个方剂，已批准上市，成为中成药新品种。

思政元素

中医抗疫特效药“清肺排毒汤”的开发

“清肺排毒汤”是由国家中医药管理局的专家为治疗新冠肺炎研制。该方由汉代张仲景《伤寒杂病论》中的多个治疗由寒邪引起的外感热病的经典方剂优化组合而成，包括麻杏石甘汤、射干麻黄汤、小柴胡汤和五苓散，组方合理，性味平和。其中麻杏石甘汤清热平喘；五苓散温阳化气以利水，使热从小便而出；小柴胡汤和解少阳，清肝

笔记栏

胆火,降逆止呕;射干麻黄汤宣肺化痰止咳。四首方剂合用,共奏解表宣肺、排毒平喘之功,能有效缓解新冠肺炎患者的发热、咳喘、乏力等症状。最终的配方包括麻黄、炙甘草、杏仁、生石膏、桂枝、泽泻、猪苓、白术、茯苓、柴胡、黄芩、姜半夏、生姜、紫菀、冬花、射干、细辛、山药、枳实、陈皮、藿香等中药。

国家中医药管理局推荐将"清肺排毒汤"作为密接隔离人员干预和新冠肺炎患者治疗首选方剂,并且指出,为确保临床用药安全有效,"清肺排毒汤"应使用传统中药饮片调配,水煎煮使用,生石膏须先煎,共煎共煮程序必不可少,不得使用单味中药配方颗粒调配使用,以免降低疗效,贻误救治。

"清肺排毒汤"是治疗新冠肺炎的特效药,是适用于轻型、普通型、重型新冠肺炎的通用方剂,具有速效、高效、安全的特点,其临床试验结果形成学术论文(Association between early treatment with Qingfei Paidu decoction and favorable clinical outcomes in patients with COVID-19:A retrospective multicenter cohort study),最终发表在国际期刊 *Pharmacological Research* 上,受到世界瞩目。

研究表明,"清肺排毒汤"中至少含有200多种入血成分,通过网络药理学的方法初步预测有790多个潜在靶点,说明该药可以通过多个成分、多个环节对新冠肺炎起到调控作用,特别是它可以有效抑制内毒素的产生,可以避免或者延缓炎症风暴的发生,体现出中药多成分协同起效的特色与优势。为了方便应用,"清肺排毒汤"已被开发为"清肺排毒颗粒",并于2021年3月由国家药品监督管理局批准上市。

新冠肺炎疫情是对中医药的一次实战演练,经过这次实战,中医药在重大疫病防治中的优势再次被世界关注。

三、中成药新药的处方研究

处方研究主要为确保处方的合理及有效性,这也是新药研制工作的首要要求与核心任务。

处方研究应具备以下四个条件:

(一) 以中医辨证用药理论为指导思想

中成药新药的研制应以中医辨证用药理论为指导,遵循以整体观念为主体的理、法、方、药协调统一的中医理论来研究。在研究过程中应保持与发扬中医特色,通过传统理论的传承,并发挥现代科学知识和手段,完成临床研究。因此,中成药新药的研制应根据中医药理论及经验对处方进行论述,必须突出中医辨证辨病论治的特色,不应与西医西药混为一谈。

(二) 药物应按君、臣、佐、使顺序排列,配伍妥当

首先,应明确处方来源。中成药新药一般来源于传统古方、名老中医临床验方、民间验方等中的某一种类。在明确处方来源的基础上对处方组成进行分析,着重考察剂量、配伍、毒性,只有在方中各药使用恰当、配伍严谨的条件下,才可按原方研究。例如,"逍遥散"按原方改制成"逍遥丸","牛黄解毒丸"按原方改制成"牛黄解毒片"。若原方组成不够合理,可根据药理学研究进展和成果,修正处方错谬之处,在原方基础上加减,组成新方。例如,将发汗达表、疏风退热的"防风通圣散"经修方设计制成"防风通圣丸";将泻肝胆实火的"龙胆泻肝汤"经修方研制成"龙胆泻肝丸",并进一步研制成"龙胆泻肝口服液",保持了原方的疗效,且有速效作用。另外,处方药味需要精选,尽可能地剂量小,药味少,以利于制剂工艺研究、剂型选择和质量标准制定。对于大复方,则应在确保疗效的基础上,通过实验研究

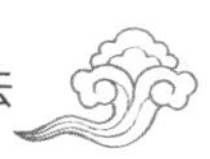

确定精简程度，同时处方药味应按序排列，区分主次，切忌前后颠倒或任意排列。

（三）药材来源与标准明确

中药材主要包含植物药、动物药和矿物药。在确定中药材来源后应进行鉴定，使用分类学方法鉴定各种植（动、矿）物药材的来源并确定学名。中药材以植物药为主，凡新药涉及植物药材，均需进行原植物鉴定。要深入产地调查其产地名称、分布以及用药习惯，要采集带花、果实、种子等鉴定特征的植物标本并依据相关权威著作进行鉴定，报告鉴定依据及鉴定人，注明药材生产地。药用部位根据实际使用情况说明，通常均需经过产地加工除去非药用部位及泥沙杂质。

（四）以中医理论描述功能主治，组方经专家论证

在中医理论基础上，新药功能主治力求简明扼要，尽量做到现代研究成果结合传统经验，突出临床疗效。如需增加新的药用功能，应有近代药理研究结论并经过专家的论证。

第四节　中成药新药药学研究

根据《中药注册分类及申报资料要求》的规定，中成药新药的药学研究主要包括处方药味及药材资源评估、饮片炮制、制备工艺、制剂质量与质量标准研究、稳定性五项内容。

一、处方药味及药材资源评估

说明处方药味质量标准出处。简述处方药味新建立的质量控制方法及限度。未被国家药品标准、药品注册标准以及省、自治区、直辖市药材标准收载的处方药味，应说明是否按照相关技术要求进行了研究或申报，简述结果。

中药处方药味包括饮片、提取物等。

(1)饮片：应提供药材的基源（包括科名、中文名、拉丁学名）、药用部位（矿物药注明类、族、矿石名或岩石名、主要成分）、药材产地、采收期、饮片炮制方法、药材是否种植养殖（人工生产）或来源于野生资源等信息。对于药材基源易混淆品种，需提供药材基源鉴定报告。多基源的药材除必须符合质量标准的要求外，必须固定基源，并提供基源选用的依据。药材应固定产地。涉及濒危物种的药材应符合国家的有关规定，应保证可持续利用，并特别注意来源的合法性。

(2)提取物：外购提取物应提供其相关批准（备案）情况、制备方法及生产商/供应商等信息。自制提取物应提供所用饮片的相关信息，提供详细制备工艺及其工艺研究资料。

处方药味还应开展质量研究，并提供检验报告。自拟质量标准或在原质量标准基础上进行完善的，应提供相关研究资料，提供质量标准草案及起草说明、药品标准物质及有关资料等。

申报新药材的需要提供药材生态环境、形态描述、生长特征、种植养殖（人工生产）技术等。此外，还需要提供植物、动物、矿物标本，植物标本应当包括全部器官，如花、果实、种子等。

此外，还应简述药材资源评估情况。

二、饮片炮制

明确饮片炮制方法，提供饮片炮制加工依据及详细工艺参数。

申请上市许可时，应说明药物研发各阶段饮片炮制方法的一致性，必要时提供相关研究

笔记栏

资料。

三、制备工艺

(一) 制备工艺研究的重要性

制备工艺研究是中成药新药研究的关键环节，是新药研究成败和水平高低的关键，其设计直接关系到制剂的安全性、有效性、稳定性、适用性和经济性。如果设计的工艺不合理，新药的疗效难以充分发挥；工艺不稳定，会影响各项实验结果的可靠性和重现性；不成熟的工艺还可能影响后续工业化生产的可行性。制备工艺研究应以中医药理论为指导，对方中药物进行方药分析，应用现代科学技术和方法进行剂型设计、工艺路线设计、工艺技术条件筛选和中试等系列研究，使制备工艺做到科学、合理、先进、可行。制备工艺研究是新药研究中极为重要的组成部分，可以提高疗效、稳定质量，便于生产。

例如有些工艺为了提高提取效率，采用了毒性大(如三氯甲烷、甲醇)、易燃易爆(如石油醚)或成本高的有机溶剂提取或洗涤，在实验室可行但无法进行放大生产。因此应考察不同溶剂对药材中指标性成分的提取效果，避免使用此类溶剂。

又如在富含挥发性成分(如挥发油、低沸点小分子)的处方中，长时间水煎煮可能损失大量挥发性成分，进而影响疗效。遇到此类处方，可采取水蒸气蒸馏法、双提法或者高浓度乙醇回流提取，避免成分损失。

有些药味中的主要有效成分遇热不稳定，经过长时间加热提取、浓缩、干燥，有效成分遭到破坏，从而影响疗效。应采取其他方式进行提取，如超声、渗漉、超临界流体萃取等，并采用减压低温干燥或冷冻干燥。

有些药味的有效成分在醇中不溶，不适宜采用水煎醇沉的工艺，因有效成分在高浓度醇中易被大量沉淀而损失，影响疗效。此时可采取其他纯化手段，如大孔树脂纯化工艺。

有些药味中的有效成分水溶性较差，用常规的水煎煮难以提取完全，有效成分大量存在于水煎残渣中，影响疗效。可以考察更换溶剂、增加溶剂用量或不同时间对药味中有效成分的提取效果。

(二) 制备工艺研究的设计原则

应从中医药理论和临床时治疗作用的要求出发，根据功能主治进行方药分析，考察方中各药味所含成分药理作用和理化性质，根据其与治疗的相关性确定有效成分或有效部位，结合剂型制备要求，设计和筛选制剂的工艺路线，同时要考虑工艺的先进性和可行性。如某些具有解表、泻下功能的药物，其解表、泻下的有效部位为水溶性，因此工艺设计重在提取其水溶性成分。又如某些具有补血功能的药物，其补血作用与其增强动物造血功能相关，即可利用其增强造血功能的药理作用为指标，作为筛选工艺路线的依据。

(三) 制备工艺研究的主要内容

1. 剂型选择　剂型是药物临床使用的具体形式，中成药常用的剂型有颗粒剂、片剂、散剂、胶囊剂、软膏剂等。剂型选择应以中医药理论、临床需要、药物性质、用药对象与剂量等为依据，通过文献研究和预试验予以确定。一般而言，药物对疗效起到主要作用，而剂型对疗效起到主导作用，如某些药物的不同剂型可能分别是无效、低效、高效或引起毒副作用。恰当的剂型对疗效起着积极的作用，甚至是决定性的作用，不仅影响药效动力学，也影响药代动力学。剂型应有助于药物到达有效部位，有选择性地作用于靶器官，并在一定时间内维持有效浓度，使毒副作用控制在最低限度。此外，剂型还影响临床用药的顺应性，如将某些中药制成糖衣片可以掩盖药物的苦味，患者更加乐于服用。

中成药剂型的选择应全面考虑与药品安全性、有效性、稳定性、可控性、顺应性等相关的

笔记栏

各种因素，总体原则是“三效”“三小”“五方便”，即“高效、速效、长效”“剂量小、毒性小、副作用小”和“生产、运输、贮藏、携带、使用方便”。剂型筛选是中药新药研究的重要内容之一。剂型对药物的临床治疗效果、患者的接受程度、质量的稳定性等发挥着很大的作用。因此，中成药剂型的选择应在尊重传统组方、用药理论与经验的基础上，以临床需要、药物性质、药物剂量及用药对象为依据，兼顾生产条件、经济因素等。

剂型选择的主要根据如下：

(1)临床需要及用药对象：病有缓急，证有表里。药物的剂型应适合不同的临床治疗需要。梁代陶弘景云：“……疾有宜服丸者，宜服散者，宜服汤者，宜服酒者，宜服膏者，亦兼参用所病之源以为其制耳。”急症要求药物迅速发挥作用，可采用注射剂、滴丸剂、气雾剂等；需长期治疗的慢性病，用药宜缓和、持久，可选用丸剂、片剂、胶囊剂、长效缓释制剂等；皮肤疾病可选用橡胶膏剂、凝胶膏剂、软膏剂、涂膜剂等；一些腔道疾病则可选用栓剂、凝胶剂等。

不同剂型可能适应于不同的临床病症需要。选择药物剂型时，应考虑适用人群的病理、生理情况，如年龄、性别、体重、顺应性等。

(2)药物性质及处方剂量：中成药制剂成分复杂，常含有多种类型的成分，而各类成分的化学性质，如溶解性、稳定性等多不相同，在体内的吸收、代谢、分布、排泄等也常有差异。药物的剂型一般对以上因素有影响。所以，应根据不同处方、不同药材、不同有效成分制成各自相宜的剂型。

由于中成药处方量、半成品量及其性质、临床服用剂量不同，不同剂型对药物的容纳量不同，因此，对于不同的药物，所选择的剂型也应不同。如临床服用剂量较大时，可选择载药量相对较大的颗粒剂。

(3)药物的安全性和生物学特性：对于某些药物，在选择剂型时需充分考虑其安全性和生物学特性。例如，对去氨加压素滴鼻剂和喷雾剂进行人体鼻腔吸收后的药动学数据和药效学数据结果比较，结果表明，喷雾剂比滴鼻剂吸收快，生物利用度比滴鼻剂高 2~3 倍，说明喷雾剂优于滴鼻剂。滴鼻剂使药液沉积在鼻腔后部的鼻咽处，而喷雾给药则使药液沉积在鼻腔前部，且以小雾滴分散，其清除速率比纤毛运动慢。反复使用喷雾剂对鼻黏膜引起的病理变化较滴鼻剂要小得多。

(4)其他因素：考虑目前医药工业发展的整体技术水平、设备条件，生产单位的技术水平和生产条件，市场需求，以及药物经济学的有关问题等，尽可能做到工艺简单、污染小、成本低。

总之，研制单位应充分重视剂型的选择，提供具有说服力的文献依据和试验资料，充分阐述剂型选择的科学性、合理性、必要性。

2. 提取、纯化工艺

(1)提取：提取过程直接决定产品质量，因此是需要严格控制的过程之一。影响提取效果的因素有：①所提物料的粒径；②提取溶剂量；③提取温度；④提取时间；⑤提取次数等。

对于提取效果的评价，需要采用科学、客观、可量化比较的评价指标，不宜将评价指标简单定为浸膏中总固体量，总固体量的高低不代表提取效果的优劣，可采用处方内某个药味的指标成分作为评价指标。例如小柴胡汤由柴胡、黄芩、人参、半夏(清)、甘草(炙)、生姜(切)、大枣(擘)七味药组成，以七味药的粒径(黄豆大，3~10 目)，提取水量(15 倍量、20 倍量)，提取温度(75℃、85℃)，提取时间(1 小时、2 小时)等 4 因素 2 水平进行正交试验。经过试验，以柴胡皂苷在干浸膏中的含量为指标，得出最佳工艺为药材粉碎成黄豆大，加水 15 倍量，85℃提取 2 小时。

但是，中成药复方制剂以上述评价方法并不能真正评价药物提取工艺的合理性。为了

笔记栏

避免单一指标的片面性和局限性，可以根据处方组成，指定以多成分的提取效果和浸出物的综合评价为指标，也可以主要药效指标结合有效成分来评价提取效果。

（2）固液分离：提取结束后分离药渣与提取液，根据不同处方和制剂可以采用沉淀、过滤和离心等方法。如将药渣通过低速离心，可挤出药渣内所吸附的药液，有利于提高浸膏得率。所得药液通过振动筛滤或超速离心机进一步除去药液中的混悬物，提高药液的澄清度。

（3）精制：根据剂型要求及药物有效成分或有效部位的理化性质选择不同精制方法，从而实现进一步分离精制，如萃取、沉淀、树脂吸附、膜分离技术等。常用精制方法如下：

1）水提醇沉法：水提醇沉法（水醇法）系指在中药水提浓缩液中，加入乙醇使达不同含醇量，某些药物成分在醇溶液中溶解度降低析出沉淀，固液分离后使水提液得以精制的方法。沉淀采用乙醇（浓度与药液中的乙醇浓度相同）洗涤可减少有效成分在沉淀中的包裹损失。

2）醇提水沉法：醇提水沉法（醇水法）系指先以适宜浓度的乙醇提取药材成分，将提取液回收乙醇后，加适量水搅匀，静置冷藏一定时间，沉淀完全后滤除的方法。应用此方法要慎重，避免醇溶性有效成分因水溶性差而被一起沉淀除去。

3）盐析法：盐析法系指在药物溶液中加入大量的无机盐，使某些高分子物质的溶解度降低，沉淀析出，而与其他成分分离的方法。盐析法主要用于蛋白质的分离纯化。此外，该法还可用于挥发油的提取与分离。

3. 浓缩工艺　根据药物性质确定浓缩方法，浓缩方式、浓缩温度和受热时间均为关键因素。浓缩方法主要有常压浓缩、减压浓缩、薄膜浓缩（离心式、外循环式、强制循环式）等。浓缩过程中过高温度或流动药液少等因素将严重影响浓缩液质量。常使用测定浓缩液中水不溶物量占总固体量比例高低作为浓缩液质量评价。另外，浓缩物应有合适的质量控制要求，如相对密度、总固体量、指标成分含量等。

4. 干燥工艺　生产中，由于被干燥物料的形态、性质各异，对干燥产品的要求也各不相同，故应根据物料性质、产品要求选择适宜的干燥方法与设备。

（1）常压干燥：即烘干，指在常压下，将物料置于干燥盘中，利用干热气流进行干燥的方法。干燥设备为烘箱和烘房。由于物料处于静止状态，因此干燥速度较慢。该法适用于对热稳定的含湿固体物料，如药材、固体粉末、湿颗粒、丸粒等多用此法干燥。

（2）减压干燥：又称真空干燥，指将物料置于干燥盘内，放在密闭的干燥箱中抽真空并进行加热干燥的一种方法。该法适用于稠浸膏及热敏性物料的干燥。

（3）沸腾干燥：又称流化床干燥。热空气以一定的速度通过干燥室，湿物料在热气流中呈悬浮流化状态被干燥。物料与气流间接触面积大，强化了传热与传质，干燥速度快，产品质量好。该法可连续生产，适用于湿粒性物料的干燥，如湿颗粒、丸粒的干燥；但不适用于含水量高、易黏结成团的物料。

（4）喷雾干燥：利用雾化器将药物溶液或混悬液喷雾于干燥室内，雾滴与干燥室内的热气流进行热交换，溶剂蒸发后得到干燥的粉末或细颗粒。喷雾干燥具有瞬间干燥的特点，尤适用于含热敏性成分的药液。该法可连续生产，干燥产品为疏松的粉末或细颗粒，溶解性能好。喷雾干燥是目前中成药制药中最佳的干燥技术之一。

（5）微波干燥：是微波进入物料并被吸收后，其能量在物料电介质内部转换成热能，使水的温度升高而离开物料，从而使物料得到干燥，因此微波干燥技术是一种内部加热的方法。在传统的干燥工艺中，为提高干燥速度，需升高外部温度，加大温差梯度，然而随之容易产生物料外焦内生的现象。但采用微波加热时，不论物料形状如何，热量都能均匀渗透，并可产生膨化效果，利于粉碎。

(6)冷冻干燥：先将被干燥液体物料预先冻结成固态，然后抽气减压，使水分在高真空和低温度条件下由冰直接升华成气体，得到干燥产品，又称升华干燥。冷冻干燥尤适用于热敏性物料（如血清、抗生素等生物制品），可用于制备注射用无菌粉末。

5. 制剂成型工艺　应充分重视药物制剂处方前研究。在充分认识药物的基本理化性质、剂型特点以及制剂要求的基础上，进行研究、分析、改进，提供文献或试验依据，以保证剂型选择和制剂成型的合理性和科学性。如在制备泡腾制剂时，需加入柠檬酸、碳酸氢钠等辅料，应充分考虑这些辅料对药物所含成分可能产生的影响。

根据确定剂型筛选制剂成形工艺，例如片剂可以根据原辅料性质选择湿法制粒压片、干法制粒压片、粉末直接压片等工艺。制剂成形不可避免地要应用辅料设计制剂处方，应提供中间体、辅料研究以及制剂处方筛选研究资料，明确所用辅料的种类、级别、用量等。

(1)辅料选择：随着高分子材料的发展，中药制剂新剂型层出不穷，制剂工艺、设备不断改进，中药药用辅料也随之迅速发展。辅料选择一般应考虑以下原则：满足制剂成形、稳定、作用特点的要求，不与药物发生不良相互作用，避免影响药品的检测。考虑到中药复方制剂的特点，减少服用量及提高用药顺应性，制剂处方应能在尽可能少的辅料用量下获得良好的制剂成形性。中成药应用的辅料分为传统辅料及新型辅料。

1)传统辅料：指应用于汤剂、散剂、丸剂、膏剂等传统剂型中的辅料。

液体制剂用辅料：如酒剂辅料为酒。

软膏剂用辅料：麻油、蜂蜡、面糊、米糊等。

固体制剂用辅料：如丸剂使用辅料蜂蜜、水面糊、蜂蜡等。

固液制剂用辅料：白砂糖、冰糖、红糖、硫黄等。

炮制用辅料：液体用辅料有蜂蜜、酒、醋、食盐水、药汁等。固体用辅料有麦麸、米、白矾、豆腐、灶心土、沙等。

2)新型辅料

固体分散制剂用辅料：微晶纤维素、药用硫酸钙等。

薄膜包衣工艺技术制剂（包括片剂、胶囊、微丸和颗粒等）辅料：醋酸纤维素、羟丙基甲基纤维素；聚醚 F68、直接压片混合辅料、丙烯酸树脂、预胶化淀粉、泊洛沙姆等。

缓控释制剂（微球微囊、速释制剂等）辅料：如薄膜包衣材料、药物载体材料、速释材料、表面活性材料、凝胶高分子材料、透皮吸收材料等。

靶向定位给药系统辅料：肠溶材料、脂质体材料、乳剂材料、微球材料等。

药用辅料可以帮助药物满足以下要求：改善复方有效成分的溶解度及生物利用度；提高复方有效成分在制剂中的稳定性；维持复方有效成分在制剂中的理化特性（如多晶形态或构型）；维持固体或液体药物制剂的 pH 或渗透压；可用于片剂中作为黏合剂、崩解剂或液体制剂的抗氧剂、乳化剂和气雾剂里的抛射剂；预防制剂中蛋白质类成分或多糖类成分发生凝聚反应或解聚反应；减少药物产生免疫反应及其他类似反应。

中成药应用辅料还有“药辅合一”的特色，这是其区别于西药制剂的显著特征，蕴含独特的哲学智慧和用药理念。从制剂学角度而言，制剂处方中某些成分性质特殊，能够同时充当药物和辅料的角色，例如肉桂油在外用制剂中既可以充当透皮促渗剂又可以发挥镇痛抗炎疗效，又如蜂蜜在麻仁丸中具有黏合、矫味作用与通便药效。

(2)成型工艺：制剂成型工艺是将半成品与辅料进行加工处理，制成最终产品的过程。制剂成型工艺研究一般应考虑成型工艺路线和制备技术的选择，应注意实验室条件与中试和生产的桥接，考虑大生产制剂设备的可行性、适应性。对单元操作或关键工艺，应进行考察，以保证质量的稳定。应研究各工序技术条件，确定详细的制剂成型工艺流程。

笔记栏

6. 中试研究　中试研究是对实验室工艺合理性的验证与完善，是保证工艺达到生产稳定、可操作的必经环节。根据实验室工艺路线和操作要点，选择相应的工业化设备，在符合GMP要求的工厂车间进行的放大试验。通过中试放大，对实验室工艺的合理性进一步验证和完善，稳定工艺并增强其可行性，探索和积累工艺参数，修订、完善制备工艺，使之适合工业化生产。药厂应进行至少3批中试生产，统计整理相关中试数据，包括投料量、辅料用量、成品量、成品率、半成品量、质量指标等。按制剂通则要求进行质量检查，包括一般质量检查、微生物限度检查和含量测定。中试研究设备与生产设备的工作原理一般应一致，主要技术参数应基本相符。

供药效学试验、毒理试验、临床研究、质量标准研究以及稳定性研究用样品应是经过中试研究并且使用成熟工艺制备而成的。

四、制剂质量与质量标准研究

质量标准是中成药新药研究中的重要组成部分。质量标准中的各项内容都应做细致的考察及试验，各项试验数据要求准确可靠，以保证药品质量的可控性和重现性。各项标准均应符合最新版药典要求。

中药质量标准研究应遵循中医药发展规律，坚持继承和创新相结合，体现药品质量全生命周期管理的理念；在深入研究的基础上，运用现代科学技术，建立科学、合理、可行的质量标准，保障药品质量可控。

研究者应根据中成药新药的处方组成、制备工艺、药用物质的理化性质、制剂的特性和稳定性的特点，有针对性地选择并确定质量标准控制指标，还应结合相关科学技术的发展，不断完善质量标准的内容，提高中成药新药的质量控制水平，保证药品的安全性和有效性。

中药制剂必须在处方固定和原料（饮片、提取物）质量、制备工艺稳定的前提下方可拟订质量标准草案，质量标准应切实反映和控制最终产品质量。质量标准的内容一般包括药品名称、处方、制法、性状、鉴别、检查、浸出物、指纹 / 特征图谱、含量测定、功能与主治、用法与用量、注意、规格、贮藏等项目。

(1) 药品名称：包括药品正名与汉语拼音名，名称应符合国家药品监督管理部门的有关规定。

(2) 处方：处方包括组方饮片和提取物等药味的名称与用量，复方制剂的处方药味排序一般应按君、臣、佐、使的顺序排列。固体药味的用量单位为克(g)，液体药味的用量单位为克(g)或毫升(ml)。处方中各药味量一般以1 000个制剂单位（片、粒、g、ml等）的制成量折算。

处方药味的名称应使用国家药品标准或药品注册标准中的名称，避免使用别名或异名，详细要求参照《中国药典》有关规范。如含有无国家药品标准且不具有药品注册标准的中药饮片、提取物，应单独建立该药味的质量标准，并附于制剂标准中，提取物的质量标准应包括其制备工艺。

(3) 制法：中成药制剂的制法与质量有密切的关系，制法为生产工艺的简要描述，一般包含前处理、提取、纯化、浓缩、干燥和成型等工艺过程及主要工艺参数。

(4) 性状：性状在一定程度上反映药品的质量特性，应按制剂本身或内容物的实际状态描述其外观、形态、嗅、味、溶解度、物理常数等。通常描述外观颜色的色差范围不宜过宽。复合色的描述应为辅色在前，主色在后，如黄棕色，以棕色为主。性状项的其他内容要求应参照《中国药典》凡例。

(5) 鉴别：鉴别是对处方中药材存在的确定。鉴别的常用方法有显微鉴别法、化学反应

法、色谱法、光谱法、生物学方法等。鉴别检验一般应采用专属性强、灵敏度高、重现性好、快速、操作便捷的方法，鼓励研究建立一次试验同时鉴别多个药味的方法。

显微鉴别应突出描述易察见的特征。制剂中若有直接入药的生药粉，一般应建立显微鉴别方法；若制剂中含有多种直接入药的生药粉，在显微鉴别方法中应分别描述各药味的专属性特征。化学反应鉴别法一般适用于制剂中含有矿物类药味以及有类似结构特征的大类化学成分的鉴别。色谱法主要包括薄层色谱法（TLC/HPTLC）、气相色谱法（GC）和高效液相色谱法（HPLC/UPLC）等。TLC 法可采用比移值、显色特征等进行鉴别，对特征斑点的个数、比移值、斑点颜色、紫外吸收 / 荧光特征等与标准物质的一致性予以详细描述；HPLC 法、GC 法可采用保留时间等色谱特征进行鉴别。若处方中含有动物来源的药味并且在制剂中仅其蛋白质、多肽等生物大分子成分具备识别特征，应研究建立相应的特异性检验检测方法。

(6) 检查：参照《中国药典》各有关制剂通则项下规定的检查项目和必要的其他检查项目进行检查，并制定相应的限量范围。药典通则规定以外的检查项目应说明所列检查项目的制定理由，列出实测数据及确定各检查限度的依据。质量标准中应详细说明各项检查的检验方法及其限度。

1）与剂型相关的检查项目：应根据剂型特点及临床用药需要，参照《中国药典》制剂通则的相应规定，建立反映制剂特性的检查方法。若《中国药典》通则中与剂型相关的检查项目有两种或两种以上的方法作为可选项，应根据制剂特点进行合理选择，并说明原因。

2）与安全性相关的检查项目：处方含易被重金属及有害元素污染的药味，或其生产过程中使用的设备、辅料、分离材料等有可能引入有害元素，应建立相应的重金属及有害元素的限量检查方法，应在充分研究和风险评估的基础上制定合理的限度，并符合《中国药典》等标准的相关规定。

制剂工艺中若使用有机溶剂（乙醇除外）进行提取加工，在质量标准中应建立有机溶剂残留检查法；若使用大孔吸附树脂进行分离纯化，应根据树脂的类型、树脂的可能降解产物和使用溶剂等情况，研究建立提取物中可能的树脂有机物残留的限量检查方法，如苯乙烯型大孔吸附树脂可能的降解产物主要包括但不限于苯、正己烷、甲苯、二甲苯、苯乙烯、二乙基苯等。上述溶剂残留限度或树脂有机物残留限度应符合《中国药典》的规定，或参照国际人用药品注册技术协调会（ICH）的相关要求制定。

若处方中的药味含有某一种或一类毒性成分而非药效成分，应针对该药味建立有关毒性成分的限量检查方法，其限度可根据相应的毒理学或文献研究资料合理制定。

3）与药品特性相关的检查项目：应根据药品的特点建立有针对性的检查项目，如提取的天然单一成分口服固体制剂应建立有关物质、溶出度等的检查方法；含难溶性提取物的口服固体制剂，应进行溶出度的检查研究。主要指标成分为多糖类物质的制剂，应研究建立多糖分子量分布等反映大分子物质结构特征的专属性检查方法。

(7) 浸出物：浸出物检查可用作控制提取物总量一致性的指标。浸出物的检测方法可根据制剂所含主要成分的理化性质选择适宜的溶剂（不限于一种），基于不同的溶剂可将浸出物分为水溶性浸出物、醇溶性浸出物、乙酸乙酯浸出物等。应系统研究考察各种影响因素对浸出物检测的影响，如辅料的影响等。浸出物的检测方法中应注明溶剂的种类及用量、测定方法及温度参数等，并规定合理的浸出物限度范围。

(8) 指纹 / 特征图谱：中成药新药制剂（提取的天然单一成分制剂除外）一般应进行指纹 / 特征图谱研究并建立相应的标准。内容一般包括建立分析方法、色谱峰的指认、建立对照图谱、数据分析与评价等过程。

笔记栏

指纹 / 特征图谱一般采用各种色谱方法，如 HPLC/UPLC 法、HPTLC 法、GC 法等。应根据所含主要成分的性质研究建立合适的供试品制备方法。若药品中含多种理化性质差异较大的不同类型成分，可考虑针对不同类型成分分别制备供试品，并建立多个指纹 / 特征图谱以分别反映不同类型成分的信息。若一种方法不能完整体现供试品所含成分特征，可采用两种或两种以上的方法获取不同的指纹 / 特征图谱进行分析。

(9) 含量测定

1) 含量测定指标的选择：制剂的处方组成不同，其含量测定指标选择也不相同。提取的天然单一成分制剂选择该成分进行含量测定。组成基本明确的提取物制剂应建立一个或多个主要指标成分的含量测定方法，应研究建立大类成分的含量测定方法。

复方制剂应尽可能研究建立处方中多个药味的含量测定方法，根据其功能主治，应首选与药品安全性、有效性相关联的化学成分，一般优先选择有效 / 活性成分、毒性成分、君药所含指标成分等为含量测定指标。此外，需考虑含量测定指标与工艺、稳定性的相关性，并尽可能建立多成分或多组分的含量测定方法。若制法中包含多种工艺路线，应针对各种工艺路线研究建立相关有效 / 活性成分或指标成分的含量测定方法；若有提取挥发油的工艺，应进行挥发油总量或相应指标成分的含量测定方法研究，视情况列入标准；若含有明确的热敏感成分，应进行可反映生产过程中物料的受热程度及稳定性的含量测定方法研究，视情况列入标准。

2) 含量测定方法：含量测定方法包括容量（滴定）法、色谱法、光谱法等，其中色谱方法包括 GC 法和 HPLC/UPLC 法等，挥发性成分可优先考虑 GC 法或 GC-MS 法，非挥发性成分可优先考虑 HPLC/UPLC 法。矿物类药味的无机成分可采用容量法、原子吸收光谱法（AAS）、电感耦合等离子体原子发射光谱法（ICP-AES）、电感耦合等离子体质谱法（ICP-MS）等方法进行含量测定。含量测定所采用的方法应通过方法学验证。

3) 含量范围：提取的天然单一成分及其制剂一般应规定主成分的含量范围；应根据其含量情况和制剂的要求，规定单位制剂中该成分相当于标示量的百分比范围。提取物质量标准中应规定所含大类成分及主要指标成分的含量范围，大类成分及主要指标成分可以是一种或数种成分；制剂应根据提取物的含量情况和制剂的要求，规定大类成分和主要指标成分的含量范围。复方制剂鼓励建立多个含量测定指标，并对各含量测定指标规定含量范围。处方若含有可能既为有效成分又为有毒成分的药味，应对其进行含量测定并规定含量范围。

(10) 生物活性测定：生物活性测定方法一般包括生物效价测定法和生物活性限值测定法。由于现有的常规物理化学方法在控制药品质量方面具有一定的局限性，鼓励探索开展生物活性测定研究，建立生物活性测定方法以作为常规物理化学方法的替代或补充。采用生物活性测定方法应符合药理学研究的随机、对照、重复的基本原则，建立的方法应具备简单、精确、可行、可控的特点，并有明确的判断标准。试验系统的选择与实验原理和制定指标密切相关，应选择背景资料清楚、影响因素少、检测指标灵敏和性价比高的试验系统。表征药物的生物活性强度的含量（效价）测定方法，应按生物活性测定方法的要求进行验证。不同药物的生物活性测定方法的详细要求，可参照相关指导原则。

(11) 规格：药品规格通常以单位制剂（每粒、片、克、毫升、丸）中所含药物成分的量表示。但是，中成药大多为复方制剂，所含成分复杂，难以直接在规格项下直接标示所含成分的量，中成药规格表述应参照《中成药规格表述技术指导原则》的相关要求。

(12) 贮藏：贮藏项目表述的内容系对药品贮藏与保管的基本要求。应通过对直接接触药材（饮片）、提取物、制剂的包装材料和贮藏条件进行系统考察，根据稳定性影响因素和药品稳定性考察的试验结果，确定贮藏条件。

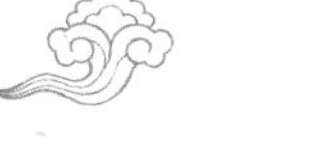

笔记栏

五、稳定性

中成药的稳定性是指中成药的化学、物理及生物学特性发生变化的程度。通过稳定性试验，考察中成药新药在不同环境条件（如温度、湿度、光线等）下药品特性随时间变化的规律，以认识和预测其稳定趋势，为新药生产、包装、贮存、运输条件的确定和有效期的建立提供科学依据。稳定性研究是评价药品质量的主要内容之一，在中成药新药研究、开发和注册管理中占有重要地位。

根据稳定性试验结果，评价新药的稳定性，拟定有效期及贮藏条件，同时应明确直接接触药品的包装材料和容器及其执行标准情况。

根据研究的目的和条件的不同，稳定性研究内容可以分为影响因素试验、加速试验和长期试验。稳定性重点考察项目一般根据剂型确定，如丸剂的重点考察项目是性状、含量、有关物质、溶散时限。

（一）影响因素试验

影响因素试验是在剧烈条件下进行的，为了解影响稳定性的因素及可能的降解途径和降解产物，同时为筛选制剂工艺、选择包装材料容器、确定贮存条件等提供依据，还可为长期试验应采用的温度和湿度等条件提供依据，同时为分析方法的选择提供依据。影响因素试验一般包括高温、高湿、强光照射试验。一般将原料药供试品放置适宜的容器中（如称量瓶或培养皿），摊成≤ 5mm 厚的薄层，疏松原料药摊成≤ 10mm 厚的薄层进行试验。对于制剂产品，一般采用除去内包装的最小制剂单位（注射用无菌粉末如为西林瓶装，不能打开瓶盖，以保持密封的完整性），分散为单层置适宜的条件下进行。

1. 高温试验　试验供试品开口置适宜的恒温设备中，设置温度一般高于加速试验温度 10℃以上，考察时间点应基于原料药本身的稳定性及影响因素试验条件下稳定性的变化趋势设置。通常可设定为 0 天、5 天、10 天、30 天等取样，按稳定性重点考察项目进行检测。若供试品质量有明显变化，则适当降低温度试验。

2. 高湿试验　试验供试品开口置恒湿密闭容器中，在 25℃分别于相对湿度 90% ± 5% 条件下放置 10 天，于第 5 天和第 10 天取样，按稳定性重点考察项目要求检测，同时准确称量试验前后供试品的重量，以考察供试品的吸湿潮解性能。若吸湿增重 5% 以上，则在相对湿度 75% ± 5% 条件下，同法进行试验；若吸湿增重 5% 以下，其他考察项目符合要求，则不再进行此项试验。

3. 强光照射试验　试验供试品开口放在光照箱或其他适宜的光照装置内，可选择输出相似于 D65/ID65 发射标准的光源，或同时暴露于冷白荧光灯和近紫外灯下，在照度为 4 500lx ± 500lx 的条件下，且光源总照度应不低于 1.2×10^6lx·hr、近紫外灯能量不低于 200（W·hr）/m^2，于适宜时间取样，按稳定性重点考察项目进行检测，特别要注意供试品的外观变化。

（二）加速试验

此项试验是在加速条件下进行。其目的是通过加速药物的化学或物理变化，探讨药物的稳定性，为制剂设计、包装、运输、贮存提供必要的资料。供试品在温度 40℃ ± 2℃、相对湿度 75% ± 5% 的条件下放置 6 个月。所用设备应能控制温度 ± 2℃、相对湿度 ± 5%，并能对真实温度与湿度进行监测。在至少包括初始和末次等的 3 个时间点（如 0、3 个月、6 个月）取样，按稳定性重点考察项目检测。

乳剂、混悬剂、软膏剂、糊剂、凝胶剂、眼膏剂、栓剂、气雾剂、泡腾片及泡腾颗粒等制剂宜直接采用温度 30℃ ± 2℃、相对湿度 65% ± 5% 的条件进行试验。

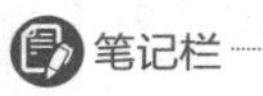
笔记栏

对于包装在半透性容器中的药物制剂，例如低密度聚乙烯制备的输液袋、塑料安瓿、眼用制剂容器等，加速试验应在温度40℃±2℃、相对湿度25%±5%的条件下进行。

（三）长期试验

长期试验是在接近药品的实际贮存条件下进行，其目的是为制定药品的有效期提供依据。供试品在温度25℃±2℃、相对湿度60%±5%的条件下放置12个月，或在温度30℃±2℃、相对湿度65%±5%的条件下放置12个月。至于上述两种条件选择哪一种由研究者确定。每3个月取样一次，分别于0个月、3个月、6个月、9个月、12个月取样，按稳定性重点考察项目进行检测。12个月以后，仍需继续考察的，分别于18个月、24个月、36个月取样进行检测。

对于申报临床研究的新药，应提供符合临床研究要求的稳定性研究资料，一般情况下，应提供至少6个月的长期试验考察资料和6个月的加速试验资料。有效成分及其制剂还需提供影响因素试验资料。对于申请生产的新药，应提供全部已完成的长期试验数据，一般情况下，应包括加速试验6个月和长期试验18个月以上的研究数据，以确定申报注册药品的实际有效期。

第五节　中成药新药药效学与毒理学研究

一、中成药新药药效学研究

（一）中成药新药药效学研究的意义

中成药新药的药效学研究，应在中医药理论的指导下，运用现代科学技术，制订具有中医药特点的试验计划，根据新药的功能主治，选用或建立与中医“病”或“证”相符或相近的动物模型以及实验方法，对新药的有效性做出科学的评价。其在中成药新药研发的过程中有着十分重要的意义。

1. 中成药新药药效学研究是中成药新药研究的必经之路　中成药新药处方大多来自古方和经验方，有着长期的临床实践经验，其用药特点强调辨证论治，药物随症加减，用药个体化且多为煎剂服用。而目前研制的新药，通过采用提取、纯化等现代工业化方法，从中药复方或单味药中提取出有效成分（群）或有效部位（群），这就使得其与原方的化学成分、药物性质、功能主治、剂量用法、毒副作用等，均会有相应的变化。通过采用现代药理学的方法研究新药对机体的作用及其作用机制，以整体动物或者动物的组织、器官、细胞及分子为研究对象，运用具体的实验方法来评价药物的时效、量效、不同给药途径对疗效的不同影响以及对同种药品之间进行疗效的对比，能够为新药的临床研究提供剂量、疗程等数据参考，以确保临床试验研究的顺利进行。

2. 中成药新药药效学研究指导新药药学研究的工艺优化　通过药效学研究，对治疗某一疾病的有效成分（群）或有效部位（群）及其之间的相互作用，进行有效的评价，使中成药新药的有效性更加明显，也可以避免同一处方不同制备工艺制得的中成药其临床疗效大不相同的问题。

3. 中成药新药药效学研究为新药的临床研究奠定基础并补充其不足　在不了解新药安全性、有效性的情况下，进行人体内试验和临床研究，有可能对试用者造成危害，甚至发生意外。因此，在新药用于人体之前，先对其进行动物实验，以了解其药理及毒理作用，能够为临床研究提供科学的、可靠的依据，确保受试人的安全。

（二）中成药新药药效学研究的方法与内容

中成药新药药理学研究包括与功效主治有关的主要药效学试验和一般药理学试验两个方面。

1. 基本要求

(1) 试验主要负责人应具有药理毒理专业高级技术职称和较高的理论水平、工作经验与资历；确保试验设计合理，数据可靠，结果可信，结论判断准确。试验报告应有试验负责人签字及单位盖章。

(2) 研究单位应具有较高的科研水平、技术力量及组织管理能力，且具有良好的客观条件，如实验室、仪器设备等。从事新药安全性研究的实验室应符合国家药品监督管理局《药物非临床研究质量管理规范》(Good Laboratory Practice，GLP)的要求，药理研究也可参照实行。

(3) 实验记录应符合国家药品监督管理局《药品研究实验记录暂行规定》的要求：实验记录应真实、完整、规范，对实验中出现的问题及特殊现象均应写明情况，防止漏记和随意涂改。描记和形态学检查应有相应的记录图或照片。不得伪造、编造数据。

2. 实验设计

(1) 实验应依据《药品注册管理办法》及有关医药法规及补充规定进行设计，以新药的处方、剂型、给药途径和剂量，以及功能主治为参照，并结合临床用药经验及相关文献，综合考虑。

(2) 在进行药效学研究工作之前，首先应该搜集和查阅实验相关的研究文献，认真阅读，了解本实验的关键点以及易出差错的步骤，在此基础上，制订实验方案和计划，确定药效学试验的范围和方法，选择阳性对照药、动物模型，并确定分组、给药途径和给药剂量，准备好实验所需的仪器设备等材料，并合理安排试验进度、试验人员及各自分工等。这些依据并非一成不变，可以随着试验的进行而进行灵活、合理的修改、补充和调整，确保试验的顺利完成。

(3) 中药的功能主治和作用机制有其自身的特点，因此试验设计不能完全按照西药的设计进行研究。试验设计应考虑中医药特点，根据新药的主治(病或证)，参考其功能，选择两种或多种试验方法，进行药效学研究。同样的病，辨证分型可有不同；或同样的证，涉及的病种亦可不同，药效学试验的指标也不尽相同或同中有异，在试验设计时，应根据具体情况合理选择。例如，脾虚证表现为消化系统功能减退，副交感神经系统功能偏亢，免疫功能和代谢能力偏低等，治疗脾虚证的药物药效学试验应以运化水谷及健脾益气功效为主，故应选做有关胃肠功能的试验，考察对脾虚模型动物的治疗作用等。

(4) 对于缺乏动物模型的新药，如治疗系统性红斑狼疮、皮肌炎、精神病、梅核气以及系统性硬皮病等疾病的新药，应根据疾病的病因、病理变化、临床症状及新药的主要功能等，设计药效试验方案，用间接的药效提示新药的作用，通过与临床研究相结合的方法，对新药的药效做出评价。

3. 药效学试验方法的选择

(1) 体外试验：又称离体试验，是在体外进行的试验观察方法，包括离体器官、离体组织、细胞体外培养及试管内试验等。体外试验具有重复性好、用药量少、节省动物等优点，并且不受体内神经、体液等因素的干扰，结果容易分析，常用于作用机制的研究等试验。但是中药一般为粗制品，其中含有的杂质性成分较多，药物直接作用于离体器官或组织，很容易引起一些副作用的产生，影响试验结果。而且体外试验并不能完全和体内试验相等同，如一些中药在体外的抗菌作用很强，但是在体内则不一定能呈现较强的抗菌效果。

笔记栏

(2)体内试验：又称在体试验，是用整体动物进行药效试验的方法。根据试验需要选用病理模型动物，按照试验的周期可以分为急性试验和慢性试验。急性试验一般指观察一次给药后机体在短时间内出现的反应，如麻醉动物血压试验等。慢性试验指观察机体在较长时间内多次给药出现的反应。在体试验更接近于临床状态，尤其符合中药多成分、多靶点、多系统的调节作用，并可弥补离体试验的局限性，故中成药的药效学试验应以体内试验为主，体外试验为辅。

4. 受试药物及阳性对照药的要求　受试药物应符合《药品注册管理办法》中相关规定。

(1)应是处方、生产工艺固定及质量基本稳定，并与临床研究用药基本相同的给药途径。

(2)在注射给药或离体试验时应注意药物中的杂质、不溶物质、无机离子及酸碱度等因素对试验的干扰。

阳性对照药物可选用药典收载或正式批准生产的中药或者西药，选用的药物应尽可能与新药的功能主治、剂型及给药途径相似，若有困难，也可在功能、剂型上略有差异。

5. 药效学试验剂量的确定及给药途径的选择

(1)剂量确定方法：①根据临床等效剂量：即根据体表面积折算法换算的在同等体表面积(m^2、cm^2)单位时的剂量。②根据临床用量的体重计算：此法为中药药理试验的常用方法，是在已经明确人体使用剂量的前提下，根据人用剂量按体重来折算。用量一般以计算单位内所含生药量(mg 或 g)表示，以体重(g 或 kg)计算用量。人与几种常用实验动物的粗略等效倍数为 1(人)、3(狗、猴)、5(猫、兔)、7(大鼠、豚鼠)、10~11(小鼠)。③根据文献报道来估计剂量：通过阅读大量的有关文献，参考其剂量的选择，若处方及提取工艺基本相似，则可以估计出供试药的剂量范围。④根据半数致死量(LD_{50})计算：凡能测出 LD_{50} 的新药，尤其是一类和二类新药，可用 LD_{50} 的 1/10、1/20、1/30、1/40 等相近剂量来探索药效试验的高、中、低剂量组。⑤通过预实验来测定剂量：在通过上述方法计算或估计出药效试验剂量后，均应通过预试验来摸索药效试验的剂量范围，然后才能确定最终的药效试验剂量。

(2)实验动物给药量的计算方法：一般按 mg/kg 体重或 g/kg 体重计算，应用时需通过已知药液的浓度换算出相当于每千克体重所需的药量。

(3)给药途径的选择：给药途径一般要求采用与临床相当，如确有困难，也可选用其他给药途径，并说明理由。

6. 试验分组

(1)剂量的设置：一般应设 3 个剂量组(等效剂量组、低剂量组和高剂量组)，以便迅速获得与药物作用相关的完整资料。大动物(猴、狗等)或在特殊情况下，可设 1 个剂量组。

(2)每组动物的基本例数：小动物(小鼠、大鼠等)每组 10~30 只；中等动物(兔、豚鼠等)每组 8~20 只；大动物(狗、猴等)每组 5~15 只。

(3)按照随机的原则进行分组：随机就是使每个试验对象在接受处理(用药、化验、分组、抽样等)时，都有相等的机会。可以采用完全随机的方法，也可采用“均衡随机”的方法，后者即先将能控制的因素(如性别、年龄、体重、感染程度等)先行均衡分档，然后在每一档中随机取出等量的动物分配到各组，使那些较难控制的因素(活泼程度、饥饱程度、疲劳程度等)得到随机安排。

7. 实验动物　实验动物是医药学、生命科学研究的基础和重要支撑条件，其选择的合理与否，直接关系到整个药效学试验的成败，在选择动物时应从以下几个方面综合考虑：

(1)种属：选择动物既要考虑对药效学设置检测指标的敏感性，更要注意与临床患者反应的一致性。尽量选择与人的功能、代谢、结构、疾病特点和功能反应相近似的实验动物。

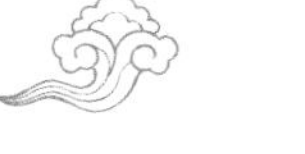

另外，不同种属动物对药物的反应也有差异，如大鼠、小鼠、豚鼠和家兔对催吐药不产生呕吐反应，而猫、狗、鸽子则容易产生呕吐。

(2)品系：实验动物由于遗传变异和自然选择的作用，即使同一种属的动物，也有不同的品系。不同系列的动物对药物的敏感性不一，这也是普遍存在的现象。

(3)实验动物等级和健康：实验动物应选用符合等级要求的健康动物，并附有供应单位的合格证书。根据《实验动物寄生虫学等级及监测》将实验动物分为4类。①普通级动物(conventional animal，CV)：不携带所规定的人兽共患病病原和动物烈性传染病的病原。②清洁动物(clean animal，CL)：除普通动物应排除的病原外，不携带对动物危害大和对科学研究干扰大的病原。③无特定病原体动物(specific pathogen free animal，SPF)：除清洁动物应排除的病原外，不携带主要潜在感染或条件致病和对科学实验干扰大的病原。④无菌动物(germ free animal，GF)：无可检出的一切生命体。

(4)年龄和性别：动物的解剖生理特征和反应性随年龄而有明显的变化，一般幼年动物比成年动物的敏感性要高，这可能与抗体发育不健全，解毒排泄的酶系尚未完全发育有关，所以一般认为幼年动物不能完全取代成年动物。老年动物的代谢功能低下，反应不灵敏，不是特别需要一般不选用。必要时，可根据试验要求，选用特定年龄、性别的动物。例如，有些慢性试验，观察时间较长，可选择年幼、体重较小的动物；研究性激素对机体影响时，一定要用幼年或新生的动物；制备四氧嘧啶糖尿病模型和进行一些老年医学的研究，应选用老年动物。

不同性别的动物对同一药物的敏感性差异较大。例如，激肽酶能增加雄性大鼠血清中的蛋白结合率，降低胆固醇水平；而对雌性大鼠，反而使蛋白结合率降低。特定的试验，如为了观察药物的避孕作用、保胎作用以及对生殖期或围产期的毒性等，则应选用雌性动物。

8. 药效学试验指标的选择 选择客观可靠的观测指标，才能准确无误地反映药物对试验对象的影响。在选择试验方法时应同时考虑选择何种观测指标的问题。总的原则是应选用特异性强、敏感性高、重现性好、客观、定量或半定量的指标进行观测，并对试验方法做详细叙述。

(1)特异性：新药药效学研究主要针对其功能与主治，所选用的试验方法和观测指标一定要用专属性好，特异性强，能反映治疗疾病本质的主要药效学方法及观测指标。

(2)敏感性：选择观测指标应注意是否敏感性高，是否具有检测可操作性和可靠性。任何疾病，尤其在经过药物防治后，均有不同的变化，疾病的许多病理、生理指标都可能出现不同的变化。一定要在某项观测指标变化最明显时，用先进的观测手段(仪器)将其变化记录下来。

(3)重现性：选择的观测指标应稳定、重现性好，结果才可靠；若重现性差，应分析其原因。

(4)客观性：选择的观测指标应能客观反映药物的药效作用，尽量不用主观的、似是而非的指标。尤其在观测动物生理功能(如心率、呼吸频率、清醒动物血压、尿量等)指标时，易受试验环境、条件等许多因素的影响，更应注意假性结果的出现。

(5)定量或半定量的观测指标：在评价药物作用和疗效的观测指标时，应尽量选择能定量或半定量的观测指标。应用先进的科研仪器，能客观定量地记录试验指标的变化。

(三) 一般药理学研究

中成药新药的一般药理学研究，包括安全性药理学和次要药效学的研究，以前者为主，后者由研究者根据受试物的特性有选择地进行。试验中所采用的受试物应与药效学中的相同，设定组别时注意设立合理的空白组，必要时可以设立阳性对照组。一般药理学试验是为

笔记栏

了观察主要药效以外的其他作用是否对维持生命的重要系统产生不良影响，主要观察以下3个方面：

1. 中枢神经系统　仔细观察给药前后动物的活动情况和行为变化，包括一般行为表现、姿势、步态、有无流涎、肌颤及瞳孔变化。

2. 心血管系统　观察给药前后动物血压、心率、心电图等的变化。

3. 呼吸系统　观测给药前后动物呼吸频率、节律及深度的变化等。

除以上3个方面外，根据不同药物的药理作用特点，可再适当选择其他生理指标进行观察。

（四）药代动力学研究

药代动力学即药物代谢动力学（pharmacokinetic），是定量研究药物在生物体内吸收、分布、代谢和排泄的规律，并运用数学原理和方法阐述血药浓度随时间变化规律的一门学科。随着药物化学的发展及人类健康水平的不断提高，对药物药代动力学性质的要求越来越高。判断一个药物的应用前景，特别是市场前景，不单纯是要疗效强，毒副作用小，更要具备良好的药代动力学性质。因此，在中成药新药的研发过程中，可以根据药物的药代动力学进行新药设计、改进药物剂型以提高疗效，延长作用时间、优选给药方案以发挥其最大疗效或减少副作用。

二、中成药新药毒理学研究

毒理学研究是评价新药药理学研究结果是否正确可取的重要组成部分，更是保证药物安全性评价的重要环节，既是临床需要，又适应国际对中药新药安全性评价的要求，因此对此项研究工作必须十分重视。其主要目的在于排除不安全药物进入临床试验，为临床安全用药提供导向，为临床确定治疗剂量提供依据，以及为确定临床禁忌证提供参考。

（一）急性毒性试验

急性毒性是指动物一次或24小时内多次接受一定剂量的受试物，在一定时间内出现的毒性反应，主要观察给药后动物毒性反应出现的情况。根据《中华人民共和国药品管理法》，急性毒性试验必须执行《药物非临床研究质量管理规范》。另外，对于中药、天然药物的急性毒性试验研究，受试物、实验动物、试验分组、给药途径、给药剂量、观察期限、观察指标以及结果的分析均应严格按照《中药、天然药物急性毒性研究技术指导原则》的要求进行。根据药物毒性特点，可选择以下方法进行急性毒性试验：

1. 半数致死量（LD_{50}）的测定　目的在于观察受试药物一次给予动物后，所产生的毒性反应和死亡情况。在测定的同时，应仔细观察动物死亡前的中毒反应情况。根据量效曲线，死亡率在50%处，曲线的斜率最大。此处反应灵敏、准确、重复性好，故常以动物半数致死量作为衡量药物毒性程度的主要指标。药物的LD_{50}越小，说明药物的毒性越大。

2. 最大耐受量（MTD）的测定　当受试物毒性较低，测不出LD_{50}时，可以用动物能耐受的最大浓度、最大体积的药量一次或一日内连续2~3次给予动物，连续观察7天，详细记录动物反应情况，未见任何动物死亡，计算出总给药量，并推算出相当于临床用药量的倍数。最大耐受量测定也可反映受试物的毒性情况。

（二）长期毒性试验

长期毒性试验是观察动物因连续用药而产生的毒性反应和严重程度，以及停药后的发展和恢复情况，为临床研究提供依据。

1. 动物　应用一种或两种动物（啮齿类和非啮齿类），雌雄各半，啮齿类常用大白鼠，每组10~30只。非啮齿类常用犬，可为雌、雄各3~6只。

2. 剂量　一般应设3个剂量组。原则上，低剂量应略高于药效研究的有效剂量，此剂量下动物应不出现毒性反应，高剂量力求部分动物出现明显毒性反应。

3. 给药途径与方法　给药途径应与推荐临床试验的途径相一致，如选择其他的给药途径，应说明理由。口服药应采用灌胃法，大鼠灌胃给药每100g体重不超过2ml，最大总量不超过5ml。非啮齿类动物也可用掺食法。

4. 试验周期　长期毒性试验给药期限的长短，通常与拟定的临床疗程长短、临床适应证、用药人群相关，应充分考虑预期临床的实际疗程。给药时间一般为临床试验用药期的2~3倍，最长半年。临床用药周期在1周以内者，长期毒性试验为2周；2周以内者，长期毒性试验应为4周；4周以上者，长期毒性试验的给药期为临床试验用药期的2倍以上，最长半年。

5. 观察指标　长期毒性试验常规需观察的指标有：①一般状况观察：包括对动物外观体征、行为活动、腺体分泌、呼吸、粪便、摄食量、体重、给药局部反应等的观察。②血液学指标：至少应观察红细胞计数、血红蛋白含量、白细胞计数及其分类、血小板计数、网织红细胞计数、凝血酶原时间等。当受试物可能对造血系统有影响时，应进一步进行骨髓的检查。③血液生化学指标：主要测定天门冬氨酸氨基转移酶、丙氨酸氨基转移酶、碱性磷酸酶、γ-谷氨酸转移酶（非啮齿类动物）、尿素氮、肌酐、总蛋白、白蛋白、血糖、总胆红素等指标。④体温、眼科检查、尿液检查和心电图检查：非啮齿类动物应进行体温、眼科检查、尿液检查和心电图检查等。⑤系统尸解和组织病理学检查：对所有动物进行全面细致的尸解，为组织病理学检查提供参考，并且计算各脏器系数。此外，当所用动物为非啮齿类动物时，因动物数较少，应对所有剂量组、所有动物的器官和组织进行组织病理学检查。

6. 观察指标的时间和次数　原则上应尽早、及时地发现出现的毒性反应，在确定观察指标和次数时，应充分考虑试验期限的长短和受试物的特点。试验前，啮齿类动物至少应进行适应性观察5天，非啮齿类至少应驯养观察1~2周，并观察受试动物的外观体征、行为活动、摄食量以及检查体重。非啮齿类动物还至少应进行2次体温、心电图、有关血液学和血液生化学指标的检测。此外，实验动物相关指标的历史数据在长期毒性试验中也具有重要的参考意义。

试验期间，一般状况和症状的观察，应每天观察一次，饲料消耗和体重应每周记录一次。大鼠体重应雌雄分开进行计算。试验结束时应进行一次全面检测。当给药期限较长时，应根据受试物的特点选择合适的时间进行中期阶段性检测。

长期毒性试验应在给药结束时留存部分动物进行恢复期观察，以了解毒性反应的可逆程度和可能出现的延迟性毒性反应。应根据受试物的代谢动力学特点、靶器官或靶组织的毒性反应和恢复情况确定恢复期的长短。在试验期间，对濒死或死亡动物应及时检查并分析原因。

总之，新药毒性反应的检查，有助于临床工作者全面了解和掌握新药，使人们既看到药物对疾病的治疗作用，也注意到药物可能出现的不良反应和毒性，做到合理用药、安全用药。

第六节　中成药新药临床研究

在新药开发过程中，经过药物的临床前研究，须对其结果进行全面分析和评价，对有开发前景的药物开展临床研究。临床研究与前期的药效毒理学研究相辅相成，对新药的安全性、有效性评价起到了关键的作用，是新药研究整个过程中最重要的环节之一。

笔记栏

新药的临床研究必须经过国家药品监督管理局批准，且必须遵守《药物临床试验质量管理规范》（GCP）的有关规定。

一、新药临床研究的概念和意义

新药的临床研究是新药开发研究后期的临床药效学研究，包括任何在人体（患者或健康志愿者）进行药物的系统性研究，以证实或揭示药物的作用、药物不良反应，或其吸收、分布、代谢和排泄，目的是确定药物的疗效及安全性。药物临床试验分为Ⅰ期临床试验、Ⅱ期临床试验、Ⅲ期临床试验、Ⅳ期临床试验以及生物等效性试验。申请新药注册，应进行Ⅰ、Ⅱ、Ⅲ期临床试验。生物等效性试验，是指用生物利用度研究的方法，以药代动力学参数为指标，比较同一种药物的相同或者不同剂型的制剂，在相同的试验条件下，其活性成分吸收程度和速度有无统计学差异的人体试验。各项临床试验和生物等效性试验必须有科学的设计，以保证新药临床研究的科学性、合理性、准确性和可靠性。

通过临床试验可以为国家药品监督管理局批准新药生产提供科学依据，为医药企业制订新药及市场开发计划提供依据，同时也能够指导医生和患者合理用药，还可能发现中药新药潜在的临床应用价值。因此，药物的临床试验对中药新药的研制和开发具有重要意义。

二、临床试验的分期与设计要点

中药新药的临床试验根据不同的试验目的和内容共分为4期。不同注册类别的中药新药，需要进行的临床试验也有所不同。各类别的新药应按照《中药、天然药物注册分类及申报资料要求》的相关规定进行临床试验。试验设计由申请人和研究者共同商定。必须由有经验的合格的医师及相关学科的专业技术人员根据中医药理论，结合临床实际进行设计。

（一）Ⅰ期临床试验

Ⅰ期临床试验是初步的临床药理学及人体安全性评价试验，包括人体耐受性试验和药代动力学试验，为制订给药方案提供依据。典型的Ⅰ期临床试验是临床药理学试验。由于中药的特点，在无法进行药代动力学试验时，Ⅰ期临床试验主要是人体耐受性试验。

临床试验受试者的选择应按照试验方案中的规定进行。在临床试验开始阶段需同时考虑入选标准和排除标准，在试验过程中会涉及脱落标准，在试验结束进行统计分析时有剔除标准。

入选标准是指进入临床试验的受试者必须满足的条件，如年龄范围、性别、体重、体格检查及对器官功能的要求等；排除标准是指候选人不应被纳入临床试验的判断条件，如心、肝、肾功能损伤而影响药物体内代谢等；脱落标准是指已进入临床试验的受试者应中止或退出临床试验的条件，如发生药物过敏反应，病情加重等；剔除标准是指将不符合统计分析要求的样本剔除的条件，如受试者未用药等。

Ⅰ期临床试验的受试例数最低20~30例。选择18~50岁的健康志愿者，男女例数最好相等。为保证受试者的安全，给药剂量常选用临床常用剂量或习惯用量。试验从低剂量至高剂量逐个剂量依次进行。每个受试者只能接受一个剂量的试验。

对于试验中出现的不良反应要认真分析，仔细鉴别。在试验中出现的任何异常症状、体征、实验室检查结果或其他特殊检查结果都应随访，及时向当地省级药品监督管理部门和国家药品监督管理局报告。

根据试验结果客观详细地进行总结，对试验数据进行统计学处理，确定临床给药的安全范围，提出Ⅱ期临床试验给药方案的建议。

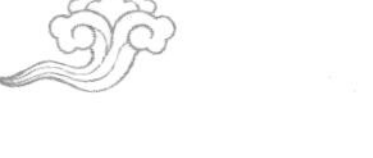

（二）Ⅱ期临床试验

Ⅱ期临床试验是对新药有效性和安全性的初步评价，并为Ⅲ期临床试验推荐临床用药剂量。典型的Ⅱ期临床试验是探索性试验。此阶段的研究设计可以根据具体的研究目的，采用多种形式，包括随机盲法对照临床试验。

受试对象不少于100例，主要病证不少于60例。应采取多中心临床试验，每个中心所观察的例数不少于20例。试验组与对照组病例数均等。病名诊断、证候诊断的标准应遵照现行公认标准执行，病例的纳入标准必须符合病名诊断、证候诊断的标准。

临床试验的给药方案可根据药效试验及临床实际情况，或Ⅰ期临床试验结果，在保证安全的前提下，予以确定。由于中药成分的多样性，中药新药的剂量与疗效之间的关系很难找到明显的量效关系，有学者建议通过适宜的方法寻找出临床使用剂量的下限，确保药物的有效性。

临床试验应根据药物在前期研究中显示的药效学、药动学和安全性特点，选择正确适当的设计类型。常用到的设计类型有平行组设计、交叉设计、析因设计、成组序贯设计4种。

（三）Ⅲ期临床试验

Ⅲ期临床试验是为了进一步评价新药的疗效和安全性，是扩大的多中心临床试验。典型的Ⅲ期临床试验是验证性试验。进一步验证药物对目标适应证患者是安全、有效的，并为受益与风险评价以及药物注册申请的审查提供充分依据。试验一般应为具有足够样本量的随机盲法对照试验。

受试对象一般不少于300例，主要病证不少于100例。病例的选择参照Ⅱ期临床试验设计，视具体情况适当扩大受试对象范围。

试验方案可设计不同的用药剂量、次数和疗程。临床试验的用药剂量可依据Ⅱ期临床试验结果予以确定。

为了判断受试药物的实际疗效如何，临床试验中采用比较的方法进行检验，常进行优效性试验、等效性试验和非劣效性试验。

优效性试验的主要研究目的是显示所研究的药物的反应优于对比制剂（阳性或安慰剂对照）。实际应用中多采用可信区间法检验。

等效性试验的主要研究目的是显示两种或多种处理的反应间差异的大小在临床上并无显著性差异，通常通过显示真正的差异在临床上可以接受的等效的上下界值之间来证实。

非劣效性试验的主要研究目的是显示对试验药的反应在临床意义上不差于（非劣于）对照药。试验中要求阳性药显示出一定的疗效，并且要参考有关文献资料选择合适的界值。

（四）Ⅳ期临床试验

Ⅳ期临床试验为新药上市后由申请人自主进行的应用研究阶段。是在临床广泛使用的条件下考察药物的疗效和不良反应，评价在普通或者特殊人群中使用的利益与风险关系以及改进给药剂量等。本期的病例数不少于2 000例，病例选择、试验方案等与Ⅲ期临床试验基本相同。一般可不设对照组。

疗效判断应按照现行公认标准执行。综合疗效评定一般分为：临床痊愈、显效、进步、无效4级，主要判定统计“显效”以上的疗效。若无临床痊愈可能，则分为临床控制、显效、进步、无效4级。疗效评定标准需重视规定疗效评定的指标参数，对于受试的每个病例，都应严格地按照疗效标准加以判定，不能随意降低或提高标准。

对于不良反应、禁忌、注意等考察，应详细记录不良反应的表现（包括症状、体征、实验室检查），并统计发生率。

三、临床试验设计的原则

为了避免或最低程度地降低各种偏倚和误差，临床试验设计应遵循随机、对照、盲法原则。

（一）对照原则

临床试验必须设置对照，确立可供相互比较的组别。其目的在于通过比较不同组别间效应指标的差异，为处理因素的效果评价提供依据，以说明新药的疗效和安全性。临床试验中的对照类型一般有安慰对照、空白对照、剂量对照、阳性对照和外部对照 5 种，其试验设计有平行设计和交叉设计。阳性药的选择应充分考虑阳性药的功能主治、适应证、中医证候分型等因素，并应充分参考以往临床研究的基础数据，择优选择公认的阳性对照药。

（二）随机原则

对照试验中各组病例的分配必须随机化。随机化是临床试验中抽取或分配研究对象的重要方式，每个受试对象都有完全均等的机会被抽取或分配到某一组，而不受研究者或研究对象主观意愿或客观上无意识的影响。其目的是使所分配的受试对象具有代表性，使各组间具有最大程度的可比性。随机化的方法可采用简单随机化、区组随机化和分层随机化等。

（三）盲法原则

临床试验采用盲法进行。其目的是克服可能来自研究人员或受试者的主观因素所导致的偏倚，减少期望性偏倚或测量性偏倚，从而有助于临床试验获得一个可靠的、无偏倚的研究结果。设盲是指将试验药物和对照品，均以密码或代号表示，全部试验过程中对患者和/或研究者均保持未知，并由专人保存密码，除非患者发生危急情况，否则直到全部试验结束才公开密码。

四、临床试验的监督管理

药物临床试验必须遵守《药品注册管理办法》的规定，必须符合《中药新药研究各阶段药学研究技术指导原则（试行）》的要求。《药品注册管理办法》于 2020 年 1 月 15 日经国家市场监督管理总局 2020 年第 1 次局务会议审议通过，自 2020 年 7 月 1 日起施行。《中药新药研究各阶段药学研究技术指导原则（试行）》由国家药品监督管理局药品审评中心组织制定，经国家药品监督管理局审核同意，自 2020 年 11 月 4 日起施行。

1. 药物临床试验应当在具备相应条件并按规定备案的药物临床试验机构开展。

2. 申请人完成支持药物临床试验的药学、药理毒理学等研究后，提出药物临床试验申请的，应当按照申报资料要求提交相关研究资料。经形式审查，申报资料符合要求的，予以受理。药品审评中心应当组织药学、医学和其他技术人员对已受理的药物临床试验申请进行审评。对药物临床试验申请应当自受理之日起 60 日内决定是否同意开展，并通过药品审评中心网站通知申请人审批结果；逾期未通知的，视为同意，申请人可以按照提交的方案开展药物临床试验。申请人获准开展药物临床试验的为药物临床试验申办者（以下简称申办者）。

3. 申请人拟开展生物等效性试验的，应当按照要求在药品审评中心网站完成生物等效性试验备案后，按照备案的方案开展相关研究工作。

4. 开展药物临床试验，应当经伦理委员会审查同意。药物临床试验用药品的管理应当符合《药物临床试验质量管理规范》的有关要求。

5. 获准开展药物临床试验的，申办者在开展后续分期药物临床试验前，应当制订相应的药物临床试验方案，经伦理委员会审查同意后开展，并在药品审评中心网站提交相应的药

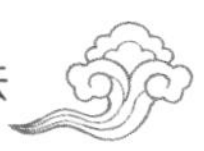

物临床试验方案和支持性资料。

6. 获准开展药物临床试验的药物拟增加适应证（或者功能主治）以及增加与其他药物联合用药的，申请人应当提出新的药物临床试验申请，经批准后方可开展新的药物临床试验。获准上市的药品增加适应证（或者功能主治）需要开展药物临床试验的，应当提出新的药物临床试验申请。

7. 申办者应当定期在药品审评中心网站提交研发期间安全性更新报告。研发期间安全性更新报告应当每年提交一次，于药物临床试验获准后每满 1 年后的 2 个月内提交。药品审评中心可以根据审查情况，要求申办者调整报告周期。

对于药物临床试验期间出现的可疑且非预期严重不良反应和其他潜在的严重安全性风险信息，申办者应当按照相关要求及时向药品审评中心报告。根据安全性风险严重程度，可以要求申办者采取调整药物临床试验方案、知情同意书、研究者手册等加强风险控制的措施，必要时可以要求申办者暂停或者终止药物临床试验。研发期间安全性更新报告的具体要求由药品审评中心制定公布。

8. 药物临床试验期间，发生药物临床试验方案变更、非临床或者药学的变化或者有新发现的，申办者应当按照规定，参照相关技术指导原则，充分评估对受试者安全的影响。

申办者评估认为不影响受试者安全的，可以直接实施并在研发期间安全性更新报告中报告。可能增加受试者安全性风险的，应当提出补充申请。对补充申请应当自受理之日起 60 日内决定是否同意，并通过药品审评中心网站通知申请人审批结果；逾期未通知的，视为同意。申办者发生变更的，由变更后的申办者承担药物临床试验的相关责任和义务。

9. 药物临床试验期间，发现存在安全性问题或者其他风险的，申办者应当及时调整临床试验方案、暂停或者终止临床试验，并向药品审评中心报告。

有下列情形之一的，可以要求申办者调整药物临床试验方案、暂停或者终止药物临床试验：

（1）伦理委员会未履行职责的。

（2）不能有效保证受试者安全的。

（3）申办者未按照要求提交研发期间安全性更新报告的。

（4）申办者未及时处置并报告可疑且非预期严重不良反应的。

（5）有证据证明研究药物无效的。

（6）临床试验用药品出现质量问题的。

（7）药物临床试验过程中弄虚作假的。

（8）其他违反药物临床试验质量管理规范的情形。

药物临床试验中出现大范围、非预期的严重不良反应，或者有证据证明临床试验用药品存在严重质量问题时，申办者和药物临床试验机构应当立即停止药物临床试验。药品监督管理部门依职责可以责令调整临床试验方案、暂停或者终止药物临床试验。

10. 药物临床试验被责令暂停后，申办者拟继续开展药物临床试验的，应当在完成整改后提出恢复药物临床试验的补充申请，经审查同意后方可继续开展药物临床试验。药物临床试验暂停时间满 3 年且未申请并获准恢复药物临床试验的，该药物临床试验许可自行失效。药物临床试验终止后，拟继续开展药物临床试验的，应当重新提出药物临床试验申请。

11. 药物临床试验应当在批准后 3 年内实施。药物临床试验申请自获准之日起，3 年内未有受试者签署知情同意书的，该药物临床试验许可自行失效。仍需实施药物临床试验的，应当重新申请。

12. 申办者应当在开展药物临床试验前在药物临床试验登记与信息公示平台登记药物

笔记栏

临床试验方案等信息。药物临床试验期间，申办者应当持续更新登记信息，并在药物临床试验结束后登记药物临床试验结果等信息。登记信息在平台进行公示，申办者对药物临床试验登记信息的真实性负责。药物临床试验登记和信息公示的具体要求，由药品审评中心制定公布。

（陈　军　李永民）

复习思考题

扫一扫
测一测

1. 中药新药包括哪几类？
2. 中成药新药研究的基本程序包括哪几个部分？
3. 中成药新药研究的内容包括哪几个部分？
4. 中成药新药研究的处方来源主要有哪些？
5. 中成药新药的药学研究包括哪几项内容？
6. 简述新药临床研究的概念和意义。
7. 中成药新药药效学与毒理学研究各包含哪几项内容？
8. 临床研究设计的原则有哪些？

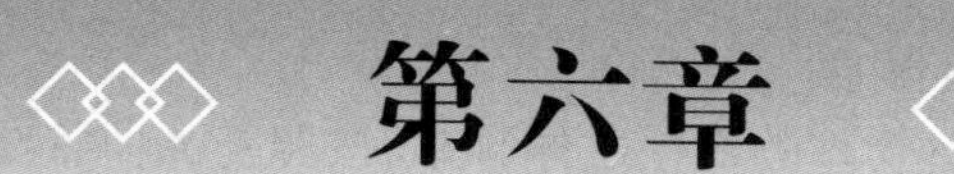

第六章 已上市中药的变更与再评价

笔记栏

PPT 课件

学习目标

学习本章可了解国家药品监督管理部门对已上市中药变更与再评价的相关法规，掌握已上市中药变更与再评价的关键问题，并进一步理解中成药全生命周期管理的理念。

1. 掌握已上市中药变更的概念、变更的内容、分类依据和类别，已上市中药再评价的概念和法律依据。
2. 熟悉已上市中药变更研究的基本原则及基本要求。
3. 了解已上市中药再评价的必要性以及国家已采取的相关措施。

第一节 已上市中药的变更

已上市中药变更研究是指申请人对已上市中药制剂在生产、质量控制、使用等方面的变更研究。这些变更是否影响药品的安全性、有效性及其质量可控性，需要针对拟发生的变更开展相应研究。为科学规范和指导已上市药品变更研究工作，国家药品监督管理部门继2011年11月发布《已上市中药变更研究技术指导原则(一)》之后，2019年8月发布《中华人民共和国药品管理法》，2020年1月发布《药品注册管理办法》，2021年1月发布《药品上市后变更管理办法(试行)》，2021年2月发布《已上市中药变更事项及申报资料要求》，2021年4月发布《已上市中药药学变更研究技术指导原则(试行)》。

《药品注册管理办法》(2020年版)规定，变更原药品注册批准证明文件及其附件所载明的事项或者内容的，申请人应当按照规定，参照相关技术指导原则，对药品变更进行充分研究和验证，充分评估变更可能对药品安全性、有效性和质量可控性的影响，按照变更程序提出补充申请、备案或者报告。

药品批准上市后，药品上市许可持有人(以下简称持有人)应当持续开展药品安全性和有效性研究，根据有关数据及时备案或者提出修订说明书的补充申请，不断更新完善说明书和标签。药品监督管理部门依职责可以根据药品不良反应监测和药品上市后评价结果等，要求持有人对说明书和标签进行修订。

《药品上市后变更管理办法(试行)》规定，药品上市后变更包括注册管理事项变更和生产监管事项变更。持有人应当主动开展药品上市后研究，实现药品全生命周期管理。鼓励持有人运用新生产技术、新方法、新设备、新科技成果，不断改进和优化生产工艺，持续提高药品质量，提升药品安全性、有效性和质量可控性。药品上市后变更不得对药品的安全性、

笔记栏

有效性和质量可控性产生不良影响。

持有人是药品上市后变更管理的责任主体，应当按照药品监管法律法规和药品生产质量管理规范等有关要求建立药品上市后变更控制体系；根据国家药品监督管理局有关技术指导原则和国际人用药品注册技术协调会（ICH）有关技术指导原则制定实施持有人内部变更分类原则、变更事项清单、工作程序和风险管理要求，结合产品特点，经充分研究、评估和必要的验证后确定变更管理类别。

注册变更管理类别根据法律法规要求和变更对药品安全、有效和质量可控性可能产生影响的风险程度，分为审批类变更、备案类变更和报告类变更，分别按照《药品注册管理办法》《药品生产监督管理办法》的有关规定经批准、备案后实施或报告。

国家药品监督管理局负责组织制定药品上市后变更管理规定、有关技术指导原则和具体工作要求；负责药品上市后注册管理事项变更的审批及境外生产药品变更的备案、报告等管理工作；依法组织实施对药品上市后变更的监督管理。

省级药品监管部门依职责负责辖区内持有人药品上市后生产监管事项变更的许可、登记和注册管理事项变更的备案、报告等管理工作；依法组织实施对药品上市后变更的监督管理。

申请人应当根据其变更对药品安全性、有效性和质量可控性的影响，进行相应的技术研究工作，在完成相关工作后，向药品监督管理部门提出补充申请。需要进行临床试验研究的变更申请，其临床试验研究应经过批准后实施。

一、已上市中药变更事项

《已上市中药变更事项及申报资料要求》规定，国家药品监督管理部门审批类补充申请事项、备案类和报告类变更需要按以下分类提出：

（一）国家药品监督管理部门审批的补充申请事项

1. 药品上市许可持有人的变更。
2. 变更适用人群范围。
3. 变更用法用量。
4. 替代或减去国家药品标准或药品注册标准处方中毒性药味或处于濒危状态的药味。
5. 变更药品说明书中安全性等内容。
6. 变更药品规格。
7. 下列变更事项中属于重大变更的情形：

（1）变更生产工艺。

（2）变更制剂处方中的辅料。

（3）变更药品注册标准。

（4）变更药品包装材料和容器。

（5）变更药品有效期或贮藏条件。

8. 其他。

（二）国家或省级药品监督管理部门备案事项

1. 下列变更事项中属于中等变更的情形：

（1）变更药品包装规格。

（2）变更生产工艺。

（3）变更制剂处方中的辅料。

（4）变更药品注册标准。

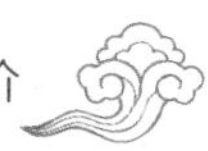

(5)变更药品包装材料和容器。

(6)变更药品有效期或贮藏条件。

2. 国家药品监督管理部门规定统一按要求补充完善说明书的变更。

3. 根据药品说明书内容变更标签相应内容。

4. 药品分包装及其变更。

5. 变更药品上市许可持有人名称、生产企业名称、生产地址名称(药品上市许可持有人未发生变更)。

6. 其他。

其中境内生产药品报药品上市许可持有人所在地省级药品监督管理部门备案,境外生产药品报国家药品监督管理局药品审评中心备案。

(三) 报告事项

1. 下列变更事项中属于微小变更的情形:

(1)变更药品包装规格。

(2)变更生产工艺。

(3)变更制剂处方中的辅料。

(4)变更药品包装材料和容器。

2. 其他。

二、申报资料项目及要求

《已上市中药变更事项及申报资料要求》规定,药品上市许可持有人应根据所申请事项,按要求提交申报资料,不适用的项目应注明不适用并说明理由。报告事项按照国家药品监督管理部门公布的有关报告类的相关规定执行。

三、变更情形

为进一步规范药品上市后变更,强化持有人药品上市后变更管理责任,加强药品监管部门药品注册和生产监督管理工作的衔接,《药品上市后变更管理办法(试行)》有如下规定:

(一) 持有人变更管理

申请变更药品持有人的,药品的生产场地、处方、生产工艺、质量标准等应当与原药品一致;发生变更的,可在持有人变更获得批准后,由变更后的持有人进行充分研究、评估和必要的验证,并按规定经批准、备案后实施或报告。

持有人名称、生产企业名称、生产地址名称等变更,应当在完成药品生产许可证相应事项变更后,向所在地省级药品监管部门就药品批准证明文件相应管理信息变更进行备案。

(二) 药品生产场地变更管理

药品生产场地包括持有人自有的生产场地或其委托生产企业相应的生产场地。药品生产场地变更是指生产地址的改变或新增,或同一生产地址内的生产场地的新建、改建、扩建。生产场地信息应当在持有人药品生产许可证、药品批准证明文件中载明。

变更药品生产场地的,药品的处方、生产工艺、质量标准等应当与原药品一致,持有人应当确保能够持续稳定生产出与原药品质量和疗效一致的产品。

药品的处方、生产工艺、质量标准等发生变更的,持有人应当进行充分研究、评估和必要的验证,并按规定经批准、备案后实施或报告。

(三) 其他药品注册管理事项变更

生产设备、原辅料及包材来源和种类、生产环节技术参数、质量标准等生产过程变更的,

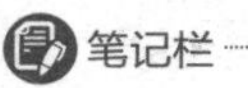
笔记栏

持有人应当充分评估该变更可能对药品安全性、有效性和质量可控性影响的风险程度，确定变更管理类别，按照有关技术指导原则和药品生产质量管理规范进行充分研究、评估和必要的验证，经批准、备案后实施或报告。

四、变更管理类别确认及调整

变更情形在法律、法规或技术指导原则中已明确变更管理类别的，持有人一般应当根据有关规定确定变更管理类别。

变更情形在法律、法规或技术指导原则中未明确变更管理类别的，持有人应当根据内部变更分类原则、工作程序和风险管理标准，结合产品特点，参考有关技术指导原则，在充分研究、评估和必要验证的基础上确定变更管理类别。

境内持有人在充分研究、评估和必要的验证基础上无法确定变更管理类别的，可以与省级药品监管部门进行沟通，省级药品监管部门应当在20日内书面答复，意见一致的按规定实施；对是否属于审批类变更意见不一致的，持有人应当按照审批类变更，向药品审评中心提出补充申请；对属于备案类变更和报告类变更意见不一致的，持有人应当按照备案类变更，向省级药品监管部门备案。具体沟通程序由各省级药品监管部门自行制定。

境外持有人在充分研究、评估和必要的验证的基础上，无法确认变更管理类别的，可以与药品审评中心沟通，具体沟通程序按照药品注册沟通交流的有关程序进行。

五、变更程序、要求和监督管理

审批类变更应当由持有人向药品审评中心提出补充申请，按照有关规定和变更技术指导原则提交研究资料，经批准后实施。具体工作时限按照《药品注册管理办法》有关规定执行。

持有人应当在提出变更的补充申请时承诺变更获得批准后的实施时间，实施时间原则上最长不得超过自变更获批之日起6个月，涉及药品安全性变更的事项除外，具体以药品补充申请通知书载明的实施日期为准。

备案类变更应当由持有人向药品审评中心或省级药品监管部门备案。备案部门应当自备案完成之日起5日内公示有关信息。

省级药品监管部门应当加强监管，根据备案变更事项的风险特点和安全信用情况，自备案完成之日起30日内完成对备案资料的审查，必要时可实施检查与检验。

省级药品监管部门可根据本办法和其他相关规定细化有关备案审查要求，制定本省注册管理事项变更备案管理的具体工作程序和要求。

六、变更研究的基本原则

《已上市中药药学变更研究技术指导原则(试行)》主要涉及中药变更药品的研究细节，包括变更药品规格或包装规格、变更药品处方中已有药用要求的辅料、变更生产工艺、变更药品有效期或贮藏条件、变更药品的包装材料和容器、变更药品生产场地等。变更研究应遵循的基本原则如下：

(一) 变更应必要、科学、合理

已上市中药变更应符合变更的必要性、科学性、合理性要求。变更的提出应基于对药品知识的不断积累和更新(例如：生产经验、质量回顾分析、控制方法的改变和新技术的应用等)，应运用科学思维方法，遵循科学决策的程序，以有助于药品的生产实现、质量提升、利于患者使用等为目的，不得有违相关法规和常识。变更研究应以既往研究阶段以及实际生产

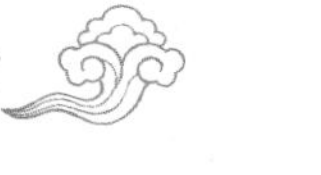

过程中的研究和数据积累为基础，前期质量设计阶段的相关研究数据可以作为后期变更研究的依据。研究工作越系统、深入，生产过程中积累的数据越充分，对上市后的变更研究越有帮助。持有人应根据研究结果全面分析变更对药品安全性、有效性和质量可控性的影响，说明变更的必要性、科学性和合理性。

（二）持有人应全面评估、验证变更事项对药品安全性、有效性和质量可控性的影响

中药质量取决于生产全过程的质量控制，生产各环节是紧密关联的，制剂处方、生产工艺、场地、质量标准等某一方面的变更可能为药品安全性、有效性和质量可控性带来全面的影响。药品发生变更时，需通过全面的研究工作考察和评估变更对药品安全性、有效性和质量可控性的风险和产生影响的程度。

变更不应引起药用物质基础或制剂吸收、利用的明显改变，对药品安全性、有效性产生不利影响或带来明显变化，否则应进行变更后药品的安全性和有效性的全面评价。生产工艺或辅料等的改变引起药用物质基础或制剂吸收、利用明显改变的，应按照改良型新药进行研究。

（三）遵循中医药自身特点和规律

中药具有悠久的历史传统和独特的理论及技术方法，并经丰富的临床实践所证明。中药的变更应遵循中医药自身特点和规律。基于中医药理论和传统工艺制备的中药，在工艺方法不变的情况下，其工艺参数的变更一般可通过药学研究进行变更前后的比较，评估变更前后的一致性。研究内容一般包括但不限于出膏率（干膏率）、浸出物、指纹图谱（特征图谱）以及多种成分含量的比较。

七、变更研究的基本要求

《已上市中药药学变更研究技术指导原则（试行）》中对研究药品的要求、关联变更的要求及含毒性药材制剂的要求作出如下规定：

（一）研究用样品要求

已上市中药变更的研究一般应采用能代表生产实际情况的样品。生产工艺验证工作需采用生产规模的样品。变更前后药品质量比较研究，一般采用变更前连续 3 批样品和变更后连续 3 批样品进行。

（二）关联变更要求

变更申请可能只涉及某一种情况的变更，也可能涉及多种情况的变更，如：药品规格的变更可能伴随辅料的变更，或同时伴随药品包装材料的变更等。对于关联变更，研究工作应按照本技术指导原则中各项变更研究工作的基本思路综合考虑，并进行相关研究。这些变更对药品质量、安全性、有效性影响程度可能不同，总体上需按照技术要求较高的变更类别进行研究。

（三）含毒性药味制剂要求

对于处方中含有毒性药味制剂的变更，应关注变更对药品安全性的影响，尤其应关注以下几类制剂变更的安全性，开展相关研究：①含大毒（剧毒）药味的制剂；②含有现代研究发现有严重毒性药味的制剂；③含有分类为有毒药味，且为儿科用药、妊娠期和哺乳期妇女用药的制剂；④含有孕妇禁用或慎用的药味，且功能主治为妊娠期和哺乳期妇女用药的制剂。

（四）质量对比研究要求

质量对比研究是变更研究工作的重要考量以及分类的重要依据。如果药品标准不能较好地反映药品质量，对于药品质量的可控性低，仅依据药品标准进行变更前后药品质量对比研究难以评估变更影响的，应开展质量及药品标准研究工作，根据药品特点采用合适的评价

笔记栏

指标及检测方法，如：浸出物、指纹图谱（特征图谱）、溶出度检查、生物活性测定等，进行质量对比研究，根据变更前后质量研究情况客观评估变更对药品质量的影响情况。

（五）其他

中西复方制剂及中药注射剂、缓控释制剂等制剂的变更研究应充分考虑药品特点、制剂要求，全面关注变更对药品安全性、有效性和质量可控性的影响，并参照相关技术指导原则、技术要求开展相关研究工作。

第二节　已上市中药再评价

药品存在两重性，它具有治疗疾病的作用，但也存在一定的偏性和毒副作用。对于特定疾病 / 症状和特定人群而言，考虑到患者群体的治疗需求，药品所带来的治疗利益大于可预见的风险，一般认为这个药品是安全的。药品上市前的审评和上市后的再评价，均是对药品治疗利益和固有风险的综合评价。

已上市中药的再评价是指从药物命名、处方组成、药学研究、临床研究、药物经济学等方面对已批准上市的中成药在临床应用中的有效性、安全性、稳定性、质量可控性等方面做出科学评价，以提高药品的安全性、有效性、质量可控性，指导临床合理用药。药物上市后再评价是药品研究的一个重要环节，是确保用药安全、有效的有效手段，也是对新药评价的扩大和延伸。美国、英国、瑞士、日本等发达国家均加大了药品上市后监督管理力度，并建立了各自的药品上市后监测的管理办法和评价指南。

一、已上市中药再评价的必要性和意义

（一）发现新药上市前未发现的风险因素

新药上市前要经过一系列严格的动物实验和临床研究后才能够被批准上市。但一般而言，中药在上市前临床研究过程中，临床试验病例少，研究时间短，受试人群选择范围窄、只界定为某些选择性人群，受用药条件控制较严、临床试验观察指标局限，试验治疗方案中严格控制适应证、给药剂量和观察时间等诸多因素的限制，联合用药发生的药物相互作用未能发现，使得中药上市前的有效性和安全性评价内容不充分。在已有国家标准的中成药中有不少处方含有毒性药物，而这些品种并不全是传统公认的处方，也不全是传统剂型，有些改变了给药途径，有些缺少临床安全性的研究。因此，有必要重新评价这些可能存在安全性隐患的中成药。

（二）指导和规范临床合理用药

临床定位不准、适应证过于宽泛是中成药普遍存在的问题。其一方面导致中成药同类药物众多，缺少差异竞争；另一方面导致中成药疗效不突出，对临床决策的支撑不足，也有可能因此引入安全性风险。在临床应用中还存在用药指征不明确，疗程过长或者是过短，给药途径不适宜，合并用药过多等，使得中成药的有效性和安全性存在不确定性，这就在客观上要求对上市后药物进行再评价。通过来自于真实的医疗环境中的上市后再评价，在患者样本量、数据样本量大，研究时限很长，评价指标全面等保证下，可以发现药物隐藏的特点与规律，发现中成药临床实际剂量使用的规律，指导临床医生合理用药，从而提高疗效，减少安全性风险。

（三）减少恶性竞争，促进中药市场良性发展

早期获批上市的中成药标准相对较低，尤其是由省、自治区、直辖市药政部门批准的中

成药。部分药品存在同一品种有多个批准文号的现象，由于同一种药品批准多个生产企业生产，而不同企业生产的同一品种在质量上的不一致导致了市场上存在良莠不齐的产品，从而出现同一品种价格悬殊。低价药的存在造成了中成药市场的恶性竞争，会出现低质药驱逐优质药的现象，优质、优效的药物无法为患者所用，阻碍了中药质量提升；同时，低质低价药物掠夺了有限的中药材资源，进而影响了优质中药、创新中药对药材资源的需求，因而不利于中药材资源的有效利用和可持续发展，同时阻碍了中药的创新发展和可持续发展。因此，只有通过对上市中成药的科学再评价，淘汰劣质中成药，维持中药材资源的有效利用和中成药市场的良性竞争，保证患者用到优质、优效的中成药。

（四）促进创新药品的研究与开发，推进中成药产品二次开发

中成药批准上市后，不再受临床试验时各种因素的制约，用药病例数增多、患者和疾病更加多样。通过中药上市后的再评价工作，可以了解中药在社会人群中的供给、销售情况，处方类型及社会对其的需求和质量要求，从而指导制药企业研制、开发和销售既有市场前景，又能满足社会人群健康需求的药物，为新药研究开发提供选题依据。因原研时期条件所限，绝大部分中药产品科技含量低，缺乏国际市场竞争力。对现有临床疗效较好、市场占有率较高的中药品种进行上市后再评价，可以增加药品利用信息，增加用药人群或发现药品新的治疗指征，促进产品二次开发，从而推进中成药产品再创新，驱动中药产业跨越发展。

（五）提高监管水平，提供决策依据。

目前中成药批准文号有 5 万之多，但有研究数据显示，常年生产的品种占总批准文号的比例不到 25%。大量闲置的批准文号以及研究基础薄弱的产品，占用了大量的药品监管资源，尤其是药品再注册工作。通过中成药的上市后再评价，可以对缺少生命力的劣质药品予以清理和淘汰，减少监管资源的浪费。在中成药再评价工作中，切实发挥企业作为药品安全第一负责人的主体地位；药品监管部门可以根据再评价的结果，采取相应必要的管理措施如停止药品的生产和流通，修订药品说明书等加强药品的安全性管理，提高药品监管的水平。同时，中成药上市后再评价的结果也为其他医疗卫生、社会保障、价格管理部门等在制定基本药物目录、医保政策及一些指南等方面提供科学的依据。

二、已上市中药再评价的相关要求

《中华人民共和国药品管理法》第八十三条规定：药品上市许可持有人应当对已上市药品的安全性、有效性和质量可控性定期开展上市后评价。必要时，国务院药品监督管理部门可以责令药品上市许可持有人开展上市后评价或者直接组织开展上市后评价。

《中华人民共和国药品管理法实施条例》第四十条规定：药品监督管理部门对已批准生产、销售的药品进行再评价，根据药品再评价结果，可以采取责令修改药品说明书，暂停生产、销售和使用的措施；对不良反应大或者因其他原因危害人体健康的药品，应当撤销该药品批准证明文件。

《药品注册管理办法》第十二条规定：药品注册证书有效期为 5 年，有效期届满，需要继续生产或者进口的，持有人应当在有效期届满前 6 个月向其所在地省、自治区、直辖市药品监督管理部门提出药品再注册。申请受理后，省、自治区、直辖市药品监督管理部门或者药品审评中心对持有人开展药品上市后评价和不良反应监测情况，按照药品批准证明文件和药品监督管理部门要求开展相关工作情况，以及药品批准证明文件载明信息变化情况等进行审查，符合规定的，予以再注册，发给药品再注册批准通知书。不符合规定的，不予再注册，并报请国家药品监督管理局注销药品注册证书。

2021 年国家药品监督管理部门发布的《已上市中药药学变更研究技术指导原则（试

笔记栏

行)》遵循中医药自身特点和规律,对基于中医药理论和传统工艺制备的中药,提出了符合其自身特点的变更研究技术要求,促进传统中药守正创新。中医药在抗击新冠肺炎疫情发挥了重要作用,中医药的医疗价值与市场潜力被越来越多的国家重视与认可。已上市中药再评价技术规范的形成对于促进国际贸易、促进中医药发展有着积极意义。

三、已上市中药再评价的主要内容

(一) 中成药上市后的质量再评价

质量可控是中药安全有效的基础和保障。中成药质量控制应该贯穿中成药生产的始终,包括原辅料、药材前处理、制备工艺、包装、贮藏、运输、使用等环节。通过不断提高药品的控制标准和检测方法的准确性与精确性,为药品上市后的安全有效、经济合理提供保障。

(二) 中成药上市后的工艺改进

按照《已上市中药药学变更研究技术指导原则(试行)》对上市品种生产中存在的问题进行研究和申报。

(三) 中成药上市后的疗效评价

药品上市后在广大人群中应用的有效率、长期效应和发现新的适应证以及临床疗效中存在的可影响药品疗效的各种因素(治疗方案、患者年龄、生理状况、合并用药、食物等)的研究是上市后再评价的重要内容。

(四) 中成药上市后的安全性评价

在广大人群中考察经长时期应用药品发生的不良反应,以及停药后发生的不良反应,同时研究不良反应发生的因素(药品、给药方法、药物相互作用等)是药品上市后再评价的主要内容。

(五) 中成药上市后的经济学评价

运用药物经济学的理论与方法,从包括且不限于药品的价格、疗效、患者的生存质量、不良反应、风险 - 效益比、患者的依从性等方面与同类药物进行比较,以最大限度地合理利用现有药物资源,让人民以最小的代价享受到最好的医疗服务,并为《国家基本药物目录》等政策性文件的制定提供循证支持。

四、国家对上市中药再评价的举措

(一) 批准文号清查工作

为确保公众用药安全,按照国务院部署,国家药品监督管理部门于 2006 年部署开展了药品批准文号清查工作,并于 2009 年 5 月基本完成。自 2016 年 6 月 27 日起,国家药品监督管理部门不再接受药品批准文号清查验收申请,药品批准文号清查工作结束。

(二) 药品再注册审批审查工作

贯彻落实科学发展观,大力践行科学监管理念,依照《中华人民共和国药品管理法》等有关法律法规,紧密结合药品批准文号清查、药品生产工艺和处方核查结果,国家药品监督管理部门于 2009 年 7 月全面开展药品再注册审查审批工作。通过药品再注册,淘汰不具备生产条件、质量不能保证、安全风险高的品种。相对于新药评价,再注册能够更好地暴露风险,有利于提高药品的质量和安全性。

(三) 提高药品质量标准

自 2004 年起,国家药品管理部门开始实施“提高国家药品标准行动计划”,并于 2016 年分批完成原部颁标准、历版药典医疗品种的标准和部分新药转正标准的提高工作。期间,于 2009 年投入 2 100 万元,专项用于中药注射剂品种的标准提高。《中华人民共和国药品

笔记栏

管理法》明确规定，从事药品生产活动，应当遵守《药品生产质量管理规范》，建立健全药品生产质量管理体系，保证药品生产全过程持续符合法定要求。目前持续不断地提高药品质量标准已成为新药批准上市的必然要求。

（四）中药注射剂安全性再评价工作

随着中药注射剂的广泛应用，其发生的药品不良反应也越来越引起各界关注，国家药品监督管理部门将中药注射剂作为“提高国家药品标准行动计划”的重点领域。对于中药注射剂的再评价，国家药品监督管理部门很早就启动了相关技术研究，2007 年发布《中药、天然药物注射剂基本技术要求》，2010 年陆续发布《中药注射剂安全性再评价生产工艺评价技术原则》《中药注射剂安全性再评价质量控制评价技术原则》《中药注射剂安全性再评价临床研究评价技术原则》等 7 个技术指导原则，在安全性风险评估上积累了一些经验。

2009 年 7 月国家药品监督管理部门印发《关于做好中药注射剂安全性再评价工作的通知》(国食药监办〔2009〕359 号)，要求中药注射剂生产企业开展生产及质量控制环节的风险排查；国家药品监督管理部门分批、分阶段地对中药注射剂重点品种的质量控制和风险效益展开综合评价，首批评价品种为临床使用广泛的双黄连注射剂和参麦注射剂。

2012 年，国家药品监督管理部筛选出 11 个临床使用少、安全性及有效性数据不充分、现有标准难以保证产品质量均一性的中药注射剂予以淘汰。国家中医药管理局也高度重视中药注射剂发展，积极支持开展中药注射剂研究，2015 年，国家中医药管理局会同国家发展和改革委员会联合实施了新兴产业重大工程包“中药标准化”专项，其中支持参麦注射液、舒血宁注射液、血塞通注射液等多个中成药注射剂大品种开展标准研究制定工作，推动实现从中药材种植、加工、流通等各个环节的标准化管理，提升中药生产质量控制水平。

（五）其他相关法规文件发布

为指导和规范已上市中药改变剂型研究，国家药品监督管理部门于 2014 年 3 月发布《中药、天然药物改变剂型研究技术指导原则》。为指导申请人对已上市中药拟变更生产工艺开展研究，国家药品监督管理部门于 2017 年 9 月发布《已上市中药生产工艺变更研究技术指导原则》。

（李 雅）

复习思考题

1. 简述已上市中药变更的内容和依据。
2. 简述已上市中药再评价的必要性。

扫一扫
测一测

各　论

第七章

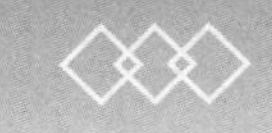

解表中成药

学习目标

通过本章学习，掌握解表中成药的基本知识，为临床合理使用解表中成药奠定基础。

1. 掌握九味羌活颗粒、桂枝合剂、正柴胡饮颗粒、桑菊感冒片、金花清感颗粒、羚羊感冒片、参苏丸的组成、功能主治、方解、临床应用、用法用量、使用注意、不良反应。

2. 熟悉柴胡注射液、感冒清热颗粒、银翘解毒丸、双黄连口服液、芎菊上清丸的功能主治、临床应用、用法用量、使用注意。

3. 了解表实感冒颗粒、荆防颗粒、午时茶颗粒、牛黄清感胶囊、复方银花解毒颗粒、疏风解毒胶囊的功能主治。

解表中成药是指以解表药为主组成，具有发散表邪作用，主治表证的一类中药。表证是指外感六淫邪气，经皮毛、口鼻侵入时所产生的证候。临床表现为恶寒发热，头身疼痛，无汗或有汗，鼻塞，流涕，咳嗽，舌苔薄白，脉浮等症状。表证有寒热之分，体质有虚实之别，邪有内外兼夹。故解表中成药可分为辛温解表、辛凉解表、扶正解表三类。

现代研究表明解表中成药具有发汗、解热、镇痛、抑菌、抗病毒、抗炎、抗过敏、止咳、平喘、祛痰等作用。另外，部分解表中成药还具有镇静、解痉、抗惊厥、利尿等作用。主要用于流行性感冒、上呼吸道感染、支气管炎、肺炎、支气管哮喘、荨麻疹等。

应用解表中成药应注意：若表邪未尽，而又出现里证者，一般应先解表，后治里；若表里俱重者，则应表里双解。若表邪已经入里者，则不可再用解表中成药。服药后宜避风寒，或增衣被以助出汗，但以遍身微汗出为佳。服药期间，忌食生冷、油腻食物，以免影响药物的吸收及药效的发挥。

第一节　辛温解表类

辛温解表中成药具有发散风寒之功，适用于外感风寒表证，症见恶寒发热，头项强痛，肢体酸痛，无汗，鼻塞流涕，口不渴，苔薄白，脉浮紧等。其处方组成以辛温解表药如麻黄、桂枝、荆芥、防风、紫苏叶、生姜等为主。其代表中成药有九味羌活颗粒、桂枝合剂、正柴胡饮颗粒等。

九味羌活颗粒

（《中国药典》2020 年版一部）

【处方】羌活 150g　防风 150g　苍术 150g　细辛 50g　川芎 100g　白芷 100g　黄芩

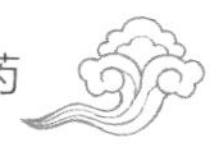

100g　甘草 100g　地黄 100g

【制法】以上九味，白芷粉碎成粗粉，用 70% 乙醇作溶剂，浸渍 24 小时后进行渗漉，收集渗漉液 800ml，备用；羌活、防风、苍术、细辛、川芎水蒸气蒸馏提取挥发油，蒸馏后的水溶液另器收集；药渣与其余黄芩等 3 味加水煎煮 3 次，每次 1 小时，煎液滤过，滤液合并，与上述水溶液合并，浓缩至约 900ml，加等量的乙醇，静置，取上清液，与上述渗漉液合并，回收乙醇，浓缩成相对密度为 1.38~1.40（60~65℃）的稠膏。取稠膏 1 份、蔗糖粉 2.5 份、糊精 1.5 份，制成颗粒，干燥，喷入羌活等五味的挥发油，混匀，即得。

【功能主治】疏风解表，散寒除湿。用于外感风寒夹湿所致的感冒，症见恶寒、发热、无汗、头重而痛、肢体酸痛。

【方解】方中羌活苦而辛温，解表散寒，祛湿止痛，为君药。防风辛甘微温，祛风除湿，散寒止痛；苍术辛苦温燥，发汗除湿，二药合用，助羌活祛风散寒，除湿止痛，共为臣药。细辛、白芷、川芎祛风散寒，宣痹止痛，三药合用，协助君、臣药解表散寒，祛湿止痛；地黄、黄芩清泄里热，地黄并可防诸辛温燥烈之品伤津之弊，共为佐药。甘草调和诸药，为使药。全方配伍，风寒得解，湿邪得祛，里热得清，诸症自愈。善治外感风寒湿邪，兼内有蕴热之病证。

【临床应用】本品可用于治疗感冒、痹病等。

1. 感冒　由外感风寒湿邪所致，症见恶寒发热，肌表无汗，头痛项强，肢体酸楚疼痛，口苦而涩者；上呼吸道感染见上述证候者。

2. 痹病　为风寒湿邪所致，症见痹痛，关节疼痛，腰膝沉痛；类风湿关节炎见上述证候者。

【用法与用量】姜葱汤或温开水送服。一次 1 袋，一日 2~3 次。

【规格】每袋装 15g。

【其他剂型】本品还有口服液、丸剂、片剂、软胶囊、喷雾剂等剂型。

【使用注意】本药为辛温燥烈之品，故风热表证、湿热证、里热亢盛及阴虚气弱者不宜使用。服药期间，忌食辛辣、生冷、油腻食品。

【不良反应】未检索到不良反应的报道。

【药理作用】本品主要有解热、镇痛、镇静、抗炎、抗菌、抗病毒、抗内毒素、调节免疫等作用。

桂枝合剂

（《中华人民共和国卫生部药品标准：中药成方制剂》第 5 册）

【处方】桂枝 215g　白芍 215g　生姜 215g　甘草 143g　大枣 215g

【制法】以上五味，桂枝蒸馏提取挥发油，蒸馏后的水溶液另器收集；药渣与甘草、大枣加水煎煮 3 次，每次 2 小时，合并煎液，滤过，滤液与上述水溶液合并，浓缩至约 900ml；白芍与生姜用 50% 乙醇作溶剂，浸渍 24 小时后进行渗漉，渗漉液回收乙醇，与浓缩液合并，静置，滤过，滤液浓缩至约 1 000ml，加入苯甲酸钠 3g，放冷，加入桂枝挥发油，加水至 1 000ml，搅匀，即得。

【功能主治】解肌发表，调和营卫。用于外感风邪，头痛发热，鼻塞干呕，汗出恶风。

【方解】方中桂枝解肌发表，散外感风寒，为君药。白芍益阴敛营，为臣药。桂枝、白芍相合，一治卫强，一治营弱，合则调和营卫，相须为用。生姜辛温，既能助桂枝解肌，又能暖胃止呕；大枣甘平，既能益气补中，又能滋脾生津。生姜、大枣相合，还可以升腾脾胃生发之气而调和营卫，共为佐药。甘草益气和中，合桂枝以解肌，合白芍以益阴，为佐药；又能调和诸

笔记栏

药，为使药。诸药合用，共奏解肌发表，调和营卫之功，善治外感风邪所致表证。

【临床应用】本品可用于治疗感冒病症。

感冒　由风寒袭表，表虚不固所致，症见头痛，发热，汗出恶风，鼻塞，干呕，苔白，脉浮缓；上呼吸道感染见上述证候者。

【用法与用量】口服，一次10~15ml，一日3次。

【规格】每支装10ml；每瓶装100ml。

【其他剂型】本品还有颗粒剂等剂型。

【使用注意】孕妇禁用。表实无汗或温病发热、口渴者禁服。

【不良反应】未检索到不良反应的报道。

【药理作用】本品主要有抗菌、抗病毒、镇痛、抗过敏、增加心肌血流量、改善胃肠消化传导和解痉止痛等作用。

正柴胡饮颗粒

（《中国药典》2020年版一部）

【处方】柴胡100g　陈皮100g　防风80g　甘草40g　赤芍150g　生姜70g

【制法】以上六味，加水煎煮2次，每次1.5小时，合并煎液。滤过，滤液浓缩至相对密度为1.10~1.20（50℃），加乙醇使含醇量达50%，搅拌，静置过夜，滤过，滤液回收乙醇，浓缩至相对密度为1.25~1.30（50℃）的清膏。取清膏1份，蔗糖2份，糊精1.5份，混匀，制成颗粒，80℃以下干燥后整粒，制成颗粒，即得。或回收乙醇，浓缩至相对密度为1.25~1.30（50℃），减压干燥成干膏，粉碎。取干膏粉1份，糊精1.5份，以适量乙醇制粒，80℃以下干燥后整粒，制成颗粒（无蔗糖），即得。

【功能主治】发散风寒，解热止痛。用于外感风寒所致的发热恶寒、无汗、头痛、鼻塞、喷嚏、咽痒咳嗽、四肢酸痛；流行性感冒初起、轻度上呼吸道感染见上述证候者。

【方解】方中柴胡疏散退热，为君药。防风发表散风，胜湿止痛；生姜发汗解表，温肺止咳，共为臣药。赤芍清热凉血；陈皮理气健脾，共为佐药。甘草调和诸药，为使药。全方配伍，共奏发散风寒，解热止痛之功。

【临床应用】本品可用于治疗感冒病症。

感冒　由外感风寒所致，症见发热恶寒，头痛，身痛，鼻塞流涕，无汗，咽痒咳嗽，四肢酸痛，舌质淡红，苔薄白，脉浮或浮紧；流行性感冒初起、轻度上呼吸道感染见上述证候者。

此外，正柴胡饮颗粒还可治疗肿瘤发热和骨折发热。

【用法与用量】开水冲服。一次10g或3g（无蔗糖），一日3次，小儿酌减或遵医嘱。

【规格】每袋装10g；每袋装3g（无蔗糖）。

【其他剂型】本品还有胶囊、合剂等剂型。

【使用注意】风热感冒者不适用，对本品过敏者禁用，过敏体质者慎用。

【不良反应】极个别患者服药后有胃部不适感，停药后症状消失。

【药理作用】本品主要具有镇静、镇痛、解热、抗过敏、抗菌、抗病毒、提高免疫功能等作用。

其他辛温解表类中成药介绍如下（表7-1）：

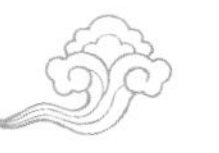

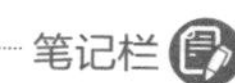

表 7-1　其他辛温解表类中成药

名称	组成	功用	主治	用法用量	使用注意
柴胡注射液	北柴胡	清热解表	用于治疗感冒、流行性感冒及疟疾等的发热	肌内注射。一次 2~4ml，一日 1~2 次	对本品或含有柴胡制剂及成分中所列辅料过敏或有严重不良反应病史者禁用。儿童禁用
表实感冒颗粒	紫苏叶、葛根、白芷、麻黄、防风、桔梗、桂枝、甘草、陈皮、生姜、炒苦杏仁	发汗解表，祛风散寒	用于感冒风寒表实证，症见恶寒重发热轻、无汗、头项强痛、鼻流清涕、咳嗽、痰白稀	开水冲服。一次 1~2 袋，一日 3 次。儿童酌减	高血压、心脏病患者慎服
感冒清热颗粒	荆芥穗、薄荷、防风、柴胡、紫苏叶、葛根、桔梗、苦杏仁、白芷、苦地丁、芦根	疏风散寒，解表清热	用于风寒感冒，症见头痛发热，恶寒身痛，鼻流清涕，咳嗽咽干	开水冲服。一次 1 袋，一日 2 次	–
荆防颗粒	荆芥、防风、羌活、独活、柴胡、前胡、川芎、枳壳、茯苓、桔梗、甘草	发汗解表，散风祛湿	用于风寒感冒，症见头痛身痛，恶寒无汗，鼻塞清涕，咳嗽，痰白	开水冲服。一次 1 袋，一日 3 次	–
午时茶颗粒	苍术、柴胡、羌活、防风、白芷、川芎、广藿香、前胡、连翘、陈皮、山楂、枳实、甘草、六神曲（炒）、麦芽（炒）、桔梗、紫苏叶、厚朴、红茶	祛风解表，化湿和中	用于外感风寒、内伤食积证，症见恶寒发热、头痛身楚、胸脘满闷、恶心呕吐、腹痛腹泻	开水冲服。一次 6g，一日 1~2 次	–

第二节　辛凉解表类

辛凉解表中成药具有疏散风热之功，适用于外感风热表证，症见发热，微恶风寒，头痛，口渴咽干，咳嗽，舌淡红，苔薄黄，脉浮数等。处方常以辛凉解表药与清热解毒药组成，如薄荷、牛蒡子、桑叶、菊花、柴胡、葛根、金银花、连翘、板蓝根、黄芩等。常用的辛凉解表中成药有桑菊感冒片、羚羊感冒片、金花清感胶囊等。

桑菊感冒片

（《中国药典》2020 年版一部）

【处方】桑叶 465g　菊花 185g　连翘 280g　薄荷素油 1ml　苦杏仁 370g　桔梗 370g　甘草 150g　芦根 370g

【制法】以上八味，桔梗粉碎成细粉；连翘提取挥发油；除薄荷素油外，药渣与桑叶等 5 味加水煎煮 2 次（苦杏仁压榨去油后，在水沸时加入），每次 2 小时，合并煎液，滤过，滤液浓缩成稠膏，加入桔梗细粉及适量辅料，混匀，制成颗粒，干燥，放冷，喷加薄荷素油和连翘挥发油，混匀，压制成 1 000 片，或包糖衣或薄膜衣，即得。

【功能主治】疏风清热，宣肺止咳。用于风热感冒初起，头痛，咳嗽，口干，咽痛，舌红苔薄，脉浮数。

笔记栏

【方解】方中重用桑叶疏散上焦风热，清肺络而止咳，为君药。菊花疏散风热，清利头目而肃肺；桔梗、杏仁宣降肺气而止咳，共为臣药。薄荷疏散风热，连翘清热解毒，芦根清热生津以止渴，共为佐药。使以甘草调和诸药，与桔梗相配又能利咽。全方配伍，共奏疏风清热，宣肺止咳之功。

【临床应用】本品可用于治疗感冒、咳嗽。

1. 感冒　由外感风热所致，症见发热，微恶寒，头痛，咳嗽，口干，咽痛，舌红苔薄，脉浮数；上呼吸道感染、急性支气管炎见上述证候者。

2. 咳嗽　由风热客肺，肺气不宣所致，症见咳嗽，口干，舌红苔薄，脉浮数；上呼吸道感染、急性支气管炎见上述证候者。

可用于麻疹初期、大叶性肺炎初期、百日咳、急性结膜炎等属外感风热（或温病）初起者。

【用法与用量】口服。一次4~8片，一日2~3次。

【规格】薄膜衣片，每片重0.62g。

【其他剂型】本品还有丸剂、颗粒剂、糖浆剂、合剂等剂型。

【使用注意】服药期间忌腥荤油腻及生冷酸性食物，风寒感冒忌用。

【不良反应】未检索到不良反应的报道。

【药理作用】本品主要有解热、发汗、抗炎、抑菌、抗病毒、镇咳、抑制肠蠕动亢进等作用。

金花清感颗粒

（国家食品药品监督管理局国家药品标准YBZ00392016）

【处方】金银花　石膏　蜜麻黄　炒苦杏仁　黄芩　连翘　浙贝母　知母　牛蒡子　青蒿　薄荷　甘草

【功能主治】疏风宣肺，清热解毒。用于单纯型流行性感冒轻症，中医辨证属风热犯肺证者，症见发热，头痛，全身酸痛，咽痛，咳嗽，恶风或恶寒，鼻塞流涕，舌质红，舌苔薄黄，脉数。

【方解】方中金银花味甘性寒，善清热解毒，疏风透表；石膏味辛甘性寒，辛以透热于外，寒可泄热于肺，二药合用，解表宣肺，外解内清，共为君药。蜜麻黄辛温，宣肺平喘；炒苦杏仁味苦性温，宣降肺气，止咳平喘；黄芩善清肺热，燥湿解毒；连翘清热解毒，疏散风热，四药合用，增强君药疏风解表，宣降肺气，清热解毒之功，共为臣药。浙贝母清肺热，化痰止咳；知母清热泻火，润肺止咳；牛蒡子透散邪热，利咽消肿，化痰止咳；青蒿清透邪热；薄荷疏风散热，清咽利喉，以上5味药增强君、臣药透散疫毒邪热，化痰利咽之效，共为佐药。甘草清热解毒，化痰止咳，调和诸药，引药入经，为佐使药。诸药配伍，共奏疏风宣肺，清热解毒之功。

【临床应用】本品可用于治疗时行感冒病症。

时行感冒　由外感时邪，肺失宣肃所致单纯型流行性感冒轻症，中医辨证属风热犯肺证者，症见发热，头痛，全身酸痛，咽痛，咳嗽，恶风或恶寒，鼻塞流涕，舌质红，舌苔薄黄，脉数。

对包括流行性感冒、类流行性感冒在内的感冒风热犯肺证以及轻型、普通型新冠肺炎各类证候均具有良好的退热及改善症状作用。

【用法与用量】开水冲服。一次1袋，一日3次。3天为1个疗程。

【规格】每袋装5g（相当于饮片17.3g）。

【使用注意】运动员及脾胃虚寒者慎用。尚无研究数据支持本品用于体温≥39.1℃，或血白细胞>11.0×10^9/L，或中性粒细胞>75%，或重症流行性感冒者。既往有肝病史或服药前肝功能异常者慎用。服药期间不宜同时服用滋补性中药；服用期间忌烟、酒及辛辣、生冷、油腻食物。尚无研究数据支持本品用于孕妇、哺乳期妇女、儿童及老龄人群。

【不良反应】可见恶心、呕吐、腹泻、胃部不适、烧心、纳差等胃肠道不良反应；偶见用药

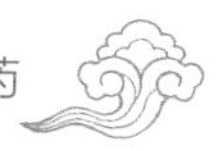

后肝功能异常、心悸或皮疹。

【药理作用】本品具有镇咳、祛痰、平喘、抗过敏、抗炎、解热、抗病原微生物等作用。

羚羊感冒片

（《中国药典》2020 年版一部）

【处方】羚羊角 3.4g 牛蒡子 109g 淡豆豉 68g 金银花 164g 荆芥 82g 连翘 164g 淡竹叶 82g 桔梗 109g 薄荷素油 0.68ml 甘草 68g

【制法】以上十味，羚羊角锉研成细粉；桔梗与金银花 82g 粉碎成细粉，过筛，与羚羊角粉配研，混匀；荆芥、连翘提取挥发油，蒸馏后的水溶液另器保存；药渣与淡竹叶、牛蒡子、甘草、淡豆豉加水煎煮 2 次，每次 2 小时，合并煎液，滤过，滤液加入上述水溶液，浓缩至适量；剩余金银花热浸 2 次，每次 2 小时，合并浸出液，滤过，滤液浓缩至适量，与上述浓缩液合并，继续浓缩，成稠膏，加入羚羊角、桔梗等细粉及辅料适量，混匀，制成颗粒，干燥；或将合并后的浓缩液喷雾干燥成干膏粉，加入羚羊角、桔梗等细粉及辅料适量，混匀，制成颗粒。喷加薄荷素油及上述挥发油，混匀，压制成 1 000 片，包糖衣或薄膜衣，即得。

【功能主治】清热解表。用于流行性感冒，症见发热恶风、头痛头晕、咳嗽、胸闷、咽喉肿痛。

【方解】方中金银花、连翘、羚羊角辛凉透邪，疏散风热，清热解毒，共为君药。牛蒡子、桔梗性味辛寒，外疏散风热解表，内开宣肺气，解毒祛痰利咽，共为臣药。荆芥、薄荷、淡豆豉辛散解表，以助主药逐邪外出之力；淡竹叶清热利尿，导邪外出，共为佐药。甘草清热解毒，调和诸药，为使药。诸药相合，外散内清，共奏清热解表之功。

【临床应用】本品可用于治疗感冒病症。

感冒 由外感风热所致，症见发热、恶风，无汗或少汗，头痛，咳嗽，口渴，舌红，苔薄黄，脉浮数；上呼吸道感染见上述证候者。

可用于流行性感冒、急性上呼吸道感染、流行性腮腺炎、流行性脑膜炎初起等属风温初起或风热外袭证候者。

【用法与用量】口服。一次 4~6 片，一日 2 次。

【规格】薄膜衣片，每片重 0.32g 或 0.36g。

【其他剂型】本品还有颗粒剂、胶囊剂、软胶囊、口服液等剂型。

【使用注意】忌食辛辣刺激性食物。外感风寒者忌用。

【不良反应】未检索到不良反应的报道。

【药理作用】本品主要具有抗流感病毒、解热、镇咳、抗炎、解热等作用。

其他辛凉解表类中成药介绍如下（表 7-2）：

表 7-2 其他辛凉解表类中成药

名称	组成	功用	主治	用法用量	使用注意
银翘解毒片	金银花、连翘、薄荷、荆芥、淡豆豉、牛蒡子（炒）、桔梗、淡竹叶、甘草	疏风解表，清热解毒	用于风热感冒，症见发热头痛、咳嗽口干、咽喉疼痛	口服。一次 4~8 片，一日 2~3 次	服药期间忌腥荤油腻及生冷酸性食物，风寒感冒者忌用
双黄连口服液	金银花、黄芩、连翘	疏风解表，清热解毒	用于外感风热所致的感冒，症见发热、咳嗽、咽痛	口服。一次 20ml	-

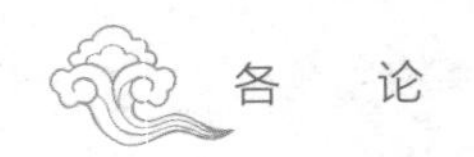

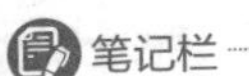

续表

名称	组成	功用	主治	用法用量	使用注意
芎菊上清丸	川芎、菊花、黄芩、栀子、炒蔓荆子、黄连、薄荷、连翘、荆芥穗、羌活、藁本、桔梗、防风、甘草、白芷	清热解表，散风止痛	用于外感风邪引起的恶风身热、偏正头痛、鼻流清涕、牙疼喉痛	口服。一次1丸，一日2次	体虚者慎用
牛黄清感胶囊	黄芩、金银花、连翘、人工牛黄、珍珠母	疏风解表，清热解毒	用于外感风热，内郁化火所致的感冒发热，咳嗽，咽痛	口服。一次2~4粒，一日3次；儿童酌减或遵医嘱	-
复方银花解毒颗粒	青蒿、金银花、荆芥、薄荷、野菊花、大青叶、连翘、鸭跖草、淡豆豉、前胡	疏风解表，清热解毒	用于普通感冒、流行性感冒属风热证，症见：发热，微恶风，头痛，鼻塞流涕，咳嗽，咽痛，全身酸痛，苔薄白或微黄，脉浮数	开水冲服。一次1袋，一日3次，重症者加服1次	个别患者偶见恶心，呕吐，腹痛；风寒感冒者不宜使用
疏风解毒胶囊	虎杖、连翘、板蓝根、柴胡、败酱草、马鞭草、芦根、甘草	疏风清热，解毒利咽	用于急性上呼吸道感染属风热证，症见发热，恶风，咽痛，头痛，鼻塞，流浊涕，咳嗽等	口服。一次4粒，一日3次	-

第三节　扶正解表类

扶正解表中成药，具有益气解表之功，适用于体质素虚又感外邪而致的表证，症见恶寒，发热，头身疼痛，鼻塞，咳嗽痰多，乏力，气短，舌苔薄，脉浮数或弱等。其处方组成以解表药与补气药配伍而成，如紫苏叶、防风、人参、党参、茯苓、黄芪等为主。常用的中成药有参苏丸等。

参　苏　丸

（《中国药典》2020年版一部）

【处方】党参75g　紫苏叶75g　葛根75g　前胡75g　茯苓75g　半夏（制）75g　陈皮50g　枳壳（炒）50g　桔梗50g　甘草50g　木香50g

【制法】以上十一味，粉碎成细粉，过筛，混匀。另取生姜30g、大枣30g，分次加水煎煮，滤过。取上述粉末，用煎液泛丸，干燥，即得。

【功能主治】益气解表，疏风散寒，祛痰止咳。用于身体虚弱、感受风寒所致感冒，症见恶寒发热、头痛鼻塞、咳嗽痰多、胸闷呕逆、乏力气短。

【方解】方中党参益气扶正，紫苏叶解表散寒，共为君药。葛根、前胡解肌发表，宣肺止咳，为臣药。茯苓、半夏、陈皮、桔梗开胸利气，化痰止咳；枳壳、木香宽胸除满，共为佐药。甘草为使，调和诸药。诸药合用，扶正以助祛邪，祛邪而不伤正，使元气复，风寒散，诸症得愈。

【临床应用】本品可用于治疗感冒病症。

感冒　由身体素虚，复感风寒所致，症见恶寒发热，头痛，鼻塞，咳嗽痰多，胸闷，呃逆，乏力，气短，舌淡胖，苔薄白，脉虚；反复上呼吸道感染见上述证候者。

【用法与用量】口服。一次6~9g，一日2~3次。

【规格】每袋装 6g。

【其他剂型】本品还有片剂、胶囊剂、口服液、大蜜丸、小蜜丸等剂型。

【使用注意】不宜在服药期间同时服用滋补性中药,风热感冒不适用本品,忌辛辣、生冷、油腻食物。

【不良反应】未检索到不良反应的报道。

【药理作用】本品主要有解热、镇痛、镇咳、祛痰、提高非特异性免疫功能及抗病毒作用。

(周长征)

复习思考题

1. 简述解表中成药的分类、分类依据及主要适用病症。
2. 临床如何区别使用九味羌活颗粒、桂枝合剂、正柴胡饮颗粒?
3. 临床如何区别使用桑菊感冒片、金花清感胶囊、羚羊感冒片?
4. 简述参苏丸的临床主治病症。

扫一扫
测一测

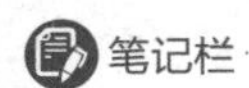

PPT 课件

第八章 表里双解中成药

学习目标

通过本章学习，掌握表里双解中成药的基本知识，为临床合理使用表里双解中成药奠定基础。

1. 掌握葛根芩连片、防风通圣颗粒的组成、功能主治、方解、临床应用、用法用量、使用注意、不良反应。

2. 熟悉双清口服液的功能主治、临床应用、用法用量、使用注意。

表里双解中成药是指具有解表治里作用，适用于表证未解、里证又起病证的一类中成药。症见恶寒发热，头痛身重，腹痛下痢或便秘，小便短赤，口渴咽干，恶心呕吐，舌红苔黄，脉数等。

表里同病有多种表现形式，如表寒里热、表里俱热（卫气同病）、表热里实、表热里寒、表实里虚等。本类中成药处方组成以解表药配合治里药为主，如荆芥、防风、麻黄、薄荷、葛根、石膏、大黄、芒硝、连翘、滑石、黄芩、黄连等。常见的中成药有解表清里类如葛根芩连片、双清口服液等；解表攻里类如防风通圣颗粒等。

葛根芩连片

（《中国药典》2020年版一部）

【处方】葛根 1 000g　黄芩 375g　黄连 375g　炙甘草 250g

【制法】以上四味，取葛根 225g，粉碎成细粉，剩余的葛根与炙甘草加水煎煮 2 次，每次 2 小时，合并煎液，滤过，滤液浓缩至适量；黄芩、黄连分别用 50% 乙醇作溶剂，浸渍 24 小时后进行渗漉，收集渗漉液，回收乙醇，与上述浓缩液合并，浓缩成稠膏，加入葛根细粉和适量的辅料，混匀，干燥，制成颗粒，干燥，压制成 1 000 片，或包糖衣或薄膜衣，即得。

【功能主治】解肌清热，止泻止痢。用于湿热蕴结所致的泄泻、痢疾，症见身热烦渴，下痢臭秽，腹痛不适。

【方解】方中重用葛根辛甘而凉，入脾胃经，既能解表退热，又能升脾胃清阳之气而治下痢，为君药。黄连、黄芩清热燥湿、厚肠止痢，共为臣药；甘草甘缓和中，调和诸药，为佐使药。四药合用，外疏内清，表里同治，共奏解肌清热，止泻止痢之功。

【临床应用】本品可用于治疗痢疾、泄泻。

1. 痢疾　此为饮食不洁，湿热邪毒壅滞大肠所致，症见脓血样大便，腹痛里急，肛门重坠，身热，烦渴；急性细菌性痢疾见上述证候者。

2. 泄泻　此为胃肠湿热所致，症见下痢臭秽，次数增加，气味酸腐臭，身热，烦渴，伴腹痛，恶心呕吐，不思饮食，口干渴；溃疡性结肠炎、急慢性肠炎见上述证候者。

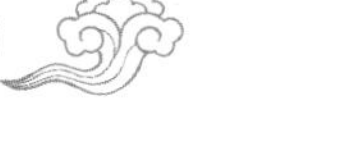

【用法与用量】口服。一次 3~4 片，一日 3 次。

【规格】素片，每片重 0.3g 或每片重 0.5g；糖衣片，片心重 0.3g；薄膜衣片，每片重 0.3g。

【其他剂型】本品还有颗粒剂、口服液、胶囊剂、丸剂等剂型。

【使用注意】脾虚泄泻，肾阳不足者禁用；泄泻而不发热，大便清稀，舌淡，脉迟缓，属虚寒者忌用。

【不良反应】未检索到不良反应的报道。

【药理作用】本品主要有抗菌、止泻、清热、降血糖、抗氧化等作用。

双清口服液

（《国家食品药品监督管理局国家药品标准：新药转正标准》第 62 册）

【处方】大青叶　金银花　连翘　郁金　知母　广藿香　甘草　地黄　桔梗　石膏

【制法】本品为郁金、金银花、连翘、知母、大青叶等药味经加工制成的口服液。

【功能主治】清透表邪，清热解毒。适用于风温肺热、卫气同病，证见发热兼微恶风寒，口渴，咳嗽，痰黄，头痛，舌红苔黄或兼白，脉滑数或浮数，以及急性支气管炎见上述证候者。

【方解】方中金银花清热解毒，透散表邪；连翘透肌解表，清热祛风，又善清热解毒，连翘心尚能清心热，与金银花相须为用，共为君药。广藿香发汗解表，燥湿和中；石膏、知母清阳明气分之热，且清泄里热亦兼透散；大青叶清热解毒，凉血利咽消肿；地黄清热凉血，养阴生津，以清血分之热毒；郁金入血分而清热凉血，入心经而能清心开窍，共为臣药。桔梗宣畅肺气，利咽开音，其性轻浮，载药上行，直达病所，为佐药。甘草调和诸药，为使药。诸药合用，共奏清透表邪，清热解毒之功。

【临床应用】本品可用于治疗风温肺热病症。

风温肺热　由外感风热，卫气同病所致，症见发热，身热较高，微恶风寒，咳嗽，痰黄，头痛，口渴思饮，舌红苔黄或黄白苔相兼，脉浮滑或浮数；急性支气管炎见上述临床表现者。

【用法与用量】口服，一次 20ml，一日 3 次。

【规格】每支装 10ml。

【其他剂型】本品还有合剂等剂型。

【使用注意】孕妇、虚寒便溏及肝、肾功能不良者慎用。

【不良反应】未检索到不良反应的报道。

【药理作用】本品主要有抗病毒、抗炎、清热等作用。

防风通圣颗粒

（《中国药典》2020 年版一部）

【处方】防风 75.5g　荆芥穗 37.8g　薄荷 75.5g　麻黄 75.5g　大黄 75.5g　芒硝 75.5g　栀子 37.8g　滑石 453g　桔梗 151g　石膏 151g　川芎 75.5g　当归 75.5g　白芍 75.5g　黄芩 151g　连翘 75.5g　甘草 302g　白术（炒）37.8g

【制法】以上十七味，防风、荆芥穗、川芎、当归、薄荷、麻黄、连翘加水温浸 1~2 小时后，蒸馏提取挥发油，挥发油备用；药渣与大黄等其余十味加水煎煮 2 次，每次 1 小时，煎液滤过，滤液合并，浓缩至适量，加入糊精适量，制颗粒，干燥，喷入上述挥发油，混匀，密闭 24 小时，制成 1 000g，即得。

【功能主治】解表通里，清热解毒。用于外寒内热，表里俱实，恶寒壮热，头痛咽干，小便短赤，大便秘结，瘰疬初起，风疹湿疮。

【方解】方中防风、麻黄、荆芥穗、薄荷疏风解表，使表邪从汗而解，共为君药。大黄、芒

笔记栏

硝泄热通便，荡涤积滞，使实热从下而去，共为臣药。君臣组合，既可表散外邪，又可泄热除实，解表而通里。栀子、滑石清热利湿，使里热从小便分消；石膏、黄芩、连翘、桔梗清散肺胃之热，如此则上下分消，表里同治，以助君臣之药、表里并治；当归、川芎、白芍养血活血；白术健脾燥湿，共为佐药。甘草益气和中缓急，调和诸药，为佐使药。诸药相配，汗、清、下、利四法皆具，上、中、下三焦并治，汗不伤表，下不伤里，共奏解表通里，清热解毒之功。

【临床应用】本品可用于治疗感冒、风疹湿疮、瘰疬。

1. 感冒　由外感风寒、内有蕴热所致，症见恶寒壮热，头痛，咽干，小便短赤，大便秘结，舌红，苔黄厚，脉浮紧或弦数；上呼吸道感染见上述临床表现者。

2. 风疹湿疮　由内蕴湿热、复感风邪所致，症见恶寒发热，头痛，咽干，风疹瘙痒，疹块色红，湿疹瘙痒不止，渗液流汁，小便短赤，大便秘结；荨麻疹、湿疹见上述临床表现者。

3. 瘰疬　由痰火凝聚所致，症见颈部一侧或两侧见结块肿大如豆，或兼见恶寒发热，小便短赤，大便秘结；淋巴结结核早期见上述临床表现者。

【用法与用量】口服。一次 1 袋，一日 2 次。

【规格】每袋装 3g。

【其他剂型】本品还有丸剂等剂型。

【使用注意】阴血虚证、体虚便溏者及孕妇慎用。

【不良反应】未检索到不良反应的报道。

【药理作用】本品主要有降血脂、抗炎、抗菌、抗病毒、解热、镇痛、抗过敏、调节免疫、泻下、降血压等作用。

（周长征）

扫一扫
测一测

复习思考题

1. 简述表里双解中成药的分类和主要适用病症。
2. 临床如何区别使用葛根芩连片、双清口服液、防风通圣颗粒？

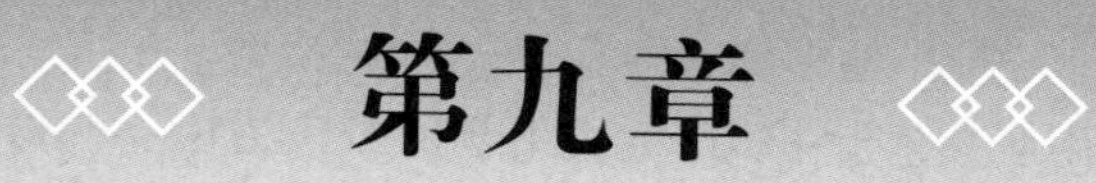

第九章
泻下中成药

笔记栏

PPT 课件

学习目标

1. 掌握通便宁片、当归龙荟丸、复方芦荟胶囊、麻仁润肠软胶囊、麻仁软胶囊、苁蓉通便口服液、增液口服液、舟车丸的组成、功能主治、方解、临床应用、用法用量、使用注意、不良反应。
2. 熟悉九制大黄丸的功能主治、临床应用、用法用量、使用注意。
3. 了解通便灵胶囊的功能主治。

泻下中成药是指以泻下药为主组成，具有通导大便、荡涤实邪积滞等作用，主治里实证的一类中药。

里实证多因实邪或积滞结于肠腑所致。临床常见大便不通、腹痛拒按、脘腹胀满、脉沉实等。里实证或因热而结、或因燥而结、或因水而结，故泻下中成药可分为寒下、润下、峻下等三类。

现代研究表明，泻下中成药具有泻下、利尿、利胆、抗感染等作用。

应用泻下类中成药应注意表里关系，若表邪未解而里实未成者，当先解表而不宜使用泻下剂；若表邪未解而里实已成者，宜先用解表中成药解表，再用泻下中成药攻里，或用表里双解类中成药。若兼有瘀血者，宜配合使用活血化瘀中成药。泻下剂易耗伤正气，此即“下必伤中”，故宜中病即止，不宜过服久服。月经期、妊娠期、产后、年老体弱、病后体虚者，应禁用寒下、峻下之剂。服用泻下剂后，不宜进食油腻及不易消化食物，以免重伤胃气。

第一节 寒 下 类

寒下中成药具有泄热通便之功，适用于里热积滞之实证，症见大便秘结、腹满拒按、矢气臭秽、舌苔焦黄、脉滑实等。常以大黄、芒硝为主，配伍理气之品如枳实、厚朴等组成。代表中成药有通便宁片、当归龙荟丸等。

通 便 宁 片

［国家药品标准（修订）颁布件（2016 年）］

【处方】番泻叶干膏粉　牵牛子　砂仁　豆蔻

【制法】以上四味，取牵牛子、砂仁、豆蔻粉碎成细粉，与番泻叶干膏粉混匀，制粒，加硬脂酸镁适量，压制成 1 000 片，即得。

【功能主治】宽中理气，泻下通便。用于肠胃实热积滞所致的便秘，症见大便秘结，腹

笔记栏

痛拒按，腹胀纳呆，口干口苦，小便短赤，舌红苔黄，脉弦滑数。

【方解】本方证乃因肠胃实热积滞，气机不畅所致。方中番泻叶干膏粉苦寒，泻下导滞而清导实热，为君药。牵牛子苦寒降泄，既可泻下清热，又可导行积滞，以助番泻叶清导实热积滞，为臣药。砂仁、豆蔻行气和胃，其辛行之性有助于通导君臣之品祛除实热积滞，而温中之能可防苦寒太过伤及脾胃，故共为佐药。全方配伍，苦降辛行，共奏宽中理气，泻下通便之功。

【临床应用】本品可用于治疗实热积滞所致的便秘。

便秘　症见大便干结，排便间隔延长，口干口苦，小便短赤，舌红苔黄，脉弦滑数。

西医功能性便秘，辨证属于胃肠实热积滞者，也有使用本品治疗的报道。

【用法与用量】口服，一次 4 片，一日 1 次。如服药 8 小时后不排便再服 1 次，或遵医嘱。部分患者服药后，排便前有腹痛感。

【规格】每片重 0.48g。

【其他剂型】尚未见有其他剂型。

【使用注意】冷秘者慎用。体虚者不宜长期服用。孕妇、哺乳期、月经期禁用。服药期间忌食辛辣、油腻食物。

【不良反应】未检索到不良反应的报道。

【药理作用】本品主要有通便作用。

当归龙荟丸

（《中国药典》2020 年版一部）

【处方】酒当归 100g　龙胆（酒炙）100g　芦荟 50g　青黛 50g　栀子 100g　酒黄连 100g　酒黄芩 100g　盐黄柏 100g　酒大黄 50g　木香 25g　人工麝香 5g

【制法】以上十一味，除人工麝香外，当归等其余十味粉碎成细粉，将人工麝香研细，与上述粉末配研，过筛，混匀，用水泛丸，低温干燥，即得。

【功能主治】泻火通便。用于肝胆火旺，心烦不宁，头晕目眩，耳鸣耳聋，胁肋疼痛，脘腹胀痛，大便秘结。

【方解】方中龙胆苦寒，清泻肝胆实火之力较强，为君药。黄芩可治肝胆等多脏腑的实热病证；黄连亦可用于多脏腑的实热证，并以清泻心、胃实热见长，“实则泻其子”，有助于祛除肝胆实热；黄柏苦寒清降，可清泻肝、胆、胃经实火；栀子苦寒清降之性较强，可通泻三焦之火，尤以清泻心、肝、胃实火见长。四药相合为黄连解毒汤，可用于治疗火热充斥三焦，以助君药清降肝胆实热，故共为臣药。青黛苦寒而清肝泻火；大黄、芦荟苦寒，荡涤肠胃实热，泻下而攻积导滞，引导肝胆实火从大便而出，使邪有出路；木香辛苦，行气调中，使气机通顺以有利于大便通畅；当归甘温，既可通便，又可补血，以防火热炽盛而伤正气，又可制约君、臣药的苦寒之性，以避其耗伤阴血之害；麝香辛香开窍，以防肝胆实火上炎扰动清窍，六药共为佐药。全方配伍，泻中有行，兼以补益，共奏泻火通便之功。

【临床应用】本品可用于治疗胃肠炽热之便秘、肝经火盛之眩晕。

1. 便秘　由胃肠热炽所致，症见大便秘结，口干口苦，牙龈肿痛，小便黄赤，舌红苔黄，脉数。

2. 眩晕　由于肝经火盛，上扰清空所致，症见头目眩晕，耳鸣，口苦，胁痛，目赤肿痛，心中烦热，大便燥结，小便黄赤，舌苔黄，脉弦数。

西医习惯性便秘辨证属于胃肠炽热者、原发性高血压辨证属肝经火盛者，也有使用本品治疗的报道。

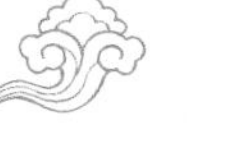

【用法与用量】口服,水蜜丸一次 6g,大蜜丸一次 1 丸,一日 2 次。

【规格】水蜜丸,每袋装 6g;大蜜丸,每丸重 9g。

【其他剂型】尚未见有其他剂型。

【使用注意】孕妇禁用。

【不良反应】未检索到不良反应的报道。

【药理作用】本品主要有促进排便、促进肠蠕动、抗肿瘤、驱虫、镇静、镇痛、抗菌、致泻等作用。

复方芦荟胶囊

(《中华人民共和国卫生部药品标准:中药成方制剂》第 18 册)

【处方】芦荟　青黛　朱砂　琥珀

【制法】以上四味,芦荟研成细粉,朱砂水飞成极细粉,琥珀粉碎成极细粉,合青黛直接分装于空心胶囊中,即得。

【功能主治】清肝泻火,泄热通便,镇心安神。用于心肝胃火炽盛证,症见大便秘结或燥结,腹胀腹痛,烦躁失眠,舌红苔黄,脉弦数。

【方解】方中芦荟苦寒降泄之性甚强,既能泻下导滞以清导大肠实热,又能清泄肝火以导肝火下行,为君药。青黛苦咸而寒,长于入肝以泻火,又略有清肺热之效,以助君药清肝泻火;朱砂甘寒质重有毒,既能重镇安神,又可清心热,两药为臣药。琥珀甘平,长于镇惊安神,合朱砂以除烦躁失眠,为佐药。全方配伍,泻中有清,兼以安神,共奏清肝泻火,泄热通便,镇心安神之功。

【临床应用】本品可用于治疗实热积滞所致的便秘。

便秘　由实热积滞所致,症见便秘,心烦失眠,口干口苦,口舌生疮,小便黄,舌红苔黄,脉弦滑数。

西医功能性便秘,辨证属于心肝胃火炽盛者,也有使用本品的报道。

【用法与用量】口服。一次 1~2 粒,一日 1~2 次。

【规格】每粒装 0.43g。

【其他剂型】本品还有片剂等剂型。

【使用注意】孕妇禁用。哺乳期妇女慎用。不宜长期服用。

【不良反应】未检索到不良反应的报道。

【药理作用】本品主要有促进肠运动、通便、镇痛、镇静等作用。

第二节　润　下　类

润下中成药具有润肠通便之功,适用于肠燥津亏,大便秘结证,症见大便干结、小便短赤、舌苔黄燥、脉滑实等。常以火麻仁(麻子仁)、郁李仁、杏仁等润下药为主组成。代表中成药有麻仁丸、苁蓉通便口服液等。

麻仁润肠软胶囊

(《国家食品药品监督管理局国家药品标准:新药转正标准》第 41 册)

【处方】火麻仁 120g　炒苦杏仁 60g　大黄 120g　木香 60g　陈皮 120g　白芍 60g

【制法】以上六味,大黄粉碎成细粉。火麻仁、苦杏仁榨取脂肪油,备用。药渣与白

笔记栏

芍粗粉照流浸膏剂与浸膏剂项下的渗漉法,用65%乙醇作溶剂,浸渍24小时后以每分钟3~5ml的速度渗漉,收集渗漉液1 800ml,回收乙醇,药液备用。陈皮、木香提取挥发油,蒸馏后的水溶液另器收集。药渣加水煎煮1小时,滤过,滤液与上述两种药液合并,浓缩至相对密度为1.35(50℃)的稠膏,加入上述大黄细粉和大豆磷脂9.8g,混匀,真空干燥,粉碎成细粉,再加入上述脂肪油、挥发油,并加植物油调整总量至500g。混匀,制成1 000粒,即得。

【功能主治】润肠通便。用于肠胃积热,胸腹胀满,大便秘结;习惯性便秘见上述证候者。

【方解】方中麻子仁质润多脂,药性甘平,既能益脾胃之阴,又擅润肠通便,故重用为君药。大黄苦寒以通便泄热;苦杏仁苦降肺气以利大肠之传导,其质润亦可润滑肠道而通便;白芍甘酸,既可养血以防攻下太过耗伤正气,又可敛阴以缓解便秘,尚可缓急止痛以解肠燥便秘之腹痛。三药合用,能攻下、润下以助君药润肠之力,又降气、敛阴以助大肠传导,尚能养血以防伤正,共为臣药。陈皮辛温气香而不峻烈,善于宽中行滞,健运肠胃,畅利脏腑;木香辛散温行,气味芳香,通行三焦,是运行气滞最为灵通之妙药,尤善行脾胃之气滞而止痛,两药的调畅脾胃气机效能有助于大肠腑气的通畅以通行便秘,并可促进津液输布以增润肠通便之力,共为佐药。蜂蜜甘润,既可助麻子仁润肠,又可缓和大黄攻下之峻烈之性,使之泻下而不伤正气,为佐使药。全方配伍,甘润苦降兼清泄,共奏润肠通便之功,故善治肠胃积热所致的便秘。

【临床应用】本品可用于治疗胃肠燥热而津液亏虚之便秘。

便秘 胃肠燥热而津液亏虚,症见大便干结难下,腹胀满,小便短赤,身热,心烦,口咽干燥,舌红苔黄,脉滑数。

西医习惯性便秘、痔疮便秘、老人与产后便秘等,辨证属于胃肠燥热者,也有使用本品治疗的报道。

【用法与用量】口服。一次8粒,一日2次。年老、体弱者酌情减量使用。

【规格】每粒装0.5g。

【其他剂型】本品还有丸剂等剂型。

【使用注意】孕妇忌用。虚寒性便秘慎用。服药期间忌食生冷、油腻、辛辣食物。

【不良反应】少数患者服药后出现腹痛,大便次数过多,大便偏稀,可酌情减量或停服。对本品过敏者禁用,过敏体质者慎用。

【药理作用】本品主要有通便、促进肠蠕动、缓解平滑肌痉挛、降血压等作用。

麻仁软胶囊

(《国家食品药品监督管理局国家药品标准:新药转正标准》第18册)

【处方】火麻仁200g 苦杏仁100g 大黄200g 枳实(炒)200g 姜厚朴100g 炒白芍200g

【功能主治】润肠通便。用于肠热津亏所致的便秘,症见大便干结难下,腹部胀满不舒;习惯性便秘见上述证候者。

【方解】方中麻子仁质润多脂,药性甘平,既能益脾胃之阴,又擅润肠通便,故重用为君药。大黄苦寒以通便泄热;苦杏仁苦降肺气以利大肠之传导,其质润亦可润滑肠道而通便;白芍甘酸,既可养血以防攻下太过耗伤正气,又可敛阴以缓解便秘,尚可缓急止痛以解肠燥便秘之腹痛。三药合用,能攻下、润下以助君药润肠之力,又降气、敛阴以助大肠传导,尚能养血以防伤正,共为臣药。枳实辛散苦降,气锐性猛,能破气消积而除胃肠气滞;厚朴芳香行

气以通畅脾胃气机；两药调畅脾胃气机，有助于大肠腑气的通畅以通行便秘，并可促进津液输布以增润肠通便之力，共为佐药。全方配伍，甘润苦降兼清泄，共奏润肠通便之功，故善治肠热津亏所致的便秘。

【临床应用】本品可用于治疗胃肠燥热而津液亏血之便秘。

便秘　胃肠燥热而津液亏血，症见大便干结难下，腹胀满，小便短赤，身热，心烦，口咽干燥，舌红苔黄，脉滑数。

西医习惯性便秘、痔疮便秘、老人与产后便秘等，辨证属于胃肠燥热者，也有使用本品治疗的报道。

【用法与用量】口服。一次3~4粒，一日2次。

【规格】每粒装0.6g。

【其他剂型】本品还有丸剂、胶囊剂、合剂等剂型。

【使用注意】孕妇及虚寒性便秘慎用。服药期间忌食辛辣香燥刺激性食物。

【不良反应】未检索到不良反应的报道。

【药理作用】本品主要有通便、促进肠蠕动、缓解平滑肌痉挛、降血压等作用。

苁蓉通便口服液

(《国家食品药品监督管理局国家药品标准：新药转正标准》第12册)

【处方】何首乌　肉苁蓉　枳实(麸炒)　蜂蜜

【功能主治】滋阴补肾，润肠通便。用于中老年人、病后、产后等虚性便秘及习惯性便秘。

【方解】方中何首乌甘而微温，性质温和，不燥不腻，既能补血，又能益精，生品尚有类似于大黄的通便功效，为君药。肉苁蓉甘润咸温，既能补肾阳，益精血，又有较平和的润肠通便功效；炒枳实苦泄辛散微寒，长于破气消积，其调理胃肠气滞之功有助于大便的排泄。二药合用，可增强君药滋补润肠功效，并有推动胃肠以助排便之意，共为臣药。蜂蜜甘平滋润，既善补中益气以助推动之力，又善滑肠通便以助君臣通便，尚可和药矫味，为佐药。全方配伍，补润同施，共奏滋阴补肾，润肠通便之功，故善治肾精亏虚，肠道失于濡养所致的虚性便秘及习惯性便秘。

【临床应用】本品可用于气伤血亏，阴阳两虚之便秘。

便秘　由于气伤血亏，阴阳两虚所致，症见大便干结，心悸，气短，周身倦怠。

西医产后虚性便秘、习惯性便秘辨证属于肾虚者，也有使用本品治疗的报道。

【用法与用量】口服，一次10~20ml，一日1次。睡前或清晨服用。

【规格】每支装10ml。

【其他剂型】尚未见有其他剂型。

【使用注意】实热积滞之便秘慎用。孕妇慎用。青壮年体壮而便秘者不宜用。服后若出现大便溏稀者应立即停用。对本品过敏者禁用。过敏体质者慎用。

本品久贮后，可能会出现少量振摇即散的沉淀，可摇匀后服用，不影响疗效。

【不良反应】有1例患者口服苁蓉通便口服液后出现全身抽搐的报道。

【药理作用】本品主要有通便、促进胃肠道蠕动、润滑肠道等作用。

增液口服液

(《国家食品药品监督管理局国家药品标准：新药转正标准》第40册)

【处方】玄参　生地黄　山麦冬

【功能主治】养阴生津，增液润燥。用于高热后阴津亏损之便秘，症见大便秘结，兼见

笔记栏

口渴咽干，口唇干燥，小便短赤，舌红少津。

【方解】方中玄参苦甘咸寒，既能清热滋阴，又能生津润燥，长于滋肾水以润肠燥，故重用为君药。生地黄甘寒质润，清热润燥，滋阴壮水；山麦冬味甘苦、性微寒，润肺益胃，肺胃阴液充足则可润养肠道以通便，两药合用，助君药大补阴液，兼清热，使阴水充足而邪热尽去，增水行舟则肠燥得润，大便得下，共为臣药。全方配伍，润补兼清，以补药之体，作泻药之用，药少量重而效专力宏，共奏养阴生津，增液润燥之功，故善治高热后阴津亏损之便秘。

【临床应用】本品可用于治疗高热后邪热伤津，津亏肠燥之便秘。

便秘　由高热后邪热伤津，津亏肠燥引起的便秘所致，症见大便秘结，排便困难，兼见口渴咽干，口唇干燥，小便短赤，舌红少津。

西医习惯性便秘、肛裂、痔疮、慢性牙周炎、慢性咽喉炎、复发性口腔溃疡、糖尿病，辨证属于热盛伤津证者，也有使用本品的报道。

【用法与用量】口服，一次 20ml，一日 3 次。或遵医嘱。

【规格】每支装 10ml。

【其他剂型】尚未见有其他剂型。

【使用注意】服药期间忌食辛辣刺激性食物。

【不良反应】未检索到不良反应的报道。

【药理作用】本品主要有降血糖、改善糖耐量、抗炎等作用。

第三节　峻下类

峻下中成药具有峻下逐水之功，适用于水肿腹胀、二便不利、脉实有力等水饮壅盛于里的里实证。常以甘遂、大戟、芫花等峻下逐水药为主组成。代表中成药有舟车丸。

舟　车　丸

（《中华人民共和国卫生部药品标准：中药成方制剂》第 3 册）

【处方】甘遂（醋制）　红大戟（醋制）　芫花（醋制）　牵牛子（炒）　大黄　青皮（醋制）　陈皮　木香　轻粉

【制法】以上九味，粉碎成细粉，过筛，混匀。水糊为丸，即得。

【功能主治】行气逐水。用于水停气滞之水肿，症见蓄水腹胀，四肢浮肿，胸腹胀满，停饮喘急，大便秘结，小便短少。

【方解】方中甘遂苦寒峻泻，善行经隧络脉之水湿；红大戟苦寒降泄，善泻脏腑之水邪；芫花辛温，善消胸胁伏饮痰癖，三药药性峻烈，均善泻水逐饮，然各具其功，各司其职，合而用之，攻逐脘腹经隧之水饮，且均醋制以减毒，共为君药。牵牛子苦寒降泄，善泻下逐水，通利二便，可使水湿从二便而出；大黄苦寒，善荡涤肠胃，泻下攻积，两药助君药使水热实邪从二便分消而去，共为臣药。轻粉辛寒有毒，能通利二便，逐水退肿，助君、臣药分消下泄；青皮辛苦性温，破气散结消滞；陈皮辛散苦燥而温，善行肺脾气滞而畅利胸膈；木香辛香温通，疏利三焦而导滞，三药合用，可使气机调畅而水湿通利，则肿胀自消，合轻粉共为佐使药。全方配伍，主以峻下逐水，兼以辛行调气，共奏行气逐水之功，故善治水停气滞之水肿。

【临床应用】本品可用于治疗浊水湿邪停聚腹中，气机阻滞之水肿。

水肿　由于浊水湿邪停聚腹中，气机阻滞所致，症见胸腹胀满而坚，其状如鼓，停饮喘

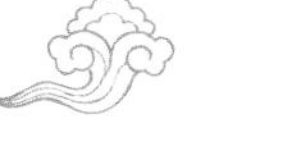

急，甚则不能平卧，四肢浮肿，口渴气粗，尿少，便秘，舌淡红或边红，苔白滑或黄腻，脉沉数或滑数。

西医水肿、肝硬化腹水、血吸虫病腹水，辨证属于水停气滞证者，也有选用本品的文献报道。

【用法与用量】口服。一次 3g，一日 1 次。

【规格】每袋装 3g。

【其他剂型】尚未见有其他剂型。

【使用注意】水肿属阴水者禁用。孕妇禁用。服药期间宜饮食清淡，低盐。不可过服、久服（甘遂、大戟、芫花、轻粉皆有毒）。服药宜从小剂量开始，逐渐加量。

【不良反应】未检索到不良反应的报道。

其他泻下类中成药介绍如下（表 9-1）：

表 9-1 其他泻下类中成药

名称	组成	功用	主治	用法用量	使用注意
九制大黄丸	大黄	泻下导滞	胃肠积滞所致的便秘，湿热下痢，口渴不休，停食停水，胸热心烦，小便赤黄	口服，一次 6g，一日 1 次	孕妇禁服；久病体弱者慎服；不宜久服
通便灵胶囊	番泻叶、当归肉、苁蓉	泄热导滞，润肠通便	热结便秘，长期卧床便秘，一时性腹胀便秘，老年习惯性便秘	口服，一次 5~6 粒，一日 1 次	孕妇，哺乳期、月经期妇女禁用；脾胃虚寒者慎用；服药期间忌食辛辣、油腻食物

（张凤瑞）

复习思考题

1. 简述泻下中成药的主治病证。
2. 简述通便宁片、当归龙荟丸、麻仁丸、增液口服液的功能主治。
3. 麻仁丸、苁蓉通便口服液、增液口服液均为润下中成药，临床如何区别使用？

扫一扫
测一测

笔记栏

PPT 课件

第十章 清热中成药

学习目标

通过本章学习，掌握清热中成药的基本知识，为临床合理使用清热中成药奠定基础。

1. 掌握牛黄上清片、黄连上清胶囊、牛黄解毒片、连花清瘟胶囊、龙胆泻肝丸、茵栀黄口服液、西黄丸的组成、功能主治、方解、临床应用、用法用量、使用注意、不良反应。

2. 熟悉一清胶囊、清热解毒颗粒、芩连片、复方黄黛片、金芪降糖片的功能主治、临床应用、用法用量、使用注意。

3. 了解导赤丸、牛黄至宝丸、板蓝根颗粒、新雪颗粒、唐草片、清热八味丸、清热解毒口服液、香连丸、复方黄连素片、银黄口服液、抗癌平丸的功能主治。

清热中成药是指以清热药为主组成，具有清解里热之功，主要治疗里热证的一类中药。

里热证的形成，因外感六淫和内伤五脏所致。发于外感者，乃因感受六淫温、热、火邪，入里化热，临床呈现一派热象；伤于五脏者，则因五志过极，损伤脏腑，脏腑功能偏胜而化火。由于里热证有在气血之分，脏腑之异，根据所治里热的具体类型，将清热中成药分为清热泻火、清热解毒、清脏腑热、解毒消癥四类。

现代研究表明，清热中成药具有抑菌、抗炎、抗病毒、解热等作用，部分清热中成药还具有镇痛、镇静、抗过敏、抗惊厥等作用。

使用清热中成药应注意辨别热证之真假虚实、部位；还应权衡轻重、量证投药，避免出现药轻病重或药重病经；阳虚有寒或脾胃虚寒者慎用；服用时忌辛辣、生冷、油腻食物，忌烟酒，不宜服用温补药物。

第一节　清热泻火类

清热泻火中成药具有清热泻火功效；适用于发热、烦渴、咽喉肿痛、舌红苔黄、脉数等火热证。常以牛黄、石膏、栀子、金银花、黄连等为主组方，代表中成药有牛黄上清片、黄连上清胶囊、一清胶囊等。

牛黄上清片
（《中国药典》2020 年版一部）

【处方】人工牛黄 2g　薄荷 30g　菊花 40g　荆芥穗 16g　白芷 16g　川芎 16g　栀子 50g　黄连 16g　黄柏 10g　黄芩 50g　大黄 80g　连翘 50g　赤芍 16g　当归 50g　地黄

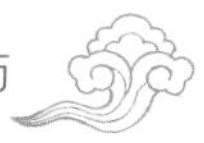

笔记栏

64g　桔梗 16g　甘草 10g　石膏 80g　冰片 10g

【制法】以上十九味，人工牛黄、冰片研细；黄连、大黄粉碎成细粉，过筛；连翘、荆芥穗、薄荷提取挥发油，药渣加水煎煮 1 次，滤过；黄芩、栀子、桔梗、赤芍、当归、地黄、石膏、甘草加水煎煮 2 次，每次 2 小时，滤过，滤液合并；黄柏、川芎、白芷用 70% 乙醇渗漉，收集渗漉液，回收乙醇。菊花热浸 2 次，每次 2 小时，合并滤液，并与上述提取液合并，减压浓缩至稠膏，加入黄连、大黄细粉及辅料适量，混匀，制粒，低温干燥，再加入人工牛黄、冰片细粉，喷入上述挥发油，混匀，制成 1 000 片，包糖衣或薄膜衣，即得。

【功能主治】清热泻火，散风止痛。用于热毒内盛、风火上攻所致的头痛眩晕、目赤耳鸣、咽喉肿痛、口舌生疮、牙龈肿痛、大便燥结。

【方解】方中人工牛黄性凉，功能清热解毒，消肿止痛，为君药。黄芩、黄连、黄柏、大黄、栀子苦寒清热燥湿，解毒泻火，凉血消肿，能够清泻三焦实火；石膏清解阳明经实热火邪，为臣药。菊花、连翘凉散风热，清热解毒；荆芥穗、白芷解表散风，消肿止痛；薄荷疏风清热，解毒利咽，诸药均有发散火邪之能，有“火郁发之”之意；赤芍、地黄、当归、川芎凉血活血，上行头目，祛风止痛；冰片疏散郁火，通关开窍，清利咽喉，聪耳明目，以助清上焦热邪，透发火郁，共为佐药。桔梗轻清上浮，载药上行；甘草调和诸药，共为使药。全方配伍，清中有散，共奏清热泻火，散风止痛之功。

【临床应用】本品可用于治疗头痛、眩晕、暴风客热、急喉痹、口疮、口糜、牙宣、牙咬痛。

1. 头痛　由热毒内盛，风火上攻所致。症见头痛，伴头晕，面红目赤，口干口苦。

2. 眩晕　由热毒内盛，风火上攻所致。症见眩晕，面红，目赤，耳鸣，耳聋。

3. 暴风客热　由热毒内盛，风火上攻，引动肝火，上犯头目所致。症见眼内刺痒交作，羞明流泪，眵多，白睛红赤，头痛，身热，口渴，尿赤，舌苔黄，脉浮数。

4. 喉痹　由热毒内盛，蕴热生火相结，循经上蒸咽喉所致。症见咽喉红肿疼痛，头痛，身热，尿黄，便干，舌苔黄，脉弦数。

5. 口疮、口糜　由热毒内盛，风火上攻，结聚口腔所致。症见黏膜充血发红，水肿破溃，渗出疼痛，口干口渴，身痛，乏力，便干，尿黄，舌红苔黄，脉弦洪数。

6. 牙宣　由热毒内盛，风火上攻牙龈所致。症见牙龈红肿，出血渗出疼痛，口干口渴，口臭口热，便秘，尿黄，舌苔黄，脉浮弦数。

7. 牙痛　由热毒内盛，蕴热化火结毒，循经上犯冠周牙龈所致。症见牙龈充血肿胀，渗出化脓，疼痛剧烈，口热口臭，张口可受限，便秘，尿黄，舌苔黄厚，脉弦实数。

西医原发性高血压、血管神经性头痛、急性结膜炎、急性咽炎、急性口炎、复发性口疮、急性牙龈(周)炎、急性智齿冠周炎、睑腺炎等病辨证属于热毒内盛，风火上攻证者，也有选用本品的报道。

【用法与用量】口服。一次 4 片，一日 2 次。

【规格】薄膜衣片，每片重 0.265g。

【其他剂型】本品还有丸剂(水丸、大蜜丸)、胶囊剂(软、硬)等剂型。

【使用注意】孕妇忌用。阴虚火旺所致头痛、眩晕、牙痛、咽痛慎用。老人、儿童、素体脾胃虚弱者慎用。用本品治疗喉痹、口疮、口糜、牙宣、牙痛时，可配合使用外用药物。

【不良反应】服用牛黄上清丸及胶囊有发生药疹、贫血及过敏反应的文献报道。

【药理作用】本品主要有抗菌、抗炎、通便、解热等作用，对感染伤寒杆菌引起的发热也有一定的解热作用。

笔记栏

黄连上清胶囊

（《中国药典》2020年版一部）

【处方】黄连8.78g　栀子（姜制）70.23g　连翘70.23g　炒蔓荆子70.23g　防风35.11g　荆芥穗70.23g　白芷70.23g　黄芩70.23g　菊花140.46g　薄荷35.11g　酒大黄280.92g　黄柏（酒炙）35.11g　桔梗70.23g　川芎35.11g　石膏35.11g　旋覆花17.57g　甘草35.11g

【制法】以上十七味，酒大黄、黄连粉碎成细粉；连翘、荆芥穗、薄荷加水蒸馏4小时，收集挥发油，挥发油用β环糊精包合，备用；蒸馏后的水溶液另器收集，栀子等其余十二味加水煎煮2次，每次2小时（第一次煎沸后加入黄芩），煎液滤过，滤液合并，与蒸馏后的水溶液合并，浓缩，加入酒大黄和黄连的细粉，制成颗粒，干燥，加入挥发油包合物，混匀，装入胶囊，制成1 000粒，即得。

【功能主治】散风清热，泻火止痛。用于风热上攻、肺胃热盛所致的头晕目眩、暴发火眼、牙齿疼痛、口舌生疮、咽喉肿痛、耳痛耳鸣、大便秘结、小便短赤。

【方解】方中黄连、黄芩、黄柏清热泻火，燥湿解毒；栀子、石膏清热泻火，去肺胃实热；大黄清热凉血解毒，泄热攻积，可引热毒从二便而出，共为君药。连翘、菊花、荆芥穗、白芷、蔓荆子、川芎、防风、薄荷疏散风热，共为臣药。桔梗清热利咽排脓，载药上行；旋覆花降气行水，二药升降结合，以复肺胃气机升降，共为使药。甘草清热解毒，调和诸药，为佐使药。诸药合用，散风清热，泻火止痛，上通下行，使火热随之而解。

【临床应用】本品可用于治疗暴风客热、脓耳、口疮、牙宣、尽牙痈、喉痹。

1. 暴风客热　因风热上攻，肺胃热盛，上蒸头目所致，症见眼内刺痒交作，羞明流泪，眵多，白睛红赤，头痛，身热，口渴，尿赤，舌苔黄，脉浮数。

2. 脓耳　风热邪毒上犯，并肺胃热盛，毒热结聚，循经上蒸耳窍，气血相搏，化腐成脓所致，症见耳痛显著，眩晕流脓，重听耳鸣，头痛，发热，鼻塞流涕，舌红苔薄黄，脉浮数。

3. 口疮　因风热邪毒内侵，或肺胃热盛，循经上攻于口所致，症见口腔黏膜充血发红，水肿破溃，渗出疼痛，口热口臭，身痛不适，口干口渴，便干尿黄，舌红苔黄，脉浮滑数。

4. 牙宣　因肺胃火盛，风热内侵，火热蕴郁，循经上蒸于龈所致，症见牙龈红肿，出血渗出，疼痛，口干口渴，口臭口黏，便秘尿黄，舌苔黄，脉浮弦数。

5. 尽牙痈　因风热邪毒侵袭，并有肺胃火盛，蕴热化火结毒，循经郁结牙龈冠周所致，症见冠周牙龈充血肿胀，渗出化脓，疼痛剧烈，口热口臭，口渴口干，张口可受限，便秘，尿黄，舌苔黄厚，脉弦实数。

6. 喉痹　因风热邪毒内侵，并肺胃热盛，蕴热生火相结，循经上蒸咽喉，症见咽喉红肿疼痛，头痛，身热，尿黄便干，舌苔黄，脉弦数。

西医急性结膜炎、急性化脓性中耳炎、急性口炎、复发性口疮、急性牙周炎、急性智齿冠周炎、急性咽炎、化疗中便秘、玫瑰糠疹、三叉神经痛等病辨证属于风热上攻、肺胃热盛者，也有选用本品的报道。

【用法与用量】口服。一次2粒，一日2次。

【规格】每粒装0.4g。

【其他剂型】本品还有丸剂、颗粒剂、片剂等剂型。

【使用注意】孕妇、阴虚火旺者慎用。脾胃虚寒者禁用。忌食辛辣食物，忌烟酒；不宜在服药期间同时服用温补性中成药。

【不良反应】服用本品有发生急性肝损害的个案报道。

【药理作用】本品主要有解热、抗炎、镇静、通便等作用。

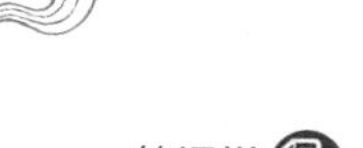

笔记栏

一清胶囊

（《中国药典》2020年版一部）

【处方】黄连660g　大黄2 000g　黄芩1 000g

【制法】以上三味，分别加水煎煮2次，第一次1.5小时，第二次1小时，合并煎液，滤过，滤液分别减压浓缩，喷雾干燥，制得黄芩浸膏粉及大黄和黄连的混合浸膏粉。两种浸膏粉分别制颗粒，干燥，粉碎，加入淀粉、滑石粉和硬脂酸镁适量，混匀，装入胶囊，制成1 000粒，即得。

【功能主治】清热泻火解毒，化瘀凉血止血。用于火毒血热所致的身热烦躁、目赤口疮、咽喉牙龈肿痛、大便秘结、吐血、咯血、衄血、痔血；咽炎、扁桃体炎、牙龈炎见上述证候者。

【方解】方中大黄苦寒，既可清热泻火解毒，又能化瘀凉血止血，为君药。黄芩味苦可泻肺胃之火、解毒，性寒可清热凉血止血；黄连大苦大寒，可泻心火，解热毒，两者辅助大黄，增强清热泻火解毒，凉血止血之效，共为臣药。三药合用，苦寒直折，共奏清热泻火解毒、化瘀凉血止血之效。

【临床应用】本品可用于治疗暴风客热、口疮、喉痹、乳蛾、便秘、牙宣、吐血、咯血、衄血、便血。

1. 暴风客热　由于火毒血热上攻于目所致，症见目赤肿痛，口渴咽干，大便秘结，小便黄赤，舌红苔黄，脉数。

2. 口疮　由于心脾火毒熏蒸口舌所致，症见口舌发红，起小疱或溃烂，疼痛灼热，口臭，便秘，舌红苔黄，脉数。

3. 喉痹　由于肺胃火毒客于咽喉所致，症见咽喉红肿疼痛，声音嘶哑，口干喜饮，便秘，尿赤，舌红苔黄，脉数。

4. 乳蛾　由于肺胃火毒熏灼咽喉核所致，症见咽喉核红肿疼痛，吞咽时疼痛加重，口干喜饮，便秘，尿赤，舌红苔黄，脉数。

5. 便秘　由于火毒内热结于胃肠所致，症见大便干燥，小便黄赤，烦躁，或兼有腹胀腹痛，口干口臭，舌红苔黄燥，脉滑数。

6. 牙宣　由于胃火炽盛熏蒸牙龈所致，症见牙龈红肿疼痛，烦渴多饮，口臭，便秘，尿黄，舌红苔黄，脉数。

7. 吐血　由于火毒血热灼伤胃络所致，症见吐血，血色鲜红，夹有食物残渣，身热烦躁，牙龈肿痛，便秘尿赤，舌红苔黄，脉数有力。

8. 咯血　由于火毒血热灼伤肺络所致，症见咯血，血色鲜红，夹有痰涎，咽痒咳嗽，舌红苔黄，脉数有力。

9. 衄血　由于肺胃热盛，灼伤络脉所致，症见鼻出血，齿龈或牙缝出血，血色鲜红，身热烦躁，口鼻干燥，牙龈肿痛，大便秘结，小便黄赤，舌红苔黄，脉数有力。

10. 便血　由于火热壅遏肠道，灼伤络脉所致，症见大便带血，血色鲜红，肛门肿胀，舌红苔黄，脉数。

西医急性结膜炎，急性口炎、口疮，急性咽炎，急性扁桃体炎，牙龈（周）炎，胃及十二指肠溃疡，支气管扩张，干燥性鼻炎、萎缩性鼻炎，胃及十二指肠溃疡出血，痔疮、肛裂出血等辨证属于火毒血热证者，也有选用本品的报道。

【用法与用量】口服。一次2粒，一日3次。

【规格】每粒装0.5g。

【其他剂型】本品还有颗粒剂等剂型。

笔记栏

【使用注意】阴虚火旺、脾胃虚寒者，孕妇慎用。本药苦寒，易伤正气，体弱年迈者慎服。中病即止，不可过量、久服。出血量多者，应采取综合急救措施；出现腹泻时，可酌情减量。

【不良反应】偶见皮疹，恶心，腹泻，腹痛。

【药理作用】本品主要有抗病原微生物（金黄色葡萄球菌、大肠埃希菌等）、解热、抗炎、止血、通便和改善微循环的作用。

其他清热泻火类中成药介绍如下（表 10-1）：

表 10-1　其他清热泻火类中成药

名称	组成	功用	主治	用法用量	使用注意
导赤丸	连翘、黄连、栀子（姜炒）、木通、玄参、天花粉、赤芍、大黄、黄芩、滑石	清热泻火，利尿通便	火热内盛所致的口舌生疮，咽喉疼痛，心胸烦热，小便短赤，大便秘结	口服，水蜜丸一次 2g，大蜜丸一次 1 丸，一日 2 次；周岁以内小儿酌减	脾虚便溏者慎用；体弱年迈者慎用

第二节　清热解毒类

清热解毒中成药，具有清热解毒之功，适用于咽喉肿痛、牙龈肿胀、吐衄发斑、胸膈烦热、口舌生疮、便秘溲赤、舌绛苔黄干、脉数而有力等热毒内盛证。常以人工牛黄、黄连、黄芩、栀子、连翘、板蓝根等为主组方。代表中成药有牛黄解毒片、连花清瘟胶囊、清热解毒颗粒、芩连片、复方黄黛片等。

牛黄解毒片

（《中国药典》2020 年版一部）

【处方】人工牛黄 5g　雄黄 50g　石膏 200g　大黄 200g　黄芩 150g　桔梗 100g　冰片 25g　甘草 50g

【制法】以上八味，雄黄水飞成极细粉；大黄粉碎成细粉；人工牛黄、冰片研细；黄芩等其余四味加水煎煮 2 次，每次 2 小时，合并滤液，滤液浓缩成稠膏或干燥成干浸膏，加入大黄、雄黄粉末，制粒，干燥，再加入人工牛黄、冰片粉末，混匀，压制成 1 000 片（大片）或 1 500 片（小片），或包糖衣或薄膜衣，即得。

【功能主治】清热解毒。用于火热内盛，咽喉肿痛，牙龈肿痛，口舌生疮，目赤肿痛。

【方解】方中人工牛黄味苦性凉，入肝、心经，功善清心泻火解毒，为君药。生石膏味辛能散，性大寒可清胃泻火，除烦止渴；黄芩味苦性寒，清热燥湿，泻火解毒；大黄苦寒沉降，清热泻火，凉血解毒，泻下通便，开实火下行之途，共为臣药。雄黄、冰片清热解毒，消肿止痛；桔梗宣肺利咽，共为佐药。甘草调和诸药，为使药。诸药合用，清中有泻，降中有升，共奏清热解毒之效。

【临床应用】本品可用于治疗口疮、牙痛、急喉痹。

1. 口疮　胃火亢盛所致口舌生疮，疼痛剧烈，反复发作，口干喜饮，大便秘结，舌质红苔黄，脉沉实有力。

2. 牙痛　三焦火盛所致的牙龈红肿疼痛，发热，甚则牵引头痛，日轻夜重，口渴引饮，大便燥结，小便黄赤，或面颊红肿，颌下瘰疬疼痛，苔黄，脉滑数有力。

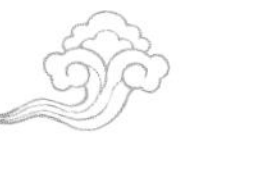

3. 喉痹　火毒内盛，火热上攻所致的咽痛红肿，壮热，烦渴，大便秘结，腹胀，胸满，小便黄赤，舌红苔黄，脉滑数有力。

西医口腔炎，口腔溃疡，急性牙周炎、牙龈炎，急性咽炎、流行性腮腺炎、真菌性阴道炎等病辨证属于火热内盛证者，也有选用本品的报道。

【用法与用量】口服。小片一次 3 片，大片一次 2 片，一日 2~3 次。

【规格】小片每片重 0.25g，大片每片重 0.3g。

【其他剂型】本品还有丸剂、胶囊剂等剂型。

【使用注意】孕妇禁用。脾胃虚弱者慎用。阴虚火旺所致口疮、牙痛、喉痹者不宜单用。不宜过量、久服。忌烟、酒及辛辣、油腻食物；不宜在服药期间同时服用滋补性中药。

【不良反应】有服用牛黄解毒片后发生双下肢紫癜型药疹、喉头水肿、肝脏损害、剥脱性皮炎的个案报道。

【药理作用】本品主要有抗炎、抑菌（金黄色葡萄球菌、表皮葡萄球菌等）、解热、镇痛等作用。

连花清瘟胶囊

（《中国药典》2020 年版一部）

【处方】连翘 255g　炙麻黄 85g　石膏 255g　绵马贯众 255g　广藿香 85g　红景天 85g　甘草 85g　金银花 255g　炒苦杏仁 85g　板蓝根 255g　鱼腥草 255g　大黄 51g　薄荷脑 7.5g

【制法】以上十三味，广藿香加水蒸馏提取挥发油；连翘、炙麻黄、鱼腥草、大黄用 70% 乙醇提取 2 次，第一次 2 小时，第二次 1.5 小时，提取液滤过，合并，回收乙醇、备用；金银花、石膏、板蓝根、绵马贯众、甘草、红景天加水煎煮至沸，加入炒苦杏仁，煎煮 2 次，合并滤液，加入广藿香提取挥发油后的水溶液，浓缩至相对密度为 1.10~1.15（60℃），加乙醇使含醇量达 70%，在 4℃冷藏 24 小时，滤过，回收乙醇，与上述连翘等 4 味的备用醇提取液合并，浓缩至相对密度为 1.15~1.20（60℃），喷雾干燥，与适量淀粉混匀，制成颗粒，喷入薄荷脑、广藿香挥发油，混匀，装入胶囊，制成 1 000 粒，即得。

【功能主治】清瘟解毒，宣肺泄热。用于治疗流行性感冒属热毒袭肺证，症见发热，恶寒，肌肉酸痛，鼻塞流涕，咳嗽，头痛，咽干咽痛，舌偏红，苔黄或黄腻。

【方解】方中金银花、连翘清热解毒，疏散风热，为君药。炙麻黄宣肺平喘，杏仁降气止咳，石膏清解肺热，合为臣药。板蓝根、绵马贯众、鱼腥草清热解毒，薄荷疏散风热，广藿香和中祛湿，大黄通里泄热，红景天清肺止咳，共为佐药。甘草益气和中、调和诸药，为使药。全方合用，清中有散，宣中有降，共奏清瘟解毒，宣肺泄热之功。

【临床应用】本品可用于治疗时行感冒、喉痹。

1. 时行感冒　瘟热毒邪引起，症见发热甚或高热，恶寒，肌肉酸痛，咳嗽，头痛，舌偏红，苔黄或黄腻。

2. 喉痹　感受风热毒邪引起，症见咽干，咽痛，咳嗽，或有发热，舌偏红，苔黄或黄腻。

西医流行性感冒、急性咽炎、急性扁桃体炎，手足口病，带状疱疹等病辨证属于热毒袭肺证者，也有选用本品的报道。2020 年 4 月，国家药品监督管理局发布《药品补充申请批件》，连花清瘟胶囊（颗粒）被批准可用于新冠肺炎轻型、普通型引起的发热、咳嗽、乏力，疗程为 7~10 天。

【用法与用量】口服。一次 4 粒，一日 3 次。

【规格】每粒装 0.35g。

【其他剂型】本品还有片剂、颗粒剂等剂型。

【使用注意】风寒感冒者，心脏病、高血压患者慎用。运动员禁用。

笔记栏

【不良反应】有服用连花清瘟胶囊偶见胃肠道不适、腹胀、腹泻等不良反应的报道。

【药理作用】本品主要有抗病原微生物（流感病毒、副流感病毒、腺病毒、单纯疱疹病毒、合胞病毒、甲型人流感病毒及禽流感病毒等）、抗炎、调节机体免疫功能等作用。

思政元素

2020年3月新冠肺炎疫情恣虐，在早期我国没有特效药、没有疫苗的情况下，我国中医药专家总结中医药治疗病毒性传染病的规律和经验，结合临床实践，筛选出金花清感颗粒、连花清瘟胶囊、血必净注射液和清肺排毒汤、化湿败毒方、宣肺败毒方等有明显疗效的“三药三方”为代表的一批有效方药。当年4月因疗效确切，国家药品监督管理局批准将治疗新冠肺炎纳入“三药”新的药品适应证中。

连花清瘟胶囊是2003年严重急性呼吸综合征（SARS）时期研发治疗流行性感冒的创新中药。在防控SARS中发挥了重大作用。中国军事医学科学院研究发现它具有抑制SARS冠状病毒的作用，2004年获批上市。在2009年甲型H1N1流行性感冒大流行期间，连花清瘟胶囊在疫情防控方面发挥了重大作用，荣获国家科技进步奖二等奖。连花清瘟胶囊之所以获得成功，是因为运用中医理论探讨外感热病及瘟疫传变规律及治疗的创新理论支撑，“积极干预”的治疗对策让药物发挥作用在疾病进展之前，“卫气同治，表里双解；先证用药，截断病势；整体调节，多靶治疗”的治疗思想既有传承，又有创新。

清热解毒颗粒

（《中华人民共和国卫生部药品标准：中药成方制剂》第13册）

【处方】黄连3g　水牛角60g　玄参15g　金银花15g　地黄30g　大青叶30g　连翘15g　知母15g　石膏60g

【制法】以上九味，水牛角镑成薄片，加水煎煮2次，每次7小时，合并煎液，滤过；石膏打成碎块，用布袋装好；黄连、玄参、地黄切片，与连翘等其余4味加水煎煮2次，每次2小时，滤过，滤液与水牛角煎煮液合并，滤过，滤液浓缩至相对密度为1.12~1.20（热测）的清膏，放冷，加乙醇至含乙醇量为60%，充分搅拌，静置，取上清液浓缩至相对密度为1.38~1.40（热测）的清膏。取清膏1份，蔗糖2.5份，糊精1.25份与乙醇适量，制成颗粒，干燥，即得。

【功能主治】清热解毒，养阴生津，泻火。用于风热型感冒、流行性腮腺炎及轻、中型乙型脑炎。

【方解】方中黄连、石膏、知母清热泻火，重在清气分之热；水牛角、玄参、地黄、大青叶凉血解毒，重在清血分之热，其中地黄、玄参、知母又能养阴生津；金银花、连翘疏散风热，透热外出，清热解毒。全方配伍，气血两清，清中有养，共奏清热解毒，养阴生津，泻火之功。

【临床应用】本品可用于治疗感冒、痄腮、暑温。

1. 感冒　外感风热，内郁化火所致发热重，微恶风寒，头痛，咽痛，口干，舌红，脉浮数。
2. 痄腮　外感疫毒所致腮颊灼热、肿胀、疼痛，发热，烦躁，舌红，脉数。
3. 暑温　暑热所致，症见高热，头痛，烦躁，呕吐，口渴，舌红，脉数。

西医急性上呼吸道感染，流行性腮腺炎，轻、中型乙型脑炎等病辨证属于外感风热，内郁化火，或外感疫毒、暑热证者，也有选用本品的报道。

【用法与用量】开水冲服。一次18g，一日3次；小儿酌减或遵医嘱。

笔记栏

【规格】每袋装 9g;18g。

【其他剂型】本品还有口服液、片剂等剂型。

【使用注意】风寒感冒,脏腑虚寒及虚热者忌用。

【不良反应】未检索到不良反应的报道。

【药理作用】本品主要有抗炎、增强免疫功能等作用。

芩 连 片

(《中国药典》2020 年版一部)

【处方】黄芩 213g 连翘 213g 黄连 85g 赤芍 213g 黄柏 340g 甘草 85g

【制法】以上六味,赤芍、黄连粉碎成细粉;黄芩等其余四味加水煎煮 3 次,合并煎液,滤过,滤液浓缩至适量,加入赤芍和黄连的细粉,混匀,干燥,粉碎成细粉,加入适量的辅料,混匀,制成颗粒,干燥,压制成 1 000 片,即得。

【功能主治】清热解毒,消肿止痛。用于脏腑蕴热,头痛目赤,口鼻生疮,热痢腹痛,湿热带下,疮疖肿痛。

【方解】方中黄连善清中焦之火,并能燥湿解毒,为君药。黄芩清上焦之火,黄柏清下焦之火,与黄连合用,清泻三焦之火,合为臣药。连翘清热解毒,消痈散结;赤芍清热凉血,祛瘀止痛,共为佐药。甘草清热解毒,缓急止痛,调和诸药,为使药。诸药相合,共奏清热解毒,消肿止痛之功。

【临床应用】本品可用于治疗口疮、痢疾、疮疡。

1. 口疮 胃火亢盛所致口舌生疮,头痛,目赤,大便干,小便短赤,舌红苔黄,脉滑数。

2. 痢疾 湿热下注所致腹痛,里急后重,下痢脓血,肛门灼热,小便短赤。苔腻微黄,脉滑数。

3. 疮疡 脏腑蕴热,外发疮疡,红肿热痛,面红目赤,小便黄,大便干,苔黄,脉滑数。

西医口腔溃疡、细菌性痢疾、毛囊炎、蜂窝织炎等病辨证属于脏腑蕴热证者,也有选用本品的报道。

【用法与用量】口服。一次 4 片,一日 2~3 次。

【规格】每片重 0.55g。

【其他剂型】本品还有颗粒剂、丸剂、胶囊剂等剂型。

【使用注意】中焦虚寒及阴虚热盛者,素体虚弱者,孕妇慎用。

【不良反应】未检索到不良反应的报道。

【药理作用】本品主要有抑菌等作用,对金黄色葡萄球菌、福氏志贺菌Ⅱ型、痢疾志贺菌Ⅰ型和Ⅱ型、鲍氏痢疾杆菌Ⅰ型、宋氏痢疾杆菌、铜绿假单胞菌等均有抑制作用。

复方黄黛片

(国家食品药品监督管理局国家药品标准 YBZ13122009)

【处方】青黛 125g 雄黄 30g 太子参 45g 丹参 210g

【制法】以上 4 味,雄黄水飞,干燥研细,备用;太子参粉碎成细粉,加入上述雄黄、青黛,混匀,备用;丹参加 10 倍量水煎煮 3 次,每次 1 小时,滤过,滤液合并,浓缩至相对密度为 1.30~1.35(50℃)的清膏,加入上述细粉,制粒,干燥,加入 1% 的硬脂酸镁,混匀,整粒,压片,包薄膜衣,制成 1 000 片,即得。

【功能主治】清热解毒,益气生血。用于初治的急性早幼粒细胞白血病。

【方解】方中雄黄解毒、化瘀,为君药。青黛清热解毒、凉血、定惊,为臣药。丹参活血祛瘀,太子参益气健脾,共为佐使。全方配伍,祛邪扶正兼顾,共奏解毒活血、益气生血之功。

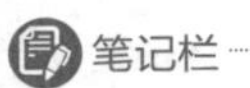

【临床应用】本品可用于急性早幼粒细胞白血病。

急性早幼粒细胞白血病　患者常突发贫血、感染和出血及肝脾、淋巴结肿大和胸骨压痛，血常规和骨髓检查可确定诊断急性早幼粒细胞白血病。

【用法与用量】口服。一次3~5片，一日3次，逐步加大剂量，到10天左右，达到30片/日，分3次服用，疗程最长不超过60天。

【规格】每片重0.27g。

【使用注意】过敏体质及对本品过敏者，妊娠及哺乳期患者禁用。肝肾功能异常者慎用。注意监测血砷情况，如出现严重异常或有相关临床表现，则进行相应的处理；治疗期间如发生维A酸综合征则按常规处理。

【不良反应】用药期间，部分患者可发生恶心，呕吐，浮肿，腹痛，腹泻，肌肉疼痛，眼干，口干，口腔黏膜水肿，皮肤溃疡，皮肤干燥，皮疹，乳房胀痛，色素沉着，头痛，胃痛，胸闷胸痛，出血，发热，肺部感染，肝功能损害，关节痛，血尿等症状。

【药理作用】本品主要有诱导肿瘤细胞凋亡、治疗急性早幼粒细胞白血病、抑制雄性大鼠体重增长等作用。

其他清热解毒类中成药介绍如下(表10-2)：

表10-2　其他清热解毒类中成药

名称	组成	功用	主治	用法用量	使用注意
牛黄至宝丸	连翘、栀子、大黄、芒硝、石膏、青蒿、陈皮、木香、广藿香、人工牛黄、冰片、雄黄	清热解毒，泻火通便	胃肠积热所致的头痛眩晕、目赤耳鸣、口燥咽干、大便燥结	口服。一次1~2丸，一日2次	孕妇忌服；冷秘者慎用。不宜久用。服用期间忌食辛辣香燥刺激性食物
板蓝根颗粒	板蓝根	清热解毒，凉血利咽	肺胃热盛所致的咽喉肿痛，口咽干燥、腮部肿胀；急性扁桃体炎、腮腺炎见上述证候者	开水冲服。一次5~10g(含蔗糖)，或一次3~6g(无蔗糖)，一日3~4次	风寒感冒者，阴虚火旺者不宜用
新雪颗粒	磁石、滑石、硝石、栀子、广升麻、珍珠层粉、人工牛黄、石膏、南寒水石、芒硝、竹心、穿心莲、沉香、冰片	清热解毒	外感热病、热毒壅盛证，症见高热，烦躁；扁桃体炎、上呼吸道感染、气管炎、感冒见上述证候者	口服，一次1袋(瓶)，一日2次	孕妇禁用。外感风寒证慎用
唐草片	老鹳草、金银花、瓜蒌皮、柴胡、香薷、石榴皮、黄芪、甘草、木棉花、鸡血藤、红花、糯稻根、诃子、白花蛇舌草、菱角、银杏叶、马齿苋、胡黄连、龙葵、全蝎	清热解毒，活血益气	艾滋病毒感染者以及艾滋病患者(CD4巴细胞在100~400个/mm^3)，有提高CD4淋巴细胞计数作用，可改善乏力、脱发、食欲减退、腹泻等症状，改善活动功能状况	口服。一次8片，一日3次；6个月为1个疗程	服用期间避免饮用含酒精类饮料。急性感染期、严重的机会性感染、机会性肿瘤、过敏体质、严重的精神及神经疾病患者服用应遵医嘱。尚未进行对儿童、老年患者，孕期及哺乳期妇女的临床研究，因此上述人群慎服。服药后可能出现恶心、消化不良、失眠，一般不需要停药，可自行缓解

续表

名称	组成	功用	主治	用法用量	使用注意
清热八味丸	檀香、石膏、红花、苦地丁、瞿麦、胡黄连、麦冬、人工牛黄	清热解毒	炽热，血热，脏腑之热，肺热咳嗽，痰中带血，肝火肋痛	口服。一次8~15丸，一日3次	-
清热解毒口服液	石膏、金银花、玄参、地黄、连翘、栀子、甜地丁、黄芩、龙胆、板蓝根、知母、麦冬	清热解毒	热毒壅盛所致的发热面赤，烦躁口渴，咽喉肿痛；流行性感冒、上呼吸道感染见上述临床表现者	口服。一次10~20ml，一日3次；儿童酌减，或遵医嘱	风寒感冒者慎用

第三节　清脏腑热类

清脏腑热中成药，具有清泄脏腑邪热之功，适用于热邪偏盛于某一或某几个脏腑的火热证。如咳嗽痰盛、咽喉肿痛等肺火炽盛证；目赤、口苦、耳肿、阴肿阴痒、带下黄臭、小便淋浊等肝胆实火或肝胆湿热证；易饥、咽喉肿痛、口舌生疮等胃火炽盛证。常以龙胆、栀子、黄芩、黄连、石膏、茵陈、栀子等为主组方。代表中成药有龙胆泻肝丸、茵栀黄口服液等。

龙胆泻肝丸
（《中国药典》2020年版一部）

【处方】龙胆120g　柴胡120g　黄芩60g　栀子(炒)60g　泽泻120g　木通60g　盐车前子60g　酒当归60g　地黄120g　炙甘草60g

【制法】以上十味，粉碎成细粉，过筛，混匀，用水泛丸，干燥，即得水丸。或以上十味，粉碎成细粉，过筛，混匀。每100g粉末加炼蜜160~170g制成小蜜丸或大蜜丸，即得。

【功能主治】清肝胆，利湿热。用于肝胆湿热，头晕目赤，耳鸣耳聋，耳肿疼痛，胁痛口苦，尿赤涩痛，湿热带下。

【方解】方中龙胆上清肝胆实火，下泻肝胆湿热，泻火除湿，切中病机，为君药。黄芩、栀子性寒味苦，清热泻火除湿，以加强君药清热除湿之功用，为臣药。车前子、泽泻、木通清热利水，导湿热下行，使湿热之邪从小便而解；肝体阴，肝有热则易伤阴血，而苦寒清热与利水祛湿又容易损伤阴血，故配当归养血活血，地黄养阴清热，使祛邪而不伤正；肝喜条达而恶抑郁，而苦寒之药又易郁遏肝木，故配柴胡以舒畅肝胆，以上六味皆为佐药。甘草清热缓急，调和诸药，为使药。诸药合用，泻中有补，降中寓升，祛邪而不伤正，泻火而不伐胃气，共奏清肝胆，利湿热之功。

【临床应用】本品可用于治疗眩晕、头痛、暴风客热、耳鸣耳聋、脓耳、耳疖、胁痛、淋证、带下阴痒。

1. 眩晕　因肝胆实火上炎所致眩晕，面红，目赤，烦躁易怒，口苦而干，耳鸣耳聋，舌红苔黄，脉弦数。

2. 头痛　因肝胆实火上炎所致头痛，面红，目赤，烦躁易怒，口苦而干，耳鸣耳聋，舌红苔黄，脉弦数。

3. 暴风客热　因外感风热，客入肝经，上攻头目所致目赤肿痛，头痛，口苦，烦躁易怒，

笔记栏

小便黄赤，大便秘结，舌红苔黄，脉弦数。

4. 耳鸣耳聋　因情志所伤，肝郁化火，上扰耳窍所致耳鸣如风雷声，耳聋时轻时重，每于郁怒之后加重，头痛，眩晕，心烦易怒，舌红苔黄，脉弦数。

5. 脓耳　因肝胆湿热，蕴结耳窍所致耳内流脓，色黄而稠，耳内疼痛，听力减退，舌红苔黄，脉弦数。

6. 耳疖　多因肝胆湿热，上结耳道，郁结肌肤经络，气滞血瘀所致耳肿疼痛，口苦咽干，小便黄赤，大便秘结，舌红苔黄，脉弦数。

7. 胁痛　因肝胆湿热，肝失疏泄，经络不通所致胁痛，口苦，胸闷纳呆，恶心呕吐，目赤或目黄身黄，小便黄赤，舌红苔黄，脉弦滑数。

8. 淋证　因肝胆湿热下注，膀胱气化失司所致小便赤涩热痛，淋沥不畅，小腹急满，口苦而干，舌红苔黄腻，脉弦滑数。

9. 带下阴痒　因肝胆湿热下注所致带下色黄，稠黏臭秽，外阴瘙痒难忍，阴汗腥臭，口苦口干，舌红苔黄腻，脉弦数。

西医原发性高血压、神经性头痛、偏头痛、急性结膜炎、神经性耳聋、化脓性中耳炎、外耳道疖肿、急性黄疸性肝炎、急性胆囊炎、带状疱疹、急性肾盂肾炎、急性膀胱炎、尿道炎、急性前列腺炎、外阴炎、阴道炎、急性盆腔炎等病辨证属于肝胆实火上炎及肝经湿热下注者，也有选用本品的报道。

【用法与用量】口服。水丸一次3~6g，一日2次；小蜜丸一次6~12g（30~60丸），大蜜丸一次1~2丸，一日2次。

【规格】水丸每100丸重6g；小蜜丸每100丸重20g；大蜜丸每丸重6g。

【其他剂型】本品还有颗粒剂、口服液、片剂、胶囊剂等剂型。

【使用注意】孕妇禁用。脾胃虚寒者，体弱年老者慎用。对于体质壮实者，亦应中病即止，不可久用。高血压剧烈头痛，服药后头痛不见减轻，伴有呕吐、神志不清，或口眼歪斜、瞳仁不等症状的高血压危象者，应立即停药并采取相应急救措施。用本品治疗急性结膜炎时，可配合外滴眼药；治疗化脓性中耳炎时，服药期间宜配合清洗耳道；治疗阴道炎时，亦可使用清洗剂冲洗阴道。

龙胆泻肝丸

【不良反应】未检索到关木通改为木通的龙胆泻肝丸的不良反应报道。

【药理作用】本品主要有抗炎、抑菌、抗过敏、增强和调整机体免疫功能、利尿等作用。

茵栀黄口服液

（《中国药典》2020年版一部）

【处方】茵陈提取物12g　栀子提取物6.4g　黄芩提取物（以黄芩苷计）40g　金银花提取物8g

【制法】以上四味，取茵陈提取物、栀子提取物、金银花提取物，加水300ml使溶解，用10%氢氧化钠溶液调节pH至6.5，滤过，滤液备用；黄芩提取物加水适量搅拌成糊状，加水300ml，用10%氢氧化钠溶液调节pH至6.5~7.0，滤过，滤液与上述滤液合并，加柠檬酸0.5g、蔗糖100g、蜂蜜50g、阿司帕坦2g及苯甲酸钠3g，搅匀，冷藏24小时，调pH至近中性，加水调整总量至1 000ml，搅匀，静置，滤过，灌封，灭菌，即得。

【功能主治】清热解毒，利湿退黄。用于肝胆湿热所致的黄疸，症见面目悉黄、胸胁胀痛、恶心呕吐、小便黄赤；急、慢性肝炎见上述临床表现者。

【方解】方中茵陈味苦微寒，清热利湿，利胆退黄，为治疗黄疸之要药，为君药。栀子苦寒，清三焦火邪，除肝胆湿热而退黄；黄芩苦寒，清热燥湿，泻火解毒，加强君药的清热利湿之

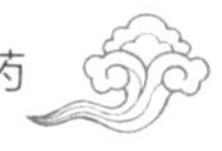

功，合为臣药。金银花甘寒，清热解毒，为佐药。诸药相合，清中有利，共奏清热解毒，利湿退黄之功。

【临床应用】本品可用于治疗黄疸。

黄疸　因湿热熏蒸肝胆，胆汁外溢所致，症见身目悉黄，黄色鲜亮，发热，胸闷，胁痛，恶心呕吐，口苦，二便不畅，舌质红，舌苔黄腻，脉弦滑数；急、慢性肝炎见上述临床表现者。

西医急性、迁延性、慢性肝炎和重症肝炎（Ⅰ型）等病辨证属于肝胆湿热证者，有选用本品的报道。

【用法与用量】口服，一次 10ml，一日 3 次。

【规格】每支装 10ml（含黄芩苷 0.4g）。

【其他剂型】本品还有颗粒剂、口服液、片剂、胶囊剂等剂型。

【使用注意】寒湿所发黄疸，症见黄色晦暗，肢凉怕冷，大便溏泄者不宜用。本品不宜用于肝衰竭的黄疸，梗阻性黄疸以及残留黄疸。自身免疫性肝炎、原发性胆汁性肝硬化和原发性硬化性胆管炎患者的黄疸慎用。妊娠及哺乳期妇女慎用。本品苦寒，易伤脾胃，黄疸消退后应考虑停药，不宜久服。

【不良反应】未检索到不良反应的报道。

【药理作用】本品主要有保肝及抗菌（金黄色葡萄球菌、大肠埃希菌、痢疾杆菌、乙型溶血性链球菌等）作用。

金芪降糖片
（《中国药典》2020 年版一部）

【处方】黄芪 513g　金银花 2 058g　黄连 343g

【制法】以上三味，黄连加 50% 乙醇加热提取 2 次，每次 2 小时，滤液合并，减压回收乙醇并浓缩（50~80℃）至相对密度为 1.15~1.20（60℃）的浸膏，加 1% 醋酸约 1.5 倍量稀释，用盐酸调节 pH 至 1~2，加入药液总量 5% 的氯化钠，静置，滤过，沉淀物加水稀释，用 20% 氢氧化钠调节 pH 至 6~7，滤过，取沉淀物减压干燥，备用；黄芪加 75% 乙醇加热提取 2 次，滤液合并，减压回收乙醇并浓缩干燥，备用；金银花加水温浸（75℃ ±2℃）2 次，滤液合并，减压浓缩至相对密度为 1.17~1.22（60℃）的浸膏，加乙醇使含醇量达 70%，静置，滤过，滤液减压回收乙醇，干燥，备用。合并上述各干膏，粉碎成细粉，加入预胶化淀粉 33~87g、微晶纤维素 76g、交联羧甲基纤维素钠 6.75g，混匀，干法制粒，加入交联羧甲基纤维素钠 6.75g 及硬脂酸镁 2.5g，混匀，压制成 1 000 片，包薄膜衣，即得。

【功能主治】清热益气。用于消渴气虚内热证，症见口渴喜饮，易饥多食，气短乏力。轻、中型 2 型糖尿病见上述证候者。

【方解】方中黄芪甘温，升举脾胃清阳之气，以开阴津生化之源，益气生津止渴以治其本，为主药。金银花甘寒，善散上焦肺热，以除上消的烦热口渴。黄连大苦大寒，主清中焦湿火郁结，清胃火，存阴液，为治中消易饥的佳品。二药合用，辅佐黄芪泻火存阴，使火退阴充，烦渴去，饥饿消，共为辅药。三药合用，共奏清热泻火，补中益气，生津止渴之效。

【临床应用】本品可用于治疗消渴。

消渴　因素体热盛，或过食肥甘厚腻，或过用温补食物，或长期精神刺激，或房事过度，肺胃燥热，阴津亏损，阴伤及气，气阴两伤所致。症见口渴喜饮，口干舌燥，多食易饥，体乏无力，气短困倦。

此外，有用本品治疗早期糖尿病肾病、多囊卵巢综合征的报道。

【用法与用量】饭前半小时服用。一次 2~3 片，一日 3 次，3 个月为 1 个疗程，或遵

笔记栏

医嘱。

【规格】每片重0.56g。

【其他剂型】本品还有丸剂、胶囊剂、颗粒剂等剂型。

【使用注意】属阴阳两虚消渴者，重度2型糖尿病患者慎用。服药期间忌食肥甘、辛辣食物，控制饮食，注意合理饮食结构，忌烟酒；避免长期精神紧张。重症病例应合用其他降糖药物治疗。与西药降糖药联合用药时，要及时监测血糖，避免低血糖反应发生。注意早期防治各种并发症，如糖尿病脑病、糖尿病心病、糖尿病肾病等，以防病情恶化。

【不良反应】有应用金芪降糖片出现腹泻、腹胀、便秘的报道。

【药理作用】本品主要有降血糖、降血脂等作用。

其他清脏腑热类中成药介绍如下(表10-3)：

表10-3 其他清脏腑热类中成药

名称	组成	功用	主治	用法用量	使用注意
香连丸	萸黄连、木香	清热燥湿，行气止痛	大肠湿热所致的痢疾，症见大便脓血、里急后重，发热腹痛；肠炎、细菌性痢疾见上述证候者	口服，一次3~6g，一日2~3次；小儿酌减	寒湿及虚寒下痢、泄泻者慎用。孕妇慎用
复方黄连素片	盐酸小檗碱、吴茱萸、木香、白芍	清热燥湿，行气止痛，止痢止泻	大肠湿热，赤白下痢，里急后重或暴注下泻，肛门灼热；肠炎、痢疾见上述证候者	口服，一次4片，一日3次	虚寒性泻痢者慎用。妊娠期慎用。不可过服、久服。与含鞣质的中药合用，可降低药效
银黄口服液	金银花提取物、黄芩提取物	清热疏风，利咽解毒	外感风热、肺胃热盛所致的咽干、咽痛、喉核肿大、口渴、发热；急慢性扁桃体炎、急慢性咽炎、上呼吸道感染见上述证候者	口服。一次10~20ml，一日3次；小儿酌减	-

第四节 解毒消癥类

解毒消癥中成药主要具有解毒消肿、散瘀止痛作用，适用于热毒瘀血壅结所致的痈疽疔毒、瘰疬、流注、癌肿等。常以麝香、牛黄、蟾酥、白花蛇舌草、三棱、莪术、乳香、没药等药为主组方。代表中成药有西黄丸等。

西 黄 丸

(《中国药典》2020年版一部)

【处方】牛黄或体外培育牛黄15g 麝香或人工麝香15g 醋乳香550g 醋没药550g

【制法】以上四味，牛黄或体外培育牛黄、麝香或人工麝香研细；另取黄米350g，蒸熟烘干，与醋乳香、醋没药粉碎成细粉，过筛，再与牛黄或体外培育牛黄、麝香或人工麝香粉末配研，过筛，混匀，用水制丸，阴干，即得。

【功能主治】清热解毒，消肿散结。用于热毒壅结所致的痈疽疔毒、瘰疬、流注、癌肿。

【方解】方中牛黄苦凉，入心肝经清热解毒，消肿止痛，为君药。乳香、没药活血化瘀、

散结止痛，为臣药。麝香辛香走窜，既能活血通经，行血分之滞，又消肿止痛，为佐药。诸药相合，共奏清热解毒，消肿散结之功。

【临床应用】本品可用于治疗痈肿疮疖、疔疮、肿瘤。

1. 痈肿疮疖　因热毒内蕴所致，症见局部皮肤红肿热痛，或溃破渗液，伴口干口苦，大便干燥，小便黄赤，或见恶寒发热。舌红苔黄，脉数。

2. 疔疮　因热毒壅盛所致，症见局部皮肤有粟粒样小疮或脓头，或麻或痒，红肿热痛，伴口苦咽干或痛，大便干燥，小便黄赤，或见恶寒发热，舌红苔黄，脉数。

3. 肿瘤　因热毒内结，经络不通所致，症见局部肿块，不痛不痒，或伴有红肿热痛，烦躁不安，口干口苦，便秘，尿黄，舌红苔黄，脉数。

此外，还有用本品治疗耳疖、乳腺增生病、冠心病心绞痛的报道。

【用法与用量】口服。一次 3g，一日 2 次。

【规格】每 20 丸重 1g。

【其他剂型】本品还有软胶囊、硬胶囊剂等剂型。

【使用注意】脾胃虚寒者慎用；服用本品时忌辛辣刺激食物。

【不良反应】有应用西黄丸导致药物性皮炎、重度皮疹的报道。

【药理作用】本品主要有抗肿瘤、抗乳腺增生等作用。

其他解毒消癥类中成药介绍如下（表 10-4）：

表 10-4　其他解毒消癥类中成药

名称	组成	功用	主治	用法用量	使用注意
抗癌平丸	半枝莲、珍珠菜、香茶菜、藤梨根、肿节风、蛇莓、白花蛇舌草、石上柏、兰香草、蟾酥	清热解毒，散瘀止痛	热毒瘀血壅滞所致的胃癌、食道癌、贲门癌、直肠癌等消化道肿瘤	口服。1 次 0.5~1g，1 日 3 次。饭后半小时服，或遵医嘱	孕妇禁用。脾胃虚寒者慎用。本品含蟾酥有毒，不可过量、久服

（张金莲）

复习思考题

1. 清热中成药的功效与主要适应病证是什么？

2. 简述牛黄上清片、黄连上清胶囊、牛黄解毒片、连花清瘟胶囊、芩连片、龙胆泻肝丸、茵栀黄口服液、金芪降糖片、西黄丸的功能、主治、临床应用及使用注意。

3. 简述一清胶囊、复方黄黛片的功能、主治。

4. 简述牛黄上清片与黄连上清胶囊、清热解毒颗粒与清热解毒口服液的功能、主治的异同点。

扫一扫
测一测

笔记栏

PPT 课件

第十一章 祛暑中成药

学习目标

通过本章学习，掌握祛暑中成药的基本知识，为临床合理使用祛暑中成药奠定基础。

1. 掌握六一散、藿香正气水、清暑益气丸的组成、功能主治、方解、临床应用、用法用量、使用注意、不良反应。
2. 熟悉保济口服液、甘露消毒丸的功能主治、临床应用、用法用量、使用注意。
3. 了解紫金锭、六和定中丸、十滴水的功能主治。

凡以解除暑邪为主要作用，用以治疗暑病的中成药，称祛暑中成药。

暑证多夹湿，暑为阳邪，易耗气伤津。故临床常见身热、烦渴、头重、身重、恶心、呕吐、脘腹痞闷等症。暑证治疗，总以祛暑为主，兼以化湿、利湿、生津等。

本类中成药大多辛香温燥，易伤津液，故阴虚血燥者慎用。部分含有毒成分的中成药，不宜过量、久用，孕妇忌用。

现代研究提示，祛暑中成药具有解热、抑菌、抗炎等作用，部分祛暑中成药还具有改善胃肠功能、止吐止泻、保肝利胆、解痉、镇痛、调节免疫等作用。

六 一 散

（《中国药典》2020 年版一部）

【处方】滑石粉 600g　甘草 100g

【制法】以上二味，甘草粉碎成细粉，与滑石粉混匀，过筛，即得。

【功能主治】清暑利湿。用于感受暑湿所致的发热、身倦、口渴、泄泻、小便黄少；外用治痱子。

【方解】方中滑石甘淡性寒，体滑质重，既可清解暑热，以治暑热烦渴，又可通利水道，使三焦湿热从小便而泄，为君药。生甘草甘平偏凉，清热泻火，益气和中；与滑石相伍，一则利小便而津液不伤，二可防滑石寒滑重坠伐胃，为臣药。二药合用，清中有利，共奏清暑利湿之功，故善治暑湿病证。

【临床应用】本品可用于治疗暑湿、痱子。

1. 暑湿　感受暑湿之邪所致的发热，身倦，口渴，泄泻，小便黄少。
2. 痱子　外用于暑湿之邪所致的痱子，周身刺痒。

西医膀胱炎、尿道炎、皮肤瘙痒、急性肠炎等症见身热烦渴、小便不利、口渴等症，辨证属于暑湿内盛证者，也有选用本品的文献报道。

【用法与用量】调服或包煎服，一次 6~9g，一日 1~2 次；外用，扑撒患处。

笔记栏

【规格】每袋装9g；12g。

【使用注意】小便清长者慎用。孕妇慎用。服药期间忌食辛辣食物。

【不良反应】未检索到不良反应的报道。

【药理作用】本品主要有利尿、抗菌、保护黏膜等作用。

藿香正气水

（《中国药典》2020年版一部）

【处方】苍术160g　陈皮160g　厚朴（姜制）160g　白芷240g　茯苓240g　大腹皮240g　生半夏160g　甘草浸膏20g　广藿香油1.6ml　紫苏叶油0.8ml

【制法】以上十味，苍术、陈皮、厚朴（姜制）、白芷分别用60%乙醇作溶剂，浸渍24小时后进行渗漉，前三味各收集初漉液400ml，厚朴收集初漉液500ml，备用；继续渗漉，收集续漉液，浓缩后并入初漉液中。茯苓加水煮沸后，80℃温浸2次，第一次3小时，第二次2小时，取汁；生半夏用冷水浸泡，每8小时换水一次，泡至透心后，另加干姜13.5g，加水煎煮2次，第一次3小时，第二次2小时；大腹皮加水煎煮3小时，甘草浸膏打碎后水煮化开；合并上述提取液，滤过，滤液浓缩至适量。广藿香油、紫苏叶油用乙醇适量溶解。合并以上溶液，混匀，用乙醇与水适量调整乙醇含量，并使全量成2 050ml，静置，滤过，灌装，即得。

【功能主治】解表化湿，理气和中。用于外感风寒、内伤湿滞或夏伤暑湿所致的感冒，症见头痛昏重、胸膈痞闷、脘腹胀痛、呕吐泄泻；胃肠型感冒见上述证候者。

【方解】方中广藿香油功效与广藿香相似，既可解表化浊，又理气和中，为君药。辅以紫苏、白芷辛温发散，助广藿香外散风寒，芳化湿浊，为臣药。厚朴、大腹皮行气燥湿、除满消胀；半夏、陈皮燥湿和胃、降逆止呕；苍术、茯苓燥湿、健脾，共为佐药。使以甘草调和脾胃，并调和药性。全方配伍，内外兼治，表里双解，共奏解表化湿，理气和中之功，故善治外感风寒、内伤湿滞或夏伤暑湿所致病症。

【临床应用】本品可用于治疗感冒、呕吐、泄泻、中暑。

1. 感冒　因外感风寒、内伤湿滞所致的恶寒发热，头身困重疼痛，胸脘满闷，恶心纳呆，舌质淡红，舌苔白腻，脉浮缓。

2. 呕吐　因湿阻中焦所致的呕吐，脘腹胀痛，伴发热恶寒，周身酸困，头身疼痛。

3. 泄泻　因湿阻气机所致的泄泻暴作，便下清稀，肠鸣腹痛，脘闷纳呆，伴见恶寒发热，周身酸楚。

4. 中暑　因外感暑湿、气机受阻所致的突然恶寒发热，头晕昏沉，胸脘满闷，恶心欲呕，甚则昏仆，舌苔白厚腻。

西医胃肠型感冒等临床见头痛昏重、胸膈痞闷、脘腹胀痛、呕吐泄泻等症，辨证属于外感风寒、内伤湿滞或夏伤暑湿证者，也有使用本品治疗的报道。

【用法与用量】口服，一次5~10ml，一日2次，用时摇匀。

【规格】每支装10ml。

【其他剂型】本品还有丸剂、颗粒剂、口服液、片剂、软胶囊剂等剂型。

【使用注意】外感风热者不宜用。孕妇慎用。服药期间饮食宜清淡，忌辛辣、生冷、油腻食物，忌烟酒；不宜在服药期间同时服用滋补性中成药；服药后不得驾驶机、车、船，从事高空作业、机械作业及操作精密仪器。对乙醇过敏者禁用，过敏体质慎用。

【不良反应】服用藿香正气水后有发生药疹、紫癜的个案报道。

【药理作用】本品主要有促进胃肠运动、解除胃肠痉挛、镇吐、抗过敏、镇痛等作用。

藿香正气诸多剂型，如何选？

笔记栏

保济口服液

（《中国药典》2020年版一部）

【处方】钩藤 3.4g　菊花 6.8g　蒺藜 3.4g　木香 13.6g　苍术 13.6g　厚朴 13.6g　天花粉 10.2g　广藿香 13.6g　葛根 13.6g　化橘红 6.8g　白芷 13.6g　薏苡仁 17.1g　稻芽 10.2g　薄荷 6.8g　茯苓 27.3g　广东神曲 13.6g

【制法】以上十六味，木香、苍术、薄荷、广藿香、化橘红用水蒸气蒸馏2小时，收集挥发油另器保存；药渣和提油后的水溶液加水煎煮2次，每次1.5小时，煎液滤过，滤液合并，浓缩至相对密度为1.08~1.12（60℃），放冷，加入乙醇使含醇量达45%，静置过夜，滤过，回收乙醇，浓缩成清膏，备用；钩藤、蒺藜、菊花、厚朴、广东神曲加水煎煮2次，第一次2小时，第二次1.5小时，合并煎液，滤过，滤液浓缩至相对密度为1.02~1.05（60℃），放冷，加入乙醇使含醇量达40%，静置过夜，滤过，回收乙醇并浓缩成清膏，备用；取薏苡仁、稻芽加水煎煮2次，每次1小时，合并煎液，滤过，滤液浓缩至相对密度为1.02~1.05（60℃），放冷，加入乙醇使含醇量达45%，静置过夜，滤过，回收乙醇，浓缩成清膏，备用；取茯苓、天花粉、白芷、葛根加水煎煮2次，第一次2小时，第二次1小时，合并煎液，滤过，滤液浓缩至相对密度为1.02~1.05（60℃），放冷，加入乙醇使含醇量达60%，静置过夜，滤过，回收乙醇，浓缩成清膏，备用。取上述清膏混合，加入水适量，搅拌均匀，加入蔗糖90g，加热，搅拌，并煮沸0.5小时，滤过，滤液加入适量水并放冷至60℃以下，加入已调配好的挥发油［挥发油：聚山梨酯80（1：6）］，加水至1 000ml，混匀，封装，121℃热压灭菌20分钟，即得。

【功能主治】解表，祛湿，和中。用于暑湿感冒，症见发热头痛、腹痛腹泻、恶心呕吐、肠胃不适；亦可用于晕车晕船。

【方解】方中广藿香芳香辛散，解表化湿，和中止呕；苍术、白芷解表散寒，燥湿，三药合用，既解表祛湿，又和中，共为君药。化橘红、厚朴燥湿除满，下气和中；菊花、蒺藜、钩藤、薄荷清宣透邪，六药共为臣药。茯苓、薏苡仁淡渗利湿；广东神曲、稻芽、木香醒脾开胃，行气和中；葛根升清止泻；天花粉清热生津，七药共为佐药。全方配伍，外散内化，行中有止，共收解表，祛湿，和中之功。

【临床应用】本品可用于治疗感冒、呕吐、泄泻、晕车晕船。

1. 感冒　外感表邪，脾胃失和所致，症见发热头痛，腹痛腹泻，噎食嗳酸，恶心呕吐，肠胃不适，消化不良，舌质淡，苔腻，脉浮。

2. 呕吐　外感表邪，胃失和降所致，症见呕吐不止，胸膈满闷，胃脘疼痛，苔白腻，脉濡缓。

3. 泄泻　外感表邪，脾失运化所致，症见下利清稀或如米泔水，腹痛或不痛，胸膈痞闷，呕恶。

4. 晕车晕船　乘坐交通工具时出现头晕，恶心，呕吐，面色苍白，汗出肢冷。

西医胃肠型感冒、急性胃炎、急性肠炎、晕动症等症见头痛、腹痛腹泻、恶心呕吐、肠胃不适等症，辨证属于暑湿证者，也有使用本品治疗的报道。

【用法与用量】口服，一次10~20ml，一日3次；儿童酌减。

【规格】每支装10ml。

【其他剂型】本品还有丸剂等剂型。

【使用注意】外感燥热者不宜服用。孕妇禁用。服药期间忌辛辣、油腻食物。

【不良反应】未检索到不良反应的报道。

【药理作用】本品主要有抗炎、镇痛、调节胃肠运动功能、抗菌（乙型溶血性链球菌、金

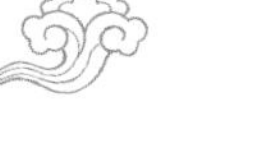

黄色葡萄球菌、福氏痢疾杆菌、伤寒杆菌、大肠埃希菌等）作用。

甘露消毒丸

（《中国药典》2020 年版一部）

【处方】滑石 300g　石菖蒲 120g　射干 80g　连翘 80g　川贝母 100g　薄荷 80g　茵陈 220g　木通 100g　豆蔻 80g　黄芩 200g　藿香 80g

【制法】以上十一味，滑石水飞或粉碎成极细粉；茵陈等其余十味粉碎成细粉，与上述滑石粉配研，过筛，混匀，用水泛丸或制丸，干燥，即得。

【功能主治】芳香化湿，清热解毒。用于暑湿蕴结，身热肢酸，胸闷腹胀，尿赤黄疸。

【方解】方中滑石利水渗湿，清热解暑，为君药。茵陈清热利湿，黄芩清热燥湿，共为臣药。石菖蒲、豆蔻、藿香、薄荷芳香化浊，行气醒脾；射干、川贝母化痰利咽，降肺止咳；木通清利湿热，连翘清热解毒，共为佐药。全方配伍，清中有利，化中有燥，共奏芳香化湿，清热解毒之功。

【临床应用】本品可用于治疗湿温。

湿温　湿温初起，邪在气分，湿热并重，症见身热肢酸，胸闷，腹胀，咽痛，尿赤或身目发黄，舌苔黄腻或厚腻。

西医急性黄疸性肝炎等症见身热肢酸、胸闷腹胀、尿赤等症，辨证属于暑湿蕴结证者，也有使用本品治疗的报道。

【用法与用量】口服，一次 6~9g，一日 2 次。

【规格】水丸，每瓶 30g。

【其他剂型】本品还有胶囊剂等剂型。

【使用注意】孕妇禁用。寒湿内阻者慎用。服药期间忌食辛辣、生冷、油腻食物。

【不良反应】未检索到不良反应的报道。

【药理作用】本品主要有退热、抑制病毒、保肝等作用。

清暑益气丸

（《中国药典》2020 年版一部）

【处方】人参 36g　黄芪（蜜炙）150g　炒白术 360g　苍术（米泔水炙）144g　麦冬 72g　泽泻 60g　醋五味子 36g　当归 48g　黄柏 60g　葛根 348g　醋青皮 72g　陈皮 72g　六神曲（麸炒）84g　升麻 60g　甘草 120g

【制法】以上十五味，粉碎成细粉，过筛，混匀。每 100g 粉末加炼蜜 120~130g 制成大蜜丸，即得。

【功能主治】祛暑利湿，补气生津。用于中暑受热，气津两伤，症见头晕身热、四肢倦怠、自汗、心烦、咽干、口渴。

【方解】方中炙黄芪益气健脾，固表止汗，为君药。人参、白术益气健脾；葛根、苍术、升麻燥湿健脾，解肌升阳，五药共为臣药。当归、麦冬、醋五味子养血生津敛汗；泽泻、黄柏清热利湿；陈皮、醋青皮、六神曲理气健脾，消食化滞，八药共为佐药。甘草益气和中，调和诸药，为使药。全方配伍，利中有补，共收祛暑利湿，补气生津之功。

【临床应用】本品可用于治疗中暑。

中暑　感受暑湿，暑热伤气所致头晕、身热、微恶风、汗出不畅、头昏重胀痛、四肢倦怠、自汗、心烦、咽干、口渴、口中黏腻、胸闷、小便短赤、舌苔薄白微黄、脉虚数。

西医小儿夏季热、功能性发热、支气管哮喘夏月发作等症见头晕身热、四肢倦怠、自汗、

笔记栏

心烦、咽干、口渴等症，辨证属于暑热耗气伤津证者，也有使用本品治疗的报道。

【用法与用量】口服，姜汤或温开水送服，一次1丸，一日2次。

【规格】大蜜丸，每丸重9g。

【其他剂型】尚未见有其他剂型。

【使用注意】孕妇慎用。忌食辛辣、油腻之品。

【不良反应】未检索到不良反应的报道。

【药理作用】本品主要有增强机体免疫功能、抗炎、抑菌、改善胃肠功能等作用。

其他祛暑类中成药介绍如下(表11-1):

表11-1　其他祛暑类中成药

名称	组成	功用	主治	用法用量	使用注意
紫金锭	人工麝香、山慈菇、雄黄、红大戟、千金子霜、五倍子、朱砂	辟瘟解毒，消肿止痛	中暑，脘腹胀痛，恶心呕吐，痢疾泄泻，小儿痰厥；外治疔疮肿毒，痄腮，丹毒，喉风	口服，一次0.6~1.5g，一日2次。外用：醋磨调敷患处	含有毒药物，不宜过量、久服。孕妇忌用。气血虚弱、肝肾功能不全者慎用
十滴水	樟脑、干姜、大黄、小茴香、肉桂、辣椒、桉油	健胃祛暑	中暑引起的头晕、恶心、腹痛、胃肠不适	口服。一次2~5ml；儿童酌减	孕妇忌服。驾驶员和高空作业者慎用。服药期间忌食辛辣、油腻食物
六合定中丸	广藿香、紫苏叶、香薷、木香、檀香、姜厚朴、枳壳(炒)、陈皮、桔梗、甘草、茯苓、木瓜、炒白扁豆、炒山楂、六神曲(炒)、炒麦芽、炒稻芽	祛暑除湿，和中消食	夏伤暑湿，宿食停滞，寒热头痛，胸闷恶心，吐泻腹痛	口服。一次3~6g，一日2~3次	湿热泄泻、实热积滞胃痛者慎用。服药期间忌食辛辣油腻食物

(张金莲)

扫一扫
测一测

复习思考题

1. 祛暑中成药的功效与主要适应病证是什么？
2. 简述藿香正气水、保济口服液、甘露消毒丸、清暑益气丸的功能、主治、临床应用、用法用量及使用注意。
3. 简述保济口服液与藿香正气水的功效、主治与临床应用的异同点。
4. 简述六一散的处方组成、功效主治及使用注意。

第十二章 温里中成药

笔记栏

PPT 课件

学习目标

通过本章学习，掌握温里中成药的基本知识，为临床合理使用温里中成药奠定基础。

1. 掌握理中丸、小建中合剂、香砂养胃颗粒、参附注射液的组成、功能主治、方解、临床应用、用法用量、使用注意、不良反应。

2. 了解良附丸、附子理中丸、香砂平胃丸、四逆汤的功能。

以温里祛寒为主要作用，治疗里寒证的中成药，统称为温里中成药。温里中成药主要具有温中祛寒、回阳救逆等作用，适用于里寒证。

里寒证是由寒邪停留于脏腑经络而导致的病证，有虚实之分。寒邪易伤阳气，阳虚生内寒，寒与阳虚相互影响而为病。若外寒直中，深入脏腑经络；表寒未愈，寒邪乘虚入里；素体阳虚，寒自内生；过服寒凉，损伤阳气，皆可导致里寒证的发生。

里寒证在病情上有轻重缓急之别，故温里中成药分为温中祛寒和回阳救逆两类。代表中成药为理中丸、小建中合剂、香砂养胃颗粒、参附注射液等。

使用温里中成药应注意辨清病证的寒热真假，不可用于真热假寒；对于素体阴亏血少或失血伤阴者，应慎用，以免重伤阴血或动血。

第一节 温中祛寒类

温中祛寒中成药具有温中散寒、健脾益气、温胃理气、温中和胃等作用，适用于脾胃虚寒所致的腹痛、呕吐等，见脘胀冷痛、肢体倦怠、手足不温，或腹痛、下利、恶心呕吐、舌苔白滑、脉沉细或沉迟；亦可用于寒凝气滞所致的胃脘胀满、吐酸，以及胃阳不足、湿阻气滞所致的胃痛、痞满等。其处方组成以温里散寒药为主，如干姜、炮姜、生姜、桂枝、附子、白术等。代表中成药有理中丸、小建中合剂、香砂养胃颗粒等。

理中丸（党参理中丸）

（《中国药典》2020 年版一部）

【处方】党参 75g　土白术 75g　炙甘草 75g　炮姜 50g

【制法】以上四味，粉碎成细粉，过筛，混匀。每 100g 粉末加炼蜜 110~120g 制成大蜜丸，即得。

【功能主治】温中散寒，健胃。用于脾胃虚寒，呕吐泄泻，胸满腹痛，消化不良。

笔记栏

【方解】方中炮姜苦辛温而微涩，温中祛寒，收涩止泻，并止痛，标本兼治，为君药。党参甘平，补气健脾，伍用君药，温补中焦，为臣药。土白术甘苦温，健脾燥湿，为佐药。炙甘草甘平偏温，既补脾益气，又缓急止痛，兼调和诸药，为佐使药。全方配伍，辛散甘补温燥，共奏温中祛寒、健胃之功，故善治脾胃虚寒所致的呕吐泄泻、胸满腹痛、消化不良。

【临床应用】本品可用于治疗胃痛、呕吐、泄泻。

1. 胃痛　症见胃脘冷痛，畏寒肢冷，喜热饮食。

2. 呕吐　症见呕吐，恶心，胃脘痞闷，不思饮食，肢体倦怠，神疲乏力，大便溏薄。

3. 泄泻　症见大便溏泄，腹中冷痛，喜温喜暖，畏寒肢冷。

西医慢性胃肠炎、慢性胃溃疡、慢性十二指肠溃疡、胃扩张、胃下垂、慢性结肠炎等病，辨证属于中焦虚寒者，也有选用本品治疗的报道。

【用法与用量】口服。一次 1 丸，一日 2 次。小儿酌减。

【规格】每丸重 9g。

【其他剂型】本品还有片剂、浓缩丸等剂型。

【使用注意】本品性偏温燥，阴虚内热者忌用。服药期间，忌食生冷油腻、不宜消化的食物。

【不良反应】未检索到不良反应的报道。

【药理作用】本品主要有调节胃肠运动、保护胃黏膜、调节免疫等作用。

小建中合剂

（《中国药典》2020 年版一部）

【处方】桂枝 111g　白芍 222g　炙甘草 74g　生姜 111g　大枣 111g

【制法】以上五味，桂枝蒸馏提取挥发油，蒸馏后的水溶液另器收集；药渣与炙甘草、大枣加水煎煮 2 次，每次 2 小时，合并煎液，滤过，滤液与蒸馏后的水溶液合并，浓缩至约 560ml；白芍、生姜用 50% 乙醇作溶剂，浸渍 24 小时后进行渗漉，收集渗漉液，回收乙醇后与上述药液合并，静置，滤过，另加麦芽糖 370g，再浓缩至近 1 000ml，加入苯甲酸钠 3g 与桂枝挥发油，加水至 1 000ml，搅匀，即得。

【功能主治】温中补虚，缓急止痛。用于脾胃虚寒，脘腹疼痛，喜温喜按，嘈杂吞酸，食少。

【方解】方中麦芽糖甘温，温中补虚，缓急止痛，为君药。桂枝辛甘温，温阳散寒，合麦芽糖辛甘化阳以建中阳之气；白芍酸甘之品，养血敛阴，既合麦芽糖酸甘化阴以助阴血之虚，又协助桂枝调和营卫，共为臣药。生姜辛微温，温散寒邪，佐桂枝以温中；大枣甘温，补中益气，佐白芍以养血。两药合用，辛甘健脾益胃，升腾中焦生发之气，共为佐药。炙甘草甘平偏温，既补中益气，助麦芽糖、桂枝益气温中，又和缓，合麦芽糖、芍药补脾养肝、缓急止痛，兼调和诸药，为佐使药。全方配伍，辛甘与酸甘并用，共奏温中补虚、缓急止痛之功，故善治脾胃虚寒、肝脾失和所致的脘腹疼痛、喜温喜按、嘈杂吞酸、食少。

【临床应用】本品可用于治疗腹痛。

腹痛　症见腹痛绵绵，时作时止，喜温喜按，形寒肢冷，神疲乏力，气短懒言。

西医慢性胃溃疡、慢性十二指肠溃疡、慢性胃炎、慢性肝炎、慢性结肠炎、神经衰弱、再生障碍性贫血、功能性低热等病，辨证属于脾胃虚寒、肝脾失和者，也有选用本品治疗的报道。

【用法与用量】口服。一次 20~30ml，一日 3 次。用时摇匀。

【规格】每瓶装 180ml。

笔记栏

【其他剂型】本品还有颗粒剂、丸剂、片剂、胶囊剂、口服液等剂型。

【使用注意】服药期间饮食宜清淡，忌酒及辛辣、生冷、油腻食物；忌愤怒、忧郁，保持心情舒畅。阴虚内热胃痛者不适用。

【不良反应】未检索到不良反应的报道。

【药理作用】本品主要有抗炎、增强免疫功能、抗溃疡、镇痛等作用。

香砂养胃颗粒

（《中国药典》2020 年版一部）

【处方】木香 152.2g　砂仁 152.2g　白术 217.4g　陈皮 217.4g　茯苓 217.4g　姜半夏 217.4g　醋香附 152.2g　枳实（炒）152.2g　豆蔻（去壳）152.2g　姜厚朴 152.2g　广藿香 152.2g　甘草 65.2g

【制法】以上十二味，姜半夏和生姜 65.2g，用药材 6 倍量的 70% 乙醇作溶剂，浸渍 24 小时，缓慢渗漉，收集渗漉液备用；木香、砂仁、白术、陈皮、枳实（炒）、豆蔻（去壳）、姜厚朴、广藿香用蒸馏法提取挥发油，蒸馏后的水溶液另器收集；药渣与茯苓等其余三味、大枣 108.7g，加水煎煮 2 次，每次 1.5 小时，合并煎液，滤过，滤液与上述水溶液合并，浓缩至约 1 900ml，放冷，加等量乙醇，静置，倾取上清液，滤过，滤液与上述渗漉液合并，回收乙醇，浓缩至相对密度为 1.33~1.36（50~55℃）的清膏，与蔗糖 375g、糊精与乙醇适量，制成颗粒，干燥，加入上述挥发油，混匀，制成 1 000g，即得。

【功能主治】温中和胃。用于胃阳不足、湿阻气滞所致的胃痛、痞满，症见胃痛隐隐，脘闷不舒，呕吐酸水，嘈杂不适，不思饮食，四肢倦怠。

【方解】方中木香辛苦温，行气止痛，健脾消食；砂仁辛温，化湿温中，行气止痛；白术甘苦温，补中益气，健脾燥湿，三药合用，善温中散寒，和胃止痛，共为君药。豆蔻辛温，化湿行气，温中止呕；广藿香辛微温，化湿止呕；陈皮辛苦温，理气健脾燥湿；姜厚朴苦辛温，行气燥湿消积；香附辛苦甘平，行气止痛，疏肝解郁。五药同用，助君药温中理气止痛，共为臣药。茯苓甘淡平，利湿健脾；炒枳实辛苦微寒，破气消积；姜半夏辛温，燥湿和胃，降逆止呕；生姜辛微温，温中止呕，共为佐药。甘草甘平，大枣甘温，两者既补中益气，又调和诸药，共为佐使药。全方配伍，辛温苦燥，共奏温中和胃之功，善治胃阳不足、湿阻气滞所致诸症。

【临床应用】本品可用于治疗胃痛、痞满、纳呆。

1. 胃痛　症见胃脘胀痛，痛窜胁背，脘闷不适，呕吐酸水，畏寒肢冷。
2. 痞满　症见脘腹胀满，胸脘堵闷，不思饮食，嘈杂不适。
3. 纳呆　症见不思饮食，食则饱胀，大便稀溏，体乏无力。

西医功能性消化不良、慢性胃炎、慢性胃溃疡、慢性十二指肠溃疡等病，辨证属于胃阳不足、湿阻气滞者，也有选用本品治疗的报道。

【用法与用量】开水冲服。一次 1 袋，一日 2 次。

【规格】每袋装 5g。

【其他剂型】本品还有丸剂、胶囊剂、软胶囊剂、乳剂、浓缩丸等剂型。

【使用注意】服药期间忌食生冷、油腻及酸性食物。

【不良反应】有服用香砂养胃丸致急性过敏性荨麻疹的报道。

【药理作用】本品主要有抗消化性溃疡、促进胃酸分泌、镇痛、调节肠蠕动等作用。

笔记栏

第二节　回阳救逆类

回阳救逆中成药，主要具有回阳救急等作用，适用于阳气衰微、阴寒内盛所致的厥脱等，症见四肢厥逆、精神萎靡、大汗淋漓、恶寒蜷卧、下利清谷、脉微细或脉微欲绝等。其处方组成以回阳、固脱中药为主，如附子、干姜、人参等。代表中成药有参附注射液、四逆汤等。

参附注射液

（《中华人民共和国卫生部药品标准：中药成方制剂》第18册）

【处方】红参110g　附片100g

【制法】取以上二味超声提取（超声功率为500W）2次，每次30分钟，溶媒用量为药材量的5倍。合并提取液，回收乙醇至无醇味，即得参附提取液。将上述参附提取液滤过，滤液通过大孔树脂，先用5倍量水洗脱，洗脱液弃去，再用5倍量65%乙醇洗脱，收集洗脱液，减压回收乙醇至无醇味，得纯化参附提取液，喷雾干燥，得人参、附子合提物8.4g，加入0.2%的吐温-80，补加注射用水至700ml，用氢氧化钠调节pH至6，滤过，灌封，灭菌，即得参附注射液。

【功能主治】回阳救逆，益气固脱。用于阳气暴脱的厥脱证；阳虚所致的惊悸、怔忡、喘咳、胃疼、泄泻、痹症等。

【方解】方中红参甘温，大补肺脾之元气，肺脾之气旺而五脏之气皆旺，为君药。附片大辛大热，纯阳燥烈，温壮元阳，通行十二经脉，温一身之阳气，为臣药。二药相须为用，药专力宏，共奏回阳救逆，益气固脱之功，故善治阳虚暴脱之证。

【临床应用】本品可用于治疗厥脱、心悸、喘证、胃痛。

1. 厥脱　症见眩晕昏仆，不知人事，面色苍白，呼吸微弱，汗出肢冷。
2. 心悸　症见心慌不安，不能自主，喘促不宁，面色苍白，畏寒肢冷。
3. 喘证　症见呼吸困难，甚则张口抬肩，鼻煽，不得平卧，口唇发绀，而成喘脱。
4. 胃痛　症见胃痛隐隐，空腹痛甚，得食痛减，喜暖喜按，食少纳差，泛吐清水，神疲乏力。

西医救治感染性、失血性、失液性休克，心律失常、冠心病、心肌炎，支气管哮喘、慢性肺源性心脏病、心力衰竭，胃炎、胃溃疡等，辨证属于阳虚欲脱者，也有选用本品治疗的报道。

【用法与用量】肌内注射一次2~4ml，一日1~2次。静脉滴注一次20~100ml，(用5%~10%葡萄糖注射液250~500ml稀释后使用)。静脉推注一次5~20ml，(用5%~10%葡萄糖注射液20ml稀释后使用)。或遵医嘱。

【规格】每支装2ml或10ml。

【其他剂型】本品尚未见有其他剂型。

【使用注意】新生儿、婴幼儿、孕妇禁用。有药物过敏史或过敏体质的患者以及高血压患者慎用。年老体弱者、心肺严重疾患者用药要加强临床监护。一般不宜与其他药物同时滴注。

【不良反应】据文献报道，发现本品的主要不良反应是过敏反应，包括过敏性休克、皮疹、急性哮喘发作、过敏性胃肠炎、眼睑水肿。本品还可引起肝功能异常、频发房性期前收缩、心电图异常、头痛、面色潮红、恶心、轻度口干、胸闷、憋气、皮肤瘙痒、局部疼痛、便秘、高血压患者血压升高。

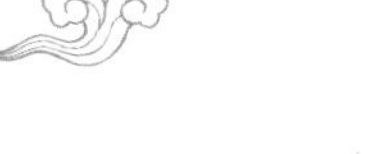

【药理作用】本品主要有抗休克、抗心肌缺血、抗心律失常、抗缺血再灌注损伤、改善微循环、改善血液流变性、改善血流动力学、提高免疫功能等作用。

其他温里类中成药介绍如下(表12-1):

表12-1　其他温里类中成药

名称	组成	功用	主治	用法用量	使用注意
良附丸	高良姜、醋香附	温胃理气	寒凝气滞,脘痛吐酸,胸腹胀满	口服。一次3~6g,一日2次	胃热及湿热中阻胃痛者慎用
附子理中丸	附子(制)、党参、炒白术、干姜、甘草	温中健脾	脾胃虚寒,脘腹冷痛,呕吐泄泻,手足不温	口服。水蜜丸一次6g,大蜜丸一次1丸,一日2~3次	所含附子有毒,故不宜过量或久服。孕妇慎用。湿热泄泻者忌用
香砂平胃丸	苍术、陈皮、姜厚朴、木香、砂仁、甘草	健胃,舒气,止痛	胃肠衰弱,消化不良,胸膈满闷,胃痛呕吐	口服。一次6g,一日1~2次	脾胃阴虚者忌用。服药期间,饮食宜清淡,忌生冷、油腻、煎炸食物和海鲜发物
四逆汤	淡附片、干姜、炙甘草	温中祛寒,回阳救逆	阳虚欲脱,冷汗自出,四肢厥逆,下利清谷,脉微欲绝	口服。一次10~20ml,一日3次;或遵医嘱	所含附子有毒,故不宜过量或久服,孕妇禁用。冠心病心绞痛病情急重者应配合抢救措施。不宜单独用于休克,应结合其他抢救措施

(张　林)

复习思考题

1. 香砂养胃颗粒、良附丸、香砂平胃丸均有温中行气之功,临床如何区别运用?
2. 理中丸、小建中合剂、附子理中丸均可治疗脾胃虚寒证,临床如何区别运用?
3. 哪些中成药处方中含有附子,使用时需注意哪些问题?
4. 试述参附注射液的使用注意。

扫一扫
测一测

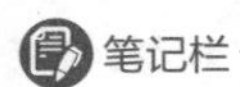

PPT 课件

第十三章

止咳化痰平喘中成药

学习目标

通过本章学习，掌握止咳化痰平喘中成药的基本知识，为临床合理使用化痰止咳平喘中成药奠定基础。

1. 掌握通宣理肺片、杏苏止咳颗粒、清肺抑火丸、蛇胆川贝液、急支糖浆、橘红丸、养阴清肺膏、二母宁嗽丸、小青龙合剂、桂龙咳喘宁胶囊、止嗽定喘口服液、降气定喘丸、人参保肺丸、固本咳喘片的组成、功能主治、方解、临床应用、用法用量、使用注意、不良反应。

2. 熟悉苏黄止咳胶囊、杏贝止咳颗粒、清气化痰丸、苏子降气丸的功能主治、临床应用、用法用量、使用注意。

3. 了解强力枇杷露、川贝止咳露、润肺膏、蜜炼川贝枇杷膏、蠲哮片、蛤蚧定喘丸、七味都气丸的功能主治。

以止咳、化痰、平喘为主要作用，治疗咳嗽、喘证的中成药，统称为止咳化痰平喘中成药。

止咳化痰平喘中成药主要具有止咳平喘、理气化痰等作用，兼有散寒、清热、润燥、解表、化饮、补肺、纳气等作用，适用于风寒、肺热、燥邪、肺虚、肾虚等导致的咳喘。

咳嗽和喘病均可作为一个独立的病证存在。其中咳嗽也可以是多种肺系病证的症状，喘证也可以是多种急慢性疾病的症状。两者均可由外感和内伤引发，病机关键在于肺失宣降，发为咳嗽、喘证。外感六淫之邪，常以风邪为主，或夹寒邪，或夹热邪，其中尤以风邪夹寒者居多，引起肺失宣肃，肺气上逆，出现咳、喘。若外邪不解，入里化热，而成表寒里热，邪热郁肺，亦可咳喘。若燥热蕴肺，耗伤肺津，或火热内盛，炼津为痰，或素有痰浊，内阻于肺，均可致肺失宣降，发为咳喘。若肺肾阴虚，每致阴虚火旺，灼津为痰，肺失濡润，气逆而作咳。若肺气不足，气失所主，以及肾元不固，摄纳失常，气不归元，亦可致气逆于肺而为喘。

按功效与适应证，本类中成药分为散寒止咳、清肺止咳、疏风止咳、润燥止咳和止咳平喘五类，分别适用于治疗肺寒咳嗽、肺热咳嗽、风邪袭肺咳嗽、肺燥咳嗽、咳嗽气喘等病症。

使用本类中成药时，应注意根据致病原因和证型选择适宜的中成药。有咳血倾向或痰黏难咳者，不宜使用温热燥烈的中成药，如散寒止咳类中成药，以免引起咳血。对于某些含有麻黄的中成药，心脏病、高血压、青光眼患者慎用。

第一节　散寒止咳类

散寒止咳中成药，主要具有温肺散寒，止咳化痰等作用，适用于风寒束肺、肺失宣降所

笔记栏

致的咳嗽,症见咳嗽,身重,鼻塞,咳痰清稀量多,气急,胸膈满闷等。其处方组成以辛温解表药、止咳平喘化痰药为主,如麻黄、紫苏叶、杏仁、桔梗、前胡等。代表中成药为通宣理肺片、杏苏止咳颗粒等。

通宣理肺片

(《中国药典》2020年版一部)

【处方】紫苏叶180g 前胡120g 桔梗120g 苦杏仁90g 麻黄120g 甘草90g 陈皮120g 半夏(制)90g 茯苓120g 麸炒枳壳120g 黄芩120g

【制法】以上十一味,取半夏(制)及麸炒枳壳48g粉碎成细粉,备用;紫苏叶、陈皮用水蒸气蒸馏法提取挥发油,收集挥发油,备用;药液滤过,药渣再加水煎煮2小时,滤过,合并滤液,备用;苦杏仁压榨去油,药渣与剩余的麸炒枳壳,用85%乙醇加热回流提取2次,每次2小时,合并85%乙醇提取液,滤过,滤液回收乙醇,备用;前胡等其余六味加水煎煮2次,每次2小时,合并煎液,滤过,滤液与上述两种备用药液合并,减压浓缩至相对密度为1.34~1.38(50℃)的稠膏,加入上述半夏(制)、麸炒枳壳细粉,混匀,干燥;干膏加淀粉适量,粉碎成细粉,混匀,制成颗粒,干燥,喷入上述挥发油,加入硬脂酸镁适量,混匀,压制成1 000片,包糖衣或薄膜衣,即得。

【功能主治】解表散寒,宣肺止嗽。用于风寒束表、肺气不宣所致的感冒咳嗽,症见发热、恶寒、咳嗽、鼻塞流涕、头痛、无汗、肢体酸痛。

【方解】方中紫苏叶辛温,发表散寒,理气宽胸;麻黄辛微苦温,发汗解表,宣肺平喘,共为君药。前胡苦辛微寒,降气祛痰,兼宣散表邪;苦杏仁苦,微温而润,降气化痰,止咳平喘;桔梗苦辛平,宣肺祛痰以止咳。三药合用,升降相合,以复肺脏宣肃之功。陈皮苦辛温,理气和中,燥湿化痰;制半夏辛温,燥湿化痰;茯苓甘淡平,渗湿以祛痰,健脾以绝生痰之源。六药合用,既增强君药解表宣肺之功,又能祛痰止咳,共为臣药。炒枳壳苦辛微寒,理气宽中,化痰除痞;黄芩苦寒,清泄肺热,以防邪郁化热,共为佐药。甘草甘平,既润肺止咳,又调和诸药,故为佐使药。全方配伍,宣降同施,温中寓清,共奏解表散寒、宣肺止嗽之功,故善治风寒束表、肺气不宣所致的咳嗽等。

【临床应用】本品可用于治疗咳嗽。

咳嗽 症见发热恶寒,恶寒较甚,头痛鼻塞,咳嗽痰白,无汗而喘,肢体酸痛。

西医上呼吸道感染、气管炎、支气管炎、急性鼻炎、荨麻疹、顽固性咳嗽等病辨证属于风寒束表、肺气不宣者,也有选用本品治疗的报道。

【用法与用量】口服。一次4片,一日2~3次。

【规格】薄膜衣片,每片重0.3g;糖衣片,片心重0.29g。

【其他剂型】本品还有胶囊剂、丸剂、颗粒剂、糖浆剂、口服液、膏剂等剂型。

【使用注意】孕妇、风热或痰热咳嗽、阴虚干咳者慎用。服药期间,忌烟酒及辛辣食物。因其含有麻黄,故心脏病、高血压、青光眼患者慎用。

【不良反应】未检索到不良反应的报道。

【药理作用】本品主要有发汗、镇咳、平喘、解痉、祛痰、镇痛、抑菌、抗病毒等作用。

杏苏止咳颗粒

(《中国药典》2020年版一部)

【处方】苦杏仁63g 陈皮47g 紫苏叶63g 前胡63g 桔梗47g 甘草16g

【制法】以上六味,取苦杏仁捣碎,加温水浸泡24小时,水蒸气蒸馏,收集蒸馏液50ml

至90%乙醇0.8ml中，再重蒸馏一次，收集重蒸馏液适量，测定重蒸馏液氢氰酸含量，加水稀释至每1ml含氢氰酸3.0mg的苦杏仁重蒸馏液，备用；紫苏叶、前胡、陈皮，提取挥发油；上述四种药渣与桔梗、甘草加水煎煮2次，每次2小时，合并煎液，滤过，滤液浓缩至适量，加入蔗糖适量，制成颗粒，干燥，放冷，喷入上述苦杏仁重蒸馏液17ml及紫苏叶等挥发油，混匀，制成1 000g，即得。

【功能主治】宣肺散寒，止咳祛痰。用于风寒感冒咳嗽，气逆。

【方解】方中苦杏仁苦微温，苦泄肃降为主，兼宣肺而止咳平喘；紫苏叶辛温，解表散寒，理气宽中。两药合用，宣肺散寒，止咳祛痰，故为君药。前胡苦辛微寒，降气祛痰，兼宣散表邪，可增君药止咳祛痰之功，故为臣药。桔梗苦辛平，宣肺祛痰，利咽止咳；陈皮苦辛温，理气宽中，燥湿化痰，共为佐药。甘草甘平，既祛痰止咳，又调和诸药，为佐使药。全方配伍，辛宣苦降温散，共奏宣肺散寒、止咳祛痰之功，善治风寒犯肺所致的咳嗽、气逆。

【临床应用】本品可用于治疗咳嗽。

咳嗽 症见咳嗽，痰稀薄白，咽痒，恶寒头痛，肢节酸痛，鼻塞流清涕，喷嚏频频等。

西医上呼吸道感染、气管炎、支气管炎、支气管扩张等病，辨证属于风寒犯肺者，也有选用本品治疗的报道。

【用法与用量】开水冲服。一次1袋，一日3次；小儿酌减。

【规格】每袋装12g。

【其他剂型】本品还有露剂、糖浆剂、口服液、合剂、软胶囊剂等剂型。

【使用注意】风热或燥热、阴虚干咳者慎用。服药期间，宜食清淡食物，忌食辛辣食物。

【不良反应】未检索到不良反应的报道。

【药理作用】本品主要有镇咳、祛痰、平喘、抗炎等作用。

第二节 清肺止咳类

清肺止咳中成药，主要具有清泻肺热、止咳化痰等作用，适用于痰热阻肺所致的咳嗽，见咳嗽、痰多黄稠、胸闷等症。其处方组成以清热药、润燥化痰药等为主，如黄芩、栀子、四季青、金荞麦、知母、瓜蒌等。代表中成药有清肺抑火丸、蛇胆川贝液、急支糖浆、橘红丸等。

清肺抑火丸

（《中国药典》2020年版一部）

【处方】黄芩140g 栀子80g 知母60g 浙贝母90g 黄柏40g 苦参60g 桔梗80g 前胡40g 天花粉80g 大黄120g

【制法】以上十味，粉碎成细粉，过筛，混匀。用水泛丸，干燥，制成水丸；或每100g粉末加炼蜜130~150g制成大蜜丸，即得。

【功能主治】清肺止咳，化痰通便。用于痰热阻肺，咳嗽，痰黄稠黏，口干咽痛，大便干燥。

【方解】方中黄芩苦寒，善泻肺热，并燥湿以祛痰，为君药。栀子、黄柏苦寒，清热泻火，利湿燥湿；浙贝母苦寒，清肺止咳，化痰散结。三药助君药清肺化痰止咳，为臣药。桔梗苦辛平，宣肺祛痰，利咽止咳；前胡苦辛微寒，降气祛痰；苦参苦寒，清热燥湿；知母苦甘寒，清热泻火，滋阴润燥；天花粉甘微苦微寒，清肺润燥止咳；大黄苦寒，泄热通便，引肺火下行。六药合用，助君、臣药清肺化痰止咳之功，又润燥生津，泄热通便，共为佐药。全方配伍，清泄润

燥，清上导下，共奏清肺止咳、化痰通便之功，故善治痰热阻肺所致的咳嗽、痰黄稠黏、口干咽痛、大便干燥。

【临床应用】本品可用于治疗咳嗽、肺胀。

1. 咳嗽　症见咳嗽，气息粗促，或喉中有痰声，痰多质黏厚或稠黄，咳吐不爽，大便干燥等。

2. 肺胀　症见咳逆，喘息气粗，胸满烦躁，目胀睛突，痰黄，黏稠难咳，口渴欲饮，溲赤，便干等。

西医上呼吸道感染、气管炎、支气管炎、肺脓肿等辨证属于痰热阻肺者，也有选用本品治疗的报道。

【用法与用量】口服。水丸一次 6g，大蜜丸一次 1 丸，一日 2~3 次。

【规格】大蜜丸，每丸重 9g。

【其他剂型】本品还有滴丸、片剂、膏剂等剂型。

【使用注意】孕妇、风寒咳嗽、脾胃虚弱者慎用。服药期间，忌食生冷、辛辣、燥热之品，忌烟酒。

【不良反应】未检索到不良反应的报道。

【药理作用】本品主要有镇咳、祛痰、平喘等作用。

蛇胆川贝液

（《中华人民共和国卫生部药品标准：中药成方制剂》第 9 册）

【处方】蛇胆汁 20g　平贝母 75g

【制法】以上二味，取平贝母，加 80% 乙醇加热回流提取，提取液滤过，滤液浓缩成流浸膏；另取蔗糖 560g、蜂蜜 80g 制成蛇胆汁、平贝母流浸膏、杏仁水 30ml 及薄荷脑、防腐剂适量，混匀，加水使成 1 000ml，即得。

【功能主治】祛风止咳，除痰散结。用于风热咳嗽，痰多气喘，胸闷，咳痰不爽或久咳不止。

【方解】方中蛇胆汁苦甘凉，祛风除湿，清热解毒，化痰止咳，为君药。川贝母苦甘微寒，清热化痰，润肺止咳，并散结，为臣药。全方配伍，苦降寒清，共奏祛风止咳，除痰散结之功，故善治风热犯肺或风寒郁肺化热所致的咳嗽、痰多气喘等。

【临床应用】本品可用于治疗咳嗽。

咳嗽　症见咳嗽气粗，痰稠黄，咳吐不爽，发热，咽喉疼痛，或痰黏难咳，久咳不止。

西医支气管炎、肺炎、百日咳、支气管哮喘等症见咳嗽、痰多气喘、胸闷、咳痰不爽或久咳不止等，辨证属于风热犯肺者，也有选用本品治疗的报道。

【用法与用量】口服，一次 10ml，一日 2 次，小儿酌减。

【规格】每支 10ml。

【其他剂型】本品还有胶囊剂、软胶囊剂、散剂、糖浆剂等剂型。

【使用注意】孕妇、痰湿犯肺或久咳不止者慎用。服药期间，忌食辛辣、油腻食物，忌烟酒。

【不良反应】蛇胆川贝液可能引起全身荨麻疹样药疹、弥散性红斑型药疹、水肿性紫癜型药疹的过敏反应、急性喉水肿、胸腹皮肤灼痛等。

【药理作用】本品主要有镇咳、祛痰、抗炎、平喘等作用。

急支糖浆

（《中国药典》2020 年版一部）

【处方】鱼腥草 150g　金荞麦 150g　四季青 150g　麻黄 30g　紫菀 75g　前胡

45g 枳壳 45g 甘草 15g

【制法】以上八味,鱼腥草、枳壳加水蒸馏,收集蒸馏液;药渣与金荞麦等其余六味加水煎煮 2 次,滤过,合并滤液,浓缩至适量;取适量蔗糖,加水煮沸,滤过,滤液与上述蒸馏液和浓缩液合并,加入苯甲酸和山梨酸钾适量,或加入苯甲酸、山梨酸钾和矫味剂适量,加水至 1 000ml,混匀,分装,即得。

【功能主治】清热化痰,宣肺止咳。用于外感风热,发热恶寒,胸膈满闷,咳嗽咽痛。

【方解】方中鱼腥草辛微寒,功专清肺解毒,消痈排脓,兼利尿而导热邪从小便出,为君药。金荞麦苦凉,清肺化痰,并缓通大便;四季青苦寒,清热解毒,二药助君药清肺化痰,共为臣药。麻黄辛温,宣肺平喘,解表散邪;前胡苦辛微寒,降气化痰,宣散风热;紫菀辛苦温,润肺下气,化痰止咳;枳壳苦辛微寒,理气宽中,行滞消积。四药合用,宣降肺气,化痰止咳,兼散表邪,麻黄、紫菀又遏制诸药寒凉太过,共为佐药。甘草甘平,化痰止咳,调和诸药,故为佐使药。全方配伍,清中有温,宣中寓降,燥中兼润,共奏清热化痰、宣肺止咳之功,故善治外感风热所致的发热恶寒、胸膈满闷、咳嗽咽痛。

【临床应用】本品可用于治疗咳嗽。

咳嗽 症见发热恶寒,咳嗽痰黄,口渴咽痛;或咳嗽胸闷,痰多黄稠,小便短赤。

西医急性支气管炎、慢性支气管炎急性发作、上呼吸道感染、支气管扩张、肺脓肿等病辨证属于风热袭表犯肺、肺失宣肃者,也有选用本品治疗的报道。

【用法与用量】口服。一次 20~30ml,一日 3~4 次;儿童周岁以内一次 5ml,1~3 岁一次 7ml,3~7 岁一次 10ml,7 岁以上一次 15ml,一日 3~4 次。

【规格】每瓶装 100ml;200ml。

【其他剂型】本品还有颗粒剂等剂型。

【使用注意】孕妇及寒证者慎用。因其含麻黄,故高血压、心脏病、青光眼患者慎用。服药期间,忌食辛辣、生冷、油腻食物,忌烟酒。

【不良反应】未检索到不良反应的报道。

【药理作用】本品主要有抗菌、抗炎、止咳、祛痰、解热、抗病毒等作用。

橘 红 丸

(《中国药典》2020 年版一部)

【处方】化橘红 75g 陈皮 50g 半夏(制)37.5g 茯苓 50g 甘草 25g 桔梗 37.5g 苦杏仁 50g 炒紫苏子 37.5g 紫菀 37.5g 款冬花 25g 瓜蒌皮 50g 浙贝母 50g 地黄 50g 麦冬 50g 石膏 50g。

【制法】以上十五味,粉碎成细粉,过筛,混匀。每 100g 粉末用炼蜜 20~30g 加适量水泛丸,干燥,制成水蜜丸;或加炼蜜 90~110g 制成小蜜丸或大蜜丸,即得。

【功能主治】清肺,化痰,止咳。用于痰热咳嗽,痰多,色黄黏稠,胸闷口干。

【方解】化橘红辛苦温,理气宽中,燥湿化痰;浙贝母苦寒,清热化痰,两药合用,既清肺,又化痰,共为君药。陈皮辛苦温,理气调中,燥湿化痰;制半夏辛温,燥湿化痰;茯苓甘淡平,健脾渗湿以祛痰,健脾以绝生痰之源;石膏辛甘大寒,清泻肺中实火;瓜蒌皮甘寒,清热化痰、利气宽胸;地黄苦甘寒,滋阴清热;麦冬甘苦微寒,养阴润肺清热。七药合用,助君药清肺润肺,理气化痰,共为臣药。苦杏仁苦微温,降气平喘,润肠通便;炒紫苏子辛温,降气化痰,止咳平喘,润肠通便;桔梗苦辛平,开宣肺气,祛痰利咽;紫菀辛苦温,款冬花辛温,善润肺下气,化痰止咳。五药合用,可助君臣药化痰,止咳之功,共为佐药。甘草甘平,既化痰止咳,又调和诸药,为佐使药。全方配伍,清中有泻,燥中寓润,共奏清肺、化痰、止咳之功,故善

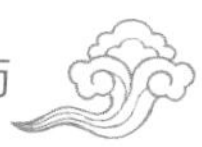

治痰热阻肺所致的咳嗽痰多，色黄黏稠，胸闷口干。

【临床应用】本品可用于治疗咳嗽。

咳嗽　症见痰多色黄，不易咳出，胸闷，口干，纳呆。

西医急慢性支气管炎、支气管哮喘等病辨证属于痰热阻肺者，也有选用本品治疗的报道。

【用法与用量】口服。水蜜丸一次7.2g，小蜜丸一次12g，大蜜丸一次2丸（每丸重6g）或4丸（每丸重3g），一日2次。

【规格】水蜜丸每100丸重10g；大蜜丸每丸重3g或6g。

【其他剂型】本品还有片剂、颗粒剂、胶囊剂等剂型。

【使用注意】孕妇、气虚咳嗽或阴虚燥咳者慎用。服药期间，忌食辛辣、油腻食物。

【不良反应】未检索到不良反应的报道。

【药理作用】本品主要有镇咳、祛痰等作用。

其他清肺止咳类中成药介绍如下（表13-1）：

表13-1　其他清肺止咳类中成药

名称	组成	功用	主治	用法用量	使用注意
强力枇杷露	枇杷叶、罂粟壳、百部、桑白皮、白前、桔梗、薄荷脑	清热化痰，敛肺止咳	痰热伤肺，咳嗽经久不愈，痰少而黄或干咳无痰	口服。一次15ml，一日3次，小儿酌减	因含有罂粟壳，故孕妇禁用；不可过量或久用。外感咳嗽或痰浊壅盛者慎用。服药期间，忌食辛辣厚味食物
川贝止咳露	川贝母、枇杷叶、前胡、百部、桔梗、桑白皮、薄荷脑	止嗽祛痰	风热咳嗽，痰多上气或燥咳	口服。一次15ml，一日3次	风寒咳嗽者慎用。服药期间，忌烟、酒及辛辣食物
清气化痰丸	酒黄芩、瓜蒌仁霜、半夏（制）、胆南星、陈皮、苦杏仁、枳实、茯苓	清肺化痰	痰热阻肺，咳嗽痰多，痰黄稠黏，胸腹满闷	口服。一次6~9g，一日2次；小儿酌减	风寒咳嗽者慎用，儿童、孕妇、体质虚弱及脾胃虚寒者慎用。服药期间饮食宜清淡，禁食辛辣、油腻食物

第三节　疏风止咳类

疏风止咳中成药，主要具有疏风散邪、止咳化痰等作用，适用于风邪犯肺、肺失宣降所致的咳嗽，症见咳嗽，咽痒，干咳或咳痰量少，或痰稠质黏，微恶寒，发热等。其处方组成以辛散疏风药、止咳平喘药等为主，如麻黄、紫苏叶、蝉蜕、苏子、杏仁、枇杷叶等。代表中成药为苏黄止咳胶囊、杏贝止咳颗粒等。

苏黄止咳胶囊
（《中国药典》2020年版一部）

【处方】麻黄556g　紫苏叶556g　地龙556g　蜜枇杷叶556g　炒紫苏子332g　蝉蜕444g　前胡444g　炒牛蒡子556g　五味子444g

【制法】以上九味，紫苏叶、前胡加水浸泡1小时，提取挥发油8小时，收集挥发油，蒸

笔记栏

馏后的水溶液另器收集；挥发油用β环糊精包合，在40℃以下干燥，粉碎成细粉。麻黄、五味子加80%乙醇，回流提取3次，每次1.5小时，滤过，滤液合并，回收乙醇，并浓缩至相对密度为1.25~1.30（50℃）的稠膏，备用。地龙等其余五味加水煎煮3次，每次1小时，滤过，滤液与上述蒸馏后的水溶液合并，浓缩至相对密度为1.10（50℃），加乙醇使含醇量达70%，冷藏24小时，滤过，滤液回收乙醇，并浓缩至相对密度为1.25~1.30（50℃）的稠膏，与上述稠膏合并，70℃以下减压干燥成干浸膏，粉碎成细粉，与上述细粉合并，加入适量淀粉，混匀，用90%~95%乙醇适量制粒，干燥，过40目筛整粒后，装入胶囊，制成1 000粒，即得。

【功能主治】疏风宣肺，止咳利咽。用于风邪犯肺，咳嗽，咽痒，痒时咳嗽，或呛咳阵作，气急，遇冷空气、异味等因素突发或加重，或夜卧晨起咳剧，多呈反复发作，干咳无痰或少痰，舌苔薄白。

【方解】方中麻黄辛温，疏风散寒，宣肺平喘；紫苏叶辛温，发表散寒，两者配伍增强疏风散邪之功，共为君药。紫苏子辛温而润，降气消痰，止咳平喘，与麻黄相配，一宣一降，增强止咳平喘之功；前胡辛苦微寒，降气祛痰，降中有宣，以复肺之宣降，又兼具辛散之性，有助于散风祛邪；五味子敛肺止咳；蝉蜕疏风散邪，利咽止痒；以上四味均为臣药。佐以枇杷叶降利肺气；地龙平喘；牛蒡子利咽，辛凉疏散，制方中用药之温燥。全方配伍，宣降相宜，共奏疏风宣肺，止咳利咽之功，故善治风邪犯肺，肺气失宣所致的咳嗽，咽痒，痒时咳嗽，或呛咳阵作，气急，或夜卧晨起咳剧，干咳无痰或少痰。

【临床应用】本品可用于治疗咳嗽、哮喘。

1. 咳嗽　症见咳嗽，咽痒，痒时咳嗽，干咳无痰或少痰，舌苔薄白。

2. 哮喘　症见干咳，夜卧或晨起咳剧，呈反复发作，或呛咳阵作，气急，遇冷空气、异味等因素突发或加重。

西医上呼吸道感染、支气管炎、哮喘、慢性阻塞性肺疾病等病辨证属于风邪犯肺、肺气失宣者，也有选用本品治疗的报道。

【用法与用量】口服。一次3粒，一日3次。7~14天为1个疗程。

【规格】每粒装0.45g。

【其他剂型】本品尚未见有其他剂型。

【使用注意】运动员，高血压、心脏病患者慎用。孕妇忌用。服药期间忌食辛辣等刺激性食物。

【不良反应】偶见恶心、呕吐、胃部不适、便秘、咽干。

【药理作用】本品主要有止咳、祛痰、平喘、抗气道过敏性炎症和组织急性炎症、调节免疫功能等作用。

杏贝止咳颗粒

（《国家食品药品监督管理局国家药品标准：新药转正标准》第88册）

【处方】麻黄（蜜炙）　苦杏仁　桔梗　前胡　浙贝母　百部　北沙参　木蝴蝶　甘草

【制法】麻黄、前胡、浙贝母和百部加70%的乙醇6倍，回流2小时，过滤，药渣加4倍量70%的乙醇，回流2小时，过滤，合并滤液，减压浓缩至60℃相对密度为1.07，得醇提清膏，放置备用；桔梗、北沙参、木蝴蝶和甘草加10倍量水，煮沸后加入苦杏仁，煮沸1.5小时，过滤，药渣加8倍量水，煮沸1.5小时，过滤，合并滤液，减压浓缩至60℃相对密度为1.09，得水提清膏；合并清膏，混匀，喷雾干燥，得干粉；干粉中加入颗粒理论产量34%~36%的糊精及颗粒理论产量5%的甜蜜素，混匀，干法制粒，并以铝箔分装，即得。

【功能主治】清宣肺气，止咳化痰。用于外感咳嗽，微恶寒，发热，咳嗽，咳痰，痰稠质

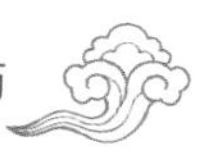

黏，口干苦，烦躁。

【方解】方中麻黄宣肺开表，以散外邪，为君药。苦杏仁降气平喘，与麻黄相配可宣降肺气，以止咳平喘；浙贝母苦寒，清肺化痰止咳，与麻黄同用，寒温相制，可使宣肺而不助热，清肺而不碍表邪之外疏；苦杏仁与浙贝母合用，又可增强止咳化痰之效，为臣药。前胡辛苦微寒气化痰，又具辛散之性，有助于散外邪；百部下气化痰，理肺止咳；桔梗宣肺利咽化痰；北沙参清肺热，养肺阴，以防肺阴耗伤；木蝴蝶清肺利咽。以上五味药助君、臣药清肺利咽，止咳化痰，为佐药。甘草调和诸药，为使药。全方配伍，寒温并用，共奏清宣肺气，止咳化痰之功，故善治外感邪气，表寒里热所致的微恶寒，发热，咳嗽，咳痰，痰稠质黏，口干苦，烦躁。

【临床应用】本品可用于治疗咳嗽。

咳嗽　症见微恶寒，发热，咳嗽，咳痰，痰稠质黏，口干苦，烦躁。

西医上呼吸道感染、支气管炎、支气管哮喘等病辨证属于外感邪气，表寒里热者，也有选用本品治疗的报道。

【用法与用量】开水冲服。一次 1 袋，一日 3 次。

【规格】每袋装 4g。

【其他剂型】本品尚未见有其他剂型。

【使用注意】孕妇、高血压、心脏病患者慎用。服药期间，忌食辛辣、生冷、油腻食物。

【不良反应】未检索到不良反应的报道。

【药理作用】本品主要有止咳、祛痰、平喘、抗炎、抑制被动皮肤过敏反应等作用。

第四节　润燥止咳类

润燥止咳中成药，主要具有润肺、止咳等作用，适用于燥邪犯肺所致的咳嗽，见咳嗽，痰少、不易咳出，或痰中带血，胸闷等症。其处方组成以润燥化痰药、甘寒养阴药等为主，如贝母、瓜蒌、地黄、麦冬等。代表中成药为养阴清肺膏、二母宁嗽丸、润肺膏、蜜炼川贝枇杷膏等。

养阴清肺膏

（《中国药典》2020 年版一部）

【处方】地黄 100g　麦冬 60g　玄参 80g　川贝母 40g　白芍 40g　牡丹皮 40g　薄荷 25g　甘草 20g

【制法】以上八味，川贝母用 70% 乙醇作溶剂，浸渍 18 小时后，以每分钟 1~3ml 的速度缓缓渗漉，待可溶性成分完全漉出，收集渗漉液，回收乙醇；牡丹皮与薄荷分别用水蒸气蒸馏，收集蒸馏液，分取挥发性成分另器保存；药渣与地黄等其余五味加水煎煮 2 次，每次 2 小时，合并煎液，静置，滤过，滤液与川贝母提取液合并，浓缩至适量，加炼蜜 500g，混匀，滤过，滤液浓缩至规定的相对密度，放冷，加入牡丹皮与薄荷的挥发性成分，混匀，即得。

【功能主治】养阴润燥，清肺利咽。用于阴虚肺燥，咽喉干痛，干咳少痰或痰中带血。

【方解】方中地黄甘苦寒，养阴生津，清热凉血，补少阴不足之阴，为君药。麦冬甘寒，养肺阴，清肺热；玄参苦甘咸寒，清热凉血，滋阴降火，解毒散结而利咽；白芍甘苦酸微寒，养血敛阴泄热，三药合用，既助君药养阴清肺，又能凉血利咽，共为臣药。牡丹皮苦辛微寒，凉血清热，活血止痛；川贝母苦甘微寒，清热润肺，化痰止咳，散结消肿；薄荷辛凉，轻清上浮，清利头目与咽喉。三药助君臣药清肺利咽，又活血止痛，为佐药。生甘草清热解毒，配白芍

笔记栏

酸甘以化阴，又调和诸药，为佐使药。全方配伍，甘寒养润清泄，共奏养阴润燥，清肺利咽之功，故善治肺肾阴虚，虚火灼肺所致的咽喉干痛，干咳少痰，或痰中带血。

【临床应用】本品可用于治疗咳嗽、慢喉痹。

1. 咳嗽　症见干咳无痰，或痰少而黏，或痰中带血，咽喉干燥疼痛。

2. 慢喉痹　症见咽干咽痛，咽痒不适。

西医上呼吸道感染、急性扁桃体炎、急性咽喉炎、支气管炎、支气管扩张、急性放射性肺炎、口腔溃疡、痤疮等病辨证属于肺肾阴虚、虚火灼肺者，也有选用本品治疗的报道。

【用法与用量】口服。一次 10~20ml，一日 2~3 次。

【规格】每瓶装 100ml。

【其他剂型】本品还有口服液、丸剂、合剂、糖浆剂、颗粒剂等剂型。

【使用注意】脾虚便溏，痰多湿盛咳嗽者慎用。孕妇慎用。服药期间，忌食辛辣、生冷、油腻食物。

【不良反应】未检索到不良反应的报道。

【药理作用】本品主要有抗肺纤维化、增强免疫功能、抑菌、抗炎、止咳、祛痰等作用。

二母宁嗽丸

（《中国药典》2020 年版一部）

【处方】川贝母 225g　知母 225g　石膏 300g　炒栀子 180g　黄芩 180g　蜜桑白皮 150g　茯苓 150g　炒瓜蒌子 150g　陈皮 150g　麸炒枳实 150g　炙甘草 30g　五味子（蒸）30g

【制法】以上十二味，粉碎成细粉，过筛，混匀。每 100g 粉末加炼蜜 40~60g 及适量水制成水蜜丸，干燥；或加炼蜜 115~135g 制成大蜜丸，即得。

【功能主治】清肺润燥，化痰止咳。用于燥热蕴肺，咳嗽，痰黄而黏，不易咳出，胸闷气促，久咳不止，声哑喉痛。

【方解】方中知母苦甘寒，清热泻火、滋阴润燥；川贝母苦甘微寒，清热化痰，润肺止咳，共为君药。石膏辛甘大寒，黄芩苦寒，清泄肺热；炒栀子苦寒，清泄肺热，通利小便；蜜桑白皮甘寒，清利肺热而平喘；炒瓜蒌子甘寒，清热化痰，润燥滑肠。五药合用，既助君药清肺润燥，化痰止咳，又清利二便，共为臣药。陈皮苦辛温，理气宽中，燥湿化痰；炒枳实苦辛微寒，破气化痰除痞；茯苓甘淡平，渗湿健脾；蒸五味子酸温，滋肾敛肺止咳，共为佐药。炙甘草甘平偏温，既润肺止咳，又调和诸药，为佐使药。全方配伍，甘润寒清，共奏清肺润燥，化痰止咳之功，故善治燥热蕴肺所致的咳嗽等症。

【临床应用】本品可用于治疗咳嗽。

咳嗽　症见咳嗽咳痰，久咳不止，痰黄而黏，不易咳出，胸闷气促，声哑喉痛。

西医上呼吸道感染、慢性支气管炎、支气管扩张等病辨证属于燥热蕴肺者，也有选用本品治疗的报道。

【用法与用量】口服。大蜜丸一次 1 丸，水蜜丸一次 6g，一日 2 次。

【规格】大蜜丸每丸重 9g；水蜜丸每 100 丸重 10g。

【其他剂型】本品还有颗粒剂、片剂、丸剂、糖浆剂等剂型。

【使用注意】风寒咳嗽者慎用。服药期间，忌食辛辣及牛肉、羊肉、鱼等食物。

【不良反应】未检索到不良反应的报道。

【药理作用】本品主要有镇咳、祛痰、抗菌抑菌、解热等作用。

其他润燥止咳类中成药介绍如下（表 13-2）：

笔记栏

表 13-2　其他润燥止咳类中成药

名称	组成	功用	主治	用法用量	使用注意
润肺膏	莱阳梨清膏、党参、百部(蜜炙)、黄芪(蜜炙)、紫菀(蜜炙)、川贝母	润肺益气，止咳化痰	肺气虚弱，胸闷不畅，久咳痰嗽，气喘自汗	口服或开水冲服，一次 15g，一日 2 次	外感风寒咳嗽及痰浊壅盛者慎用。服药期间，禁食辛辣、油腻食物
蜜炼川贝枇杷膏	川贝母、枇杷叶、桔梗、陈皮、水半夏、北沙参、五味子、款冬花、杏仁、薄荷脑	清热润肺，化痰止咳	肺燥咳嗽，痰黄而黏，胸闷，咽喉疼痛或痒，声音嘶哑	口服，一次 15ml，一日 3 次	外感风寒咳嗽者慎用。服药期间，忌食辛辣食物

第五节　止咳平喘类

止咳平喘中成药，主要具有止咳、平喘之功，兼有化饮、泄热、祛痰、补肺、纳气等作用，适用于肺失宣肃、肺气上逆所致的喘咳。

按其功效与适用范围，可分为化饮平喘、泄热平喘、化痰平喘、补肺平喘、纳气平喘五类。化饮平喘中成药主要具有解表化饮、止咳平喘等作用，主治外感表邪、痰饮阻肺所致的咳嗽、喘证，见恶寒发热、咳喘痰稀等症，代表中成药为小青龙合剂、桂龙咳喘宁胶囊等。泄热平喘中成药主要具有清肺泄热、降逆平喘等作用，主治肺热喘咳证，见发热、咳嗽、气喘、咳痰黄稠等症，代表中成药为止嗽定喘口服液等。化痰平喘中成药主要具有化痰、平喘等作用，主治痰浊阻肺所致的喘证，见喘促、痰涎壅盛、气逆、胸闷等症，代表中成药为降气定喘丸等。补肺平喘中成药主要具有补益肺气、敛肺平喘等作用，主治肺虚所致的喘证，见喘促、气短、语声低微、自汗、神疲乏力等症，代表中成药为人参保肺丸。纳气平喘中成药主要具有补肾纳气、固本平喘等作用，主治肾不纳气所致的喘证，见喘促日久、气短、动则喘甚，呼多吸少、喘甚低弱、气不得续等症，代表中成药为固本咳喘片等。

小青龙合剂

（《中国药典》2020 年版一部）

【处方】麻黄 125g　桂枝 125g　白芍 125g　干姜 125g　细辛 62g　炙甘草 125g　法半夏 188g　五味子 125g

【制法】以上八味，细辛、桂枝蒸馏提取挥发油，蒸馏后的水溶液另器收集；药渣与白芍、麻黄、五味子、炙甘草加水煎煮 2 次，第一次 2 小时，第二次 1.5 小时，合并煎液，滤过，滤液和蒸馏后的水溶液合并，浓缩至约 1 000ml。法半夏、干姜用 70% 乙醇作溶剂，浸渍 24 小时后进行渗漉，收集渗漉液回收乙醇并浓缩至适量，与上述药液合并，静置，滤过，滤液浓缩至 1 000ml，加入苯甲酸钠 3g 与细辛和桂枝的挥发油，搅匀，即得。

【功能主治】解表化饮，止咳平喘。用于风寒水饮，恶寒发热，无汗，喘咳痰稀。

【方解】方中麻黄辛微苦温，发汗解表，宣肺平喘；桂枝辛甘温，发表散寒，温阳化饮，共为君药。细辛、干姜均辛温，可温肺化饮，细辛又解表散寒，共为臣药。肺气逆甚，纯用辛温发散之品，恐耗伤肺气，须防温燥伤津，故用五味子敛肺止咳；白芍养血敛阴；法半夏，燥湿化痰，和胃降逆，共为佐药。炙甘草甘平，益气和中，调和诸药，为佐使药。全方配伍，辛散温

笔记栏

化，酸甘收敛，共奏解表化饮、止咳平喘之功，故善治风寒水饮所致的喘咳痰稀等。

【临床应用】本品可用于治疗哮病、喘证、顿咳、支饮、溢饮。

1. 哮病　症见喉中哮鸣如水鸡声，呼吸急促，喘憋气逆，胸膈满闷如塞，咳不甚，痰少咳吐不爽，色白而多泡沫，口不渴或渴喜热饮，形寒怕冷，天冷或受寒易发，面色青晦。

2. 喘证　症见喘息咳逆，呼吸急促，胸部胀闷，痰多稀薄而带泡沫色白，头痛，恶寒，或有发热，口不渴，无汗。

3. 肺胀　症见咳逆喘满不得卧，气短气急，咳痰白稀，呈泡沫状，胸部膨满，恶寒，周身酸楚，或有口干不欲饮，面色青暗。

4. 顿咳　症见鼻塞流涕，咳嗽阵作，咳声高亢，2~3 天后咳嗽日渐加剧，日轻夜重，痰稀白。

5. 支饮　症见咳嗽频而剧烈，气急，痰黏白而量多，或有稀痰而不易咳出，严重者喘咳胸闷，不能平卧，或兼发热恶寒。

6. 溢饮　症见体沉身重而疼痛，甚者肢体浮肿，恶寒、无汗，或有咳喘，痰多白沫，胸闷，干呕，口不渴。

西医急性气管炎、支气管炎、肺炎、百日咳等病辨证属于风寒水饮者，也有选用本品治疗的报道。

【用法与用量】口服。一次 10~20ml，一日 3 次。用时摇匀。

【规格】每支装 10ml；每瓶装 100ml；每瓶装 120ml。

【其他剂型】本品还有颗粒剂、胶囊剂、糖浆剂等剂型。

【使用注意】孕妇、内热咳喘及虚喘者慎用。因本品含麻黄，高血压、青光眼患者慎用。服药期间，忌食辛辣、生冷、油腻食物。

【不良反应】未检索到不良反应的报道。

【药理作用】本品主要有平喘、抗过敏、抗炎、解热、抗癌、增强免疫功能等作用。

桂龙咳喘宁胶囊

（《中国药典》2020 年版一部）

【处方】桂枝 143.7g　龙骨 287.4g　白芍 143.7g　生姜 143.7g　大枣 143.7g　炙甘草 86.2g　牡蛎 287.4g　黄连 28.7g　法半夏 129.3g　瓜蒌皮 143.7g　炒苦杏仁 129.3g

【制法】以上十一味，桂枝与部分白芍粉碎成细粉，过筛，混匀；剩余的白芍与生姜等其余九味加水煎煮 3 次，第一次 2 小时，第二次 1 小时，第三次 0.5 小时，合并煎液，滤过，滤液减压浓缩至相对密度为 1.25~1.30（60℃），加入上述细粉，混匀，低温干燥，粉碎成细粉，过筛，混匀，装入胶囊，制成 1 000 粒即得。

【功能主治】止咳化痰，降气平喘。用于外感风寒，痰湿阻肺，咳嗽气喘，痰涎壅盛。

【方解】方中桂枝辛甘温，发表散寒；龙骨甘涩镇潜，敛肺降气，共为君药。白芍甘酸微寒，益营敛阴，合桂枝调和营卫；炒杏仁苦微温，降肺气止咳喘；瓜蒌皮甘寒，化痰利气宽胸，与白芍同为寒凉之品，防痰湿化热；法半夏辛温，燥湿化痰，降逆下气，四药同用，助君药除痰湿，降逆气，止咳喘，共为臣药。生姜辛温，助桂枝解表散寒，又温散水气以助消痰；大枣甘温，配生姜助桂芍调和营卫；牡蛎微寒质重，助龙骨降肺气以止咳喘，益阴敛肺，又防桂、夏之辛燥；黄连苦寒，燥湿除痰，并佐制桂、夏之温热，共为佐药。炙甘草调和诸药，为使药。全方配伍，辛散敛降，寒温共用，共奏化痰止咳，降气平喘之功，故善治外感风寒、痰湿内阻所致的咳嗽气喘、痰涎壅盛。

【临床应用】本品可用于治疗咳嗽、喘证。

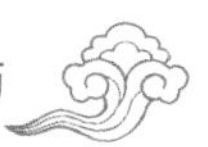

1. 咳嗽　症见咳嗽，气喘，痰涎壅盛。

2. 喘证　症见呼吸急促，痰涎壅盛。

西医急慢性支气管炎、支气管哮喘、上呼吸道感染、慢性咽炎、慢性阻塞性肺病、肺心病、空调病等病辨证属于外感风寒、痰湿阻肺者，也有选用本品治疗的报道。

【用法与用量】口服。一次3粒，一日3次。

【规格】每粒装0.5g（相当于饮片1.67g）。

【其他剂型】本品还有颗粒剂、片剂、蜜炼膏等剂型。

【使用注意】孕妇、外感风热者慎用。服药期间，忌烟酒、生冷、油腻食物。

【不良反应】未检索到不良反应的报道。

【药理作用】本品主要有平喘、镇咳、祛痰、抗炎、解痉、提高免疫功能、抗氧化等作用。

止嗽定喘口服液

（《中国药典》2020年版一部）

【处方】麻黄1 000g　苦杏仁1 000g　甘草1 000g　石膏1 000g

【制法】以上四味，除苦杏仁外，石膏等其余三味加水煎煮2次，每次1.5小时，合并煎液，滤过，滤液浓缩至相对密度为1.05~1.10（50℃）的清膏，放冷，加乙醇适量，静置，吸取上清液，余液滤过，滤液与上清液合并，加40%氢氧化钠溶液调节pH至8~8.5，静置，滤过，滤液浓缩至1 000ml。苦杏仁配制成杏仁水备用。将上述浓缩液用适量蒸馏水稀释，搅匀，加苦杏仁水及蜂蜜、聚山梨酯80、苯甲酸钠等适量，加水至全量，用柠檬酸调节pH至4.5~5.5，搅匀，滤过，静置，灌装，灭菌，即得。

【功能主治】辛凉宣泄，清肺平喘。用于表寒里热，身热口渴，咳嗽痰盛，喘促气逆，胸膈满闷。

【方解】方中麻黄辛微苦温，解表散寒，宣肺平喘，为君药。石膏辛甘大寒，清泄肺热。麻黄得石膏宣肺而不助热，石膏得麻黄清肺而不凉遏，为臣药。苦杏仁苦微温，降气止咳平喘，配君药宣降肺气以止咳喘，故为佐药。甘草甘平，益气和中，防石膏大寒质重伤中，又调和诸药，为佐使药。全方配伍，寒温同投，宣降并用，共奏辛凉宣泄、清肺平喘之功，故善治表邪不解、邪热壅闭肺之表寒里热咳喘。

【临床应用】本品可用于治疗咳嗽、喘证。

1. 咳嗽　症见咳嗽频剧，气粗或咳声嘎哑，喉燥咽痛，咳痰不爽，痰黏稠或稠黄，咳时汗出，鼻流黄涕，口渴，头痛，肢楚，恶风，身热。

2. 喘证　症见喘逆上气，胸胀或痛，息粗，鼻煽，咳而不爽，吐痰稠黏，伴形寒，身热，烦闷，身痛，有汗或无汗，口渴。

西医急性气管炎、支气管炎、肺炎、百日咳、风热感冒等病辨证属于表寒里热者，也有选用本品的文献报道。

【用法与用量】口服。一次10ml，一日2~3次；儿童酌减。

【规格】每支装10ml。

【其他剂型】本品还有丸剂、片剂、合剂、糖浆剂、糖丸等剂型。

【使用注意】孕妇、阴虚久咳者慎用。因本品含麻黄，高血压、青光眼、心脏病患者慎用。服药期间，忌食辛辣、油腻食物。

【不良反应】未检索到不良反应的报道。

【药理作用】本品主要有镇咳、祛痰、平喘、解热、抗炎、增强机体免疫功能、抗变态反应、抗病原微生物、改善血液循环等作用。

笔记栏

降气定喘丸

（《中华人民共和国卫生部药品标准：中药成方制剂》第12册）

【处方】麻黄6 000g　葶苈子500g　紫苏子7 500g　桑白皮7 500g　白芥子3 000g　陈皮3 000g

【制法】以上六味，除陈皮粉碎成细粉外，麻黄等其余五味，加水煎煮2次，滤过，合并滤液，浓缩成稠膏，与上述陈皮粉及适量淀粉混匀，干燥，磨成细粉，过筛，用水泛丸，用甘草炭包衣，打光，干燥，制成7 000g，即得。

【功能主治】降气定喘，祛痰止咳。用于痰浊阻肺，咳嗽痰多，气逆喘促。

【方解】方中麻黄辛苦温，宣肺平喘，为君药。葶苈子辛苦寒、桑白皮甘寒，降肺利水平喘；紫苏子辛温，降气祛痰，止咳平喘，共为臣药。白芥子辛通，温肺化痰，利气散结；陈皮辛苦温，燥湿理气化痰，助臣药祛痰利气，共为佐药。全方配伍，温清并施，共奏降气平喘、祛痰止咳之功，故善治痰浊阻肺所致的咳嗽痰多、气逆喘促。

【临床应用】本品可用于治疗咳嗽、哮病、喘证。

1. 咳嗽　症见咳嗽反复发作，咳声重浊，胸闷气憋，尤以晨起咳甚，痰多，痰黏腻或稠厚成块，色白或带灰色，痰出则憋减咳轻。

2. 哮病　症见喉中痰涎壅盛，声如拽锯，或鸣声如吹哨笛，喘急胸满，但坐不得卧，咳痰黏腻难出，或为白色泡沫痰液。

3. 喘证　症见喘而胸满闷塞，甚则胸盈仰息，咳嗽痰多，黏腻色白，咳吐不利，呕恶，食少，口黏不渴。

西医慢性支气管炎、支气管哮喘等病辨证属于痰浊阻肺者，也有选用本品治疗的报道。

【用法与用量】用开水送服，一次7g，一日2次。

【规格】浓缩丸（水丸），每瓶装7g。

【其他剂型】本品还有颗粒剂、散剂等剂型。

【使用注意】孕妇禁用。虚喘、年老体弱者慎用。因本品含麻黄，高血压、青光眼、心脏病患者慎用。服药期间，忌食辛辣、生冷、油腻食物。

【不良反应】未检索到不良反应的报道。

【药理作用】本品主要有镇咳、祛痰、平喘等作用。

人参保肺丸

（《中华人民共和国卫生部药品标准：中药成方制剂》第9册）

【处方】人参45g　罂粟壳120g　五味子（醋炙）30g　川贝母60g　陈皮60g　砂仁30g　枳实60g　麻黄30g　苦杏仁（去皮炒）60g　石膏30g　甘草60g　玄参60g

【制法】以上十二味，粉碎成细粉，过筛，混匀。每100g粉末加炼蜜115~135g制成大蜜丸，即得。

【功能主治】益气补肺，止嗽定喘。用于肺气虚弱，虚劳久嗽，气短喘促等症。

【方解】方中人参甘微苦微温，大补元气，补脾益肺，为君药。醋五味子酸温，敛肺止咳，滋肾养肺；罂粟壳酸涩平，敛肺止咳；川贝母苦甘微寒，清热化痰，润肺止咳；炒杏仁苦微温，降气止咳平喘。四药助君药益气补肺，又敛肺化痰，止咳平喘，共为臣药。麻黄辛微苦温，宣肺平喘；生石膏辛甘大寒，清泄肺热，并制约麻黄温燥之性；玄参苦甘咸寒，养阴清热；枳实苦辛微寒，破气消积化痰；砂仁辛温，化湿行气；陈皮辛苦温，理气健脾，化痰和中。六药同用，寒温同施，润燥同投，调畅气机，宽胸消痰，共为佐药。甘草甘平，助人参益脾肺之

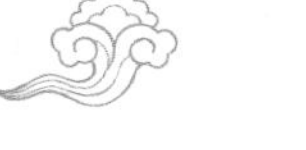

笔记栏

气，又祛痰止咳，并调和诸药，为佐使药。全方配伍，甘补酸敛，共奏益气补肺、止嗽定喘之功，故善治肺气虚弱，肺失宣降所致的虚劳久嗽、气短喘促等症。

【临床应用】本品可用于治疗哮病、喘证、虚劳。

1. 哮病　症见气短声低，喉中时有轻度哮鸣，痰多质稀，色白，自汗，怕风，常易感冒，倦怠无力，食少便溏。

2. 喘证　症见喘促短气，气怯声低，喉有鼾声，咳声低弱，痰吐稀薄，自汗畏风，或见咳呛痰少质黏，烦热而渴，咽喉不利，面颧潮红。

3. 虚劳　症见短气自汗，声音低怯，时寒时热，平素易于感冒，面白。

西医慢性支气管炎、支气管哮喘等病辨证属于肺气虚弱者，也有选用本品治疗的报道。

【用法与用量】口服，一次 2 丸，一日 2~3 次。

【规格】每丸重 6g。

【使用注意】外感或实热咳嗽者慎用。因本品含罂粟壳和麻黄，故不宜过量、久服。高血压、青光眼、心脏病患者慎用。

【不良反应】未检索到不良反应的报道。

【药理作用】本品主要有镇咳、增强机体免疫功能等作用。

固本咳喘片

（《中国药典》2020 年版一部）

【处方】党参 151g　白术(麸炒)151g　茯苓 100g　麦冬 151g　盐补骨脂 151g　炙甘草 75g　醋五味子 75g

【制法】以上七味，取茯苓 34.5g，粉碎成细粉，备用；剩余的茯苓与党参等其余六味加水煎煮 3 次，第一次 3 小时，第二次 2 小时，第三次 1 小时，煎液滤过，滤液合并，静置 24 小时，取上清液，滤过，滤液减压浓缩至适量，冷却，加入茯苓细粉与适量的糊精，混匀，低温干燥，粉碎成细粉，加入适量的淀粉、饴糖，制成颗粒，压制成 1 000 片，包薄膜衣，即得。

【功能主治】益气固表，健脾补肾。用于脾虚痰盛，肾气不固，咳嗽痰多，喘息气促，动则喘剧。

【方解】方中党参甘平，补中益气，培土生金以益肺固表，为君药。炒白术甘苦温，健脾燥湿；茯苓甘淡平，健脾渗湿；盐补骨脂苦辛温，温肾助阳，纳气平喘。三药合用，既助君药健脾益气固表，又补肾纳气，燥湿除痰，为臣药。麦冬甘微苦微寒，养阴润肺；醋五味子酸甘温，敛肺止咳，滋肾养肺，共为佐药。炙甘草甘平而温，益气补中，调和诸药，为佐使药。全方配伍，甘补淡渗涩敛，肺脾肾同治，共奏益气固表、健脾补肾之功，故善治脾虚痰盛、肾气不固所致的咳嗽痰多、喘息气促、动则喘剧。

【临床应用】本品可用于治疗喘证、哮病、肺胀。

1. 喘证　症见喘促日久，动则喘甚，呼多吸少，气不得续，形瘦神惫。

2. 哮病　症见喉中哮鸣如鼾，声低，气短息促，动则喘甚，发作频繁，甚则持续喘哮，口唇爪甲青紫，咳痰无力，痰涎清稀，面色苍白。

3. 肺胀　症见呼吸浅短难续，咳声低怯，胸满短气，甚则张口抬肩，倚息不能平卧，咳嗽，痰如白沫，咳吐不利，心慌，形寒汗出，面色晦暗。

西医慢性支气管炎、肺气肿、支气管哮喘等病辨证属于脾虚痰盛、肾气不固者，也有选用本品治疗的报道。

【用法与用量】口服。一次 3 片，一日 3 次。

【规格】每片重 0.4g。

笔记栏

【其他剂型】本品还有胶囊剂、颗粒剂、膏剂等剂型。

【使用注意】外感咳嗽者慎用。慢性支气管炎、支气管哮喘急性发作期慎用。服药期间，忌食辛辣食物。

【不良反应】未检索到不良反应的报道。

【药理作用】本品主要有增强机体免疫功能、提高缺氧耐力、减轻气道炎症、减轻慢性损伤、平喘、止咳等作用。

其他止咳平喘类中成药介绍如下(表 13-3)：

表 13-3　其他止咳平喘类中成药

名称	组成	功用	主治	用法用量	使用注意
蠲哮片	葶苈子、青皮、陈皮、黄荆子、槟榔、大黄、生姜	泻肺除壅，涤痰祛瘀，利气平喘	哮喘发作期热哮痰瘀伏肺，气粗痰涌，痰鸣如吼，咳呛阵作，痰黄稠厚	口服。一次 8 片，一日 3 次，饭后服用。7 天为 1 个疗程	孕妇及久病体虚、脾胃虚弱便溏者禁用。服药后如出现大便偏稀、轻度腹痛，属正常现象，可继续用药或减少用量
蛤蚧定喘丸	蛤蚧、瓜蒌子、紫菀、麻黄、醋鳖甲、黄芩、甘草、麦冬、黄连、百合、炒紫苏子、石膏、炒苦杏仁、煅石膏	滋阴清肺，止咳平喘	阴虚肺热，虚劳久咳，年老哮喘，气短烦热，胸满郁闷，自汗盗汗	口服。水蜜丸一次 5~6g，小蜜丸一次 9g，大蜜丸一次 1 丸，一日 2 次	孕妇及咳嗽新发者慎用。因本品含麻黄，高血压、青光眼、心脏病患者慎用。服药期间，忌食辛辣、生冷、油腻食物
七味都气丸	醋五味子、山茱萸(制)、茯苓、牡丹皮、熟地黄、山药、泽泻	补肾纳气，涩精止遗	肾不纳气，喘促久咳，胸闷气短，咽干，遗精盗汗，小便频数	口服。一次 9g，一日 2 次	外感咳嗽、气喘者忌服
苏子降气丸	炒紫苏子、厚朴、前胡、甘草、姜半夏、陈皮、沉香、当归	降气化痰，温肾纳气	上盛下虚，气逆痰壅，咳嗽喘息，胸膈痞塞	口服。一次 6g，一日 1~2 次	阴虚、舌红无苔者忌服。外感、痰热哮喘、肺肾阴虚喘咳、下元虚甚之喘逆、孕妇慎用。服药期间，忌食生冷、油腻食物，忌烟酒

(张　林)

复习思考题

1. 止咳化痰平喘中成药分为几类，各适用于何种病证？
2. 清肺抑火丸、蛇胆川贝液、急支糖浆、橘红丸、强力枇杷露、川贝止咳露、清气化痰丸均属清肺止咳之品，临床如何区别运用？
3. 养阴清肺膏、二母宁嗽丸、润肺膏、蜜炼川贝枇杷膏均可治疗肺燥咳嗽，临床如何区别运用？
4. 苏黄止咳胶囊和杏贝止咳颗粒均可用于外感咳嗽，临床如何区别运用？
5. 本章哪些中成药处方中含有麻黄，哪类患者需慎用？

扫一扫
测一测

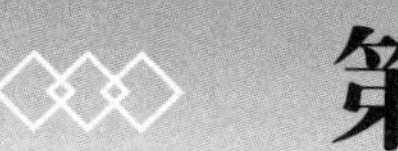

第十四章 开窍中成药

笔记栏

PPT 课件

学习目标

通过本章学习，掌握开窍中成药的基本知识，为临床合理使用开窍中成药奠定基础。

1. 掌握安宫牛黄丸、局方牛黄清心丸、清开灵口服液、紫雪散、苏合香丸的组成、功能主治、方解、临床应用、用法用量、使用注意、不良反应。
2. 熟悉万氏牛黄清心丸、安脑丸的功能主治、临床应用、用法用量、使用注意。
3. 了解礞石滚痰丸的功能主治。

以具有辛香走窜之性的开窍药为主组成，具有开窍醒神作用，主治神昏闭证的中成药，称为开窍中成药。

闭证多因各种实邪阻闭心窍所致。临床常见神志昏迷、不省人事、牙关紧闭、两手握固有力等。因温邪内陷心包或痰热蒙蔽心窍之热闭可兼见面红身热谵语、抽搐有力、苔黄脉数等；因寒湿痰浊之邪蒙蔽心窍之寒闭可兼见面青身冷、苔白脉迟等。开窍中成药可分为凉开、温开两类。

使用开窍中成药应注意：脱证忌用，脱证常因大吐、大泻、大汗、大失血而致，可见神志昏迷、手撒肢冷、目合口开、脉弱或脉微欲绝，此时应以大补元气、回阳固脱为主，即使有神志昏迷亦不可用开窍中成药。应辨清寒闭、热闭而正确选择开窍中成药。因开窍中成药辛香走窜而易耗气，故而应中病即止，不宜过服久服。开窍中成药易辛香扰动胎气，故孕妇慎用。

现代研究表明，开窍中成药具有强心、抗休克、镇静、解热、抗惊厥、抗心绞痛等作用。

第一节 凉开类

凉开中成药具有清热开窍醒神之功，适用于温热邪毒内陷心包或痰热阻闭心窍所导致的热闭证，症见高热神昏谵语，甚或惊厥等。其处方组成以开窍药、清热药为主，如麝香、冰片、牛黄、郁金、水牛角、朱砂等。代表中成药有安宫牛黄丸、局方牛黄清心丸、清开灵口服液、紫雪散等。

安宫牛黄丸
（《中国药典》2020 年版一部）

【处方】牛黄 100g　水牛角浓缩粉 200g　麝香或人工麝香 25g　珍珠 50g　朱砂 100g　雄黄 100g　黄连 100g　黄芩 100g　栀子 100g　郁金 100g　冰片 25g

笔记栏

【制法】以上十一味,珍珠水飞或粉碎成极细粉;朱砂、雄黄分别水飞成极细粉;黄连、黄芩、栀子、郁金粉碎成细粉;将牛黄、水牛角浓缩粉、麝香或人工麝香、冰片研细,与上述粉末配研,过筛,混匀,加适量炼蜜制成大蜜丸 600 丸或 1 200 丸,或包金衣,即得。

【功能主治】清热解毒,镇惊开窍。用于热病,邪入心包,高热惊厥,神昏谵语;中风昏迷及脑炎、脑膜炎、中毒性脑病、脑出血、败血症见上述证候者。

【方解】方中牛黄芳香苦凉清泄,善清热解毒,化痰开窍,息风定惊;麝香或人工麝香辛香走窜,温通行散,开窍醒神,为醒神回苏之要药。两药合用,相互配合,其开窍醒神、息风定惊、清热解毒之力尤强,故共为君药。水牛角苦寒清泄,清热凉血,解毒定惊;黄连、黄芩苦寒清泄,栀子苦寒清利,此即为黄连解毒汤的雏形,清热泻火解毒,兼以利尿以导热下行,共助牛黄、麝香清除心及心包经之热毒;冰片芳香走窜且辛苦微寒,清热开窍;郁金辛散苦泄寒清,活血凉血,清心解郁,两药合用,可助牛黄、麝香清热解毒,开窍,六药合用,可增君臣之药的药效,共为臣药。朱砂甘寒质重有毒,镇心安神定惊,清热解毒;珍珠质重甘咸寒凉,镇惊安神,清热解毒;雄黄辛散温燥解毒,化痰,助牛黄化痰解毒,三药合用,可助君臣镇心安神,清热解毒,化痰,故共为佐药。金箔为衣,重镇以除烦躁;炼蜜为丸和胃调中以防苦寒伤胃,两药共为使药。全方配伍,苦寒清泄与芳香开窍并用,共奏清热解毒,镇惊开窍之功,故善治热病,邪入心包,高热惊厥,神昏谵语,或中风昏迷。

【临床应用】本品可用于治疗神昏、中风、惊风。

1. 昏迷　风温、春温、暑温疫毒,燔灼营血,内陷心包,风动痰生,上蒙清窍之神昏证,症见高热烦躁,神昏谵语,喉间痰鸣,惊厥抽搐,斑疹吐衄,舌绛苔焦,脉细数。

2. 中风　痰火内盛,肝阳化风,风阳夹痰上扰神明之中风,症见突然昏迷,不省人事,两拳握固,牙关紧闭,面赤气粗,口舌歪斜,喉间痰鸣漉漉,舌质红,苔黄腻,脉弦滑而数。

3. 惊风　小儿外感热病,热极生风,兼痰热内盛,闭塞神明之惊风,症见小儿高热烦躁,头痛咳嗽,喉间痰鸣,神昏谵妄,惊厥抽搐,舌红绛,苔焦黄,脉弦数。

西医流行性乙型脑炎、流行性脑脊髓膜炎、中毒性痢疾、尿毒症、脑血管意外、肝昏迷、肝性脑病、颅脑外伤综合征、顽固性血管性头痛、败血症、糖尿病并发高血压动脉硬化、感染、中毒等,辨证属于痰热内闭证者,也有选用本品的文献报道。

【用法与用量】口服,一次 2 丸(每丸重 1.5g)或一次 1 丸(每丸重 3g);小儿 3 岁以内一次 1/2 丸(每丸重 1.5g)或一次 1/4 丸(每丸重 3g),4~6 岁一次 1 丸(每丸重 1.5g)或一次 1/2 丸(每丸重 3g),一日 1 次;或遵医嘱。

【规格】大蜜丸每丸重 1.5g 或每丸重 3g。

【其他剂型】本品还有散剂、片剂、栓剂、胶囊剂等剂型。

【使用注意】孕妇慎用。不可过服久服。肾功能不全者慎用。寒痰阻窍或脱证神昏者禁用。服药期间忌食辛辣食物。

安宫牛黄丸中含有成分为硫化汞的朱砂,若与具有还原性的西药或含苯甲酸钠的西药合用,可产生可溶性汞盐而导致汞中毒,故不宜与碘化钾、碘化钠、溴化钾、溴化钠、亚硝酸盐、硫酸亚铁、碳酸氢钠等西药合用。安宫牛黄丸中含有成分为二硫化二砷(约含砷 75%)的雄黄,若与硫结合易生成硫化砷而增强毒性,故不宜与硫酸新霉素合用;因雄黄所含的硫化砷易被氧化而增强毒性,故不宜与硝酸盐、硫酸盐类同服;应注意血液系统的不良反应。

【不良反应】使用不当可致体温过低;亦有汞毒性肾炎或过敏等不良反应的报道。

【药理作用】本品主要有解热、镇静、抗炎、抗惊厥、强心、改善脑循环、保护脑组织、减轻损伤或损伤后脑水肿、耐缺氧等作用。

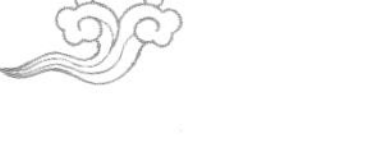

笔记栏

牛黄清心丸（局方）

（《中国药典》2020年版一部）

【处方】牛黄25.7g　当归45g　川芎39g　甘草150g　山药210g　黄芩45g　苦杏仁（炒）37.5g　大豆黄卷57g　大枣（去核）90g　白术（麸炒）75g　茯苓48g　桔梗39g　防风45g　柴胡39g　阿胶51g　干姜25g　白芍75g　人参75g　六神曲（炒）75g　肉桂54g　麦冬44g　白蔹22.5g　蒲黄（炒）7.5g　麝香或人工麝香6.4g　冰片16.1g　水牛角浓缩粉28.5g　羚羊角28.4g　朱砂69.7g　雄黄24g

【制法】以上二十九味，朱砂、雄黄分别水飞或粉碎成极细粉；羚羊角锉研成细粉；牛黄、人工麝香、冰片、水牛角浓缩粉研细，过筛，混匀；当归等其余二十二味粉碎成细粉，与上述粉末混匀。每100g粉末加炼蜜90~110g制成大蜜丸，即得。

【功能主治】清心化痰，镇惊祛风。用于风痰阻窍所致的头晕目眩、痰涎壅盛、神志混乱、言语不清及惊风抽搐、癫痫。

【方解】方中牛黄芳香苦凉清泄，善清热解毒，豁痰开窍，息风定惊，故为君药。水牛角浓缩粉、羚羊角咸寒，清心凉肝，息风定惊，有良好的清肝热和息风止痉功效；黄芩苦寒，清泄火热；雄黄攻毒；朱砂甘寒有毒，既可镇心安神、定惊，又可清热解毒，六药可助君药息风定惊，清热解毒，故为臣药。麝香、冰片辛香，开窍醒脑；白蔹苦而微寒，可清热解毒；桔梗、苦杏仁清肺宣肺降肺化痰，开郁散结；肉桂辛热，用之防其苦寒之性太过而冰缚阳气；川芎、蒲黄活血止血；柴胡、防风除风邪而散热；大豆黄卷发散利湿，通利血脉；人参、茯苓、白术合甘草即为四君子汤，加大枣、山药均可补气健脾；当归、白芍、阿胶养血滋阴且敛阴；麦冬滋阴；干姜温中散寒，与消食导滞的神曲相合护卫中气，诸多补益药使之正气提升，防止苦寒伤中，共为佐药。甘草既合人参、茯苓、白术补气，又能清热解毒，调和诸药，故为使药。全方配伍，清补兼顾，共奏清心开窍，豁痰定惊，息风通络，扶正安神之功，故善治风痰阻窍所致的头晕目眩，痰涎壅盛，神志混乱，言语不清及惊风抽搐、癫痫。

【临床应用】本品可用于治疗发热、小儿高热惊厥。

1. 热病　外感热病，热邪入里之高热，症见高热头痛，烦躁不安，舌红，苔黄，脉数。

2. 惊风　由于外感热病，热入心包，热盛动风之小儿高热惊厥，症见小儿高热头痛，神昏谵语，四肢抽动，烦躁不安，舌红，苔黄，脉数。

西医重症健忘、心血管疾病、复发性口疮、顽固性呃逆、脑出血、脑梗死、癫痫等属于风痰阻滞者，也有选用本品的文献报道。

【用法与用量】口服，一次1~2丸，一日2次，小儿酌减。

【规格】大蜜丸每丸重3g。

【使用注意】孕妇慎用，运动员慎用。

局方牛黄清心丸中含有成分为硫化汞的朱砂，若与具有还原性的西药或含苯甲酸钠的西药合用，可产生可溶性汞盐而导致汞中毒，故不宜与碘化钾、碘化钠、溴化钾、溴化钠、亚硝酸盐、硫酸亚铁、碳酸氢钠等西药合用。局方牛黄清心丸中含有成分为二硫化二砷（约含砷75%）的雄黄，若与硫结合易生成硫化砷而增强毒性，故不宜与硫酸新霉素合用；因雄黄所含的硫化砷易被氧化而增强毒性，故不宜与硝酸盐、硫酸盐类同服；应注意血液系统的不良反应。

【不良反应】有1例服用局方牛黄清心丸后出现小脑共济失调的报道。

【药理作用】本品主要有镇静、镇惊、降血压、解热、抗惊厥、耐高温、提高缺氧耐力、抗血栓、抗动脉粥样硬化等作用。

笔记栏

清开灵口服液

（《中国药典》2020年版一部）

【处方】胆酸3.25g　珍珠母50g　猪去氧胆酸3.75g　栀子25g　水牛角25g　板蓝根200g　黄芩苷5g　金银花60g

【制法】以上八味，水牛角磨粉；板蓝根、栀子、金银花加水煎煮2次，每1小时，合并煎液，滤过，滤液浓缩至相对密度为1.15~1.20（50℃）的清膏，放冷，加乙醇适量，静置，滤过，回收乙醇，加水适量，静置。将水牛角粉、珍珠母加硫酸适量，水解，滤过，滤液用15%氢氧化钙溶液调节pH至4，滤过，滤液浓缩至相对密度为1.05~1.10（50℃），放冷，加乙醇适量，静置，滤过，回收乙醇，加水适量，静置。胆酸、猪去氧胆酸加乙醇适量使溶解。将上述药材提取液与水解液合并，混匀，加至胆酸、猪去氧胆酸乙醇液中，加乙醇适量，静置，滤过，滤液回收乙醇，加水适量，静置，加入黄芩苷，调节pH使溶解，加入矫味剂适量并加水至1 000ml，用氢氧化钠调节pH至7.2~7.5，搅匀，静置，滤过，灌装，灭菌，即得。

【功能主治】清热解毒，镇静安神。用于外感风热时毒、火毒内盛所致高热不退，烦躁不安，咽喉肿痛，舌质红绛，苔黄，脉数；上呼吸道感染、病毒性感冒、急性化脓性扁桃体炎、急性咽炎、急性气管炎、高热等病属上述证候者。

【方解】方中胆酸、猪去氧胆酸味苦而凉，可清热解毒，化痰开窍，故为君药。水牛角苦寒清热，可清营凉血，解毒定惊；珍珠母咸寒质重，既可清心肝之火，又可镇惊安神，两药合用既助君药清热解毒，又可定惊，共为臣药。黄芩苷苦寒清泄，可清热泻火并清肺热；金银花甘寒质轻，清香疏透，既可清热解毒，又可疏散风热；栀子苦寒清泄三焦之火，并善泻火除烦，凉血解毒，兼清热利湿而导热外出；板蓝根苦寒清解，可清热解毒，善凉血利咽，四药合用，既助君臣清热解毒，又可疏散风热，凉血利咽，故共为佐药。全方配伍，主以苦寒清泄，兼以重镇疏透，中西联用，相辅相成，共奏清热解毒，镇静安神之功，故善治感风热时毒、火毒内盛所致高热不退，烦躁不安，咽喉肿痛，舌质红绛，苔黄，脉数。

【临床应用】本品可用于治疗外感发热、中风等。

1. 感冒　外感发热引起高热烦躁，口渴饮冷，胸闷咳喘，痰多色黄，甚则神昏谵语，四肢抽搐，角弓反张，或斑疹，吐衄，舌绛苔黄，脉数。

2. 乳蛾　由外感风热，肺胃热盛所致，症见咽喉肿痛，喉核红肿，发热。

3. 喉痹　由外感风热时毒，火毒炽盛所致，症见咽喉红肿疼痛，发热。

4. 咳嗽　由感受风热，肺失宣肃，痰热阻肺所致，症见咳嗽，胸闷，痰多色黄。

西医上呼吸道感染、病毒性感冒、急性化脓性扁桃体炎、急性咽炎、急性气管炎等，辨证属于风热火毒证者，也有选用本品的文献报道。

【用法与用量】口服。一次20~30ml，一日2次；儿童酌减。

【规格】每支装10ml。

【其他剂型】本品还有片剂、软胶囊剂、泡腾片、注射液、胶囊剂、颗粒剂等剂型。

【使用注意】孕妇禁用。风寒感冒者忌用。久病体虚患者如出现腹泻时慎用。便溏者应在医师指导下服用。服药期间忌食辛辣、生冷、油腻食物；不宜同服滋补性中药。

【不良反应】未检索到不良反应的报道。

【药理作用】本品主要有解热、抗惊厥、保护脑组织、抗肝肾肺损伤、抗病毒、抗禽流感病毒、提高免疫功能、改善学习记忆能力、保护神经元、促进神经再生、抗氧化、抗蛋白质降解等作用。

紫 雪 散

（《中国药典》2020年版一部）

【处方】石膏144g　北寒水石144g　滑石144g　磁石144g　玄参48g　木香15g　沉香15g　升麻48g　甘草24g　丁香3g　芒硝（制）480g　硝石（精制）96g　水牛角浓缩粉9g　羚羊角4.5g　人工麝香3.6g　朱砂9g

【制法】以上十六味，石膏、北寒水石、滑石、磁石砸成小块，加水煎煮3次，玄参、木香、沉香、升麻、甘草、丁香用石膏等煎液煎煮3次，合并煎液，滤过，滤液浓缩成膏；芒硝（制）、硝石（精制）粉碎，兑入膏中，混匀，干燥，粉碎成细粉；羚羊角锉研成细粉；朱砂水飞成极细粉；将水牛角浓缩粉、人工麝香研细，与上述粉末配研，过筛，混匀，即得。

【功能主治】清热开窍，止痉安神。用于热入心包、热动肝风证，症见高热烦躁，神昏谵语，惊风抽搐，斑疹吐衄，尿赤便秘。

【方解】方中羚羊角咸寒，既善清除心肝之火而凉血解毒，又可平肝息风以止痉；人工麝香辛香走窜，善开窍醒神以启闭，两药配合，清热开窍，息风止痉，共为君药。水牛角浓缩粉苦寒清泄，可清热凉血，解毒定惊；石膏、寒水石均辛而大寒，善清热泻火；滑石甘寒滑利，清热利尿以导邪热下行外出；玄参苦寒而甘润，可滋阴清热，凉血解毒；升麻辛散微寒，既可疏散透达，又可清热解毒，以透邪外出；六药合用，既助君药清热解毒，又可滋阴生津，透邪外达，共为臣药。朱砂甘寒质重有毒，镇心安神，清热解毒；磁石质重咸寒，可重镇安神，平肝潜阳；木香辛香苦温，可行气调中止痛；丁香辛香温散沉降，可温中散寒，温肾助阳；沉香辛苦微温，可行气止痛、温中止呕；芒硝（制）咸苦而寒，可泄热通便，合苦微咸寒有小毒且具有泻下利水解毒之能的硝石，可使邪热从肠腑下泄；六药合用，既助君臣镇惊安神，又可行气护胃，泄热通便，故共为佐药。生甘草味甘性凉，可清热解毒，并调和诸药，为使药。全方配伍，甘咸寒凉与芳香开窍合用，寒清辛开，共奏清热开窍，止痉安神之功，故善治热入心包、热动肝风证。

【临床应用】本品可用于治疗高热、麻疹、血证。

1. 惊风　外感热病，热入心包，热动肝风之高热，症见高热烦躁，神昏谵语，惊风抽搐，舌红，苔黄燥，脉数。

2. 麻疹　热毒内盛引起的麻疹，症见疹色紫红或透发不畅，高热，喘促，昏迷。

3. 出血　热入营血之血证出血，症见口鼻出血，舌红，脉数。

上呼吸道感染、病毒性感冒、猩红热等，辨证属于热陷心包、热极生风证者，也有选用本品的文献报道。

【用法与用量】口服，一次1.5~3g，一日2次。周岁小儿一次0.3g，5岁以内小儿每增1岁递增0.3g，一日1次；5岁以上小儿酌情服用。

【规格】每瓶装1.5g；每袋装1.5g。

【其他剂型】本品还有颗粒剂、胶囊剂等剂型。

【使用注意】孕妇禁用。虚风内动者忌用。不可过服久服，肝肾功能不全者慎用。高热神昏口服本品困难者，可鼻饲给药，并采用综合疗法。

紫雪散中含有成分为硫化汞的朱砂，若与具有还原性的西药或含苯甲酸钠的西药合用，可产生可溶性汞盐而导致汞中毒，故不宜与碘化钾、碘化钠、溴化钾、溴化钠、亚硝酸盐、硫酸亚铁、碳酸氢钠等西药合用。

【不良反应】有服用本品过量而出现大汗、呕吐、肢冷、气促、心悸、眩晕的报道。

【药理作用】本品主要有解热、镇静、抗炎、抗惊厥等作用。

笔记栏

第二节 温 开 类

温开类中成药具有温化寒痰、开窍醒神之功，适用于寒湿痰浊蒙蔽清窍所导致的寒闭证，症见猝然昏厥，牙关紧闭，神昏不语，苔白，脉迟等。其处方组成以开窍药、辛温行气药为主，如苏合香、麝香、丁香、沉香等。代表中成药有苏合香丸。

苏合香丸

（《中国药典》2020年版一部）

【处方】苏合香 50g 安息香 100g 冰片 50g 水牛角浓缩粉 200g 人工麝香 75g 檀香 100g 沉香 100g 丁香 100g 香附 100g 木香 100g 乳香（制）100g 荜茇 100g 白术 100g 诃子肉 100g 朱砂 100g

【制法】以上十五味，朱砂水飞成极细粉；除人工麝香、冰片、水牛角浓缩粉外，安息香等其余十味粉碎成细粉；将人工麝香、冰片、水牛角浓缩粉分别研细，与上述粉末配研，过筛，混匀。再将苏合香炖化，加适量炼蜜与水制成水蜜丸 960 丸，低温干燥；或加适量炼蜜制成大蜜丸 960 丸，即得。

【功能主治】芳香开窍，行气止痛。用于痰迷心窍所致的痰厥昏迷、中风偏瘫、肢体不利，以及中暑、心胃气痛。

【方解】方中苏合香芳香走窜而温通，可开窍醒神，辟秽化浊，温通止痛；麝香辛香走窜而温通行散，善开窍醒神，并可活血止痛；冰片辛苦微寒，可开窍醒神，清热止痛；安息香辛香苦泄性平，既可开窍醒神辟秽，又可活血行气止痛，四药合用，既开窍醒神，又可活血行气止痛，共为君药。沉香辛香苦温、檀香辛香行散温通、木香辛香苦温、香附辛香微苦微甘而平、制乳香辛香行散并苦泄温通、丁香辛香温散沉降，诸香药均具有行气止痛功效，合用具有散寒止痛，辟秽化浊，活血化瘀功效，与四味君药共成"十香"，加之药性辛热，可温中散寒，行气止痛的荜茇，既助君药行气止痛，开窍辟秽，又可温中散寒，活血化瘀，故共为臣药。白术甘苦而温，善补气健脾，燥湿去浊；诃子苦降酸涩而平，可收涩敛气，白术、诃子调配诸于香药中，可防止辛香太过而耗散正气；朱砂甘寒质重有毒，善镇心安神定惊，清热解毒；水牛角浓缩粉苦咸寒清，可凉血清心定惊，四药共为佐药。全方配伍，集众多辛香温散之品，使辟秽行气开窍力盛；佐以少量补气、收敛之品，防辛香温散太过而耗气，共奏芳香开窍，行气止痛之功，故善治痰迷心窍所致的痰厥昏迷、中风偏瘫、肢体不利，以及中暑、心胃气痛。

【临床应用】本品可用于治疗中风寒闭、中暑、胸痹、腹痛。

1. 中风 痰湿蒙蔽心神之中风寒闭证，症见神昏不语，痰涎壅盛，面色苍白或晦暗，四肢不温，肢体不用或松懈瘫软，舌质淡，舌苔白腻，脉沉缓或细滑。

2. 中暑 感受暑湿秽浊，蒙蔽心包之中暑，症见突然神昏，不省人事，牙关紧闭，苔白，脉迟。

3. 胸痹 胸阳不振，痰瘀互阻，心脉不通之胸痹，症见胸痛胸闷，气短喘促，舌质淡，舌苔白腻，脉滑。

4. 腹痛 寒湿凝滞，气机不畅之腹痛，症见脘腹冷痛，面色苍白，四肢不温等。

西医急性脑血管病、冠心病心绞痛、心肌梗死等，辨证属于寒闭或寒凝气滞证者，也有选用本品的文献报道。

【用法与用量】口服，一次 1 丸，一日 1~2 次。

笔记栏

【规格】水蜜丸每丸重2.4g，大蜜丸每丸重3g。

【使用注意】孕妇禁用。热病、阳闭、脱证忌用。中风正气不足者慎用。不宜过服、久服，肝肾功能不全者慎用。服药期间忌食辛辣、生冷、油腻之品。

【不良反应】偶见过敏性皮疹，停药后可自动消失。有过敏性休克、过量使用中毒的报道。

【药理作用】本品主要有扩张冠状动脉、增加冠脉流量、减慢心率、降低心肌耗氧量、抗血栓、抗血小板聚集、保护心肌等作用。

其他开窍类中成药介绍如下(表14-1)：

表14-1　其他开窍类中成药

名称	组成	功用	主治	用法用量	使用注意
万氏牛黄清心丸	牛黄、朱砂、黄连、栀子、郁金、黄芩	清热解毒，镇惊安神	热入心包、热盛动风证，症见高热烦躁，神昏谵语及小儿高热惊厥	口服，一次2丸(每丸重1.5g)或一次1丸(每丸重3g)，一日2~3次	孕妇慎用
安脑丸	人工牛黄、猪胆粉、朱砂、冰片、水牛角浓缩粉、珍珠、黄芩、黄连、栀子、雄黄、郁金、石膏、煅赭石、珍珠母、薄荷脑	清热解毒，醒脑安神，豁痰开窍，镇惊息风	高热神昏，烦躁谵语，抽搐惊厥，中风窍闭，头痛眩晕；高血压、脑卒中见上述证候者	口服，小蜜丸一次3~6g(每11丸重3g)或大蜜丸一次1~2丸(每丸重3g)；一日2次，小儿酌减或遵医嘱	按医嘱服用
礞石滚痰丸	金礞石(煅)、黄芩、熟大黄、沉香	逐痰降火	痰火扰心所致的癫狂惊悸；喘咳痰稠，大便秘结	口服，一次6~12g，一日1次	孕妇忌用；体虚者慎用；切勿过量久服

(张凤瑞)

复习思考题

1. 简述安宫牛黄丸、紫雪散功用主治之异同。
2. 安宫牛黄丸、苏合香丸均主治闭证，临床如何区别使用？

扫一扫测一测

笔记栏

PPT 课件

第十五章 补益中成药

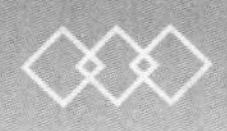

学习目标

通过本章学习，掌握补益中成药的基本知识，为临床合理使用补益中成药奠定基础。

1. 掌握四君子合剂、补中益气颗粒、参苓白术散、四物合剂、当归补血口服液、八珍颗粒、归脾丸、健脾生血颗粒、益气维血颗粒、六味地黄丸、知柏地黄丸、生血宝合剂、桂附地黄胶囊、右归丸、青娥丸、龟鹿二仙膏、生脉饮、津力达颗粒、消渴丸、芪苈强心胶囊的组成、功能主治、方解、临床应用、用法用量、使用注意、不良反应。

2. 了解六君子丸、香砂六君丸、启脾丸、薯蓣丸、十全大补丸、人参归脾丸、人参养荣丸、左归丸、河车大造丸、麦味地黄口服液、大补阴丸、杞菊地黄丸、玉泉丸、五子衍宗丸、济生肾气丸、金匮肾气丸、天芪降糖胶囊、参芪降糖颗粒、养胃舒胶囊、贞芪扶正颗粒、人参固本丸的功能主治。

以补益药为主组成，具有补养人体气、血、阴、阳的作用，治疗各种虚损证的中成药，统称补益中成药。

虚损病证的成因颇多，如禀赋不足，久病或病后失调，劳倦过度，饮食失节，情志所伤，外伤跌扑等，均可导致五脏功能衰退，阴阳气血不足，发为虚证。临床表现为面色不华，精神疲惫，气短声低，自汗盗汗，头晕目眩，心悸失眠，饮食减少，舌质淡胖，脉虚细无力等。但总不外气、血、阴、阳四个方面，因此，补益中成药分为补气、补血、气血双补、补阴、补阳、阴阳并补、气阴双补和益气复脉八类。

应用补益中成药应注意：首先，必须辨别虚实真假，勿犯“虚虚实实”之戒。“大实之病，反有羸状”之真实假虚证，若误用补益，则使实者愈实；“至虚之病，反有盛势”之真虚假实证，若妄投攻伐，则致虚者更虚。其次，必须顾及脾胃，以防“虚不受补”。脾胃为生化之源，药物的运化吸收，也赖脾胃之转输，故使用补益剂时，应注意调理脾胃，适当佐以健脾和胃、行气消滞之品，以资生化。再次，须根据虚证的缓急，缓补或峻补分施，或确定丸、散剂的应用。最后，服药时间，以空腹为佳。暴虚之证不受此限。

现代研究提示，补益中成药能调节非特异性免疫功能及特异性免疫功能，能提高机体适应性，增强机体对有害刺激的抵抗能力，调节病理过程，使紊乱的功能恢复正常；改善物质代谢，促进造血功能，调节血液循环，改善心肌供血，保护胃肠黏膜，提高生殖功能，并有抗疲劳、抗衰老、抗肿瘤等多方面作用。

笔记栏

第一节 补 气 类

补气中成药，具有补气健脾之功，适用于倦怠乏力，少气懒言，语声低微，动则气喘，食少便溏，舌淡苔白，脉细弱等气虚证。其处方组成以补气药、健脾药为主，如人参、党参、黄芪、白术、炙甘草等。代表中成药有四君子合剂、补中益气颗粒、参苓白术散等。

四君子合剂

（《中国药典》2020 年版一部）

【处方】党参 236g　炒白术 236g　茯苓 236g　炙甘草 118g

【制法】另取生姜 59g，大枣 118g，以上六味，白术蒸馏提取挥发油；药渣与党参等其余五味加水煎煮 3 次，合并煎液，滤过，滤液浓缩至适量，静置，滤过，浓缩至约 1 000ml，加入防腐剂适量，放冷，加入白术挥发油，加水至 1 000ml，搅匀，即得。

【功能主治】益气健脾。用于脾胃气虚，胃纳不佳，食少便溏。

【方解】方中党参甘平，可健脾益气，药性平和，不燥不腻，为君药。白术甘苦性温，长于健脾燥湿；茯苓甘淡，能渗湿健脾，与白术相须为用，增强健脾除湿之力，促进脾胃运化功能，助党参补脾益气，共为臣药。大枣甘温，补中益气；生姜辛温，鼓舞气血生长，共为佐药。炙甘草甘温，补脾益气，调和诸药，为使药。诸药合用，共奏健脾益气之效。善治脾胃气虚证。

【临床应用】本品可用于治疗脾胃气虚、泄泻。

1. 脾胃气虚　症见胃纳不佳，神疲乏力，少气懒言，大便稀溏，舌淡苔白，脉虚弱；慢性胃炎、慢性疲劳综合征见上述临床表现者。

2. 泄泻　症见大便溏泄，食少纳呆，脘腹胀闷，倦怠乏力，面色萎黄，舌淡苔白，脉细弱；慢性腹泻见上述临床表现者。

【用法与用量】口服，一次 15~20ml，一日 3 次，用时摇匀。

【规格】每支 10ml。

【其他剂型】本品还有颗粒剂、丸剂等剂型。

【使用注意】阴虚或实热证者慎用。服药期间忌食辛辣、油腻、生冷食物。

【不良反应】未检索到不良反应的报道。

【药理作用】本品主要有调节胃肠运动、促进消化吸收、提高免疫功能等作用。

补中益气颗粒

（《中国药典》2020 年版一部）

【处方】炙黄芪 557g　党参 166.5g　炙甘草 277g　炒白术 166.5g　当归 166.5g　升麻 166.5g　柴胡 166.5g　陈皮 166.5g　生姜 57g　大枣 110g

【制法】以上十味，加水煎煮 2 次，第一次 2 小时，第二次 1 小时，合并煎液，滤过，滤液浓缩至相对密度为 1.07~1.09（80℃），加入等量乙醇，搅匀，静置 24 小时，滤过，滤液回收乙醇并浓缩至相对密度为 1.08~1.10（70℃），喷雾干燥，干膏粉加入糊精适量，制粒，制成 1 000g，即得。

【功能主治】补中益气，升阳举陷。用于脾胃虚弱、中气下陷所致的泄泻、脱肛、阴挺，症见体倦乏力、食少腹胀、便溏久泻、肛门下坠或脱肛、子宫脱垂。

笔记栏

【方解】方中重用甘温之炙黄芪健脾益气，为君药。党参、白术、炙甘草补中益气，健脾和胃，为臣药。与黄芪合用，增强补中益气之力。气虚日久，营血亏虚，故取当归养血和血，助党参、黄芪补气养血；陈皮理气和胃，使补而不滞；并以少量升麻、柴胡升阳举陷，辅助君药升提下陷之中气，为佐药。炙甘草又可调和众药，兼为使药。诸药合用，共奏补中益气、升阳举陷之功。善治脾胃虚弱，中气下陷证。

【临床应用】本品可用于治疗泄泻、脱肛、阴挺。

1. 泄泻　症见大便溏泄，久泻不止，水谷不化，稍进油腻等不易消化之物，则大便次数增多，气短，肢倦乏力，纳食减少，脘腹胀闷，面色萎黄，肢倦乏力，舌淡苔白，脉细弱；慢性肠炎、慢性结肠炎、术后胃肠功能紊乱见上述临床表现者。

2. 脱肛　症见肛门下坠或脱出，劳累、增加腹压、咳嗽等均可脱出，伴面色苍白，唇淡，气短，倦怠乏力，腹胀腹痛，舌淡少苔，脉虚无力。

3. 阴挺　症见自觉阴道有块状物脱出，阴道坠胀，活动或体力劳动时加重，白带增多，质稀色白，伴精神疲倦，舌淡苔薄白，脉细弱；子宫脱垂或阴道脱垂见上述临床表现者。

西医胃下垂、消化性溃疡、慢性胃炎、上睑下垂、餐后低血压、头痛、眩晕症、排尿晕厥、多汗症、尿潴留、产后尿潴留、口疮、慢性喉炎、荨麻疹、湿疹、过敏性皮炎、2 型糖尿病、混合痔术后顽固性疼痛、小儿厌食症等疾病有使用本品治疗的报道。

【用法与用量】口服。一次 1 袋，一日 2~3 次。

【规格】每袋 3g。

【其他剂型】本品还有合剂、丸剂等剂型。

【使用注意】阴虚内热者慎用。不宜与感冒药同时使用。忌食生冷、油腻、不易消化食物。

【不良反应】未检索到不良反应的报道。

【药理作用】本品主要有调节胃肠运动、抗胃溃疡、影响消化液分泌、促进小肠吸收、增强免疫功能、抗肿瘤、抗突变等作用。

参苓白术散

（《中国药典》2020 年版一部）

【处方】人参 100g　茯苓 100g　白术（炒）100g　山药 100g　白扁豆（炒）100g　莲子 50g　薏苡仁（炒）50g　砂仁 50g　桔梗 50g　甘草 100g

【制法】以上十味，粉碎成细粉，过筛，混匀，即得。

【功能主治】补脾胃，益肺气。用于脾胃虚弱，食少便溏，气短咳嗽，肢倦乏力。

【方解】方中人参甘苦微温，入脾肺二经，善补脾肺之气；白术甘温而性燥，既可益气补虚，又能健脾燥湿；茯苓甘淡，为利水渗湿、健脾助运之要药；三药合用，益气健脾，共为君药。山药甘平，补脾胃而益肺肾；莲子甘平而涩，既能补益脾胃，又可涩肠止泻；二药助人参、白术健脾益气，兼燥湿止泻。白扁豆甘平微温，补脾化湿；薏苡仁甘淡微寒，健脾利湿；二药助白术、茯苓健脾助运，渗湿止泻，四药共为臣药。砂仁芳香辛温，化湿醒脾，行气和胃；桔梗辛苦而平，可升提肺气，宣肺化痰止咳；二药为佐药。甘草益气和中，润肺止咳，调和诸药，为使药。诸药配伍，共奏补脾胃、益肺气之功。善治脾胃虚弱，食少便溏，气短咳嗽。

【临床应用】本品可用于治疗泄泻、厌食、咳嗽。

1. 泄泻　症见大便溏泄，饮食不消，或大便次数增多，或大便稀薄，脘腹胀闷不舒，纳食减少，或咳嗽无力，痰白清稀，面色萎黄，肢倦乏力，舌淡苔白腻，脉濡而弱；肠易激综合征、胃肠功能紊乱、慢性结肠炎、消化不良、放射性直肠炎见上述临床表现者。

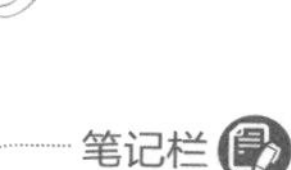

2. 厌食 症见厌食或拒食，纳呆腹胀，面色萎黄，乏力，自汗，精神欠佳，肌肉不实，或形体羸瘦，大便溏薄，舌淡苔腻，脉无力；小儿厌食症、消化不良、小儿缺锌症、神经性厌食见上述临床表现者。

3. 咳嗽 症见咳嗽，气短，痰多量多，咳声重浊，因痰而嗽，痰出咳平，进甘甜腻食物加重，胸脘痞闷，呕恶食少，体倦乏力，大便时溏，舌苔白腻，脉濡滑；支气管哮喘、肺气肿、慢性肺心病、老年慢性呼吸道感染见上述临床表现者。

西医老年人急性腹泻、艾滋病相关性腹泻、周期性麻痹、口腔黏膜病、中心性浆液性脉络膜视网膜病变等病有使用本品治疗的报道。

【用法与用量】口服，一次 6~9g，一日 2~3 次。

【规格】每袋装 3g；6g；9g。

【其他剂型】本品还有丸剂、颗粒剂等剂型。

【使用注意】湿热内蕴所致泄泻、厌食、水肿及痰火咳嗽者不宜使用。孕妇慎用。宜饭前服用。服药期间忌食荤腥油腻，不易消化食物；忌恼怒、忧郁、劳累过度，保持心情舒畅。

【不良反应】未检索到不良反应的报道。

【药理作用】本品主要有调节胃肠运动、增强机体免疫功能等作用。

其他补气类中成药介绍如下（表 15-1）：

表 15-1 其他补气类中成药

名称	组成	功用	主治	用法用量	使用注意
六君子丸	党参、麸炒白术、茯苓、姜半夏、陈皮、炙甘草	补脾益气，燥湿化痰	用于脾胃虚弱，食量不多，气虚痰多，腹胀便溏	口服。一次 9g，一日 2 次	脾胃阴虚胃痛、痞满、湿热泄泻、痰热咳嗽者慎用。忌食生冷、油腻等不易消化食物
香砂六君丸	木香、砂仁、党参、炒白术、茯苓、炙甘草、陈皮、姜半夏	益气健脾，和胃	用于脾虚气滞，消化不良，嗳气食少，脘腹胀满，大便溏泄	口服。一次 6~9g，一日 2~3 次	阴虚内热胃痛、湿热痞满、泄泻者慎用。忌食生冷、油腻、不易消化及刺激性食物；戒烟酒
启脾丸	人参、茯苓、麸炒白术、甘草、陈皮、莲子(炒)、六神曲(炒)、泽泻、炒山楂、六神曲(炒)、炒麦芽、炒稻芽	健脾和胃	用于脾胃虚弱，消化不良，腹胀便溏	口服。小蜜丸一次 3g(15 丸)，大蜜丸一次 1 丸，一日 2~3 次；3 岁以内小儿酌减	湿热泄泻不宜使用。忌食生冷、油腻、不易消化食物。建立良好饮食习惯，防止偏食
薯蓣丸	薯蓣、当归、桂枝、神曲、干地黄、大豆黄卷、甘草、人参、阿胶、川芎、白芍、白术、麦冬、防风、杏仁、柴胡、桔梗、茯苓、干姜、白蔹、大枣	调理脾胃，益气和荣，祛风除邪	用于虚劳不足、气血两虚，外兼风邪	口服。蜜丸，每次 6~9g，每日 1~2 次	忌食生冷、油腻、不易消化食物。服用本品的同时不宜服用藜芦、五灵脂、皂荚及其制剂；不宜喝茶和吃萝卜，以免影响药效

笔记栏

第二节 补血类

补血中成药，具有养血补血之功。适用于面色无华，眩晕，心悸失眠，唇甲色淡，或妇女月经不调，经少色淡，甚或闭经，舌淡脉细等血虚证。其处方组成以补血药为主，如熟地黄、当归、白芍、阿胶等。代表中成药有四物合剂、当归补血口服液等。

四物合剂

（《中国药典》2020年版一部）

【处方】当归250g　川芎250g　白芍250g　熟地黄250g

【制法】以上四味，当归和川芎冷浸0.5小时，用水蒸气蒸馏，收集蒸馏液约250ml，蒸馏后的水溶液另器保存，药渣与白芍、熟地黄加水煎煮3次，第一次1小时，第二、三次各1.5小时，合并煎液，滤过，滤液与上述水溶液合并，浓缩至相对密度为1.18~1.22（65℃）的清膏，加入乙醇，使含醇量达55%，静置24小时，滤过，回收乙醇，浓缩至相对密度为1.26~1.30（60℃）的稠膏，加入上述蒸馏液、苯甲酸钠3g、蔗糖35g，加水至1 000ml，滤过，灌封，或灌封、灭菌，即得。

【功能主治】养血调经。用于血虚所致的面色萎黄、头晕眼花、心悸气短及月经不调。

【方解】方中熟地黄味厚滋腻，为滋阴补血之要药，用为君药。当归甘温质润，补血养肝，和血调经，既可助熟地黄补血之力，又可行经隧脉道之滞，为臣药。白芍酸甘质柔，养血敛阴，与熟地黄、当归相协则滋阴养血之功益著，并可缓挛急而止腹痛；川芎辛散温通，上行头目，下行血海，中开郁结，旁通络脉，与当归相配伍则畅达血脉之力益彰，两者同为佐药。四物相配，补中有通，滋阴不腻，温而不燥，阴阳调和，使营血恢复。善治血虚诸症。

【临床应用】本品可用于治疗营血虚滞。

营血虚滞　心悸失眠，头晕目眩，面色无华，唇甲色淡，形瘦乏力，妇人月经不调，量少或经闭不行，脐腹作痛，舌淡，脉细弦或细涩。

西医高血压、老年顽固性便秘、卵巢早衰等病有使用本品治疗的报道。

【用法与用量】口服，一次10~15ml，一日3次。

【规格】每支装10ml；每瓶装100ml。

【其他剂型】本品还有颗粒剂、胶囊剂、片剂等剂型。

【使用注意】本药不宜和感冒药同时服用。服药期间，忌食生冷饮食。

【不良反应】未检索到不良反应的报道。

【药理作用】本品主要有纠正贫血，抗放射线损伤，抗血小板聚集，抗血栓形成，抗缺氧，抗自由基损伤，抑制肉芽增殖，抑制子宫活动，调节免疫功能，补充微量元素、磷脂、维生素等作用。

当归补血口服液

（《中国药典》2020年版一部）

【处方】当归132g　黄芪330g

【制法】以上二味，当归加水蒸馏，分别收集蒸馏液和蒸馏后的水溶液（另器贮存）；药渣与黄芪加水煎煮3次，第一次2小时，第二次1.5小时，第三次1小时，煎液滤过，滤液与当归蒸馏后的水溶液合并，浓缩至相对密度为1.14~1.16（60℃），加乙醇使含醇量达70%，静置

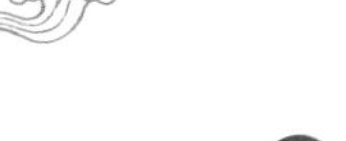

24小时，取上清液，回收乙醇至相对密度为1.05~1.07（65℃），加蔗糖150g、山梨酸1.5g及水适量，搅拌使溶解，加入上述蒸馏液及水至1 000ml，搅匀，滤过，灌装，灭菌，即得。

【功能主治】补养气血。用于气血两虚证。

【方解】方中重用黄芪，大补脾肺之气，以资气血生化之源，为君药。配伍当归甘辛而温，养血和营，为臣药。如此则阳生阴长，气旺血生，共奏补气养血之功，故善治血虚、气血两虚之证。

【临床应用】本品可用于治疗气血两虚、眩晕、心悸、失眠等症。

1. 气血两虚　症见气短乏力，四肢倦怠，面色萎黄或苍白，头晕目眩，失眠，健忘，舌淡苔白，脉细弱；贫血见上述临床表现者。

2. 眩晕　症见眩晕，动则加剧，面色㿠白，神疲乏力，少寐，舌淡苔白，脉细弱；各类贫血见上述临床表现者。

3. 心悸　症见心悸，气短，面色无华，神疲乏力，纳呆食少，舌质淡，脉细弱；神经衰弱见上述临床表现者。

4. 失眠　症见多梦易醒，健忘，神疲食少，四肢倦怠，面色无华，舌质淡，脉细弱；神经衰弱见上述临床表现者。

【用法与用量】口服，一次10ml，一日2次。

【规格】每支装10ml。

【其他剂型】本品还有膏剂、丸剂、颗粒剂等剂型。

【使用注意】感冒、阴虚火旺者慎用。服药期间，宜食清淡易消化食物，忌食辛辣、油腻、生冷食物。

【不良反应】未检索到不良反应的报道。

【药理作用】本品主要有抗损伤、提高机体免疫和造血功能、促进蛋白质和核酸代谢、改善血流变性、抗肿瘤等作用。

第三节　气血双补类

气血双补中成药，具有补益气血之功。适用于气血两虚证，症见面色无华，头晕目眩，心悸气短，语声低微，舌淡苔白，脉细弱等。其处方组成以补血药、补气健脾药为主，如熟地黄、当归、白芍、阿胶、人参、黄芪、白术等。代表中成药有八珍颗粒、归脾丸等。

八珍颗粒

（《中国药典》2020年版一部）

【处方】党参60g　炒白术60g　茯苓60g　炙甘草30g　当归90g　炒白术60g　川芎45g　熟地黄90g

【制法】以上八味，当归、川芎和炒白术先后用95%乙醇、50%乙醇分别加热回流提取2小时，滤过，滤液合并，回收乙醇，滤过，滤液备用；药渣与党参等其余五味加水煎煮2次，每次1.5小时，滤过，滤液合并，加入上述备用滤液，浓缩至适量，加入蔗糖和适量的糊精，混匀，制成颗粒，干燥，制成1 000g；或加入适量的可溶性淀粉及矫味剂，混匀，制成颗粒，干燥，制成300g，即得。

【功能主治】补气益血。用于气血两虚证，面色萎黄，食欲不振，四肢乏力，月经过多。

【方解】方中以熟地黄、党参甘温益气养血，为君药。当归辛苦温补血；白芍酸苦微寒，

笔记栏

养血和营，协助熟地黄益心生血，调和肝脾；白术苦温，健脾燥湿；茯苓甘淡，益脾渗湿，协助党参补脾肺之气，以助气血生化之源，共为臣药。川芎辛温，活血行气；炙甘草补中益气，共为佐使药。诸药合用，共奏补气养血之功。主治气血两虚证。

【临床应用】本品可用于气血两亏、月经过多等证。

1. 气血两亏　症见面色萎黄不华，食欲不振，四肢乏力，精神恍惚，少气懒言，口唇指甲淡白，脉细弱；贫血见上述临床表现者。

2. 月经过多　症见月经量多，色淡红，质清稀，小腹空坠，面色苍白，神疲体倦，气短懒言。

【用法与用量】开水冲服，一次 1 袋，一日 2 次。

【规格】每袋装 8g；每袋装 3.5g（无蔗糖）。

【其他剂型】本品还有丸剂、胶囊剂等剂型。

【使用注意】感冒及体实有热者慎用。服药期间忌辛辣、油腻、生冷食物。

【不良反应】未检索到不良反应的报道。

【药理作用】本品能提高造血功能、调节免疫功能、改变血液流变性等。

归　脾　丸

（《中国药典》2020 年版一部）

【处方】党参 80g　炒白术 160g　炙黄芪 80g　炙甘草 40g　茯苓 160g　制远志 160g　炒酸枣仁 80g　龙眼肉 160g　当归 160g　木香 40g　大枣（去核）40g

【制法】以上十一味，粉碎成细粉，过筛，混匀。每 100g 粉末用炼蜜 25~40g 和适量水制丸，干燥，制成水蜜丸；或加炼蜜 80~90g 制成小蜜丸或大蜜丸，即得。

【功能主治】益气健脾，养血安神。用于心脾两虚，气短心悸，失眠多梦，头晕头昏，肢倦乏力，食欲不振，崩漏便血。

【方解】方中黄芪甘微温，补脾益气；龙眼肉甘温，既能补脾气，又能养心血，共为君药。党参、白术甘温补气，与黄芪相配，加强补脾益气之功；当归甘辛微温，滋养营血，与龙眼肉相伍，增强补血养血之效，共为臣药。茯苓、酸枣仁、远志宁心安神；木香理气醒脾，与补气养血药配伍，使之补不碍胃，补而不滞，共为佐药。炙甘草、大枣补气健脾，调和诸药，为使药。诸药合用，共奏益气健脾，养血安神之效。

【临床应用】本品可用于治疗心脾两虚、心悸怔忡、失眠、眩晕、崩漏、便血等症。

1. 心脾两虚　症见气短懒言，失眠多梦，健忘，头晕头昏，肢倦乏力，精神疲惫，食欲不振，大便溏薄，舌淡苔白，脉细弱；慢性疲劳综合征见上述临床表现者。

2. 心悸　症见心慌不安，失眠健忘，神疲食少，面色萎黄，舌淡苔白，脉细弱；贫血、神经衰弱见上述临床表现者。

3. 失眠　症见失眠多梦，健忘，纳呆食少，肢倦乏力，精神萎靡，舌淡苔白，脉细弱；神经衰弱见上述临床表现者。

4. 眩晕　症见头晕头昏，心悸少寐，神疲乏力，食少纳呆，面色萎黄，舌淡苔白，脉细弱；神经衰弱见上述临床表现者。

5. 崩漏　症见妇女经血非时而下，淋漓不断，甚或血流如涌，色淡质清，神疲体乏，面色萎黄，舌淡苔白，脉细弱；功能失调性子宫出血见上述临床表现者。

6. 便血　因脾气虚弱不能统血，血溢肠内而致便血，症见血色紫暗，甚至色黑，肢体倦怠，食欲不振，面色萎黄，舌淡苔白，脉细弱；胃、十二指肠溃疡出血见上述临床表现者。

【用法与用量】用温开水或生姜汤送服。水蜜丸一次 6g，小蜜丸一次 9g，大蜜丸一次 1

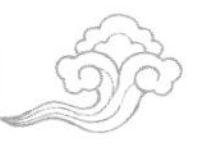

丸，一日3次。

【规格】大蜜丸每丸重9g；水蜜丸每袋6g。

【其他剂型】本品还有浓缩丸、合剂、颗粒剂等剂型。

【使用注意】阴虚火旺者慎用。忌辛辣、生冷、油腻食物。

【不良反应】临床见有个别患者出现口干、鼻燥、便秘等副作用。长期服用本方偶有一过性消化道症状，皮肤干燥及肝功能异常，停药后可恢复。

【药理作用】本品及单味药分别具有抗休克、激活胆碱能神经功能低下、改善学习和记忆能力、增强免疫功能、调节中枢神经功能、强壮、促进造血功能等作用。

健脾生血颗粒

（《中国药典》2020年版一部）

【处方】党参45g　茯苓45g　炒白术27g　甘草13.5g　黄芪22.5g　山药54g　炒鸡内金22.5g　醋龟甲13.5g　山麦冬45g　醋南五味子27g　龙骨13.5g　煅牡蛎13.5g　大枣22.5g　硫酸亚铁（$FeSO_4 \cdot 7H_2O$）20g

【制法】以上十四味，除硫酸亚铁外，龙骨、煅牡蛎、醋龟甲、炒鸡内金加水煎煮2次，每次4小时，煎液滤过，滤液合并，静置，取上清液，备用；黄芪等其余九味，加水煎煮3次，每次2小时，煎液滤过，滤液合并，静置，取上清液与上述备用上清液合并，滤过，滤液浓缩至相对密度约为1.30（55~65℃），加入蔗糖粉、硫酸亚铁、维生素C 10.1g及柠檬酸0.9g，混匀，制颗粒，干燥，制成1 000g，即得。

【功能主治】健脾和胃，养血安神。用于小儿脾胃虚弱及心脾两虚型缺铁性贫血；成人气血两虚型缺铁性贫血。症见面色萎黄或㿠白，食少纳呆，腹胀脘闷，大便不调，烦躁多汗，倦怠乏力，舌胖色淡，苔薄白，脉细弱。

【方解】方中党参健脾益肺；黄芪补中益气，以助生血，共为君药。龙骨、牡蛎镇心安神；白术燥湿利水；茯苓味甘、淡，性平，善利水渗湿，健脾宁心；山药补脾益气；龟甲味咸、甘，性微寒，善滋阴潜阳、养血补心；麦冬、五味子二药共奏养阴生津之力；鸡内金健脾和胃，诸药共为臣药。大枣、甘草补气养血，调和诸药，为佐药。

【临床应用】本品可用于治疗脾胃虚弱、腹胀、心脾两虚、缺铁性贫血等症。

1. 脾胃虚弱　症见病程较长，泄泻时轻时重或时发时止，大便稀溏，色淡无臭味，夹有不消化食物残渣，食后易泻，吃多后见腹胀、大便多，平素食欲不振，面色萎黄，神疲倦怠，形体瘦弱，舌质淡，苔薄白，脉虚无力。

2. 腹胀　症见腹部胀满，全身乏力，纳差，便溏，嗳气频繁，恶心不欲食，大便不畅见上述临床表现者。

3. 心脾两虚　症见心悸怔忡、失眠多梦、健忘、食少、腹胀、大便稀溏、倦怠乏力、或见崩漏、便血、皮下出血、舌淡、脉细弱见上述临床表现者。

4. 缺铁性贫血　症见面色萎黄或苍白，头发稀黄易脱，头晕心悸，气短音低，夜寐不宁，体倦乏力，纳少，唇口色淡，指甲淡白，或有头面及下肢浮肿。舌质淡红，舌苔薄白，脉细软。

【用法与用量】饭后用开水冲服。小儿周岁以内一次2.5g（半袋），1~3岁一次5g（1袋），3~5岁一次7.5g（1.5袋），5~12岁一次10g（2袋）；成人一次15g（3袋）；一日3次或遵医嘱。

【规格】每袋装5g。

【其他剂型】本品还有片剂等剂型。

【使用注意】忌茶；勿与含鞣酸类药物合用。

【不良反应】服药期间，部分患儿可出现牙齿颜色变黑，停药后可逐渐消失；可排黑便，

笔记栏

因铁与肠内硫化氢结合生成黑色硫化铁，从而使大便变黑，患者勿须顾虑；可见上腹疼痛、便秘；少数患儿服药后，可见短暂性食欲下降、恶心、呕吐、轻度腹泻，多可自行缓解。

【药理作用】本品有增强免疫功能、改善及促进机体造血功能等作用。

益气维血颗粒

（《中国药典》2020 年版一部）

【处方】猪血提取物 130g　黄芪 100g　大枣 100g

【制法】以上三味，猪血提取物粉碎成细粉，黄芪、大枣加水煎煮 2 次，每次 2 小时，合并煎液，滤过，滤液浓缩至相对密度为 1.18~1.21（60℃）的清膏；加入猪血提取物细粉，蔗糖、糊精、香兰素等适量，混匀，制成颗粒，干燥，粉碎，加入甜橙油 2.33g，混匀，制成 1 000g，即得。

【功能主治】补血益气。用于气血两虚所致的面色萎黄或苍白、眩晕、神疲乏力、少气懒言、自汗、唇舌色淡、脉细弱；缺铁性贫血见上述证候者。

【方解】方中以动物血液提取的高铁血红素为主要成分。黄芪生津养血、补气升阳、固表止汗、利水消肿；大枣养血安神、补中益气。二药合用，共奏补气养血之功，故为臣药。

【临床应用】本品可用于血虚、眩晕、自汗、乏力。

1. 血虚　症见面色淡白或萎黄，唇舌爪甲色淡，头晕眼花，心悸多梦，手足发麻，妇女月经量少、色淡、后期或经闭，脉细。

2. 眩晕　症见头晕头昏，心悸少寐，神疲乏力，食少纳呆，面色萎黄，舌淡苔白，脉细弱；神经衰弱见上述临床表现者。

3. 自汗　症见汗出恶风，稍劳后汗出尤甚，或表现半身、局部出汗，易感冒，体倦乏力，周身酸楚，面色无华，苔薄白，脉细弱。

【用法与用量】口服。成人一次 10g，一日 3 次；儿童一次 10g，一日 2 次；3 岁以下儿童一次 5g，一日 2 次；或遵医嘱。

【规格】每袋装 10g。

【其他剂型】本品还有片剂、胶囊剂等剂型。

【使用注意】忌食肥甘厚味、油腻食物。

【不良反应】偶见恶心、呕吐、腹泻、便秘，可自行缓解或停药后症状消失。

【药理作用】本品主要有改善冠心病室性期前收缩等作用。

其他气血双补类中成药介绍如下（表 15-2）：

表 15-2　其他气血双补类中成药

名称	组成	功用	主治	用法用量	使用注意
十全大补丸	党参、炒白术、茯苓、炙甘草、当归、川芎、酒白芍、熟地黄、炙黄芪、肉桂	温补气血	用于气血两虚，面色苍白，气短心悸，头晕自汗，体倦乏力，四肢不温，月经量多	口服。水蜜丸一次 6g，小蜜丸一次 9g，大蜜丸一次 1 丸，一日 2~3 次	感冒及内有实热及阴虚火旺者不宜服用。服药期间饮食宜选清淡易消化食物，忌食辛辣、油腻、生冷食物
人参归脾丸	人参、麸炒白术、茯苓、炙甘草、炙黄芪、当归、木香、远志、龙眼肉、炒酸枣仁	益气补血，健脾养心	用于气血不足，心悸，失眠，食少乏力，面色萎黄，月经量少，色淡	口服。一次 1 丸，一日 2 次	不宜和感冒类药同时服用。服本药时不宜同时服用藜芦、五灵脂、皂荚或其制剂

笔记栏

续表

名称	组成	功用	主治	用法用量	使用注意
人参养荣丸	人参、土白术、茯苓、炙甘草、当归、熟地黄、白芍、炙黄芪、陈皮、制远志、肉桂、五味子（酒蒸）	温补气血	用于心脾不足，气血两亏，形瘦神疲，食少便溏，病后虚弱	口服。水蜜丸一次 6g，大蜜丸一次 1 丸，一日 1~2 次	服药期间饮食宜选清淡易消化食物，忌食辛辣、油腻、生冷食物

第四节　补　阴　类

补阴中成药，具有滋补肝肾、益精填髓之功。适用于阴虚证，症见形体消瘦，头晕耳鸣，腰膝酸软，口燥咽干，五心烦热，甚则骨蒸潮热，干咳咯血，盗汗遗精，舌红少苔，脉细数等。其处方组成以补阴药为主，如熟地黄、天冬、麦冬、北沙参、阿胶、龟甲、鳖甲等。代表中成药有六味地黄丸、知柏地黄丸等。

六味地黄丸

（《中国药典》2020 年版一部）

【处方】熟地黄 160g　酒萸肉 80g　牡丹皮 60g　山药 80g　茯苓 60g　泽泻 60g

【制法】以上六味，粉碎成细粉，过筛，混匀。用乙醇泛丸，干燥，制成水丸，或每 100g 粉末加炼蜜 35~50g 与适量水，制丸，干燥，制成水蜜丸；或加炼蜜 80~110g 制成小蜜丸或大蜜丸，即得。

【功能主治】滋阴补肾。用于肾阴亏损，头晕耳鸣，腰膝酸软，骨蒸潮热，盗汗遗精，消渴。

【方解】方中重用熟地黄滋补肾阴，填精益髓生血，为君药。酒萸肉补益肝肾，收敛固涩；山药养阴益气，补脾肺肾，固精缩尿，共为臣药。泽泻泄相火，渗利湿浊，并能减熟地黄之滋腻；茯苓健脾，渗利水湿，助山药之健运，与泽泻共降肾浊；牡丹皮清泻肝火，退虚热，并助山茱萸肉之温，共为佐药。诸药相合，共奏滋补肾阴之功。

【临床应用】本品可用于治疗肾阴虚引起的腰膝酸软、头晕目眩、耳鸣盗汗等。

1. 眩晕　症见头晕目眩，视物昏花，神疲乏力，腰酸腿软，耳鸣；高血压见上述临床表现者。

2. 耳鸣　症见耳鸣，眩晕，腰膝酸软；神经性耳聋见上述临床表现者。

3. 发热　症见午后潮热，骨蒸劳热，夜间发热，手足心热，烦躁，口燥咽干，腰膝酸软。

4. 盗汗　症见寐中汗出，醒后自止，五心烦热，颧红，口渴咽干。

5. 遗精　症见遗精，头晕，耳鸣，腰膝酸软；性功能障碍见上述临床表现者。

6. 消渴　症见口渴多饮，口干舌燥，尿频量多，浑浊而有膏脂，形体消瘦；2 型糖尿病见上述临床表现者。

西医复发性口疮、糖尿病、支气管哮喘、氯氮平所致遗尿、围绝经期综合征等病有使用本品治疗的报道。

【用法与用量】口服。水丸一次 5g，水蜜丸一次 6g，小蜜丸一次 9g，大蜜丸一次 1 丸，一日 2 次。

【规格】大蜜丸每丸重 9g；水丸每袋装 5g；水蜜丸每 10 丸重 2g；小蜜丸每 100 丸重 20g。

笔记栏

【其他剂型】本品还有颗粒剂、口服液、片剂、软胶囊剂、胶囊剂等剂型。

【使用注意】体实、阳虚、感冒、脾虚、气滞、食少纳呆者慎用。服药期间，忌食辛辣、油腻食物。

【不良反应】未检索到不良反应的报道。

【药理作用】本品有增强免疫功能、降血糖、降血脂、抗肿瘤等作用。

知柏地黄丸

（《中国药典》2020年版一部）

【处方】知母40g　黄柏40g　熟地黄160g　山茱萸（制）80g　牡丹皮60g　山药80g　茯苓60g　泽泻60g

【制法】以上八味，粉碎成细粉，过筛，混匀。每100g粉末加炼蜜35~50g与适量水泛丸，干燥，制成水蜜丸；或加炼蜜80~110g，制成小蜜丸或大蜜丸，即得。

【功能主治】滋阴降火。用于阴虚火旺，潮热盗汗，口干咽痛，耳鸣遗精，小便短赤。

【方解】方中熟地黄滋补肾阴，填精益髓，故重用为君药。山茱萸酸善补益肝肾，收敛固涩；山药甘补涩敛性平，既养阴益气，补脾肺肾，又固涩；知母苦甘而寒，善清热泻火，滋阴；黄柏苦寒清泄，善泻肾经虚火，退虚热骨蒸。四药相合，既助君药滋补肾阴，又能清降相火，还有固摄封藏之用，共为臣药。泽泻甘淡渗利性寒，善泄相火，渗利湿浊；茯苓甘补淡渗性平，善健脾，渗利水湿；牡丹皮辛散苦泄微寒，善清泻肝火，退虚热。三药合用，能清降相火，以助知、柏之力；又健脾，渗利湿浊，使邪有出路，补而不滞，故共为佐药。全方配伍，补中有泻，共奏滋阴降火之功，故善治阴虚火旺之证。

【临床应用】本品可用于治疗阴虚火旺、阴虚发热、盗汗、慢喉痹、耳鸣、遗精。

1. 阴虚火旺　症见形体消瘦，潮热，盗汗，两颧发红，五心烦热，咽干口燥，腰膝酸软，小便短赤。

2. 阴虚发热　症见午后潮热，骨蒸劳热，夜间发热，手足心热，烦躁。

3. 盗汗　症见寐中汗出，醒后自止，五心烦热或潮热，两颧潮红，口渴咽干。

4. 慢喉痹（慢性咽炎）　症见咽干不适，灼热，隐痛，喉痒干咳，有异物感，腰膝酸软，五心烦热。

5. 耳鸣（神经性耳聋）　症见耳鸣，眩晕，腰膝酸软，精神萎靡。

6. 遗精　症见遗精，头晕，耳鸣，腰膝酸软，精神萎靡。

西医复发性口腔溃疡，妇女更年期综合征、经间期出血，慢性前列腺炎等病有使用本品治疗的报道。

【用法与用量】口服，水蜜丸一次6g，小蜜丸一次9g，大蜜丸一次1丸，一日2次。

【规格】水蜜丸每袋装6g；大蜜丸每丸重9g；小蜜丸每45粒重9g。

【其他剂型】本品还有颗粒剂、口服液、片剂、胶囊剂等剂型。

【使用注意】感冒、气虚发热、实热、脾虚便溏、气滞中满者慎用。服药期间，忌食辛辣、油腻食物。

【不良反应】未检索到不良反应的报道。

【药理作用】本品主要有降血糖，调节神经、内分泌功能和增强机体免疫功能等作用。

生血宝合剂

（《中国药典》2020年版一部）

【处方】制何首乌344g　女贞子430.7g　桑椹430.7g　墨旱莲430.7g　白芍344g　黄芪344g　狗脊344g

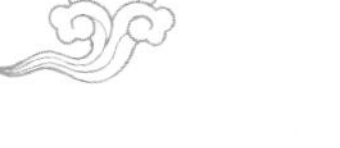

【制法】以上七味，加水浸泡20分钟，煎煮2次，第一次2小时，第二次1.5小时，煎液滤过，滤液减压浓缩适量，合并浓缩液，离心，滤过，加入甜菊素2.5g与羟苯乙酯1.5g，加热至沸，制成1 000ml，即得。

【功能主治】滋补肝肾，益气生血。用于肝肾不足、气血两虚所致的神疲乏力、腰膝酸软、头晕耳鸣、心悸、气短、失眠、咽干、纳差食少；放、化疗所致的白细胞减少，缺铁性贫血见上述证候者。

【方解】方中墨旱莲味甘、酸，性凉，补益肝肾凉血止血；女贞子、狗脊滋补肝肾，三药共为君药。白芍补血柔肝、平肝止痛；桑椹养血敛阴；何首乌补肝肾、益精血，三药共为臣药。黄芪益气健脾为佐药，诸药共奏滋补肝肾、益气养血之功。

【临床应用】

1. 心悸　症见胸闷气短，神疲乏力，头晕喘促，甚至不能平卧，以致晕厥。其脉象表现为或数或迟，或乍疏乍数，或结脉、代脉、促脉、涩脉见上述临床表现者。

2. 耳鸣　耳鸣，眩晕，腰膝酸软；神经性耳聋见上述临床表现者。

【用法与用量】口服。一次15ml，一日3次。

【规格】每瓶装100ml。

【其他剂型】本品还有颗粒剂等剂型。

【使用注意】治疗期间，不宜食用辛辣油腻食物。

【不良反应】未检索到不良反应的报道。

【药理作用】本品具有刺激骨髓干细胞再生，提高骨髓造血功能的作用。

其他补阴类中成药介绍如下(表15-3)：

表15-3　其他补阴类中成药

名称	组成	功用	主治	用法用量	使用注意
左归丸	熟地黄、菟丝子、牛膝、龟甲胶、鹿角胶、山药、山茱萸、枸杞子	壮水之主，培左肾之元阴	用于肾阴不足，腰酸膝软，盗汗遗精，神疲口燥	口服。一次9g，一日2次	肾阳亏虚、命门火衰、阳虚腰痛者慎用。外感寒湿、跌扑外伤、气滞血瘀所致腰痛者慎用。孕妇慎用。服药期间，不宜食用辛辣、油腻食物
河车大造丸	紫河车、熟地黄、天冬、麦冬、盐杜仲、牛膝、盐黄柏、醋龟甲	滋阴清热，补肾益肺	用于肺肾两亏，虚劳咳嗽，骨蒸潮热，盗汗遗精，腰膝酸软	口服。水蜜丸一次6g，小蜜丸一次9g，大蜜丸一次1丸，一日2次	孕妇及气虚发热汗出者慎用。服药期间，忌食辛辣、油腻、生冷食物
麦味地黄口服液	麦冬、熟地黄、牡丹皮、茯苓、五味子、酒萸肉、山药、泽泻	滋肾养肺	用于肺肾阴亏，潮热盗汗，咽干咳血，眩晕耳鸣，腰膝酸软，消渴	口服。一次10ml，一日2次	感冒患者慎用。服药期间忌食辛辣食物
大补阴丸	熟地黄、盐知母、盐黄柏、醋龟甲、猪脊髓	滋阴降火	用于阴虚火旺，潮热盗汗，咳嗽咯血，耳鸣遗精	口服。水蜜丸一次6g，一日2~3次；大蜜丸一次1丸，一日2次	气虚发热及火热实证者慎用。感冒、脾胃虚弱、痰湿内阻、脘腹胀满、食少便溏者慎用。服药期间忌食辛辣、油腻食物

笔记栏

续表

名称	组成	功用	主治	用法用量	使用注意
杞菊地黄丸	枸杞子、菊花、熟地黄、酒萸肉、牡丹皮、山药、茯苓、泽泻	滋肾养肝	用于肝肾阴亏，眩晕耳鸣，羞明，迎风流泪，视物昏花	口服。水蜜丸一次6g，小蜜丸一次9g，大蜜丸一次1丸，一日2次	实火亢盛所致头晕、耳鸣者，脾虚便溏者慎用。服药期间忌酸冷食物
玉泉丸	天花粉、葛根、麦冬、人参、茯苓、乌梅、黄芪、甘草、地黄、五味子	养阴益气，生津止渴，清热除烦	气阴不足，口渴多饮，消食善饥；糖尿病属上述证候者	口服，一次6g，一日4次；7岁以上小儿一次3g，3~7岁小儿一次2g	孕妇忌服。定期复查血糖

第五节　补　阳　类

补阳中成药，具有温补肾阳之功。适用于元阳不足证，症见形寒肢冷，气怯神疲，腰膝酸软，少腹拘急，小便不利或小便频数，男子阳痿早泄，女子宫寒不孕，舌质淡嫩，脉沉细无力或尺脉沉伏等。其处方组成以补阳药为主，如鹿茸、巴戟天、菟丝子、补骨脂、附子、肉桂等。代表中成药有桂附地黄胶囊、右归丸、青娥丸等。

桂附地黄胶囊

（《中国药典》2020年版一部）

【处方】肉桂22.22g　附子（制）22.22g　熟地黄177.77g　酒萸肉88.88g　牡丹皮66.66g　山药88.88g　茯苓66.66g　泽泻66.66g

【制法】以上八味，茯苓、山药粉碎成最细粉，肉桂等其余六味用乙醇回流提取2次，每次1.5小时，提取液滤过，滤液回收乙醇并浓缩至适量，备用；药渣加水煎煮2次，每次1小时，煎液滤过，滤液合并，浓缩至适量，与上述浓缩液合并，加入茯苓、山药最细粉及适量二氧化硅，混匀，干燥，过筛，装入胶囊，制成1 000粒，即得。

【功能主治】温补肾阳。用于肾阳不足，腰膝酸冷，肢体浮肿，小便不利或反多，痰饮喘咳，消渴。

【方解】方中肉桂、附子辛甘、大热，温补肾阳，益火之源，蒸腾气化，相须为用，针对病机，故为君药。熟地黄补血滋阴；山茱萸既温补肾阳，又益肝肾之阴；山药益气健脾补肾，培补肺气，三药肝、脾、肾三阴并补，可收阴生阳长之效，共为臣药。茯苓健脾补中，利水渗湿，助山药健脾；泽泻利水渗湿，清利下焦湿热，防熟地黄滋腻；牡丹皮清肝胆相火而凉血。三药甘淡寒凉，与君药相反相成，为佐药。诸药合用，共奏温补肾阳之功。主治肾阳虚证。

【临床应用】本品可用于治疗腰痛、水肿、喘咳、消渴。

1. 腰痛　症见腰膝酸软，畏寒怕冷，四肢欠温，少气无力，夜尿频多，舌淡，脉沉细；腰肌劳损见上述临床表现者。

2. 水肿　症见面浮身肿，腰以下尤甚，按之凹陷不起，心悸，气促，畏寒神疲，腰部酸胀，小便不利，舌淡，脉沉细。

3. 喘咳　症见喘促日久，气息短促，呼多吸少，动则喘甚，气不得续，咳嗽时轻时重，常因咳甚而尿出，面青，肢冷，或尿后余沥，脉微细或沉弱；慢性支气管炎见上述临床表现者。

笔记栏

4. 消渴　症见小便频数，腰膝酸软，四肢欠温，畏寒怕冷，神倦乏力，耳轮干枯，舌淡苔白，脉沉细；2 型糖尿病见上述临床表现者。

西医糖尿病肾病性水肿有使用本品治疗的报道。

【用法与用量】口服。一次 7 粒，一日 2 次。

【规格】每粒装 0.34g。

【其他剂型】本品还有口服液、丸剂等剂型。

【使用注意】肺热津伤、胃热炽盛、阴虚内热消渴者及孕妇慎用。本品药性温热，中病即可，不可过量服用，且含附子有毒，不可过量、久量。服药期间忌食生冷、油腻食物，且宜节制房事。

【不良反应】未检索到不良反应的报道。

【药理作用】本品有抗实验性肾病作用。

右　归　丸

（《中国药典》2020 年版一部）

【处方】熟地黄 240g　炮附片 60g　肉桂 60g　山药 120g　酒萸肉 90g　菟丝子 120g　鹿角胶 120g　枸杞子 120g　当归 90g　盐杜仲 120g

【制法】以上十味，除鹿角胶外，熟地黄等九味粉碎成细粉，过筛，混匀。鹿角胶加白酒炖化。每 100g 粉末加炼蜜 60~80g 与炖化的鹿角胶，制成小蜜丸或大蜜丸，即得。

【功能主治】温补肾阳，填精止遗。用于肾阳不足，命门火衰，腰膝酸冷，精神不振，怯寒畏冷，阳痿遗精，大便溏薄，尿频而清。

【方解】方中肉桂、附子辛甘、大热，温补肾阳命门，肉桂还可散寒止痛，引火归原；鹿角胶温肾阳，益精血，三药配合，温补肾阳，填精益髓，故为君药。杜仲甘温，补肝肾，强筋骨；菟丝子、山茱萸既补肾阳，又益阴精，兼能固精止遗；重用熟地黄补血滋阴，益精填髓；枸杞子滋阴补肾，益精补血。此五味合用，阴阳双补，侧重阴中求阳，共为臣药。当归补血活血，散寒止痛；山药益气健脾补肾，为佐药。诸药合用，共奏温补肾阳，填精止遗之功。

【临床应用】本品可用于治疗腰痛、阳痿、遗精、泄泻。

1. 腰痛　症见腰膝酸痛，下肢痿软，畏寒怕冷，四肢欠温，少气乏力，夜尿频多，舌淡，脉沉细；慢性腰肌劳损见上述临床表现者。

2. 阳痿　症见阳事不举，精薄清冷，头晕，耳鸣，面色苍白，精神萎靡，腰膝酸软，畏寒肢冷，舌淡苔白，脉沉细。

3. 遗精　症见梦遗日久，或滑精，或余沥不尽，形寒肢冷，舌淡嫩有齿痕，苔白滑，脉沉细。

4. 泄泻　症见黎明前脐腹作痛，肠鸣即泻，形寒肢冷，腰膝酸软，舌淡苔白，脉沉细；慢性结肠炎见上述临床表现者。

西医男子不育症，骨质疏松症有使用本品治疗的报道。

【用法与用量】口服。小蜜丸一次 9g，大蜜丸一次 1 丸，一日 3 次。

【规格】小蜜丸每 10 丸重 1.8g；大蜜丸每丸重 9g。

【其他剂型】本品还有胶囊剂、酒剂等剂型。

【使用注意】阴虚火旺、心肾不交、湿热下注而扰动精室者，湿热下注所致阳痿者，暑湿、湿热、食滞伤胃和肝气乘脾所致泄泻者及孕妇慎用。方中含肉桂、附子等大温大热之品，不宜过量服用。服药期间忌食生冷之品，慎房事。

【不良反应】未检索到不良反应的报道。

笔记栏

【药理作用】本品有抗实验性肾阳虚证、增强造血功能等作用。

青娥丸

（《中国药典》2020 年版一部）

【处方】盐杜仲 480g　盐补骨脂 240g　核桃仁（炒）150g　大蒜 120g

【制法】以上四味，将大蒜蒸熟，干燥，与盐杜仲、盐补骨脂粉碎成细粉，过筛，再将核桃仁捣烂，与上述粉末掺研，过筛，混匀。每 100g 粉末用炼蜜 20~30g 加适量水泛丸，干燥，制成水蜜丸；或加炼蜜 50~70g 制成大蜜丸，即得。

【功能主治】补肾强腰。用于肾虚腰痛，起坐不利，膝软乏力。

【方解】方中杜仲性味甘温，补益肝肾，强筋壮骨，是治疗肾虚腰痛、下肢痿软的要药，紧扣病机，故为君药。补骨脂补肾健骨，强腰壮膝；核桃仁补肾助阳，强筋健骨。两药共为臣药，以增强君药补肾强腰之效。大蒜温胃健脾，为佐药。诸药合用，共奏补肾强腰之效。

【临床应用】本品可用于治疗腰痛。

腰痛　症见腰膝酸痛，下肢酸软，畏寒怕冷，四肢欠温，少气乏力，舌淡，脉沉细；慢性腰肌劳损见上述临床表现者。

【用法与用量】口服。水蜜丸一次 6~9g，大蜜丸一次 1 丸，一日 2~3 次。

【规格】大蜜丸每丸重 9g。

【使用注意】湿热或寒湿痹阻及外伤腰痛慎用。服药期间不宜进食辛辣、油腻和煎炸类食物，宜节制房事。

【不良反应】未检索到不良反应的报道。

【药理作用】本品有抗实验性骨质疏松的作用。

其他补阳类中成药介绍如下（表 15-4）：

表 15-4　其他补阳类中成药

名称	组成	功用	主治	用法用量	使用注意
五子衍宗丸	枸杞子、覆盆子、菟丝子（炒）、五味子（蒸）、盐车前子	补肾益精	肾虚精亏所致的阳痿不育、遗精早泄、腰痛、尿后余沥	口服。水蜜丸一次 6g，小蜜丸一次 9g，大蜜丸一次 1 丸，一日 2 次	感冒者慎用。服药期间忌食生冷、辛辣食物；节制房事
济生肾气丸	熟地黄、山茱萸（制）、牡丹皮、山药、茯苓、泽泻、肉桂、附子（制）、牛膝、车前子	温肾化气，利水消肿	肾阳不足、水湿内停所致的肾虚水肿、腰膝酸重、小便不利、痰饮咳喘	口服。水蜜丸一次 6g，小蜜丸一次 9g，大蜜丸一次 1 丸，一日 2~3 次	湿热壅盛、风水泛溢水肿者慎用。孕妇慎用。本品含有附子有毒，不可过量，久用。服药期间饮食宜清淡，宜低盐饮食。本品含钾量高，与保钾利尿药螺内酯、氨苯蝶啶合用时，应防止高钾血症；避免与磺胺类药物同时使用
金匮肾气丸	肉桂、附子（制）、熟地黄、酒萸肉、牡丹皮、山药、茯苓、泽泻	温补肾阳	用于肾阳不足，腰膝酸冷，肢体浮肿，小便不利或反多，痰饮喘咳，消渴	口服。一次 7 粒，一日 2 次。	肺热津伤、胃热炽盛、阴虚内热消渴者及孕妇慎用。本品药性温热，中病即可，不可过量服用，且本品所含附子有毒，不可过量、久服。服药期间忌食生冷、油腻食物，且宜节制房事

第六节　阴阳并补类

阴阳并补中成药，具有滋阴壮阳之功。适用于阴阳两虚证，症见头晕目眩，腰膝酸软，阳痿遗精，畏寒肢冷，自汗盗汗，午后潮热等。其处方组成以补阴药、补阳药为主，如熟地黄、山茱萸、龟甲、何首乌、枸杞子、肉苁蓉、巴戟天、附子、肉桂、鹿角胶等。代表中成药有龟鹿二仙膏等。

龟鹿二仙膏
（《中国药典》2020年版一部）

【处方】龟甲250g　鹿角250g　党参47g　枸杞子94g

【制法】以上四味，龟甲加水煎煮3次，每次24小时，煎液滤过，滤液合并，静置；鹿角制成6~10cm的段，漂泡至水清，取出，加水煎煮3次，第一、二次各30小时，第三次20小时，煎液滤过，滤液合并，静置；党参、枸杞子加水煎煮3次，第一、二次各2小时，第三次1.5小时，煎液滤过，滤液合并，静置；合并上述三种滤液，滤液浓缩至相对密度为1.25（60℃）的清膏；取蔗糖2 200g，制成转化糖，加入上述清膏中，混匀，浓缩至规定的相对密度，即得。

【功能主治】温肾益精，补气养血。用于肾虚精亏所致的腰膝酸软、遗精、阳痿。

【方解】方中鹿角性平微温，为温补之品，通督脉而补阳；龟甲甘咸，长于填精补髓，滋阴养血，两药均为“血肉有情”之品，两者相合，能沟通任督，峻补阴阳，助阳填精，强筋健骨；党参补益元气，滋气血生化之源；枸杞子滋肾养血。诸药共用，共奏温肾益精，补气养血之效。

【临床应用】本品可用于治疗肾虚精亏所致的腰膝酸软。

1. 肾虚精亏　症见腰膝酸软疼痛，遇劳加重，遗精，阳痿，头晕耳鸣，神疲乏力，舌淡苔薄，脉沉细无力；神经衰弱、性功能障碍见上述临床表现者。

2. 遗精　症见遗精、滑精，伴有腰膝酸软，眩晕耳鸣，舌淡苔薄，脉沉细；神经衰弱见上述临床表现者。

3. 阳痿　症见阳事不举，腰膝酸软，头晕耳鸣，精神萎靡，舌淡苔薄，脉沉细；神经衰弱、性功能障碍见上述临床表现者。

【用法与用量】口服。一次15~20g，一日3次。

【规格】每瓶装200g。

【其他剂型】本品还有口服液等剂型。

【使用注意】感冒、阴虚火旺者慎用。

【不良反应】有服用本品致血压升高的报道。

【药理作用】本品有改善性功能、增强免疫功能、抗应激、抗氧化和降血脂作用。

第七节　气阴双补类

气阴双补中成药，具有益气养阴之功。适用于气阴两虚证，症见食欲不振，面色苍白，心烦不舒，口干咽燥，神疲乏力，头晕肢乏，手足心热，小便淡黄，大便干燥；舌红、苔少，脉细数。其处方组成以补气药、补阴药为主，如西洋参、太子参、百合、麦冬、黄芪等。代表中成药有生

笔记栏

脉饮、津力达颗粒等。

生　脉　饮

(《中国药典》2020 年版一部)

【处方】红参 100g　麦冬 200g　五味子 100g

【制法】以上三味，粉碎成粗粉，用 65% 乙醇作溶剂，浸渍 24 小时后进行渗漉，收集渗漉液约 4 500ml，减压浓缩至约 250ml，放冷，加水 400ml 稀释，滤过，另加 60% 糖浆 300ml 及适量防腐剂，并调节 pH 至规定范围，加水至 1 000ml，搅匀，静置，滤过，灌封，灭菌，即得。

【功能主治】益气复脉，养阴生津。用于气阴两亏，心悸气短，脉微自汗。

【方解】方中红参甘补性温，善补气复脉、生津止渴、安神益智，故为君药。麦冬甘寒质润，入肺、胃、心经，养阴生津，清心除烦，与人参合用，可使气旺津生，脉气得复，为臣药。五味子敛肺宁心，止汗生津，为佐药。三药配合，一补、一清、一敛，共奏益气复脉，养阴生津之功，主治气阴两亏证。

【临床应用】本品可用于治疗胸痹、心悸。

1. 胸痹　症见胸痛胸闷，心悸气短，头晕乏力，舌微红，脉微细；冠心病、心绞痛见上述临床表现者。

2. 心悸　症见心悸气短，乏力自汗，夜寐不安，多梦，健忘，口舌干燥，惊悸，怔忡，舌质略红而干燥少津，脉微细；病毒性心肌炎见上述临床表现者。

西医充血性心力衰竭、突发性耳聋、慢性咽炎、原发性高血压有使用本品治疗的报道。

【用法与用量】口服。一次 10ml，一日 3 次。

【规格】每支装 10ml。

【其他剂型】本品还有胶囊剂、注射剂、片剂等剂型。

【使用注意】里实证及表证未解者慎用。忌食辛辣、油腻食物。在治疗期间，心绞痛持续发作者，宜加用硝酸酯类药，若出现剧烈心绞痛、心肌梗死，见气促、汗出、面色苍白者，应及时救治。

【不良反应】未检索到不良反应的报道。

【药理作用】本品主要有保护心肌、提高细胞免疫功能、抗氧化、改善学习记忆能力、抗肺损伤等作用。

津力达颗粒

(《中国药典》2020 年版一部)

【处方】人参 184.5g　黄精 244.5g　麸炒苍术 122.2g　苦参 100g　麦冬 244.5g　地黄 184.5g　制何首乌 149g　山茱萸 244.5g　茯苓 149g　佩兰 100g　黄连 100g　知母 122.2g　炙淫羊藿 100g　丹参 160g　粉葛 244.5g　荔枝核 244.5g　地骨皮 149g

【制法】以上十七味，佩兰、麸炒苍术提取挥发油，蒸馏后水溶液过滤，备用；山茱萸用 7 倍量 75% 乙醇作溶剂，浸渍 24 小时后，进行渗漉，收集渗漉液，回收乙醇并浓缩至相对密度为 1.30~1.35(60℃)的稠膏，烘干，备用；人参、麦冬、炙淫羊藿、知母、粉葛加乙醇回流提取 3 次，每次 2 小时，合并提取液，滤过，滤液回收乙醇并浓缩至相对密度为 1.30~1.35(60℃)的稠膏，烘干，备用；黄精等其余九味加水煎煮 2 次，每次 2 小时，煎液滤过，滤液合并，与上述蒸馏后的水溶液合并，浓缩至相对密度为 1.10~1.15(60℃)的清膏，加乙醇使含醇量达 60%，冷藏 24 小时，滤过，滤液回收乙醇并浓缩至相对密度为 1.30~1.35(60℃)的稠膏，烘干，将上述各干膏合并，粉碎成细粉，加入乳糖粉、糊精适量，混匀，制粒，干燥，喷入挥发油，混匀，制

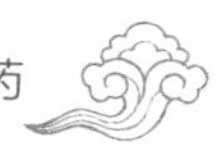

成1 000g，即得。

【功能主治】益气养阴，健脾运津。用于2型糖尿病气阴两虚证，症见口渴多饮，消谷易饥，尿多，形体渐瘦，倦怠乏力，自汗盗汗，五心烦热，便秘等。

【方解】人参补益脾肺之气，使气旺而津生为君。黄精补气养阴，健脾润肺，益肾强骨，辅助人参补气生津；苍术功善燥湿运脾，使脾运健旺，水津四布而无流失之患；苦参清热燥湿，泻火而兼清湿热，热清湿化，气化自畅。上述三药养脾阴、化脾湿、泻脾热、运脾气，并行不悖，相得益彰，共用为臣药。麦冬甘寒，生津止渴；生地黄壮水滋阴；何首乌善补肝肾之阴精；山茱萸补肝肾而涩精；诸药共佐黄精，使脾肺之阴得滋，肝肾之阴亦得以滋填，诸药既治阴虚燥热之标，又滋脾阴以助运化，同时还能滋补肝肾阴精治病之本。茯苓淡渗利湿，助脾健运，与苍术同用除湿止渴；佩兰芳香悦脾，化湿醒脾，除胃肠陈气，黄连善“退心脾郁热”，用之佐苦参效力倍增；又佐以知母滋阴降火，清热止渴；地骨皮泻浮游之虚火，“去骨热消渴”，佐苦参，泻肝肾虚火而不伤阴。淫羊藿扶肾阳而温脾土，既助黄精、生地黄、何首乌等药滋补阴精，正所谓阴阳互生而泉源不竭，又防苦寒滋阴药伤脾滞运之弊，以达佐助、反佐之功。脾失健运，津凝为痰，瘀阻脉道，血瘀络阻，血滞津液亦难输布，丹参“祛瘀生新，调经顺脉”（《本草汇言》），血行津液自易输布，二药亦为佐药。葛根，其性升浮，助脾升清输津之功；津液之布达，赖乎气机之调畅，脾运久滞，气机失畅，津液亦难输布，荔枝核“行散滞气”，使得气机畅达，津液自易输布；二药共用，葛根引津上升，荔枝核调畅气机，使益气滋阴之药直达病所。

诸药合用，补益脾之络气、滋养脾之阴津、健运脾之络气，治病之本，配以清脾热、化脾湿、温脾阳、活血、行气诸药，治脾诸法并行不悖、相得益彰，使脾之络气旺而运化健，脾之阴津足而津自生，湿热清、血脉和而中焦气机畅达，则水谷精微，通五脏，达六腑，四肢百骸皆得其养，津自生，力自达，消渴病诸证得以悉除。

【临床应用】用于2型糖尿病属气阴两虚证。

气阴两虚　症见食欲不振，面色苍白，心烦不舒，口干咽燥，神疲乏力，头晕肢乏，手足心热，小便淡黄，大便干燥，舌红、苔少，脉细数。

【用法与用量】开水冲服。一次1袋，一日3次。8周为1个疗程，或遵医嘱。对已经使用西药的患者，可合并使用本品，并根据血糖情况，酌情调整西药用量。

【规格】每袋装9g。

【使用注意】忌食肥甘厚味、油腻食物。孕妇慎用。

【不良反应】未检索到不良反应的报道。

【药理作用】本品主要有治疗糖耐量异常、改善高脂饮食引起的代谢紊乱等作用。

消　渴　丸

（《中国药典》2020年版一部）

【处方】地黄159g　葛根265g　黄芪53g　天花粉265g　南五味子53g　山药26.5g　玉米须265g　格列本脲0.25g

【制法】以上八味，葛根、地黄、玉米须、天花粉加水煎煮5小时，滤过，滤液浓缩至适量；黄芪、南五味子、山药粉碎成细粉，与上述部分浓缩液拌匀，干燥，粉碎，过筛，混匀，用剩余浓缩液制丸，干燥，加入格列本脲，用黑氧化铁和滑石粉的糊精液包衣，制成1 000丸，即得。

【功能主治】滋肾养阴，益气生津。用于气阴两虚所致的消渴病，症见多饮、多尿、多食、消瘦、体倦乏力、眠差、腰痛；2型糖尿病见上述证候者。

【方解】方中地黄甘寒质润，苦寒清热，善滋肾养阴，清热生津，故为君药。葛根辛而凉

笔记栏

升，能鼓舞脾胃清阳之气上行而生津止渴；黄芪甘温补升，善补气健脾，利水生血；二药配伍，既益气生津，又升发脾胃清阳之气而升津止渴，故共为臣药。天花粉微甘而润，苦寒清泄，善清热泻火，生津止渴；南五味子酸甘而温，善滋阴益气，生津止汗，安神；山药甘平补涩，善益气养阴，生津止渴，收敛固涩。三药相合，既助君臣药益气养阴，生津止渴，又固敛阴津与安神，故共为佐药。玉米须甘淡而平，善利水降浊，引热下行，故为使药。格列本脲为化学药，降糖作用显著。全方配伍，中西合璧，甘寒清养，共奏滋肾养阴、益气生津之功。

【临床应用】本品可用于治疗消渴病症。

消渴　症见多渴多饮，小便频数，多食善饥，肢体消瘦，体倦无力，睡眠欠佳，腰膝酸痛；2型糖尿病见上述表现者。

【用法与用量】口服。一次5~10丸，一日2~3次。饭前用温开水送下，或遵医嘱。

【规格】每10丸重2.5g（含格列本脲2.5mg）。

【其他剂型】本品还有片剂、茶剂等剂型。

【使用注意】阴阳两虚消渴者慎用。体质虚弱、高热、老年患者、有肾上腺皮质功能减退或垂体前叶功能不全者慎用。服药期间，忌食肥甘、辛辣食物，控制饮食，注意合理的饮食结构，忌烟酒。服用本品时禁止加服磺酰脲类抗糖尿病药。服药期间应定期测定血糖、尿糖、尿酮体、尿蛋白、肝肾功能和血象，并进行眼科检查。

【不良反应】可见肠道不适、发热、皮肤过敏、严重脱发、低血糖昏迷等。

【药理作用】本品有降血糖等作用。

其他气阴双补类中成药介绍如下（表15-5）：

表15-5　其他气阴双补类中成药

名称	组成	功用	主治	用法用量	使用注意
天芪降糖胶囊	黄芪、天花粉、女贞子、石斛、人参、地骨皮、黄连（酒蒸）、山茱萸、墨旱莲、五倍子	益气养阴，清热生津	2型糖尿病气阴两虚证，症见倦怠乏力，口渴喜饮，五心烦热，自汗，盗汗，气短懒言，心悸，失眠	口服。一次5粒，一日3次，8周为1个疗程，或遵医嘱	孕妇禁服。定期复查血糖
参芪降糖颗粒	人参茎叶皂苷、黄芪、山药、麦冬、五味子、枸杞子、覆盆子、地黄、天花粉、茯苓、泽泻	益气养阴，健脾补肾	气阴两虚所致的消渴，症见咽干口燥、倦怠乏力、口渴多饮、多食多尿、消瘦；2型糖尿病见上述证候者	口服，一次1g，一日3次，1个月为1个疗程。效果不显著或治疗前症状较重者，一次用量可达8g，一日3次。片剂：口服，一次3粒，一日3次，1个月为1个疗程。效果不显著或治疗前症状较重者，每次用量可达8片，一日3次	孕妇禁用。阴阳两虚消渴者慎用。邪盛热实者慎用，待实热退后方可服用。服药期间禁食肥甘、辛辣食物，控制饮食，注意合理的饮食结构；忌烟酒。避免长期精神紧张，适当进行体育活动。对重症病例，应合用其他降糖药物治疗，以防病情加重。在治疗过程中，尤其是与其他降糖药物联合用药时，要及时监测血糖，避免发生低血糖反应

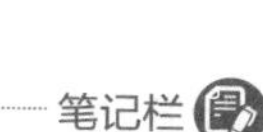

续表

名称	组成	功用	主治	用法用量	使用注意
养胃舒胶囊	黄精(蒸)、党参、白术(炒)、山药、菟丝子、北沙参、玄参、乌梅、陈皮、山楂、干姜	益气养阴，健脾和胃，行气导滞	脾胃气阴两虚所致的胃痛，症见胃脘灼热疼痛、痞胀不适、口干口苦、纳少消瘦、手足心热；慢性胃炎见上述证候者	口服。一次3粒，一日2次	肝胃火盛吞酸嗳腐者慎用。服药期间饮食宜清淡，忌辛辣刺激性食物，戒烟酒
贞芪扶正颗粒	黄芪、女贞子	补气养阴	久病虚损，气阴不足。辅助肿瘤手术、放射治疗、化学治疗	口服，一次1袋，一日2次	过敏者禁用。孕妇慎用
人参固本丸	人参、地黄、熟地黄、山茱萸(酒炙)、山药、泽泻、牡丹皮、茯苓、麦冬、天冬	滋阴益气，固本培元	阴虚气弱，虚劳咳嗽，心悸气短，骨蒸潮热，腰酸耳鸣，遗精盗汗，大便干燥	口服。大蜜丸一次1丸，水蜜丸一次6g，一日2次	外感咳嗽忌用。服药期间，忌辛辣刺激、油腻食物

第八节　益气复脉类

益气复脉类中成药，具有益气复脉、养阴生津之功。适用于劳累性气阴两虚证，症见胸痹心痛，心悸气短、倦怠懒言、头晕目眩、面色少华、舌淡、少苔或剥苔，脉细弱或结代。其处方组成以补气药为主，如人参、红参、黄芪等。代表中成药有芪苈强心胶囊等。

芪苈强心胶囊

（《中国药典》2020年版一部）

【处方】黄芪 450g　人参 225g　黑顺片 112.5g　丹参 225g　葶苈子 150g　泽泻 225g　玉竹 75g　桂枝 90g　红花 90g　香加皮 180g　陈皮 75g

【制法】以上十一味，黄芪、葶苈子、泽泻、人参、香加皮加70%乙醇加热回流提取2次，第一次3小时，第二次2小时，提取液滤过，滤液减压回收乙醇，浓缩至相对密度为1.25~1.30(60℃)的稠膏，备用；桂枝、陈皮水蒸气蒸馏提取挥发油，收集挥发油，备用；提油后的水溶液滤过，备用；药渣再加水煎煮1小时，滤过，与备用滤液合并，备用；黑顺片、丹参、玉竹、红花加水煎煮2次，每次2小时，合并煎液，滤过，滤液与桂枝和陈皮的水煎液合并，浓缩至相对密度为1.25~1.30(60℃)，加乙醇，使含醇量达70%，在4℃以下静置24小时，滤过，滤液减压回收乙醇，浓缩至相对密度为1.25~1.30(60℃)，与上述备用稠膏合并，65~70℃干燥。干膏粉碎成细粉，加入适量糊精，制颗粒，喷入挥发油，混匀，装入胶囊，制成1 000粒，即得。

【功能主治】益气温阳，活血通络，利水消肿。用于冠心病、高血压所致轻、中度充血性心力衰竭证属阳气虚乏，络瘀水停证，症见心慌气短，动则加剧，夜间不能平卧，下肢浮肿，倦怠乏力，小便短少，口唇青紫，畏寒肢冷，咳吐稀白痰。

笔记栏

【方解】方中黄芪味甘，性微温，善补气固表；附子益气温阳，两者共为君药。丹参味苦，微寒，善活血和血；人参气血双补；葶苈子泻肺逐水；红花活血化瘀；陈皮理气化痰；泽泻、香加皮利水消肿；玉竹养阴以防伤正，诸药共为佐药。桂枝温阳化气，为使药。全方共奏益气温阳、活血通络、利水消肿之功。

【临床应用】本品可用于治疗阳气亏虚。

阳气亏虚　症见四肢发凉怕冷，口淡不渴，自汗，小便清长或反而减少，大便稀薄，面色㿠白，舌淡胖，苔白滑，脉沉迟无力或数大无力等见上述表现者。

拓展资料

【用法与用量】口服，一次 4 粒，一日 3 次。

【规格】每粒装 0.3g。

【使用注意】临床应用时，如果正在服用其他治疗心力衰竭的药物，不宜突然停用。

【不良反应】未检索到不良反应的报道。

【药理作用】本品有治疗冠心病、控制轻中度心力衰竭症状等作用。

（翟华强）

扫一扫
测一测

复习思考题

1. 补益类中成药主要适用于哪些病症？简述其使用注意事项。

2. 十全大补丸、人参养荣丸、归脾丸、当归补血口服液均有补益气血之功，临床如何区别应用？

3. 简述五子衍宗丸、济生肾气丸、金匮肾气丸的功用与主治。

第十六章 固涩中成药

笔记栏

PPT 课件

学习目标

通过本章学习，掌握固涩中成药的基本知识，为临床合理使用固涩中成药奠定基础。

1. 掌握玉屏风颗粒、金锁固精丸、四神丸的组成、功能主治、方解、临床应用、用法用量、使用注意、不良反应。
2. 熟悉缩泉胶囊的组成、功能主治、临床应用、用法用量、使用注意。
3. 了解固本益肠片的功能主治。

以收涩药为主组成，具有收敛固涩的作用，以治气、血、精、液耗散滑脱不禁等证的一类中成药，统称为固涩中成药。

气、血、精、液耗散滑脱之证，由于病因和病变部位的不同，临床常表现为自汗、盗汗、久泻久利、遗精滑泄以及小便失禁等，所以固涩中成药依据其治证的不同，一般分为固表止汗、涩精止遗、涩肠止泻三类。

应用固涩中成药应注意，本类成药适宜于正虚无邪者，凡外邪未去，里实尚存者，均应慎用，以免"闭门留寇"，转生他变。故热病汗出、火扰遗泄、湿热或伤食泻痢、血热或瘀阻崩漏等因实邪所致者，皆非本类中成药所宜。

现代研究提示，固涩中成药具有调节机体免疫功能，抗菌，抗病毒，促进钙、磷吸收，调节肠道平滑肌，改善性腺功能等作用。

第一节　固表止汗类

固表止汗中成药，具有固表止汗之功，适用于表虚卫外不固，腠理疏松之自汗。其处方组成以收涩止汗药、益气固表药为主，如牡蛎、浮小麦、麻黄根、黄芪、白术等组成。代表中成药有玉屏风颗粒。

玉屏风颗粒

（《中国药典》2020 年版一部）

【处方】黄芪 600g　白术（炒）200g　防风 200g

【制法】以上三味，将防风酌予碎断，提取挥发油，蒸馏后的水溶液另器收集；药渣及其余二味加水煎煮 2 次，第一次 1.5 小时，第二次 1 小时，合并煎液，滤过，滤液浓缩至适量，加乙醇至含醇量为 70%，搅拌，静置，滤过，滤液减压回收乙醇，与上述蒸馏后的水溶液搅匀，静

笔记栏

置，取上清液，滤过，滤液浓缩至相对密度为1.30~1.33（70℃）的清膏，加辅料适量制成颗粒，干燥，放冷，喷加入上述防风挥发油，混匀，制成500g，即得。

【功能主治】益气，固表，止汗。用于表虚不固，自汗恶风，面色㿠白，或体虚易感风邪者。

【方解】方中黄芪甘温，既能补中气益肺气，更善实卫气而固表止汗，为君药。白术，健脾益气，助黄芪补气固表之力，为臣药。二药相须为用，补正气，实卫气，乃培固根本之法。佐以防风走表而祛风邪，三药相伍，固表气，实肌腠，兼疏风邪，补中寓散，散不伤正，补不留邪，共奏固表止汗之功。

【临床应用】本品可用于治疗表虚自汗。

1. 自汗　症见动则汗出，体倦乏力，面色少华，苔薄白，脉细弱。

2. 体虚易感冒　因表虚不固所致，症见神疲乏力，自汗恶风，面色㿠白，反复感冒，舌淡，脉虚。

西医感冒、慢性呼吸道疾病、过敏性鼻炎、荨麻疹等证属表虚易感外邪者，也有使用本品治疗的报道。

【用法与用量】开水冲服。一次1袋，一日3次。

【规格】每袋装5g。

【其他剂型】本品还有口服液、胶囊剂、丸剂、滴丸、软胶囊、袋泡茶等剂型。

【使用注意】热病汗出、阴虚盗汗者慎用。服药期间饮食宜清谈。

【不良反应】未检索到不良反应的报道。

【药理作用】本品主要有调节机体免疫功能、抗菌、抗病毒、抗变态反应、增强肾上腺皮质功能、抗应激、抗衰老等作用。

第二节　涩精、止遗类

涩精止遗中成药，具有涩精止遗之功，适用于遗精，滑精，小便失禁，遗尿，腰膝酸软，头晕目眩，四肢乏力，舌淡苔白，脉沉细无力等症。其处方组成以收敛固涩药、补肾涩精止遗药为主，如煅龙骨、煅牡蛎、莲子须、锁阳、桑螵蛸、金樱子、益智仁等。代表中成药有金锁固精丸，缩泉胶囊。

金锁固精丸

（《中华人民共和国卫生部药品标准：中药成方制剂》第11册）

【处方】沙苑子（炒）60g　芡实（蒸）60g　莲须60g　龙骨（煅）30g　牡蛎（煅）60g　莲子120g

【制法】以上六味，将芡实、龙骨、牡蛎、莲子粉碎成细粉；将沙苑子、莲须粉碎成粗粉，加水煎煮2次，第一次3小时，第二次2小时，煎液滤过，合并滤液，减压浓缩成相对密度为1.30~1.35（20℃）的清膏，加入上述细粉，混匀，制丸，80℃以下烘干，以活性炭包衣，即得。

【功能主治】固肾涩精。用于肾虚不固所致的遗精滑泄，神疲乏力，腰酸耳鸣。

【方解】方中沙苑子甘温入肾，补肾固精，为君药。莲须固肾涩精；芡实、莲子益肾涩精，补脾养心；莲子并能交通心肾，三药共为臣药，助君药增强补肾涩精之力。佐以煅龙骨、煅牡蛎之收敛固涩，助君、臣药涩精止遗。诸药合用，共奏固肾涩精之功。

【临床应用】本品主要用于治疗肾虚不固所致的遗精。

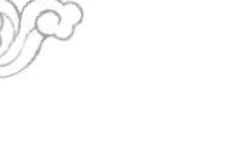

遗精　症见遗精滑泄，伴神疲乏力，四肢酸软，头晕耳鸣，面色无华，舌淡苔白，脉沉细弱等。

西医神经衰弱、慢性前列腺炎、精囊炎、乳糜尿、重症肌无力等证属肾虚不固者，也有使用本品治疗的报道。

【用法与用量】口服。淡盐水送服，一次 15 丸，一日 2 次。

【规格】浓缩丸，每 15 丸相当于总药材 3g。

【其他剂型】本品还有水丸、大蜜丸等剂型。

【使用注意】湿热下注扰动精室所致遗精、早泄者不宜使用。

【不良反应】未检索到不良反应的报道。

【药理作用】本品主要有抗炎、止泻等作用。

缩泉胶囊

（《中国药典》2020 年版一部）

【处方】山药 343g　益智仁 343g　乌药 343g

【制法】以上三味，取山药 103g 粉碎成细粉，备用；益智仁、乌药及剩余的山药加乙醇回流提取 2 次，每次 1 小时，滤过，滤液合并，减压浓缩至相对密度为 1.30~1.65（60℃）的清膏，备用；药渣加水煎煮 2 次，每次 1 小时，滤过，滤液合并，减压浓缩至相对密度为 1.12~1.20（60℃）的清膏，备用；两种清膏分别于 65~75℃干燥成干浸膏，干浸膏与山药细粉混合粉碎，加入淀粉适量，混匀，制粒，装胶囊，制成 1 000 粒，即得。

【功能主治】补肾缩尿。用于肾虚所致的小便频数、夜间遗尿。

【方解】方中益智仁辛温入肾，温补脾肾，固涩精气，缩泉止遗，为君药。乌药辛温，调气散寒，除膀胱肾间冷气，止小便频数，为臣药，与益智仁相伍，使收散有序，涩而不滞。山药甘平，补肾健脾，固涩精气，为佐药。三药合用，温中兼补，涩中寓行，使下焦得温而寒去，膀胱气化如常，约束有权，则尿频、遗尿自愈。

【临床应用】本品可用于治疗下元虚寒之小便频数或遗尿。

1. 多尿　由肾气虚寒，膀胱气化失常所致，症见小便频数，小便清长，夜间尤甚，腰膝酸软，舌质淡，脉沉细弱；神经性尿频见上述证候者。

2. 遗尿　由肾气不固，膀胱失约所致，症见小儿夜间遗尿，伴神疲倦息，舌淡苔薄，脉沉细；功能性遗尿见上述证候者。

西医真性及压力性尿失禁、神经性尿频、尿崩症等证属下元虚寒者，也有使用本品治疗的报道。

【用法与用量】口服。成人一次 6 粒，5 岁以上儿童一次 3 粒，一日 3 次。

【规格】每粒装 0.3g。

【其他剂型】本品还有丸剂等剂型。

【使用注意】肝经湿热所致的遗尿与膀胱湿热所致的小便频数忌用。

【不良反应】未检索到不良反应的报道。

【药理作用】本品主要有抗利尿作用。

第三节　涩肠止泻类

涩肠止泻中成药，具有涩肠止泻之功，适用于大便滑脱不禁，腹痛喜温喜按，神疲乏力，食少纳呆，舌淡苔白，脉沉迟无力等。其处方组成以涩肠止泻药、温阳益气药为主，如肉豆蔻、诃子、罂粟壳、赤石脂、乌梅、禹余粮、干姜、肉桂、吴茱萸、人参、白术等。代表中成药有四神丸、固本益肠片。

四 神 丸

（《中国药典》2020 年版一部）

【处方】肉豆蔻(煨)200g 补骨脂(盐炒)400g 五味子(醋制)200g 吴茱萸(制)100g 大枣(去核)200g

【制法】以上五味，粉碎成细粉，过筛，混匀。另取生姜 200g，捣碎，加水适量，压榨取汁。取上述粉末用生姜汁和水泛丸，干燥，即得。

【功能主治】温肾散寒，涩肠止泻。用于肾阳不足所致的泄泻，症见肠鸣腹胀、五更溏、食少不化、久泻不止、面黄肢冷。

【方解】方中重用辛苦性温之补骨脂为君，尤善补命门之火以温暖脾土，是壮火益土，治肾虚泄泻之要药。肉豆蔻辛温性涩，温中行气，涩肠止泻，与补骨脂温肾暖脾、涩肠止泻之功相得益彰。佐以吴茱萸温脾，肾散阴寒；五味子收敛固涩，助君、臣药涩肠止泻。生姜温胃散寒，大枣健脾益胃，两者配伍调脾胃，以助运化，而为佐使。诸药合用，共奏温肾散寒，涩肠止泻之功。

【临床应用】本品可用于肾阳不足所致的泄泻。

泄泻 症见肠鸣腹胀，五更溏，食少不化，久泻不止，面黄肢冷。

西医慢性肠炎、溃疡性结肠炎、肠结核、肠易激综合征等证属脾肾阳虚者，也有使用本品治疗的报道。

【用法与用量】口服。一次 9g，一日 1~2 次。

【规格】水丸。每袋 9g；每瓶 27g。

【其他剂型】本品还有片剂等剂型。

【使用注意】湿热痢疾、湿热泄泻者忌用。忌食生冷、油腻食物。

【不良反应】未检索到不良反应的报道。

【药理作用】本品主要有抑制小肠蠕动、止泻、调节肠道菌群、抗应激等作用。

固本益肠片

（《中国药典》2020 年版一部）

【处方】党参 50g 麸炒白术 20g 补骨脂 35g 麸炒山药 50g 黄芪 70g 炮姜 15g 酒当归 35g 炒白芍 35g 醋延胡索 35g 煨木香 15g 地榆炭 35g 煅赤石脂 15g 儿茶 30g 炙甘草 15g

【制法】以上十四味，取麸炒白术、补骨脂、麸炒山药、炮姜、酒当归、炒白芍、醋延胡索、煨木香、煅赤石脂、儿茶粉碎成细粉；黄芪等其余四味，加水煎煮 2 次，煎液滤过，滤液合并，浓缩至适量，干燥，粉碎，再与上述细粉混匀，加入辅料适量，混匀，制成颗粒，压制成 1 000 片(小片)或 500 片(大片)，即得；或压制成 500 片(大片)，包薄膜衣，即得。

【功能主治】健脾温肾，涩肠止泻。用于脾肾阳虚所致的泄泻，症见腹痛绵绵，大便清稀或有黏液及黏液血便，食少腹胀，腰酸乏力，形寒肢冷，舌淡苔白，脉虚；慢性肠炎见上述证候者。

【方解】方中党参、黄芪补中益气，健脾止泻；补骨脂温肾补脾止泻，共为君药。白术、山药健脾止泻；炮姜温中散寒，振奋脾阳，善治虚寒便血，共为臣药。配当归、白芍补血养血，

协助延胡索柔肝缓急止痛；煨木香辛散温通，疏通脾胃气滞，消胀除满，且能止痛；赤石脂涩肠止泻，与地榆炭、儿茶合用，固涩止血之功愈大，共为佐药。炙甘草调和诸药为使。诸药合用，共奏健脾温肾，涩肠止泻之功。

【临床应用】本品可用于治疗脾肾阳虚之泄泻。

泄泻 症见腹痛绵绵，大便清稀，腰酸乏力，形寒肢冷，舌淡苔白，脉沉细。

西医慢性痢疾、慢性肠炎、溃疡性结肠炎等症属脾肾阳虚者，也有使用本品治疗的报道。

【用法与用量】口服。一次小片 8 片，大片 4 片，一日 3 次。

【规格】素片，每片重 0.32g（小片）；0.60g（大片）；薄膜衣片，每片重 0.62g（大片）。

【其他剂型】本品还有胶囊剂等剂型。

【使用注意】服药期间忌食生冷、辛辣、油腻食物。湿热下痢亦非本方所宜。

【不良反应】未检索到不良反应的报道。

【药理作用】本品主要有抗炎、镇痛、抑制小肠蠕动等作用。

（梁 洁）

复习思考题

1. 固涩中成药主要适用于什么病证？
2. 四神丸、固本益肠片皆治泄泻，其功用、主治有何不同？
3. 金锁固精丸可以通治一切遗精滑泄病证吗？为什么？

扫一扫
测一测

笔记栏

PPT 课件

第十七章 安神中成药

学习目标

通过本章学习，掌握安神中成药的基本知识，为临床合理使用安神中成药奠定基础。

1. 掌握朱砂安神丸、天王补心丸、解郁安神颗粒的组成、功能主治、方解、临床应用、用法用量、使用注意、不良反应。

2. 熟悉柏子养心丸、枣仁安神胶囊的功能主治、临床应用、用法用量、使用注意。

3. 了解养血安神丸、乌灵胶囊的功能主治。

以重镇安神或养心安神药为主组成，具有安神定志作用，主治神志不安的中成药，称为安神中成药。

神志不安病证的产生，常因思虑过度、恣情纵欲、肝气郁结、突受惊恐等，心神受扰或心神失养所致。临床常见心悸怔忡、失眠健忘、烦躁善怒、惊狂、多梦等症。心神不宁有虚实之分，火、痰、瘀之别。根据其病因病机的不同，安神中成药分为重镇安神药、养心安神药和解郁安神药三类。

应用安神中成药应注意明辨虚实，区分病机，对证选药，或联合用药。因火、痰、瘀、虚所致者，当分别配伍清心泻火、祛痰清热、活血化瘀、补养心脾类药物。重镇安神制剂多由金石类药物组成，质重碍胃，久用易伤胃气，应中病即止，不宜久用，脾胃虚弱之心神不宁者，更应慎重。部分安神中成药中含有汞，应避免与还原性、氧化性西药和酶制剂合用。服药期间，避免食用具有中枢兴奋性的食物和饮料，如浓茶、咖啡等。神志不宁，多与精神心理因素密切相关，在服药期间，配合精神安抚或心理疏导等方法，方能取得良好效果。

现代研究提示，安神中成药具有镇静、催眠、抗惊厥、抗抑郁、益智等作用，部分安神中成药还有抗氧化、抗疲劳、抗衰老等作用。

第一节 重镇安神类

重镇安神中成药，具有重镇安神、清心泻火之功，适用于肝火亢盛、火热扰心或肝气郁结、扰及心神所致心神烦乱、惊悸失眠、多梦易醒、烦躁易怒、焦虑、癫狂等症。其处方组成以安神药和清热药为主，如朱砂、磁石、珍珠母、牡蛎、栀子、黄芩、黄连等。代表中成药有朱砂安神丸、磁朱丸等。

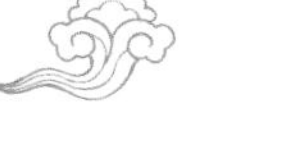

笔记栏

朱砂安神丸

（《中华人民共和国卫生部药品标准：中药成方制剂》第10册）

【处方】朱砂200g　黄连300g　地黄200g　当归200g　甘草100g

【制法】以上五味，朱砂水飞或粉碎成极细粉；黄连等其余四味粉碎成细粉，与上述粉末配研，过筛，混匀。每100g粉末加炼蜜35~45g与适量水，泛丸，干燥；或加炼蜜90~110g制成小蜜丸或大蜜丸，即得。

【功能主治】清心养血，镇惊安神。用于心火亢盛，阴血不足证，症见心神烦乱，失眠多梦，心悸不宁，舌尖红，脉细数。

【方解】方中朱砂质重性寒，专入心经，重可宁神，寒能胜热，既能镇心安神，又能清泻心火，为君药。黄连苦寒，清心泻火，除烦安神，为臣药。当归养血，地黄滋阴，可补耗伤之阴血，并能滋肾水，使心血足而下承于肾，肾阴足而上交于心，为佐药。甘草调和诸药，护胃安中，为使药。诸药合用，标本兼顾，共奏镇心安神，养阴清热之功。

【临床应用】本品可用于治疗心火亢盛，阴血不足之神志不安。

神志不安　症见心烦神乱，心悸失眠，舌尖红，脉细数。

西医神经衰弱、精神分裂症、抑郁症、癫痫、心肌炎、心脏期前收缩等证属心火亢盛，阴血不足者，也有使用本品治疗的报道。

【用法与用量】口服。水蜜丸一次6g，小蜜丸一次9g，大蜜丸一次1丸；一日1~2次。

【规格】水蜜丸每袋6g；小蜜丸每瓶54g；大蜜丸每丸重9g。

【其他剂型】本品还有片剂等剂型。

【使用注意】孕妇忌用。心气不足、脾胃虚弱者忌服。因本品含朱砂，故不宜过量或久服，以防引起中毒；不宜与碘、溴化物等还原性西药或含苯甲酸钠的西药合用，避免产生可溶性汞盐导致汞中毒；不宜与酶类制剂合用，避免抑制酶活性。此外，服用本药应限制食盐的摄入量。

【不良反应】未检索到不良反应的报道。

【药理作用】主要有镇静催眠、抗惊厥、抗心律失常、解热、镇痛等作用。

第二节　养心安神类

养血安神中成药，具有滋养心肝、宁心安神之功，适用于虚烦不眠、心悸怔忡、健忘多梦等症。其处方组成以安神药和补虚药为主，如酸枣仁、柏子仁、制何首乌、熟地黄、人参、黄芪、五味子等。代表中成药有天王补心丸、柏子养心丸、枣仁安神胶囊等。

天王补心丸

（《中国药典》2020年版一部）

【处方】丹参25g　当归50g　石菖蒲25g　党参25g　茯苓25g　五味子50g　麦冬50g　天冬50g　地黄200g　玄参25g　制远志25g　炒酸枣仁50g　柏子仁50g　桔梗25g　甘草25g　朱砂10g

【制法】以上十六味，朱砂水飞成极细粉；丹参等其余十五味粉碎成细粉，与上述粉末配研，过筛，混匀。每100g粉末用炼蜜20~30g加适量水泛丸，干燥，制成水蜜丸；或加炼蜜50~70g制成小蜜丸或大蜜丸，即得。

笔记栏

【功能主治】滋阴养血，补心安神。用于心阴不足，心悸健忘，失眠多梦，大便干燥。

【方解】方中重用地黄滋阴养血；玄参滋阴润燥，养阴生津，二药合用，滋肾水以制心火，水火既济，达滋阴养血，清心安神之功，共为君药。天冬、麦冬滋阴清热；酸枣仁、柏子仁养心安神；当归补血润燥，共为臣药。丹参清心活血；党参益气健脾；茯苓健脾宁心；五味子敛心气，安心神；远志、石菖蒲化痰开窍，宁心安神；朱砂镇心安神，共为佐药。桔梗载药上行，甘草调和诸药，共为使药。诸药合用，共奏滋阴养血，补心安神之功。

【临床应用】本药主要用于心阴不足所致心悸健忘，失眠多梦。

1. 心悸健忘　症见心悸不安，健忘，五心烦热，不寐多梦，头晕腰酸，咽干，大便干燥。

2. 失眠多梦　症见失眠多梦心悸不安，虚烦神疲，手足心热，梦遗，口舌生疮，大便干燥。

西医神经衰弱、冠心病、精神分裂症、癔症、阵发性心动过速、窦性心动过速、心肌炎、病毒性心肌炎、甲状腺功能亢进、更年期综合征、复发性口腔溃疡、慢性咽炎等证属阴虚血少，神志不安者，也有使用本品治疗的报道。

【用法与用量】口服。水蜜丸一次 6g，小蜜丸一次 9g，大蜜丸一次 1 丸；一日 2 次。

【规格】大蜜丸每丸重 9g。

【其他剂型】本品还有浓缩丸、片剂、口服液等剂型。

【使用注意】肝肾功能不全者禁用。脾胃虚寒、大便稀溏者慎用。本品含朱砂，故不宜过量或久服；不可与溴化物、碘化物等还原性西药或含苯甲酸钠的西药合用，避免产生可溶性汞盐导致汞中毒；不宜与酶类制剂合用，避免抑制酶活性。此外，服用本药应限制食盐的摄入量；亦不宜饮用浓茶、咖啡等刺激性饮品。严重心律失常者，需急诊观察治疗。

【不良反应】有误服本品引起血管性水肿 2 例的报道。

【药理作用】本品主要有镇静、催眠、抗惊厥、提高学习记忆能力、抗心肌梗死、改善心肌缺血、抗心律失常、延缓衰老、抗氧化、增强机体免疫功能等作用。

柏子养心丸

（《中国药典》2020 年版一部）

【处方】柏子仁 25g　党参 25g　炙黄芪 100g　川芎 100g　当归 100g　茯苓 200g　制远志 25g　酸枣仁 25g　肉桂 25g　醋五味子 25g　半夏曲 100g　炙甘草 10g　朱砂 30g

【制法】以上十三味，朱砂水飞成极细粉；柏子仁等其余十二味粉碎成细粉，与上述粉末配研，过筛，混匀。每 100g 粉末用炼蜜 25~40g 加适量水制成水蜜丸，干燥；或加炼蜜 100~130g 制成小蜜丸或大蜜丸，即得。

【功能主治】补气，养血，安神。用于心气虚寒，心悸易惊，失眠多梦，健忘。

【方解】方中柏子仁、酸枣仁养血安神，为君药。炙黄芪甘温，补气升阳；党参益气生血；当归养血活血；五味子滋肾敛阴，宁心安神，共为臣药。川芎活血疏肝；茯苓、半夏曲健脾化痰和胃；肉桂温肾通脉；朱砂、远志安神定志，共为佐药。甘草调和诸药，为使药。诸药合用，共奏益气养血，宁心安神之功。

【临床应用】本品可用于治疗气血不足，心神失养，症见心悸易惊，失眠多梦，健忘盗汗，舌红少苔，脉细数。

1. 不寐　因心气耗伤或阴血不足，心神失养所致，症见夜寐多梦，难眠易醒，心慌气短，健忘盗汗，舌淡，脉细；睡眠障碍、神经症见上述症状者。

2. 心悸　因心气虚寒，心神失养所致，症见心悸，气短，汗出，虚烦不寐，舌淡苔白，脉细

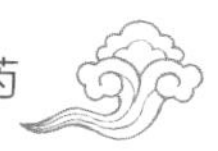

或结代；心律失常见上述证候者。

西医神经衰弱、记忆力减退等证属气血不足，心神失养证者，也有选用本品的文献报道。

【用法与用量】口服。水蜜丸一次6g，小蜜丸一次9g，大蜜丸一次1丸；一日2次。

【规格】大蜜丸每丸重9g。

【其他剂型】本品还有片剂、胶囊剂等剂型。

【使用注意】肝肾功能不全者禁用。肝阳上亢及阴虚内热者不宜服。服药期间，应保持精神舒畅，劳逸适度，不宜饮用浓茶、咖啡等兴奋性饮品。因本品含朱砂，故不可过量、久服，不可与溴化物、碘化物同服，亦不宜与酶类制剂合用，避免抑制酶活性。服药期间，忌食辛辣及具有中枢兴奋作用的食物。

【不良反应】未检索到不良反应的报道。

【药理作用】本品主要有镇静、催眠、抗惊厥等作用。

枣仁安神胶囊

（《中国药典》2020年版一部）

【处方】炒酸枣仁1 425g　丹参285g　醋五味子285g

【制法】以上三味，加75%乙醇回流提取2小时，滤过，滤液备用；药渣加60%乙醇回流1小时，滤过，与上述滤液合并，滤液回收乙醇并浓缩至相对密度为1.30（60℃）的稠膏，备用；药渣再加水煎煮2次，第一次2小时，第二次1小时，滤过，合并滤液，滤液浓缩至相对密度为1.30（60℃）的稠膏，加入上述稠膏，浓缩至相对密度为1.40（60℃）的稠膏，加淀粉适量，混匀，制成颗粒，干燥，装入胶囊，制成1 000粒，即得。

【功能主治】养血安神。用于心血不足所致的失眠、健忘、心烦、头晕；神经衰弱症见上述证候者。

【方解】方中酸枣仁味酸甘，性平，补心血，养肝血，宁心安神，为君药。五味子生津益气，补肾宁心，为臣药。丹参活血，凉血安神，为佐药。三药相合，共奏补养心肝，养血安神之功。

【临床应用】本品可用于治疗心血不足所致失眠，症见失眠，健忘，心烦，头晕，舌淡红，苔薄白，脉细弱。

1. 不寐　因心血不足，心失所养所致，症见失眠多梦，健忘，气短懒言，记忆力减退，头晕，面色少华，舌淡红，苔薄，脉细弱；睡眠障碍、神经衰弱症见上述证候者。

2. 心悸　因心血不足，心失所养所致，症见心悸不宁，气短懒言，失眠多梦，记忆力减退，面色少华，舌淡红，苔薄，脉细弱；神经衰弱症见上述证候者。

西医神经衰弱引起的失眠健忘、头晕头痛等证属心血不足者，也有使用本品治疗的报道。

【用法与用量】口服。一次5粒，一日1次，临睡前服。

【规格】每粒装0.45g。

【其他剂型】本品还有颗粒剂、口服液等剂型。

【使用注意】孕妇及胃酸过多者慎用。服药期间，不宜饮用咖啡、浓茶等兴奋性饮品。

【不良反应】未检索到不良反应的报道。

【药理作用】本品主要有镇静、催眠、抗惊厥、提高学习能力等作用。

其他养心安神类中成药介绍如下（表17-1）：

笔记栏

表 17-1　其他养心安神类中成药

名称	组成	功用	主治	用法用量	使用注意
养血安神丸	熟地黄、首乌藤、墨旱莲、合欢皮、仙鹤草、地黄、鸡血藤	滋阴养血，宁心安神	阴虚血少之心悸。症见心悸、头晕、失眠多梦，手足心热	口服。一次6g，一日3次	脾胃虚弱者慎用。服药期间，不宜饮用浓茶、咖啡等兴奋性饮品
乌灵胶囊	乌灵菌粉	补肾健脑，养血安神	心肾不交所致的失眠、健忘、心悸心烦、神疲乏力、腰膝酸软、头晕耳鸣、少气懒言、脉细或沉无力；神经衰弱见上述证候者	口服。一次3粒，一日3次	孕妇慎用。服药期间要保持情绪乐观，切忌生气恼怒。忌烟、酒及辛辣、油腻食物

第三节　解郁安神类

解郁安神中成药，具有疏肝解郁，安神定智作用，适用于治疗情志不畅、肝郁气滞所致的失眠、心烦、焦虑、健忘等。其处方组成以安神和疏肝解郁药为主，如酸枣仁、柏子仁、远志、龙骨、牡蛎、柴胡、郁金等。代表中成药有解郁安神颗粒。

解郁安神颗粒

（《中国药典》2020 年版一部）

【处方】柴胡 80g　大枣 60g　石菖蒲 80g　姜半夏 60g　炒白术 60g　浮小麦 200g　制远志 80g　炙甘草 60g　炒栀子 80g　百合 200g　胆南星 80g　郁金 80g　龙齿 200g　炒酸枣仁 100g　茯苓 100g　当归 60g

【制法】以上十六味，加水煎煮 3 次，第一次 3 小时，第二、第三次各 2 小时，煎液滤过，滤液合并，浓缩至干，粉碎，加入蔗糖粉适量，制颗粒，干燥，制成 1 000g；或加入糊精、阿司帕坦适量，制颗粒，干燥，制成 400g（无蔗糖），即得。

【功能主治】疏肝解郁，安神定志。用于情志不畅、肝郁气滞所致的失眠、心烦、焦虑、健忘；神经症、更年期综合征见上述证候者。

【方解】方中柴胡、郁金疏肝解郁，调畅情志，共为君药。酸枣仁养血安神；百合清心安神，共为臣药。栀子泻火除烦；远志交通心肾；菖蒲化浊开窍，醒神健脑；白术健脾燥湿、以资化源；胆南星、半夏清热化痰；龙齿镇心安神；茯苓健脾宁心；当归调畅气血；大枣、浮小麦和中缓急，养心安神，共为佐药。炙甘草调和诸药为使药。诸药合同，共奏疏肝解郁，安神定志之功。

【临床应用】本品可用于治疗肝郁气滞所致失眠。

失眠　症见失眠，心烦，焦虑，健忘，舌红，脉弦细。

西医神经症、更年期综合征、抑郁症等证属肝郁气滞者，也有使用本品治疗的报道。

【用法与用量】开水冲服。一次 1 袋，一日 2 次。

【规格】每袋装 5g；每袋装 2g（无蔗糖）。

【其他剂型】本品还有胶囊剂、片剂等剂型。

【使用注意】服药期间，睡前不宜饮用咖啡、浓茶等兴奋性饮品；保持心情舒畅。

笔记栏

【不良反应】未检索到不良反应的报道。

【药理作用】本品主要有镇静、催眠、抗抑郁等作用。

（梁 洁）

扫一扫
测一测

复习思考题

1. 简述安神中成药分类及主要适用病证。
2. 天王补心丸、柏子养心丸和枣仁安神胶囊均用于心神失养证，有何区别？
3. 含朱砂的养心安神药使用注意有哪些？

笔记栏

PPT 课件

第十八章 活血类中成药

学习目标

通过本章学习，掌握活血中成药的基本知识，为临床合理使用活血中成药奠定基础。

1. 掌握复方丹参片、血府逐瘀口服液、麝香保心丸、稳心颗粒、冠心苏合丸、通心络胶囊、大黄䗪虫丸的组成、功能主治、方解、临床应用、用法用量、使用注意、不良反应。

2. 熟悉丹七片、消栓通络胶囊、逐瘀通脉胶囊、九气拈痛丸、芪参益气滴丸、灯盏生脉胶囊、参松养心胶囊、宽胸气雾剂、扶正化瘀片的功能主治、临床应用、用法用量、使用注意。

3. 了解银杏叶胶囊、银丹心脑通软胶囊、抗栓再造丸、瘀血痹胶囊、注射用血塞通（冻干）、注射用血栓通（冻干）、元胡止痛片、速效救心丸、心可舒胶囊、活心丸、诺迪康胶囊、脑心通胶囊、补肺活血胶囊、消栓颗粒、益心舒颗粒、脉络宁注射液、地奥心血康胶囊、灯盏花素片、脑安颗粒、脉血康胶囊的功能主治。

以活血祛瘀药为主组成，具有畅行血脉，消除瘀血的作用，用于治疗血瘀证的中成药，称为活血中成药。

血为营养人体的重要物质，在生理情况下，周流不息地循行于脉中，濡养一身上下。若因某种原因而致血行不畅，或血不循经出于脉外，则致瘀血之证。治疗血瘀宜活血祛瘀。活血类中成药适用于各种原因引起的血瘀病证，症见疼痛，痛有定处，拒按，女子多经闭，或产后恶露不行，口唇、爪甲紫暗，舌质紫暗或有瘀斑，脉涩等。

使用本类中成药时，首先必须审明瘀血的原因，对证选用，治病求本。其次应避免逐瘀过猛或久用而伤正气。此外，妇女行经期、月经过多及孕妇使用活血祛瘀类中成药应慎用或忌用，以免动血、伤胎。

现代药理研究提示，活血类中成药具有扩张外周血管、增加器官血流量、抗血栓形成、改善微循环等作用。

第一节 活血化瘀类

活血化瘀中成药主要有活血化瘀作用，主治瘀血阻滞所致的胸痹、中风等病，症见胸闷，心前区刺痛，痛有定处；或见头晕头痛，神情呆滞，言语謇涩，手足发凉，肢体疼痛，舌紫暗或有瘀点、瘀斑，脉结代等。其处方组成以活血化瘀药为主，如丹参、川芎、郁金、桃仁、三七、红花等。代表中成药有复方丹参片、丹七片、消栓通络胶囊、逐瘀通脉胶囊等。

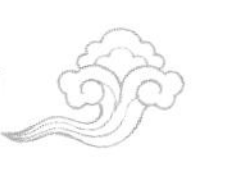

笔记栏

复方丹参片

（《中国药典》2020 年版一部）

【处方】丹参 450g 三七 141g 冰片 8g

【制法】以上三味，丹参加乙醇加热回流 1.5 小时，提取液滤过，滤液回收乙醇并浓缩至适量，备用。药渣加 50% 乙醇加热回流 1.5 小时，提取液滤过；滤液回收乙醇并浓缩至适量，备用。药渣加水煎煮 2 小时，煎液滤过，滤液浓缩至适量。将三七粉碎成细粉，与上述浓缩液和适量的辅料制成颗粒，干燥。将冰片研细，与上述颗粒混匀，压制成 1 000 片，或包糖衣或薄膜衣，即得。

【功能主治】活血化瘀，理气止痛。用于气滞血瘀所致的胸痹，症见胸闷、心前区刺痛；冠心病心绞痛见上述临床表现者。

【方解】方中丹参味苦微寒，入心、肝经，功善活血化瘀，重用为君药。三七活血化瘀，消肿止痛，为臣药。冰片芳香开窍，行滞止痛，为佐使药。诸药合用，共奏活血化瘀，理气止痛之功。主治气滞血瘀所致诸症。

【临床应用】本品可用于气滞血瘀之胸痹疼痛、冠心病、心绞痛等。

胸痹 症见胸闷或心前区刺痛，舌暗红或有瘀斑，脉涩；冠心病心绞痛见上述临床表现者。

【用法与用量】口服，一次 3 片（相当于饮片 0.6g）或 1 片（相当于饮片 1.8g）。

【规格】薄膜衣小片，每片重 0.32g（相当于饮片 0.6g）；薄膜衣大片，每片重 0.8g（相当于饮片 1.8g）。

【其他剂型】本品还有丸剂、含片、胶囊、软胶囊、口服液、滴丸、颗粒剂、喷雾剂等剂型。

【使用注意】本药不宜与某些抗酸药，如三硅酸镁片、氢氧化镁合剂、复方氧化镁合剂、复方氢氧化铝片、复方石菖蒲碱式硝酸铋片等共同服用，以免影响疗效。本药中冰片对胃肠道具有一定刺激性。孕妇慎用。

【不良反应】长期服用丹参片也可能会出现腹胀、乏力等缺钾症状，使血钾含量降低，引起低钾血症。

【药理作用】本品主要有扩张冠状动脉、增加冠状动脉血流量、改善心肌缺血缺氧、抗心律失常、抗脑缺血时损伤、抗动脉粥样硬化、降低血黏度、降低血脂等作用。

知识链接

活血化瘀法

活血化瘀法是中医十分古老的治病法则之一，历代医学家在医疗实践中，不断总结经验，使其理论体系和临床实践日趋完善。20 世纪 60—70 年代，我国研究人员以冠心病为突破口，开展了“血瘀证与活血化瘀研究”，在血瘀证诊断标准的建立、血瘀证现代分类、活血化瘀中药分类、活血化瘀方药作用机制和临床应用、血瘀证的病理生理基础等方面，皆取得显著进展，使医学界对血瘀证的认识产生了从传统到现代的飞跃。尤其在治疗冠心病以及其他危重疑难病治疗方面取得了许多宝贵经验，不仅是对中医药理论的创新，而且丰富了现代医学科学内容。研究人员以活血化瘀法为主治疗心血管病，并成功地将活血化瘀法的适用范围扩大到临床各科，使其适用病种扩展至 50 多种，显著提高了临床疗效，得到国内外专家的一致认同和普遍采用，成为我国中西医结合研究典范。“血瘀证与活血化瘀研究”获得 2003 年度国家科技进步奖一等奖，是唯一荣获 2003 年度国家科技进步奖一等奖的医药卫生项目，也是中医药研究领域在获得国家科技奖励上的历史性突破。

笔记栏

丹 七 片

(《中国药典》2020年版一部)

【处方】丹参 250g 三七 250g

【制法】以上两味,三七粉碎成细粉;丹参加水煎煮3次,合并煎液,滤过,滤液减压浓缩至相对密度1.35~1.40(50℃)的清膏,取清膏1份,加三七粉1份,混匀,干燥,压制成1 000片,或包糖衣或薄膜衣,即得。

【功能主治】活血化瘀,通脉止痛。用于瘀血痹阻所致的胸痹心痛、眩晕头痛、经期腹痛。

【方解】方中丹参味苦微寒,功善活血化瘀,通络止痛,清心除烦,养血调经,为君药。三七味甘微苦、性温,功善活血祛瘀,通脉定痛,为臣药。两药合用,共奏活血化瘀,通脉止痛之功。

【临床应用】本品可用于气滞血瘀之胸痹疼痛、眩晕头痛、经期腹痛等。

1. 胸痹 症见心胸绞痛、刺痛,痛有定处,入夜尤甚,胸闷,心悸,舌质紫暗或有瘀斑,脉弦涩或结代;冠心病心绞痛见上述临床表现者。

2. 头痛 症见头痛日久不愈,痛处固定,其痛如刺,或有头部外伤史。

3. 痛经 症见经前或经期小腹疼痛拒按,血色紫暗有块,块下痛减,舌质暗或有瘀斑、瘀点,脉弦细或涩。

【用法与用量】口服,一次3~5片,一日3次。

【规格】素片,每片重0.3g;薄膜衣片,每片重0.32g;糖衣片,片心重0.3g。

【其他剂型】本品还有胶囊、软胶囊等剂型。

【使用注意】孕妇慎服。

【不良反应】未检索到不良反应的报道。

【药理作用】本品主要有抗心肌缺血、降低血液黏稠度、镇痛、耐缺氧等作用。

消栓通络胶囊

(《中国药典》2020年版一部)

【处方】川芎 287g 丹参 215g 黄芪 431g 泽泻 144g 三七 144g 槐花 72g 桂枝 144g 郁金 144g 木香 72g 冰片 5.7g 山楂 144g

【制法】以上十一味,冰片研细,三七粉碎成细粉,川芎等其余九味加水煎煮3次,合并煎液,滤过,滤液减压浓缩至相对密度1.17~1.19(80℃)的清膏,加入三七细粉,干燥,粉碎,制粒,干燥,加入冰片细粉,混匀,装入胶囊,制成1 000粒,即得。

【功能主治】活血化瘀,温经通络。用于瘀血阻络之中风,症见神情呆滞、言语謇涩、手足发凉、肢体疼痛;缺血性中风及高脂血症见上述证候者。

【方解】方中黄芪甘温补气以行滞通痹,川芎活血祛瘀,二药相伍补气活血,共为君药。三七、丹参活血祛瘀,桂枝温经活血,共助君药祛瘀通络,为臣药。郁金、山楂活血祛瘀;槐花凉血疏风;泽泻利湿泻浊;木香理气醒脾,共为佐药。冰片芳香通窍,为使药。诸药合用共奏益气活血,祛瘀通络之功。

【临床应用】本品可用于瘀血阻络之中风、高脂血症等。

1. 中风 症见神情呆滞,言语謇涩,手足发凉,肢体疼痛。

2. 高脂血症 症见形体肥胖,肢倦体重,大便不爽,或大便溏,舌质暗,苔白腻,脉弦滑。

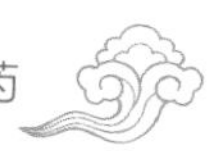

【用法与用量】口服，一次6粒，一日3次；或遵医嘱。

【规格】每粒装0.37g。

【其他剂型】本品还有片剂、颗粒剂等剂型。

【使用注意】禁生冷、辛辣、动物油脂食物。

【不良反应】未检索到不良反应的报道。

【药理作用】本品主要有延长凝血酶时间，降低纤维蛋白原的凝血性，抑制血栓形成，减轻闭塞大脑中动脉引起的局部缺血症状，改善大脑及心肌缺氧等作用。

逐瘀通脉胶囊

（《国家食品药品监督管理局国家药品标准：新药转正标准》第29册）

【处方】水蛭　虻虫　桃仁　大黄

【功能主治】破血逐瘀，通经活络。用于血瘀所致的眩晕。

【方解】方中水蛭味咸走血，善破血逐瘀，通经活络，软坚散结，为君药。虻虫味辛能开，其逐瘀破积通经，力大功宏，与水蛭相须而用，为臣药。桃仁、大黄能破瘀血，通经络，更助君、臣药物破血逐瘀之力，为佐药。诸药合用，共奏破血逐瘀，通经活络之效。

【临床应用】本品可用于血瘀型眩晕、头痛。

眩晕、头痛　多因血瘀所致。症见头晕，头痛，耳鸣，舌质暗红，脉沉涩；原发性高血压、脑梗死、脑动脉硬化见上述临床表现者。

【用法与用量】口服，一次2粒，每日3次，4周为1个疗程。

【规格】每粒0.2g。

【其他剂型】本品还有片剂、软胶囊、注射剂等剂型。

【使用注意】孕妇及有出血倾向者忌用。

【不良反应】少数病例有轻微恶心及上腹不适，一般可自行缓解。

【药理作用】本品主要有抗脑缺血、抗血小板聚集等作用。

其他活血化瘀类中成药介绍如下（表18-1）：

表18-1　其他活血化瘀类中成药

名称	组成	功用	主治	用法用量	使用注意
银杏叶胶囊	银杏叶提取物	活血化瘀通络	瘀血阻络引起的胸痹心痛、中风、半身不遂、舌强语謇；冠心病稳定型心绞痛、脑梗死见上述证候者	口服。一次2粒(每粒含总黄酮醇苷9.6mg，萜类内酯2.4mg)或一次1粒(每粒含总黄酮醇苷19.2mg，萜类内酯4.8mg)，一日3次；或遵医嘱	–
银丹心脑通软胶囊	银杏叶、灯盏细辛、山楂、三七、丹参、绞股蓝、大蒜、冰片	活血化瘀，行气止痛，消食化滞	气滞血瘀引起的胸痹，胸闷，气短，心悸等；冠心病心绞痛、高脂血症、脑动脉硬化、中风、中风后遗症见上述证候者	口服。一次2~4粒，一日3次	–

笔记栏

续表

名称	组成	功用	主治	用法用量	使用注意
抗栓再造丸	红参、胆南星、人工牛黄、黄芪、烫穿山甲、冰片、烫水蛭、丹参、大黄、苏合香、葛根、当归、何首乌、桃仁、红花、天麻、威灵仙、人工麝香、三七、地龙、全蝎、穿山龙、牛膝、乌梢蛇、朱砂、土鳖虫、细辛、草豆蔻、甘草	活血化瘀，舒筋通络，息风镇痉	瘀血阻窍、脉络失养所致的中风及中风恢复期及后遗症，手足麻木、步履艰难、瘫痪、口眼歪斜、言语不清	口服。一次3g，一日3次	孕妇忌服；年老体弱者慎服
瘀血痹胶囊	乳香（制）、没药（制）、红花、威灵仙、川牛膝、香附（制）、姜黄、当归、丹参、川芎、炙黄芪	活血化瘀，通络止痛	瘀血阻络所致的痹病，症见肌肉关节剧痛、痛处拒按、固定不移、可有硬结或瘀斑	口服。一次6粒，一日3次；或遵医嘱	孕妇禁用；脾胃虚弱者慎用
注射用血塞通（冻干）	三七总皂苷	活血祛瘀，通脉活络	中风偏瘫、瘀血阻络及脑血管疾病后遗症、视网膜中央静脉阻塞属瘀血阻滞证者	临用前加专用溶剂使其溶解。静脉滴注：一日1次，一次200~400mg，以5%~10%葡萄糖注射液250~500ml稀释后缓慢滴注；静脉注射：一日1次，一次200mg，以25%~50%葡萄糖注射液40~60ml稀释后缓慢注射；糖尿病患者可用0.9%生理盐水代替葡萄糖注射液稀释后使用；15天为1个疗程，停药1~3天后可进行第2个疗程	孕妇慎用；连续给药不得超过15天；头面部发红、潮红，轻微头胀痛是本品用药时常见反应；偶有轻微皮疹出现，尚可继续用药。若发现严重不良反应，应立即停药，并进行相应处理。禁用于脑出血急性期；禁用于既往对人参、三七过敏的患者；禁用于对酒精高度过敏的患者。用药期勿从事驾驶及高空作业等危险作业
血塞通注射液	三七总皂苷	活血祛瘀，通脉活络	中风偏瘫、瘀血阻络及脑血管疾病后遗症、视网膜中央静脉阻塞属瘀血阻滞证者	肌内注射：一次100mg，一日1~2次；静脉滴注：一次200~400mg，以5%~10%葡萄糖注射液250~500ml稀释后缓缓滴注，一日1次	-

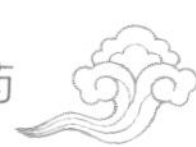

笔记栏

续表

名称	组成	功用	主治	用法用量	使用注意
血塞通胶囊	三七总皂苷	活血祛瘀,通脉活络;抑制血小板聚集,增加脑血流量	脑络瘀阻,中风偏瘫,心脉瘀阻,胸痹心痛;脑血管病后遗症,冠心病心绞痛属上述证候者	口服。每次100mg,一日3次	–
注射用血栓通(冻干)	三七总皂苷	活血祛瘀,通脉活络	瘀血阻络,中风偏瘫,胸痹心痛,视网膜中央静脉阻塞	临用前用注射用水或氯化钠注射液适量使溶解。静脉注射:一次150mg,用氯化钠注射液30~40ml稀释,一日1~2次,或遵医嘱;静脉滴注:一次250~500mg,用10%葡萄糖注射液250~500ml稀释,一日1次,或遵医嘱;肌内注射:一次150mg,用注射用水稀释至40mg/ml,一日1~2次,或遵医嘱;理疗:一次100mg,加入注射用水3ml,从负极导入	孕妇慎用。连续给药不得超过15天。头面部发红、潮红,轻微头胀痛是本品用药时常见反应;偶有轻微皮疹出现,尚可继续用药。若发现严重不良反应,应立即停药,并进行相应处理。禁用于脑出血急性期;禁用于既往对人参、三七过敏的患者;禁用于对酒精高度过敏的患者。用药期勿从事驾驶及高空作业等危险作业
血栓通注射液	三七总皂苷	活血祛瘀;扩张血管,改善血液循环	视网膜中央静脉阻塞,脑血管病后遗症,内眼病,眼前房出血等	静脉注射:一次2~5ml,以氯化钠注射液20~40ml稀释后使用,一日1~2次。静脉滴注:一次2~5ml,用10%葡萄糖注射液250~500ml稀释后使用,一日1~2次;肌内注射:一次2~5ml,一日1~2次;理疗:一次2ml,加注射用水3ml,从负极导入	–
血栓通胶囊	三七总皂苷	活血祛瘀,通脉活络	脑络瘀阻引起的中风偏瘫,心脉瘀阻引起的胸痹心痛;脑梗死,冠心病心绞痛见上述证候者	口服。一次1~2粒,一日3次	–

笔记栏

第二节　活血行气类

活血行气中成药具有活血行气止痛之功，主治气滞血瘀证，症见头痛、胸痛、胃脘痛、腹痛、痛经等，常伴见胀闷、胀满、胀痛等气滞症状，舌紫暗、舌上有瘀斑或瘀点，脉紧或结代。其处方组成以活血化瘀药、理气药为主，如川芎、桃仁、红花、莪术、郁金、柴胡、香附等。代表中成药有血府逐瘀口服液、九气拈痛丸等。

血府逐瘀口服液

（《中国药典》2020 年版一部）

【处方】柴胡 27g　当归 81g　地黄 81g　赤芍 54g　红花 81g　炒桃仁 108g　麸炒枳壳 54g　甘草 27g　川芎 40g　牛膝 81g　桔梗 40g

【制法】以上十一味，柴胡、当归、枳壳、川芎蒸馏提取芳香水，备用；药渣与地黄等其余七味加水煎煮 3 次，每次 2 小时，合并煎液，滤过，滤液浓缩至相对密度约 1.10（60℃），加乙醇使含醇量达 60%，冷藏 24 小时，滤过，滤液回收乙醇至无醇味，加入蔗糖 100g、蜂蜜 200g、山梨酸钾 0.5g 及上述芳香水，搅匀，加水至 1 000ml 混匀，调节 pH 为 5.0，冷藏，滤过，灌装，灭菌，即得。

【功能主治】活血祛瘀，行气止痛。用于气滞血瘀所致的胸痹，头痛日久，痛如针刺而有定处，内热烦闷，心悸失眠，急躁易怒。

【方解】方中桃仁、红花活血祛瘀，为君药。当归、川芎、赤芍、生地黄养血活血，祛瘀泄热，为臣药。柴胡疏肝解郁；桔梗开宣肺气，引药上行；枳壳行气宽胸；牛膝祛瘀血，通血脉，引瘀血下行；以上四药合用，有升有降，以达气畅血行之效。甘草调和诸药为使。诸药合用，既行血分之瘀滞，又解气分之郁结，活血而不耗血，祛瘀又可生新。

【临床应用】本品可用于气滞血瘀所致的胸痹、心悸、头痛等。

1. 胸痹　症见胸痛，痛如针刺而有定处，烦躁，心悸，气短，舌暗红或有瘀斑，脉弦紧或涩；冠心病心绞痛见上述临床表现者。

2. 心悸　症见心悸，胸闷不适，失眠多梦，舌暗红或有瘀斑，脉弦紧或涩。

3. 头痛　症见头痛，痛如针刺，固定不移，舌暗红或有瘀斑，脉弦紧或涩。

【用法与用量】空腹服。一次 20ml，一日 3 次。

【规格】每支装 10ml。

【其他剂型】本品还有丸剂、胶囊等剂型。

【使用注意】忌食辛冷食物。孕妇禁用。

【不良反应】未检索到不良反应的报道。

【药理作用】本品主要有抑制血小板聚集，改善血液流变性，改善微循环，抗炎，降血脂及增强腹腔巨噬细胞吞噬作用。

九气拈痛丸

（《中国药典》2020 年版一部）

【处方】醋香附 138g　木香 34.5g　高良姜 34.5g　陈皮 69g　郁金 69g　醋莪术 276g　醋延胡索 138g　槟榔 69g　甘草 34.5g　五灵脂（醋炒）138g

【制法】以上十味，粉碎成细粉，过筛，混匀，用水泛丸，干燥，即得。

【功能主治】理气，活血，止痛。用于气滞血瘀导致的胸胁胀满疼痛、痛经。

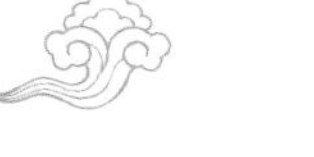

【方解】方中延胡索活血散瘀，理气止痛，“行血中气滞，气中血滞”；香附利三焦，解六郁，二药合用理气活血止痛，为君药。木香行气止痛，陈皮理气和胃；郁金、莪术、五灵脂活血祛瘀止痛，共为臣药。高良姜温中散寒止痛，槟榔行气消积、导滞除满，共为佐药。甘草调和诸药药性，为使药。全方配伍，共奏理气、活血、止痛之功。

【临床应用】本品可用于气滞血瘀所致胃痛、胁痛、痛经等。

1. 胃痛　胃脘胀痛或刺痛，胀闷不舒，攻窜两胁，疼痛持久，舌质紫暗或有瘀斑，脉弦或涩；急性胃炎、慢性浅表性胃炎、消化性溃疡见上述临床表现者。

2. 胁痛　症见胁肋胀痛，走窜不定，疼痛常与情志不畅有关，多伴有胸闷太息，脘痞腹胀等症。舌质紫暗或有瘀斑，脉弦或涩；慢性胆囊炎见上述临床表现者。

3. 痛经　症见经前或经期腹痛，拒按，或伴有胸胁乳房胀痛，或经量少，或经行不畅，经色紫暗有块，舌紫暗或有瘀点，脉弦或弦涩。

【用法与用量】口服。一次 6~9g，一日 2 次。

【规格】每瓶装 6g；每袋装 6g。

【其他剂型】本品还有胶囊剂。

【使用注意】孕妇禁用。

【不良反应】未检索到不良反应的报道。

【药理作用】本品主要有镇痛、促进胃肠蠕动、抗炎、改善血液流变性等作用。

其他活血行气类中成药介绍如下（表 18-2）：

表 18-2　其他活血行气类中成药

名称	组成	功用	主治	用法用量	使用注意
元胡止痛片	醋延胡索、白芷	理气，活血，止痛	气滞血瘀引起的胃痛，胁痛，头痛及痛经	口服。一次 2 片，一日 3 次；或遵医嘱	–
速效救心丸	川芎、冰片	行气活血，祛瘀止痛；增加冠脉血流量，缓解心绞痛	气滞血瘀型冠心病，心绞痛	含服。一次 4~6 丸，一日 3 次；急性发作时，一次 10~15 丸	孕妇禁用。寒凝血瘀、阴虚血瘀胸痹心痛不宜单用。有过敏史者禁用，伴有中重度心力衰竭的心肌缺血者慎用。在治疗期间，心绞痛持续发作，宜加用硝酸酯类药
心可舒胶囊	丹参、三七、葛根、山楂、木香	活血化瘀，行气止痛	气滞血瘀引起的胸闷、心悸、头晕、头痛、颈项疼痛；冠心病心绞痛、高血脂、高血压、心律失常见上述证候者	口服。一次 4 粒〔规格：0.31g〕或 2 粒〔规格：0.62g〕，一日 3 次；或遵医嘱	孕妇慎用

第三节　益气活血类

益气活血中成药主要有益气活血、通络止痛之功，主治气虚血瘀所致的胸痹、中风等，症见胸闷、胸痛、痛有定处，伴有气短乏力、倦怠懒言、自汗等气虚症状，舌紫暗、舌上有瘀点或

笔记栏

瘀斑，脉沉或结代。其处方组成以活血化瘀药、补气药为主，如丹参、三七、川芎、红花、人参、党参、黄芪等。代表中成药有麝香保心丸、芪参益气滴丸、灯盏生脉胶囊等。

麝香保心丸

（《中国药典》2020 年版一部）

【处方】人工麝香　人参提取物　人工牛黄　肉桂　苏合香　蟾酥　冰片

【制法】以上七味，除苏合香外，人工麝香等其余六味共研成细粉，以苏合香加适量白酒泛丸，干燥，即得。

【功能主治】芳香温通，益气强心。用于气滞血瘀所致的胸痹，症见心前区疼痛、固定不移；心肌缺血所致的心绞痛、心肌梗死见上述临床表现者。

【方解】方中麝香活血化瘀，开窍止痛，为君药。人参补气健脾；肉桂温阳通脉；蟾酥开窍止痛；苏合香芳香温通，共为臣药。人工牛黄开窍醒神，冰片开窍止痛，共为佐药。诸药合用，共奏芳香温通，开窍止痛，益气强心之功。

【临床应用】本品可用于气滞血瘀所致胸痹疼痛。

胸痹　症见胸闷，心前区疼痛，痛处固定不移，舌质暗红或紫，脉弦涩；冠心病心绞痛、心肌梗死见上述临床表现者。

【用法与用量】口服。一次 1~2 丸，一日 3 次；或症状发作时服用。

【规格】每丸重 22.5mg。

【其他剂型】未见有其他剂型。

【使用注意】孕妇禁用。

【不良反应】未检索到不良反应的报道。

【药理作用】本品主要有抗心肌缺血、改善血液流变性、降血脂和抗心肌纤维化作用。

芪参益气滴丸

（《中国药典》2020 年版一部）

【处方】黄芪 1 800g　丹参 900g　三七 180g　降香油 12g

【制法】以上四味，丹参、三七加水煎煮 2 次，每次 2 小时，滤过，滤液浓缩至相对密度为 1.13~1.23（80℃），加入乙醇使含醇量达 70%，静置，滤过，滤液回收乙醇并浓缩成稠膏；黄芪加水煎煮 2 次，第一次 2 小时，第二次 1 小时，滤过，滤液浓缩至相对密度为 1.05~1.20（75℃），加入乙醇使含醇量达 60%，静置，滤过，滤液回收乙醇，浓缩至相对密度为 1.18~1.30（60℃），加入乙醇使含醇量达 80%，静置，滤过，滤液回收乙醇并浓缩成稠膏。合并上述两种稠膏，加入适量聚乙二醇 6 000，加热熔融，加入降香油，混匀，制成滴丸 1 050g，或包薄膜衣，即得。

【功能主治】益气通脉，活血止痛。用于气虚血瘀所致胸痹，症见胸闷胸痛、气短乏力、心悸、自汗、面色少华、舌体胖有齿痕、舌质暗或有瘀斑、脉沉弦；冠心病心绞痛见上述证候者。

【方解】方中黄芪甘而微温，补心脾之气，益气通脉，为君药。丹参苦而微寒，祛瘀止痛，清心除烦，三七甘缓温通，功善散瘀活血，消肿定痛，共为臣药。降香油辛温芳香，既能入气分降气化浊，又能入血分散瘀定痛，故为佐药。诸药合用，共奏益气通脉，活血止痛之功。

【临床应用】本品可用于气虚血瘀所致胸痹疼痛。

胸痹　症见胸闷，呈隐痛或刺痛，心悸不安，气短懒言，面色少华，自汗，乏力，脉细涩，或结代，舌质淡紫，边有齿痕；冠心病心绞痛见上述临床表现者。

【用法与用量】餐后半小时服用。一次 1 袋，一日 3 次。4 周为 1 个疗程；或遵医嘱。

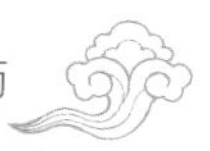

【规格】滴丸，每袋装0.5g；薄膜衣滴丸，每袋装0.52g。

【其他剂型】未见有其他剂型。

【使用注意】孕妇慎用。

【不良反应】未检索到不良反应的报道。

【药理作用】本品有抗心肌缺血、改善血液流变性、降血脂和抗心肌纤维化作用。

灯盏生脉胶囊

（《中国药典》2020年版一部）

【处方】灯盏细辛3 000g　人参600g　五味子600g　麦冬1 100g

【制法】以上四味，取灯盏细辛，加80%~90%乙醇回流提取3次，滤过，合并滤液，减压浓缩成浸膏；浸膏加3倍量水溶解，搅拌下加入10%氢氧化钠助溶，调节pH至8，滤过，加10%硫酸调节pH至3，放置2小时，滤过，收集沉淀，水洗至中性，备用。人参等其余三味，加80%~90%乙醇回流提取3次，滤过，合并滤液，减压浓缩，用正丁醇提取3次，合并提取液，减压回收正丁醇并浓缩至稠膏状，稠膏与上述沉淀合并，加2倍量水溶解，加稀氢氧化钠调节pH至7，滤过，滤液喷雾干燥，加入淀粉、硬脂酸镁适量，混匀，装入胶囊，制成1 000粒，即得。

【功能主治】益气养阴，活血健脑。用于气阴两虚、瘀阻脑络引起的胸痹心痛，中风后遗症，症见痴呆、健忘、手足麻木症；冠心病心绞痛，缺血性心脑血管疾病，高脂血症见上述证候者。

【方解】方中灯盏花味辛微温，活血祛瘀，通经活络；人参补脾益肺，健运中气，鼓舞清阳，生津止渴，为君药。麦冬甘寒质润，入肺、胃、心经，养阴生津，清心除烦，与人参合用，可使气旺津生，脉气得复。五味子敛肺宁心，止汗生津，用为佐药。诸药合用，共奏益气养阴，活血通络之功。

【临床应用】本品可用于气阴不足、瘀血阻脉所致胸痹疼痛、中风。

1. 胸痹　症见胸闷胸痛，心悸气短，头晕乏力，舌质暗红或紫，脉微细；冠心病心绞痛见上述临床表现者。

2. 中风　症见半身不遂，肢体无力，言语謇涩，舌质暗或有瘀点瘀斑，脉涩；缺血性中风及脑出血见上述临床表现者。

【用法与用量】口服。一次2粒，一日3次，饭后30分钟服用。2个月为1个疗程，疗程可连续。巩固疗效或预防复发，一次1粒，一日3次。

【规格】每粒装0.18g。

【其他剂型】未见有其他剂型。

【使用注意】脑出血急性期禁用。

【不良反应】未检索到不良反应的报道。

【药理作用】本品有抗心肌缺血、抗脑缺血等作用。

其他益气活血类中成药介绍如下（表18-3）：

表18-3　其他益气活血类中成药

名称	组成	功用	主治	用法用量	使用注意
活心丸	灵芝、麝香、熊胆、红花、牛黄、珍珠、人参、蟾酥、附子、冰片	益气活血，温经通脉	胸痹，心痛；冠心病心绞痛	口服，一次1~2丸，一日1~3次，或遵医嘱	本品可引起子宫平滑肌收缩，妇女经期及孕妇慎用

笔记栏

续表

名称	组成	功用	主治	用法用量	使用注意
诺迪康胶囊	圣地红景天	益气活血，通脉止痛	气虚血瘀所致胸痹，症见胸闷、刺痛或隐痛、心悸气短、神疲乏力、少气懒言、头晕目眩；冠心病心绞痛见上述证候者	口服。一次1~2粒，一日3次	孕妇慎用
脑心通胶囊	黄芪、丹参、川芎、红花醋、没药、牛膝、桑枝、全蝎、赤芍、当归、桃仁、醋乳香、鸡血藤、桂枝、地龙、水蛭	益气活血，化瘀通络	气虚血滞、脉络瘀阻所致中风中经络，半身不遂、肢体麻木、口眼歪斜、舌强语謇及胸痹心痛、胸闷、心悸、气短；脑梗死、冠心病心绞痛属上述证候者	口服。一次2~4粒，一日3次	孕妇禁用
补肺活血胶囊	黄芪、赤芍、补骨脂	肺心病(缓解期)属气虚血瘀证	肺心病(缓解期)属气虚血瘀证，症见咳嗽气促，或咳喘胸闷，心悸气短，肢冷乏力，腰膝酸软，口唇发绀，舌淡苔白或舌紫暗	口服。一次4粒，一日3次	-
消栓颗粒	黄芪、当归、赤芍、地龙、红花、川芎、桃仁	补气，活血，通络	中风气虚血瘀证，症见半身不遂，口舌歪斜，言语謇涩，气短乏力，面色㿠白；缺血性中风见上述证候者	开水冲服。一次1袋，一日3次	孕妇禁服。阴虚阳亢，风火上扰，痰浊蒙蔽者禁用
人参再造丸	人参、酒蕲蛇、广藿香、檀香、母丁香、玄参、细辛、醋香附、地龙、熟地黄、三七、乳香(醋制)、青皮、豆蔻、防风、制何首乌、川芎、片姜黄、黄芪、甘草、黄连、茯苓、赤芍、大黄、桑寄生、葛根、麻黄、骨碎补(炒)、全蝎、豹骨(制)、炒僵蚕、附子(制)琥珀、醋龟甲粉、萆薢、白术(麸炒)、沉香、天麻、没药(醋制)、白芷、草豆蔻、当归、乌药、威灵仙、橘红、羌活、朱砂、人工麝香、六神曲(麸炒)、牛黄、胆南星、血竭、冰片、天竺黄、水牛角浓缩粉	益气养血，祛风化瘀，活血通络	气虚血瘀、风痰阻络所致的中风，症见口眼歪斜、半身不遂、手足麻木、疼痛、拘挛、言语不清	口服。一次1丸，一日2次	孕妇忌服

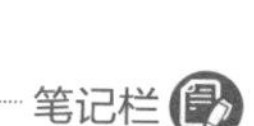

第四节 益气养阴活血类

益气养阴活血中成药主要具有补气、养阴、活血作用，主治气阴两虚，瘀血阻滞所致胸痹等症，见胸部闷痛，心悸不安，常伴见神倦，气短乏力，动则加剧，失眠多梦，盗汗等，舌红少苔，或有瘀斑，脉细数。其处方组成以活血化瘀药、补气药、补阴药为主，如丹参、三七、川芎、土鳖虫、人参、党参、麦冬、黄精、山茱萸等。代表中成药有稳心颗粒、参松养心胶囊等。

稳心颗粒

（《中国药典》2020年版一部）

【处方】党参 300g　黄精 400g　三七 60g　琥珀 40g　甘松 200g

【制法】以上五味，琥珀粉碎成细粉，甘松提取挥发油，提取后的水溶液另器收集；三七粉碎成粗粉，用 80% 乙醇回流提取 2 次，每次 2 小时，滤过，滤液合并，减压浓缩至适宜的清膏，药渣加水煎煮 2 次，第一次 2 小时，第二次 1.5 小时，煎液合并；党参、黄精加水煎煮 2 次，第一次 2 小时，第二次 1.5 小时，煎液与上述煎液合并，滤过；滤液浓缩至相对密度为 1.20~1.30（60℃）的清膏，加乙醇使含醇量达 65%，搅拌，静置 24 小时，滤过，滤液减压浓缩至适宜的稠膏，与三七清膏合并，混匀。加入上述琥珀细粉、蔗糖 518g、β 环糊精 100g、阿司帕坦 6.5g、糊精适量，混匀，制粒，干燥，喷入甘松挥发油，混匀，制成颗粒 1 000g；或加入上述琥珀细粉、阿司帕坦、糊精与可溶性淀粉适量，混匀，制粒，干燥，喷入甘松挥发油，混匀，制成颗粒 556g（无蔗糖），分装，即得。

【功能主治】益气养阴，活血化瘀。用于气阴两虚，心脉瘀阻所致的心悸不宁，气短乏力，胸闷胸痛；室性期前收缩、房性期前收缩见上述临床表现者。

【方解】方中黄精性味甘平滋肾润肺，补脾益气，气阴双补，为君药。党参益气，为臣药。三七化瘀止血，活血定痛；琥珀镇惊安神，活血散瘀；甘松理气止痛，醒脾健胃，以防补益之品滞腻碍胃，以上三药共为佐药。诸药配合，共奏益气养阴，活血化瘀之功。

【临床应用】本品可用于气阴两虚，心脉瘀阻，心神失养所致心悸等。

心悸　症见心悸不宁，怔忡，短气喘息，胸闷不舒，胸痛时作，神疲乏力，心烦少寐，舌暗有瘀点、瘀斑，脉虚或结代；心律失常见上述临床表现者。

【用法与用量】开水冲服。一次 1 袋，一日 3 次，或遵医嘱。

【规格】每袋装 9g；每袋装 5g（无蔗糖）。

【其他剂型】本品还有片剂、胶囊剂等剂型。

【使用注意】孕妇慎用。缓慢性心律失常者禁用。

【不良反应】偶见轻度恶心，一般不影响用药。

【药理作用】本品主要有抗心律失常、抗心力衰竭等作用。

参松养心胶囊

（《中国药典》2020年版一部）

【处方】人参　麦冬　山茱萸　桑寄生　土鳖虫　赤芍　黄连　南五味子　龙骨等

【功能主治】益气养阴，活血通络，清心安神。用于治疗冠心病室性期前收缩属气阴两虚，心络瘀阻证，症见心悸不安，气短乏力，动则加剧，胸部闷痛，失眠多梦，盗汗，神倦懒言。

【方解】方中人参、麦冬、南五味子益气养阴，为君药。山茱萸、桑寄生、补肾益心，养血安神；赤芍、土鳖虫活血祛瘀，通络止痛，共为臣药。佐以黄连清心安神，龙骨重镇安神。诸药合用，共奏益气养阴，活血通络，清心安神之功。

【临床应用】本品可用于气阴两虚、心络瘀阻所致心悸、胸痹。

1. 心悸 症见心悸不安，气短乏力，动则加剧，胸部闷痛，失眠多梦，盗汗，神倦，懒言，舌质暗或有瘀点，少苔，脉细弱或结代；冠心病室性期前收缩见上述临床表现者。

2. 胸痹 症见胸闷不舒，阵发胸痛，心悸，气短，失眠多梦、头晕眼花，神倦懒言，盗汗，舌质暗，少苔或有瘀点，脉细弱；冠心病心绞痛见上述临床表现者。

【用法与用量】口服。一次 2~4 粒，一日 3 次。

【规格】每粒装 0.4g。

【其他剂型】未见有其他剂型。

【使用注意】应注意配合原发性疾病的治疗；个别患者服药期间可出现胃胀。

【药理作用】本品主要有抗心肌缺血、抗心律失常等作用。

其他益气养阴类中成药介绍如下（表 18-4）：

表 18-4 其他益气养阴活血类中成药

名称	组成	功用	主治	用法用量	使用注意
益心舒颗粒	人参、麦冬、黄芪、五味子、丹参、川芎、山楂	益气复脉，活血化瘀，养阴生津	气阴两虚，瘀血阻脉所致的胸痹，症见胸痛胸闷，心悸气短，脉结代；冠心病心绞痛见上述证候者	开水冲服。一次 1 袋，一日 3 次	–
脉络宁注射液	金银花、牛膝、石斛、玄参	养阴清热，活血祛瘀	阴虚内热、血脉瘀阻所致的脱疽，症见患肢红肿热痛、破溃、持续性静止痛、夜间为甚，兼见腰膝酸软、口干欲饮；血栓闭塞性脉管炎、动脉硬化性闭塞症见上述证候者。亦用于脑梗死阴虚风动、瘀毒阻络证，症见半身不遂、口舌歪斜、偏身麻木、语言不利	静脉滴注，一次 10~20ml，一日 1 次，用 5% 葡萄糖注射液或氯化钠注射液 250~500ml 稀释后使用，10~14 天为 1 个疗程，重症患者可连续使用 2~3 个疗程	过敏体质者慎用。妊娠期、月经期、哺乳期妇女慎用。出血性疾病或有出血倾向的患者慎用。虚寒体质，腹泻便溏者慎用。肝、肾功能不全患者慎用

第五节 化瘀宽胸类

化瘀宽胸中成药主要有行气活血，宽胸止痛之功，主治寒凝气滞，心脉瘀阻所致胸痹、胸痛等。症见猝然心痛如绞，遇寒即发，甚则胸痛彻背，舌苔淡薄白，脉沉弦或沉迟。其处方组成以活血化瘀药、行气宽胸药为主，如乳香、丹参、三七、川芎、苏合香、檀香等。代表中成药有冠心苏合丸、宽胸气雾剂等。

冠心苏合丸

（《中国药典》2020 年版一部）

【处方】苏合香 50g 冰片 105g 乳香（制）105g 檀香 210g 土木香 210g

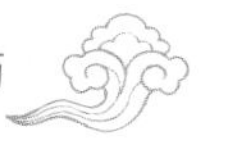

【制法】以上五味，除苏合香、冰片外，乳香等其余三味粉碎成细粉，过筛。冰片研细，与上述粉末配研，过筛，混匀；另取炼蜜适量，微温后加入苏合香，搅匀，再与上述粉末混匀，制成 1 000 丸；或冰片研细，与乳香等三味的部分细粉混匀，制成丸心，剩余的细粉用苏合香和适量的炼蜜泛在丸心外层，制成 1 000 丸，即得。

【功能主治】理气，宽胸，止痛。用于寒凝气滞、心脉不通所致的胸痹，症见胸闷、心前区疼痛；冠心病心绞痛见上述临床表现者。

【方解】方中苏合香芳香开窍，辟秽化浊，行气止痛；乳香辛苦温，活血行气止痛，共为君药。檀香辛温行散，温经散寒调中，行气止痛，为臣药。土木香理气开郁，和胃止痛；冰片辛苦微寒，芳香开窍，宣通痹塞，清热止痛，且可制温热药燥热伤阴，并引诸药直达病所，共为佐使药。诸药结合，共奏行气活血，宽胸止痛之功。主治寒凝气滞、心脉不通所致的胸痹等。

【临床应用】本品可用于寒凝气滞之心腹疼痛、冠心病心绞痛、胃痛。

胸痹　症见猝然心痛如绞，遇寒即发，形寒肢冷，甚则胸痛彻背，背痛彻胸，舌淡苔薄白，脉沉弦或沉迟；冠心病心绞痛急性发作期见上述临床表现者。

【用法与用量】嚼碎服。一次 1 丸，一日 1~3 次；或遵医嘱。

【其他剂型】本品还有胶囊、软胶囊等剂型。

【使用注意】孕妇禁用。

【不良反应】有文献报道，服冠心苏合丸可出现过敏性药疹和肾脏损害等不良反应。

【药理作用】本品主要有抗心肌缺血、抗血栓、降血脂等作用。

宽胸气雾剂

（《中国药典》2020 年版一部）

【处方】檀香油 70ml　荜茇油 15ml　高良姜油 32ml　细辛油 23ml　冰片 22.5g

【制法】以上五味，除冰片外，细辛油等其余四味，混匀，置 40℃水浴上，加入冰片，微热使溶解，以无水乙醇调整总量至 625ml，混匀，过滤，灌封，压入抛射剂，即得。

【功能主治】辛温通阳，理气止痛。用于阴寒阻滞、气机郁痹所致的胸痹，症见胸闷、心痛、形寒肢冷；冠心病心绞痛见上述证候者。

【方解】方中细辛油芳香走窜、辛散温通、散寒止痛，为君药；高良姜油、荜茇油辛热，散寒止痛；檀香油辛温行散，温经散寒调中，行气止痛，共为臣药。冰片开窍通闭止痛，共为佐使药。诸药结合，共奏辛温通阳，理气止痛之功。

【临床应用】本品可用于寒凝气滞之心腹疼痛、冠心病心绞痛。

胸痹　症见胸闷气短，心痛，感寒痛甚，重则喘息，不能平卧，形寒肢冷，面色苍白，舌淡苔薄白，脉沉细；冠心病心绞痛见上述证候者。

【用法与用量】将瓶倒置，喷口对准舌下喷，一日 2~3 次。

【规格】每瓶含内容物 5.8g，其中药液 2.7ml（含挥发油 0.6ml），每瓶 60 揿，每揿重 69mg；每瓶装 20ml，内含挥发油 2ml。

【其他剂型】未见有其他剂型。

【使用注意】切勿使用过量。孕妇和儿童慎用。在治疗期间，心绞痛持续发作，应及时就诊。

【不良反应】尚未检索到不良反应的报道。

【药理作用】本品主要有抗心肌缺血、抗血栓、降血脂等作用。

其他化瘀宽胸类中成药介绍如下（表 18-5）：

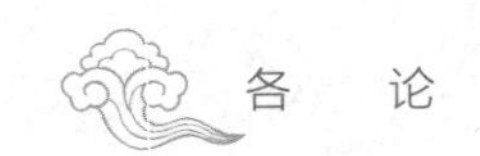

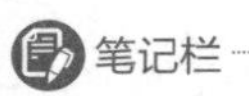

表 18-5　其他化瘀宽胸类中成药

名称	组成	功用	主治	用法用量	使用注意
地奥心血康胶囊	薯蓣总皂苷	活血化瘀，行气止痛；扩张冠状动脉，改善心肌缺血	预防和治疗冠心病，心绞痛以及瘀血内阻之胸痹、眩晕、气短、心悸、胸闷或痛	口服。一次 1~2 粒，一日 3 次	-

第六节　化瘀通脉类

本类药物主要具有化瘀通脉作用，对血脉瘀阻有通痹之功，主治心脉痹阻，症见胸部憋闷疼痛，甚则胸痛彻背，痛处固定不移，入夜尤甚，心悸气短；或脑络瘀阻，症见半身不遂、口眼歪斜；或血瘀经闭，癥瘕积聚，跌打损伤等经脉阻塞不通等。其处方组成以活血化瘀药、通络药为主，如乳香、水蛭、土鳖虫、全蝎、蜈蚣等。代表中成药有通心络胶囊等。

通心络胶囊

（《中国药典》2020 年版一部）

【处方】人参　水蛭　全蝎　赤芍　蝉蜕　土鳖虫　蜈蚣　檀香　降香　乳香（制）　酸枣仁（炒）　冰片

【功能主治】益气活血，通络止痛。用于冠心病心绞痛属心气虚乏、血瘀络阻证，症见胸部憋闷，刺痛、绞痛，固定不移，心悸自汗，气短乏力，舌质紫暗或有瘀斑，脉细涩或结代。亦用于气虚血瘀络阻型中风病，症见半身不遂或偏身麻木，口舌歪斜，言语不利。

【方解】方中水蛭、土鳖虫、赤芍活血祛瘀，为君药。全蝎、蜈蚣、蝉蜕息风止痉，通经活络，为臣药。檀香、降香、乳香、冰片行气宽胸，畅通血脉；人参补气健脾；酸枣仁养血安神，共为佐药。诸药合用，共奏益气活血，通络止痛之功。

【临床应用】本品可用于治疗气虚血瘀证、血脉瘀阻、胸痹、中风后遗症、冠心病心绞痛。

1. 胸痹　症见胸闷，心前区刺痛，心悸，气短，乏力，自汗，脉细涩，舌淡色紫；冠心病心绞痛见上述临床表现者。

2. 中风　症见半身不遂，周身麻木，口舌歪斜，言语不利；缺血性中风见上述临床表现者。

【用法与用量】口服。一次 2~4 粒，一日 3 次。

【规格】每粒装 0.26g。

【其他剂型】未见有其他剂型。

【使用注意】出血性疾病、孕妇及妇女经期及阴虚火旺型中风患者禁用。

【不良反应】未检索到不良反应的报道。

其他化瘀通脉类中成药介绍如下（表 18-6）：

表 18-6　其他化瘀通脉类中成药

名称	组成	功用	主治	用法用量	使用注意
灯盏花素片	灯盏花素	活血化瘀，通经活络	脑络瘀阻，中风偏瘫，心脉痹阻，胸痹心痛；中风后遗症及冠心病心绞痛见上述证候者	口服。一次 2 片（规格 20mg），一次 1 片（规格 40mg），一日 3 次；或遵医嘱	不宜用于脑出血急性期或有出血倾向患者；个别患者出现皮肤瘙痒，停药后自行消失

续表

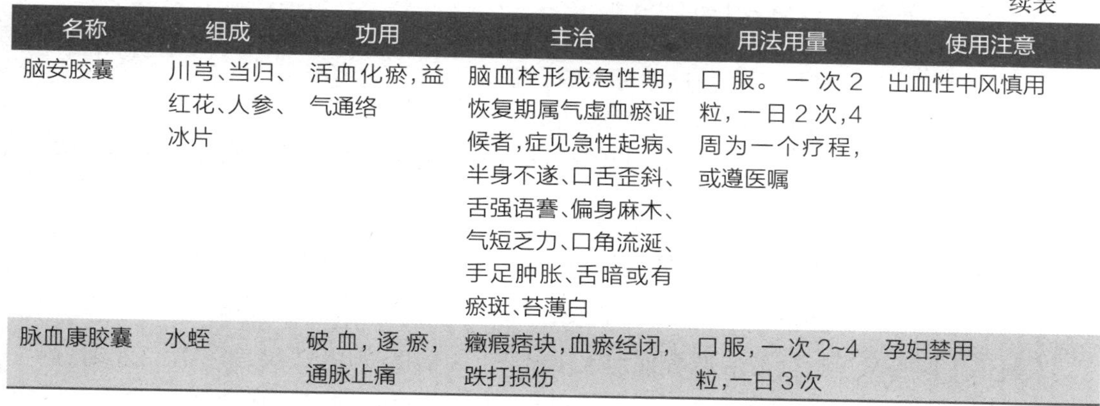

名称	组成	功用	主治	用法用量	使用注意
脑安胶囊	川芎、当归、红花、人参、冰片	活血化瘀，益气通络	脑血栓形成急性期，恢复期属气虚血瘀证候者，症见急性起病、半身不遂、口舌歪斜、舌强语謇、偏身麻木、气短乏力、口角流涎、手足肿胀、舌暗或有瘀斑、苔薄白	口服。一次2粒，一日2次，4周为一个疗程，或遵医嘱	出血性中风慎用
脉血康胶囊	水蛭	破血，逐瘀，通脉止痛	癥瘕痞块，血瘀经闭，跌打损伤	口服，一次2~4粒，一日3次	孕妇禁用

第七节　化瘀散结类

本类药物主要具有活血化瘀、散结消癥作用，对瘀血阻络、肝脉瘀阻有化瘀散结之功，主治瘀阻血脉，症见胁下痞块，以及癥瘕积聚，腹中疼痛，肌肉消瘦，或女子闭经等。其处方组成以破血逐瘀药为主，如土鳖虫、水蛭、虻虫、桃仁、丹参等。代表中成药有大黄䗪虫丸等。

大黄䗪虫丸

（《中国药典》2020年版一部）

【处方】熟大黄300g　土鳖虫（炒）30g　水蛭（制）60g　虻虫（去翅足，炒）45g　蛴螬（炒）45g　干漆（煅）30g　桃仁120g　炒苦杏仁120g　黄芩60g　地黄300g　白芍120g　甘草90g

【制法】以上十二味，粉碎成细粉，过筛，混匀。每100g粉末用炼蜜30~45g加适量水泛丸，干燥，制成水蜜丸；或加炼蜜80~100g制成小蜜丸或大蜜丸，即得。

【功能主治】活血化瘀，通经消癥。用于瘀血内停所致的癥瘕、闭经，症见腹部肿块，肌肤甲错，面色黧黑，潮热羸瘦，经闭不行。

【方解】方中熟大黄苦寒，性沉不降，专于下瘀血，破癥积聚，推陈致新，善行血分，走而不守；土鳖虫味咸性寒，入肝经血分，逐瘀通经，消癥，共为君药。水蛭、虻虫破血逐瘀消癥；蛴螬、干漆、桃仁破血逐瘀，祛积消癥，通经止痛，共为臣药。地黄、白芍养血凉血，敛阴生津；黄芩清热解毒，苦杏仁破壅降逆，润燥结，共为佐药。甘草益气补中，调和药性，为使药。诸药合用，共奏活血破瘀、通经消癥之功。

【临床应用】本品可用于瘀血内停所致的癥瘕、闭经。

1. 闭经　因瘀血内停，冲任受阻，血海空虚所致，症见面色暗黑、肌肤甲错、潮热羸瘦、经闭不行、舌质紫暗、脉弦涩。

2. 癥瘕　因血瘀不行，积结日久所致，症见腹部肿块、面色晦暗、肌肤甲错、舌质紫暗、有瘀斑、脉沉涩；子宫肌瘤见上述证候者。

另据报道，本品还可用于瘀血内停所致的乳癖、子宫内膜异位症、闭经、未破卵泡黄素化综合征、异位妊娠、慢性丙型肝炎肝硬化、室性期前收缩。

【用法与用量】口服。水蜜丸一次3g，小蜜丸一次3~6丸，大蜜丸一次1~2丸，一日1~2次。

笔记栏

【规格】水蜜丸每100粒10g；小蜜丸每丸重1.5g；大蜜丸每丸重3g。

【其他剂型】未见有其他剂型。

【使用注意】孕妇禁用。皮肤过敏者停服。服药期间忌食生冷。

【不良反应】目前尚未检索到不良反应的报道。

【药理作用】本品主要有镇痛、抑制肝纤维化、抗脑出血以及抗动脉粥样硬化等作用。

扶正化瘀片

（《国家食品药品监督管理局国家药品标准：新药转正标准》第78册）

【处方】丹参　发酵虫草菌粉　桃仁　松花粉　绞股蓝　五味子(制)

【制法】取丹参、桃仁、绞股蓝分别加水10倍量、8倍量，煎煮2次，第一次2小时，第二次1.5小时，煎液滤过，滤液合并，浓缩至相对密度为1.20(50~55℃)，放冷，在搅拌下加入乙醇使含醇量至70%，静置沉淀，取上清液，滤过，滤液浓缩至相对密度为1.1~1.2(50~55℃)，备用；另取发酵虫草粉、五味子，分别加70%乙醇10倍量、8倍量，加热回流2次，第一次1.5小时，第二次1小时，合并回流液，滤过，滤液浓缩至相对密度为1.1~1.2(50~55℃)，备用；再取松花粉分别加乙醇10倍量、8倍量，50℃温浸2次，第一次4小时，第二次2小时，合并浸出液，浓缩至相对密度为1.1~1.2(50~55℃)，与上述二种备用的浓缩物合并，干燥，加入辅料适量，混匀，制粒，压成1 000片(每片重0.4g)或500片(每片重0.8g)，包薄膜衣，即得。

【功能主治】活血祛瘀，益精养肝。用于乙型肝炎肝纤维化属瘀血阻络，肝肾不足证者，症见胁下痞块，胁肋疼痛，面色晦暗，或见赤缕红斑，腰膝酸软，疲倦乏力，头晕目涩，舌质暗红或有瘀斑，苔薄或微黄，脉弦细。

【方解】方中丹参味苦微寒，入心、肝经，功善活血化瘀，祛瘀生新，为君药。桃仁味苦通泄，入心肝血分，善泄血滞，祛瘀力强；发酵虫草菌粉味甘性平，功能补肺益肾，补气益血，为治疗虚损之要药，二药共为臣药，助丹参活血祛瘀、破癥积。松花粉益气润肺，助虫草菌粉养肝；绞股蓝味苦、性寒，清热解毒，二者共为佐药。五味子至酸之味，补益肝肾，更引诸药入肝，为使药。诸药合用，攻补兼施，共奏活血消癥、益精养肝之效。

【临床应用】本品可用于治疗肝纤维化、肝硬化。

肝纤维化　症见身目发黄而晦暗，面色黧黑，胁下有癥块胀痛，皮肤可见赤纹丝缕，舌质紫或有瘀斑；慢性肝炎见上述临床表现者。

【用法与用量】口服。一次4片(规格1)，一日3次；一次2片(规格2)，一日3次。24周为1个疗程。

【规格】每片重0.4g(规格1)；0.8g(规格2)。

【其他剂型】本品还有胶囊剂型。

【使用注意】孕妇忌用。温热甚者慎用。

【不良反应】偶见服后有胃中不适感。

（冯志毅）

扫一扫
测一测

复习思考题

1. 简述活血类中成药的定义、分类及适应证。

2. 简述复方丹参片、血府逐瘀口服液处方组成、方解、临床应用及使用注意。

3. 简述麝香保心丸、稳心颗粒、冠心苏合丸、通心络胶囊、大黄䗪虫丸功用、主治及临床应用异同点。

第十九章 理气中成药

笔记栏

PPT课件

学习目标

通过本章学习，掌握理气中成药的基本知识，为临床合理使用理气中成药奠定基础。

1. 掌握逍遥胶囊、四逆散、左金丸、木香顺气丸、越鞠丸的组成、功能主治、方解、临床应用、用法用量、使用注意、不良反应。

2. 熟悉气滞胃痛颗粒、胃苏颗粒、三九胃泰颗粒的功能主治、临床应用、用法用量、使用注意。

3. 了解护肝片、柴胡舒肝丸、丹栀逍遥丸、加味左金丸、五灵胶囊、荜铃胃痛颗粒、枳术宽中胶囊的功能主治。

以理气药为主组成，具有行气或降气作用，用以治疗气滞证或气逆证为主的中成药，称为理气中成药。

气为一身之主，运行全身，升降出入，以维持人体的正常生理活动。但劳倦过度，情志失调，饮食失节，寒温不适等，均可使气的运行失常，引起气滞证或气逆证。本类中成药具有行气、降气之功，故能治之。

根据功效和适用范围，本类中成药可分为理气疏肝和理气和中两类。理气疏肝中成药具有疏肝解郁之功，主治肝气郁滞证，症见情志不舒、胸闷胁痛、月经不调、痛经等。理气和中中成药具有行气健脾作用，主治脾胃气滞证，症见脘腹胀满、嗳气吞酸、呕恶食少、大便失常等。

使用本类中成药首先应辨清虚实。气滞实证，当使用本类药物。若属气虚而无滞者，则当补气。其次应注意理气类中成药多属芳香辛燥之品，易耗气伤津，不可过量使用，年老体弱者、阴虚火旺者、孕妇及有出血趋向的患者慎用。

现代研究显示，理气中成药具有缓解肠胃平滑肌痉挛、增强胃肠运动、健胃、助消化、利胆、松弛支气管平滑肌、收缩血管、升高血压及兴奋心脏等作用。

第一节 理气疏肝类

理气疏肝中成药，以疏肝理气为主要作用，适用于肝气郁滞或肝胃不和证。其处方组成以疏肝理气药为主，如柴胡、薄荷、香附、白芍等。代表中成药有逍遥胶囊、四逆散、左金丸、气滞胃痛颗粒、胃苏颗粒等。

笔记栏

逍遥胶囊

（《中国药典》2020年版一部）

【处方】柴胡286g　当归286g　白芍286g　炒白术286g　茯苓286g　炙甘草228.8g　薄荷57.2g　生姜286g

【制法】以上八味，薄荷提取挥发油备用或用β环糊精包合，备用；其蒸馏后的水溶液备用；药渣与柴胡等其余七味加水煎煮2次，第一次2小时，第二次1小时，煎液滤过，滤液与上述蒸馏后的水溶液合并，减压浓缩至相对密度为1.26~1.30（90℃）的稠膏，减压干燥，粉碎，薄荷挥发油用适量的微晶纤维素吸收后与干浸膏混匀，装入胶囊，制成1 000粒（规格1）；或减压浓缩至相对密度为1.10~1.15（60℃）的清膏，喷雾干燥得干膏粉，加入淀粉适量，制成颗粒，干燥，加入上述挥发油包合物，混匀，装入胶囊，制成800粒（规格2），即得。

【功能主治】疏肝健脾，养血调经。用于肝郁脾虚所致的郁闷不舒、胸胁胀痛、头晕目眩、食欲减退、月经不调。

【方解】方中柴胡疏肝解郁，使肝气得以条达，为君药。当归甘辛性温，补血和血调经；白芍酸苦微寒，养血柔肝缓急；归、芍与柴胡相伍，补肝体而复肝用，共为臣药。肝郁不达致脾虚不运，故配以白术、茯苓、炙甘草健脾益气，共为佐药。薄荷少许，疏散郁遏之气，透散肝经郁热；生姜温运和中，辛散达郁，亦为佐药。炙甘草调和诸药，兼为使药。全方配伍，气血兼顾，肝脾同调，共奏疏肝健脾，养血调经之功。

【临床应用】本品主治肝郁脾虚所致的胁痛、胃脘痛、郁证、月经不调、眩晕。

1. 胁痛　症见两胁胀痛，口苦咽干，胃脘胀闷，食后加重，苔白腻，脉弦滑。

2. 胃脘痛　症见胃脘胀痛连及两胁，嗳气频繁，食后痞满加重，舌苔薄白或白腻，脉弦细或弦滑。

3. 郁证　症见情绪低落，闷闷不乐，善叹息，胸闷胁痛，腹胀便溏，舌苔白腻，脉弦细。

4. 月经不调　症见月经周期紊乱，经前烦躁易怒，乳房胀痛，经期腹痛，腹胀便溏，舌质淡暗，脉弦细。

5. 眩晕　症见头晕目眩，每遇情绪波动则加重，伴心烦，不寐，便溏，舌苔薄白或白腻，脉弦。

西医乳腺增生、多囊卵巢综合征、经前期综合征、更年期综合征、抑郁症、焦虑症、痤疮、黄褐斑、慢性肝炎、肠易激综合征、偏头痛、慢性疲劳综合征、失眠等属肝郁脾虚者，也有选用本品的报道。

【用法与用量】口服。一次5粒（规格1）或一次4粒（规格2），一日2次。

【规格】每粒装0.4g（规格1）；0.34g（规格2）。

【其他剂型】本品还有片剂、小蜜丸、大蜜丸、水丸、浓缩丸、颗粒剂等剂型。

【使用注意】肝肾阴虚所致胁肋胀痛，咽干口燥，舌红少津者慎用。服药期间，忌辛辣生冷食物，饮食宜清淡，保持心情舒畅。

【不良反应】有服用逍遥丸后发生大汗不止、心慌、恶心呕吐、肝损伤的个案报道。

【药理作用】本品主要有抗抑郁、抗焦虑、改善激素水平等作用。

逍遥丸不良反应

四逆散

（《中华人民共和国卫生部药品标准：中药成方制剂》第9册）

【处方】柴胡250g　枳壳（麸炒）250g　白芍250g　甘草250g

【制法】以上四味，粉碎成粗粉，混匀，即得。

【功能主治】透解郁热，疏肝理脾。用于热厥手足不温，脘腹胁痛，泄痢下重。

【方解】方中柴胡辛散苦泄微寒，功善疏肝解郁，透热外出，为君药。白芍酸甘微寒，养血敛阴，柔肝止痛，与柴胡相伍，补养肝血，条达肝气，为臣药。麸炒枳壳苦降、辛散、性平，善理气宽中，行滞消积，健脾开胃，助臣药疏肝理脾，故为佐药。甘草甘平，既益脾和中，又合白芍而缓急止痛，还可调和诸药，故为使药。全方配伍，辛散苦泄，甘缓柔肝，共奏透解郁热、疏肝理脾之功。

【临床应用】本品主治肝郁所致的胁痛、痢疾。

1. 阳郁厥逆证　症见手足不温，或腹痛，或泄利下重，脉弦。

2. 肝脾气郁证　症见胁肋胀闷，脘腹疼痛，脉弦。

西医慢性肝炎、胆囊炎、胆石症、胆道蛔虫症、肋间神经痛、胃溃疡、胃炎、胃肠神经症、卵巢炎、输卵管炎、输卵管阻塞、急性乳腺炎等属肝胆气郁，肝脾不和者，也有选用本品的报道。

【用法与用量】口服。一次 9g，一日 2 次，开水冲泡或炖服。

【规格】每袋装 9g。

【其他剂型】尚未见有其他剂型。

【使用注意】孕妇、肝阴亏虚胁痛者、寒厥所致四肢不温者慎用。服药期间，忌恼怒劳累，保持心情舒畅。

【不良反应】未检索到不良反应的报道。

【药理作用】本品主要有保肝、促进胃肠运动、抗溃疡、抗抑郁、抗应激等作用。

左　金　丸

（《中国药典》2020 年版一部）

【处方】黄连 600g　吴茱萸 100g

【制法】以上二味，粉碎成细粉，过筛，混匀，用水泛丸，干燥，即得。

【功能主治】泻火，疏肝，和胃，止痛。用于肝火犯胃，脘胁疼痛，口苦嘈杂，呕吐酸水，不喜热饮。

【方解】方中重用黄连为君，清泄肝火，使肝火得清，自不横逆犯胃；又善清泻胃火，胃火清则气自和，一药两得，对肝火犯胃之证颇为适宜。肝之气郁化火证，纯用苦寒，恐有郁遏伤中之弊，应略施疏解之品以适肝性。故方中少佐辛热之吴茱萸，一则辛散解郁，疏泄肝经郁气，使肝气条达，郁结得开；二则反佐以制黄连之苦寒，使泻火而无凉遏之弊；三则取其下气之用，助黄连和胃降逆；四则可引黄连入肝经，为佐使。两者配伍辛开苦降，肝胃同治，泻火而不凉遏，温通而不助热，相反相成，使肝火得清，胃气得降，则诸症自愈。

【临床应用】本品可用于治疗肝火犯胃所致胁痛，呕吐吞酸。

1. 胁痛　症见胁肋疼痛，口苦，舌红苔黄，脉弦数。

2. 吞酸　症见吞酸，胃脘嘈杂，恶心呕吐，舌红苔黄，脉弦数。

西医食管炎、浅表性胃炎、胃溃疡、幽门梗阻、反流性食管炎等病证属肝火犯胃者，也有选用本品的报道。

【用法与用量】口服。一次 3~6g，一日 2 次。

【规格】每瓶装 6g；每 100 粒 6g。

【其他剂型】本品还有胶囊剂等剂型。

【使用注意】脾胃虚寒者禁用。孕妇及肝血虚所致胁痛不宜使用。服药期间，忌生冷、辛辣、油腻饮食。

笔记栏

【不良反应】未检索到不良反应的报道。

【药理作用】本品主要有镇痛、抗炎、抑菌、抗溃疡、抑制胃酸分泌、抑制小鼠胃排空和小肠推进运动等作用。

气滞胃痛颗粒

（《中国药典》2020 年版一部）

【处方】柴胡 360g　醋延胡索 400g　枳壳 400g　醋香附 400g　白芍 480g　炙甘草 200g

【制法】以上六味，取枳壳、醋香附提取挥发油，挥发油及水提液备用，药渣弃去。柴胡等其余四味加水煎煮 2 次，第一次 2 小时，第二次 1 小时，合并水煎液并与枳壳、醋香附的水提液合并，滤过，滤液浓缩至相对密度为 1.18~1.23（50℃）的清膏，加蔗糖和糊精适量，制成颗粒，喷入挥发油，混匀，制成 1 000g，即得。

【功能主治】疏肝理气，和胃止痛。用于肝郁气滞，胸痞胀满，胃脘疼痛。

【方解】方中柴胡疏肝解郁，理气止痛，为君药。香附疏肝理气，行气止痛；白芍养血柔肝，缓急止痛，共为臣药。延胡索活血行气止痛；枳壳行气和中，消痞除胀，共为佐药。甘草补脾益气，调和诸药，为佐使药。诸药合用，共奏疏肝理气，和胃止痛之功。

【临床应用】本品可用于肝气犯胃所致胃痛。

胃痛　症见胃脘胀痛，痛窜胁背，气怒痛重，嗳气纳少，大便不畅，舌质淡红，苔薄白，脉弦。

西医慢性胃炎、功能性消化不良、肠易激综合征、反流性食管炎等病辨证属于肝气犯胃者，也有选用本品的报道。

【用法与用量】开水冲服。一次 1 袋，一日 3 次。

【规格】每袋装 5g。

【其他剂型】本品还有片剂、胶囊剂等剂型。

【使用注意】孕妇慎用。

【不良反应】服用气滞胃痛颗粒有发生喉头水肿的个案报道。

【药理作用】本品主要有镇痛、抗胃溃疡、减少胃酸分泌、影响胃肠蠕动等作用。

胃苏颗粒

（《中国药典》2020 年版一部）

【处方】紫苏梗 166.7g　香附 166.7g　陈皮 100g　香橼 166.7g　佛手 100g　枳壳 166.7g　槟榔 100g　炒鸡内金 100g

【制法】以上八味，紫苏梗、香附、陈皮、香橼、佛手、枳壳蒸馏提取挥发油，挥发油另器保存；药渣与槟榔、炒鸡内金加水煎煮 2 次，第一次 2 小时，第二次 1 小时，煎液滤过，滤液合并，浓缩至相对密度为 1.35~1.38（70~80℃），加入蔗糖与糊精的混合物（3.5 份蔗糖与 1 份糊精）适量，混合均匀，制成颗粒，干燥，喷入挥发油，混匀，制成 1 000g；或滤液合并，浓缩至相对密度为 1.26~1.29（70~80℃），加入适量糊精、甜菊素 2.7g、羧甲基淀粉钠 0.7g，制颗粒，干燥，喷入挥发油，混匀，制成 333g，即得。

【功能主治】理气消胀，和胃止痛。用于气滞型胃脘痛，症见胃脘胀痛，窜及两胁，得嗳气或矢气则舒，情绪郁怒则加重，胸闷食少，排便不畅，舌苔薄白，脉弦；慢性胃炎及消化性溃疡见上述证候者。

【方解】方中香附善入肝经，疏肝解郁，理气和胃，调中止痛，为君药。紫苏梗顺气开郁，和胃止痛；陈皮理气和胃化湿；枳壳破气消积，利膈宽中；槟榔下气利水，调和脾胃，行气

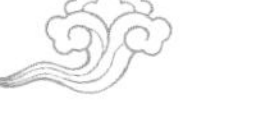

消滞，共为臣药。香橼、佛手疏肝和胃，理气止痛，燥湿化痰；鸡内金消食健胃，共为佐药。诸药合用，共奏疏肝理气，和胃止痛之功。

【临床应用】本品可用于肝胃不和所致胃痛、痞满。

1. 胃痛 症见胃脘胀痛，牵及两胁，得嗳气或矢气则舒，情绪郁怒则加重，胸闷食少，排便不畅，舌苔薄白，脉弦。

2. 痞满 症见脘腹胀满，牵及两胁，嗳气食少，生气后加剧，舌苔薄白，脉弦。

西医慢性胃炎、消化性溃疡、功能性消化不良、反流性咽喉炎等病辨证属于肝胃气滞者，也有选用本品的报道。

【用法与用量】开水冲服。一次 1 袋，一日 3 次。15 天为一个疗程，可服 1~3 个疗程或遵医嘱。

【规格】每袋装 15g；每袋装 5g(无蔗糖)。

【其他剂型】本品还有泡腾片等剂型。

【使用注意】脾胃阴虚或肝胃郁火胃痛者慎用。

【不良反应】未检索到不良反应的报道。

【药理作用】本品主要有抗胃溃疡、增强肠管运动和收缩力等作用。

其他理气疏肝类中成药介绍如下(表 19-1)：

表 19-1 其他理气疏肝类中成药

名称	组成	功用	主治	用法用量	使用注意
护肝片	柴胡、茵陈、板蓝根、五味子、猪胆粉、绿豆	疏肝理气，健脾消食；降低转氨酶	慢性肝炎及早期肝硬化	口服。一次 4 片，一日 3 次	脾胃虚寒者不宜使用
柴胡舒肝丸	茯苓、麸炒枳壳、豆蔻、酒白芍、甘草、醋香附、陈皮、桔梗、姜厚朴、炒山楂、防风、六神曲(炒)、柴胡、黄芩、薄荷、紫苏梗、木香、炒槟榔、醋三棱、酒大黄、青皮(炒)、当归、姜半夏、乌药、醋莪术	疏肝理气，消胀止痛	肝气不舒，胸胁痞闷，食滞不清，呕吐酸水	口服。小蜜丸一次 10g，大蜜丸一次 1 丸，一日 2 次	肝胆湿热者不宜使用
丹栀逍遥丸	柴胡(酒制)、当归、白芍(酒炒)、栀子(炒焦)、牡丹皮、白术(土炒)、茯苓、甘草(蜜炙)、薄荷	疏肝解郁，清热调经	肝郁化火，胸胁胀痛，烦闷急躁，颊赤口干，食欲不振或有潮热，以及妇女月经先期，经行不畅，乳房与少腹胀痛	口服。一次 6~9g，一日 2 次	脾胃虚寒、脘腹冷痛者禁用。孕妇、妇女月经期慎用
加味左金丸	姜黄连、制吴茱萸、黄芩、柴胡、木香、醋香附、郁金、白芍、醋青皮、麸炒枳壳、陈皮、醋延胡索、当归、甘草	平肝降逆，舒郁止痛	用于肝郁化火、肝胃不和引起的胸脘痞闷、急躁易怒、嗳气吞酸、胃痛少食	口服。一次 6g，一日 2 次	肝寒犯胃及体虚无热者慎用
五灵胶囊	柴胡、灵芝、丹参、五味子	疏肝健脾活血	慢性乙型肝炎属肝郁脾虚夹瘀证，症见纳呆、腹胀嗳气、胁肋胀痛、疲乏无力	口服。一次 5 粒，一日 3 次。饭后半小时服用	-

笔记栏

第二节　理气和中类

理气和中中成药，以行气宽中、除胀消食为主要作用，适用于脾胃气滞证。其处方组成以理气调中药为主，如陈皮、木香、厚朴、枳壳、槟榔等。代表中成药有木香顺气丸、越鞠丸、三九胃泰颗粒等。

木香顺气丸
（《中国药典》2020年版一部）

【处方】木香100g　砂仁100g　醋香附100g　槟榔100g　甘草50g　陈皮100g　厚朴100g　枳壳（炒）100g　苍术（炒）100g　青皮（炒）100g　生姜200g

【制法】以上十一味，除生姜外，木香等其余十味粉碎成细粉，过筛，混匀。生姜加水煎煮2次，合并煎液，滤过，滤液浓缩，用浓缩液泛丸，干燥，即得。

【功能主治】行气化湿，健脾和胃。用于湿阻中焦，脾胃不和所致的胸膈痞闷，脘腹胀痛，呕吐恶心，嗳气纳呆。

【方解】方中木香、香附疏肝理气，和中止痛，为君药。厚朴、青皮行气燥湿，散结消积；枳壳、槟榔行气导滞宽中；陈皮、砂仁理气化湿和中；苍术燥湿健脾，共为臣药。生姜降气和胃，为佐药。甘草调和诸药，为使药。全方配伍，共奏行气化湿，健脾和胃之功。

【临床应用】本品可用于治疗痞满、胃痛。

1. 痞满　症见胸膈痞满，脘胁胀满，呕恶食少，大便不爽，舌苔白腻，脉弦滑。

2. 胃痛　症见胃脘胀痛，攻窜作痛，时轻时重，恶心纳呆，舌苔白腻，脉弦滑。

西医胃炎、功能性消化不良等病辨证属于湿阻中焦，脾胃不和证者，也有选用本品的报道。

【用法与用量】口服。一次6~9g，一日2~3次。

【规格】水丸，每100丸重6g。

【其他剂型】本品还有颗粒剂等剂型。

【使用注意】孕妇慎用。

【不良反应】有服用木香顺气丸后偶见面色潮红、口干、心悸、烦躁不安等类似“阿托品样”不良反应，停药后症状缓解、消失，疑为木香顺气丸所致不良反应。

【药理作用】本品主要有助消化、调整胃肠道平滑肌、抑菌等作用。

越　鞠　丸
（《中国药典》2020年版一部）

【处方】醋香附200g　川芎200g　炒栀子200g　苍术（炒）200g　六神曲（炒）200g

【制法】以上五味，粉碎成细粉，过筛，混匀，用水泛丸，干燥，即得。

【功能主治】理气解郁，宽中除满。用于胸脘痞闷，腹中胀满，饮食停滞，嗳气吞酸。

【方解】方中以香附行气解郁，以治气郁，为君药。川芎为血中之气药，可活血化瘀，以解血郁，又助香附行气解郁之功；栀子清热泻火，以治火郁；苍术燥湿运脾，以治湿郁；六神曲消食导滞，以治食郁，以上四味共为臣佐药。痰郁多由脾湿所生，亦与气、火、食有关，气机顺畅，诸郁得解，痰郁亦随之而解。全方配伍，诸郁并治，共奏行气解郁、宽中除满之功。故善治气郁、血郁、痰郁、火郁、湿郁、食郁所致的胸脘痞闷，腹中胀满，饮食停滞，嗳

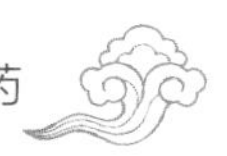

气吞酸。

【临床应用】本品可用于治疗胁痛、胃痛。

1. 胁痛　症见一侧或两侧胁痛，因情志不遂而疼痛加重，胸膈痞闷，呕恶嗳气，嘈杂吞酸，脉弦。

2. 胃痛　症见胃脘胀痛，腹胀纳呆，脉弦。

西医胃神经症、胃及十二指肠溃疡、慢性胃炎、咽神经症、胆石症、胆囊炎、肝炎、肋间神经痛、痛经、月经不调、更年期综合征等属肝脾气机郁滞者，也有选用本品的报道。

【用法与用量】口服。一次 6~9g，一日 2 次。

【规格】水丸，每 100 粒重 6g。

【其他剂型】本品还有片剂等剂型。

【使用注意】服药期间忌气怒，宜进食易消化之食物。孕妇慎用。

【不良反应】未检索到不良反应的报道。

【药理作用】本品主要有抗抑郁等作用。

三九胃泰颗粒

（《中国药典》2020 年版一部）

【处方】三叉苦 384.6g　九里香 384.6g　两面针 384.6g　木香 230.8g　黄芩 153.85g　茯苓 153.85g　地黄 153.85g　白芍 153.85g

【制法】以上八味，加水煎煮 2 次，煎液滤过，滤液合并，静置，取上清液，浓缩至适量，加蔗糖约 900g，制成颗粒，干燥，制成 1 000g；或加蔗糖约 400g，制成颗粒，干燥，制成 500g；或加乳糖适量，制成颗粒，干燥，制成 125g，即得。

【功用主治】清热燥湿，行气活血，柔肝止痛。用于湿热内蕴、气滞血瘀之胃痛，症见脘腹隐痛，饱胀反酸，恶心呕吐，嘈杂纳减；浅表性胃炎、糜烂性胃炎、萎缩性胃炎见上述证候者。

【方解】方中三叉苦清热燥湿，九里香行气活血，共为君药。黄芩清热燥湿；木香行气止痛，为臣药。两面针活血消肿；茯苓渗湿健脾；地黄滋阴凉血；白芍养阴柔肝，缓急止痛，共为佐药。全方配伍，共奏行气活血、清热燥湿，柔肝止痛之功。

【临床应用】本品可用于治疗胃痛、痞满。

1. 胃痛　症见胃脘疼痛，嘈杂纳减，口苦口黏，大便黏滞，舌苔黄腻。

2. 痞满　症见胃部饱胀，胃痛夜甚，舌质暗红有瘀斑。

西医浅表性胃炎、糜烂性胃炎、萎缩性胃炎、功能性消化不良等病辨证属于湿热内蕴，气滞血瘀者，也有选用本品的报道。

【用法与用量】开水冲服。一次 1 袋，一日 2 次。

【规格】每袋装 2.5g；10g；20g。

【其他剂型】本品还有胶囊剂等剂型。

【使用注意】虚寒性胃痛及寒凝血瘀胃痛者慎用。

【不良反应】服用三九胃泰颗粒、三九胃泰胶囊有引起过敏性鼻炎、荨麻疹、药疹的文献报道。

【药理作用】本品主要有抗炎、抗急性胃黏膜损伤、抑菌（幽门螺杆菌等）等作用。

笔记栏

其他理气和中类中成药介绍如下(表 19-2):

表 19-2 其他理气和中类中成药

名称	组成	功用	主治	用法用量	使用注意
荜铃胃痛颗粒	荜澄茄、川楝子、醋延胡索、酒大黄、黄连、吴茱萸、醋香附、香橼、佛手、海螵蛸、煅瓦楞子	行气活血,和胃止痛	气滞血瘀所致的胃脘痛;慢性胃炎见有上述证候者	开水冲服。一次1袋,一日3次	孕妇慎用
枳术宽中胶囊	白术(炒)、枳实、柴胡、山楂	健脾和胃,理气消痞	胃痞(脾虚气滞),症见呕吐、反胃、纳呆、反酸等,以及功能性消化不良见以上症状者	口服。一次3粒,一日3次,2周为1个疗程	-

(周志焕)

复习思考题

1. 简述逍遥胶囊、四逆散、左金丸的组成、功能、主治、配伍意义。
2. 简述胃苏颗粒、木香顺气丸、越鞠丸的功能主治。
3. 简述气滞胃痛颗粒与三九胃泰颗粒的功能、主治的异同点。

扫一扫
测一测

笔记栏

PPT 课件

第二十章 止血中成药

学习目标

通过本章学习，掌握止血中成药的基本知识，为临床合理使用止血中成药奠定基础。

1. 掌握槐角丸的组成、功能主治、方解、临床应用、用法用量、使用注意、不良反应。
2. 熟悉止血定痛片的功能主治、临床应用、用法用量、使用注意。
3. 了解三七片、升血小板胶囊的功能主治。

以止血药为主组成，具体阻止人体内外出血等作用，用以治疗出血证的一类成药，统称止血中成药。

出血证的形成，多因外感六淫、内伤七情或跌扑损伤所致。其出血机制，主要有火热炽盛，迫血妄行；阳气不足，血失统摄；瘀血阻络，血不循经；跌打损伤，血络破损等。止血中成药虽然分别具有收涩止血、化瘀止血、凉血止血、温经止血等不同作用，然而均可加速血凝，或消除导致血不循经的原因，从而达到迅速止血，以避免血液耗损，以及失血过多引起肌体衰竭的共同目的。本类药物主要用于咯血、吐血、衄血、便血、尿血、崩漏下血以及创伤出血等多种出血症。

使用本类中成药需注意：必须审明出血的原因，以达治病求本之目的。还要注意使用止血类中成药时防止止血留瘀之弊。

现代研究提示，止血中成药具有使局部血管收缩，缩短凝血时间等作用。

槐　角　丸

（《中国药典》2020 年版一部）

【处方】槐角（清炒）200g　地榆炭 100g　黄芩 100g　麸炒枳壳 100g　当归 100g　防风 100g

【制法】以上六味，粉碎成细粉，过筛，混匀。每 100g 粉末用炼蜜 45~55g 加适量水泛丸，干燥，制成水蜜丸；或加炼蜜 130~150g 制成小蜜丸或大蜜丸，即得。

【功能主治】清肠疏风，凉血止血。用于血热所致的肠风便血、痔疮肿痛。

【方解】方中槐角味苦性微寒，专清大肠湿热，凉血止血，为君药。地榆炭凉血止血，防风疏风止血，共为臣药。黄芩清热燥湿，当归养血活血，枳壳下气宽肠，共为佐药。诸药合用，既能凉血止血，又能清肠疏风，风热湿毒既清，便血自止，共奏清肠疏风，凉血止血之功。

【临床应用】本品可用于治疗便血、痔疮。

1. 便血　症见便血，先血后便，血色鲜红，大便不畅，腹部胀痛，食少纳呆，舌红苔黄腻，脉濡数。

笔记栏

2. 痔疮　症见痔疮肿痛，便血，血色鲜红，大便不畅，舌红苔黄，脉数。

西医痔疮、肛乳头炎、肛窦炎、慢性非特异性结肠炎、幼儿肛裂、痤疮等病辨证属于风热湿毒壅遏肠道者，也有选用本品的报道。

【用法与用量】口服。水蜜丸一次 6g，小蜜丸一次 9g，大蜜丸一次 1 丸，一日 2 次。

【规格】大蜜丸每丸重 9g；水蜜丸每袋 6g；小蜜丸每袋 9g。

【其他剂型】本品还有颗粒剂等剂型。

【使用注意】虚寒性便血者不宜用。孕妇，失血过多，身体虚弱者慎用。服药期间忌食辛辣油腻之品。若痔疮便血，发炎肿痛严重和便血呈喷射状者，应立即采取综合急救措施。

服槐角丸致过敏反应

【不良反应】有服用槐角丸致药物过敏型荨麻疹和固定性药疹的个案报道。

【药理作用】本品主要有止血、镇痛、抗炎、抗菌、降血脂等作用。

止血定痛片

（《中国药典》2020 年版一部）

【处方】三七 129g　煅花蕊石 129g　海螵蛸 86g　甘草 86g

【制法】以上四味，粉碎成细粉，混匀，加淀粉浆适量，制成颗粒，干燥，压制成 1 000 片，即得。

【功能主治】散瘀，止血，止痛。用于十二指肠溃疡疼痛、胃酸过多、出血属血瘀证者。

【方解】方中花蕊石化瘀止血，煅后更可收敛固涩，制酸止痛，为君药。三七化瘀止血，消肿定痛，助主药化瘀止血，消肿止痛，制酸护胃，为臣药。海螵蛸收敛止血，制酸止痛，加强止血、止痛作用，为佐药。甘草和中止痛，调和药性，为使药。四药合用，共奏化瘀止血，制酸止痛之功。

【临床应用】本品可用于治疗胃痛、吐血、便血。

1. 胃痛　症见胃脘疼痛，痛有定处而拒按，或有针刺感，食后痛甚，呕吐酸水，舌质紫暗，脉涩。

2. 吐血　症见吐血，血色红或紫暗，伴有胃脘疼痛，痛有定处而拒按，舌质紫暗，脉涩。

3. 便血　症见大便出血，色黑，伴有胃脘疼痛，痛有定处而拒按，舌质紫暗，脉涩。

【用法与用量】口服一次 6 片，一日 3 次。

【规格】每片重 0.43g。

【其他剂型】本品还有散剂等剂型。

【使用注意】孕妇慎用。忌食生冷、油腻、辛辣之品。出血量大者应采取相应急救措施。

【不良反应】尚未检索到不良反应报道。

其他止血类中成药介绍如下（表 20-1）：

表 20-1　其他止血类中成药

名称	组成	功用	主治	用法用量	使用注意
三七片	三七	散瘀止血，消肿止痛	咯血，吐血，衄血，便血，崩漏，外伤出血，胸腹刺痛，跌扑肿痛	口服。小片：一次 4~12 片，大片：一次 2~6 片，一日 3 次	孕妇忌服
升血小板胶囊	青黛、连翘、仙鹤草、牡丹皮、甘草	清热解毒，凉血止血，散瘀消斑	原发性血小板减少性紫癜，症见全身瘀点或瘀斑，发热烦渴，小便短赤，大便秘结，或见鼻衄，齿衄，舌红苔黄，脉滑数或弦数	口服。每次 4 粒，每日 3 次	孕妇忌服。巨核细胞减少型血小板减少症及白细胞减少患者慎用。定期复查血常规

（周志焕）

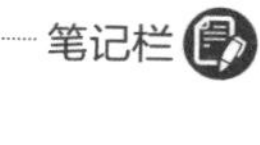

扫一扫
测一测

复习思考题

1. 止血中成药的使用注意是什么？
2. 简述槐角丸的组成、功能、主治、配伍意义及使用注意。
3. 临床如何区别使用槐角丸和止血定痛片？

笔记栏

PPT 课件

第二十一章 消食中成药

学习目标

通过本章学习，掌握消食中成药的基本知识，为临床合理使用消食中成药奠定基础。

1. 掌握保和丸、开胃健脾丸的组成、功能主治、方解、临床应用、用法用量、使用注意、不良反应。

2. 熟悉枳实导滞丸的功能主治、临床应用、用法用量、使用注意。

3. 了解六味安消散的功能主治。

以消食药为主所组成，具有消食健脾或化积导滞等作用，用以治疗食积证的一类成药，统称消食中成药。

食积证的形成，多因饮食不节，暴饮暴食，或脾虚饮食难消所致。因此，将消食中成药分为消食导滞和健脾消食两类。

使用消食中成药时应注意：消食中成药属于攻伐之剂，故不宜久服；对脾胃素虚或积滞日久者，应攻补兼施，以免耗伤正气。

现代研究提示，消食中成药能促进消化液的分泌，促进胃肠蠕动，从而增强消化，促进食欲；可解除胃肠平滑肌痉挛，增强胃肠蠕动；抗病原微生物，对金黄色葡萄球菌、大肠埃希菌、痢疾杆菌等有不同程度的抑制作用；还有镇吐、保肝、利胆、解热、抗炎、镇痛、增强免疫功能等作用。

第一节 消食导滞类

消食导滞类中成药，具有消食和胃、导滞之功用，适用于食积内停证，症见胃脘胀满，腹痛便结、其气臭秽，嗳气吐酸，呕恶厌食等。代表中成药有保和丸、枳实导滞丸等。

保 和 丸

（《中国药典》2020 年版一部）

【处方】焦山楂 300g　六神曲（炒）100g　半夏（制）100g　茯苓 100g　陈皮 50g　连翘 50g　炒莱菔子 50g　炒麦芽 50g

【制法】以上八味，粉碎成细粉，过筛，混匀。每 100g 粉末加炼蜜 125~155g 制成小蜜丸或大蜜丸，即得。

【功能主治】消食，导滞，和胃。用于食积停滞，脘腹胀满，嗳腐吞酸，不欲饮食。

【方解】方中山楂消一切饮食积滞，尤善消肉食油腻之积，为君药。六神曲、莱菔子、麦芽

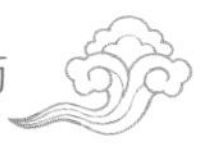

笔记栏 

健脾和胃，理气消食，为臣药。半夏、陈皮理气化湿、和胃止呕；茯苓利湿和中健脾；连翘既可散结以助消积，又可清解食积所生之热，共为佐药。诸药合用，共奏消食、导滞、和胃之功。

【临床应用】本品可用于治疗食积。

食积　症见腹痛腹胀，恶心呕吐，嗳腐吞酸，不欲饮食，大便不调，舌苔厚腻，脉滑。

西医功能性消化不良等病辨证属于食积证者，也有选用本品的报道。

【用法与用量】口服。小蜜丸一次 9~18g，大蜜丸一次 1~2 丸，一日 2 次；小儿酌减。

【规格】小蜜丸每 100 丸重 20g，大蜜丸每丸重 9g。

【其他剂型】本品还有片剂、颗粒剂等剂型。

【使用注意】哺乳期妇女慎用。身体虚弱或老年人不宜长期服用。服药期间饮食宜清淡，忌生冷、油腻食物。

【不良反应】目前尚未检索到不良反应报道。

【药理作用】本品主要有助消化、调节胃肠运动、抗溃疡等作用。

枳实导滞丸

（《中国药典》2020 年版一部）

【处方】枳实（炒）100g　大黄 200g　黄连（姜汁炙）60g　黄芩 60g　六神曲（炒）100g　白术（炒）100g　茯苓 60g　泽泻 40g

【制法】以上八味，粉碎成细粉，过筛，混匀，用水泛丸，干燥，即得。

【功能主治】消积导滞，清利湿热。用于饮食积滞、湿热内阻所致的脘腹胀痛、不思饮食、大便秘结、痢疾里急后重。

【方解】方中枳实消痞导滞，为君药。六神曲健胃消食化积；黄芩、黄连清热解毒，燥湿止痢；大黄苦寒，泻下通便，荡涤积滞，共为臣药。茯苓、白术、泽泻健脾益气，渗湿和中，使湿热从小便而出，又能顾护脾胃，三者共为佐使药。诸药合用，共奏消积导滞，清热利湿之功。

【临床应用】本品可用于治疗痢疾、食积。

1. 痢疾　腹痛，里急后重，下痢脓血，肛门灼热，小便短赤，脉滑数。

2. 食积　脘腹胀满疼痛而拒按，恶心，嗳腐吞酸，纳呆，舌苔腻，脉滑。

西医肠炎、便秘、腹部术后胃肠功能紊乱等病辨证属于饮食积滞、湿热内阻证者，也有选用本品的报道。

【用法与用量】口服。一次 6~9g，一日 2 次。

【规格】水丸，每瓶 36g。

【使用注意】虚寒痢疾，久病正虚、年老体弱者慎用。孕妇慎用。饮食宜清淡，忌食辛辣刺激性食物，忌暴饮暴食及偏食。

【不良反应】尚未检索到不良反应报道。

【药理作用】本品主要有助消化、促进消化液分泌、调整胃肠道功能、利胆、抑菌等作用。

枳实导滞丸

其他消食导滞类中成药介绍如下（表 21-1）：

表 21-1　其他消食导滞类中成药

名称	组成	功用	主治	用法用量	使用注意
六味安消散	藏木香、大黄、山柰、北寒水石（煅）、诃子、碱花	和胃健脾，消积导滞，活血止痛	脾胃不和、积滞内停所致的胃痛胀满、消化不良、便秘、痛经	口服。一次 1.5~3g，一日 2~3 次	孕妇忌服

笔记栏

第二节　健脾消食类

健脾消食类中成药，具有健脾消食之功用，适用于食少难消，脘腹痞满，怠倦乏力，大便溏薄等脾虚食积证。代表中成药有开胃健脾丸。

开胃健脾丸

（《中国药典》2020年版一部）

【处方】白术200g　党参120g　茯苓160g　木香60g　黄连60g　六神曲（炒）80g　陈皮80g　砂仁80g　炒麦芽80g　山楂80g　山药80g　煨肉豆蔻80g　炙甘草60g

【制法】以上十三味，粉碎成细粉，过筛，混匀。每100g粉末用炼蜜40~50g加适量水泛丸，干燥，即得。

【功能主治】健脾和胃。用于脾胃虚弱、中气不和所致的泄泻、痞满，症见食欲不振、嗳气吞酸、腹胀泄泻；消化不良见上述证候者。

【方解】方中重用白术、党参为君药，益气健脾以助消化。茯苓、山药补脾益气、利湿止泻；六神曲、麦芽、山楂消食和胃，共为臣药。木香、砂仁、陈皮芳香化湿、理气醒脾、开胃消痞，使全方补而不滞；肉豆蔻温暖脾胃，涩肠止泻；黄连清热燥湿，共为佐药。甘草既能补中益气，又可调和诸药，为佐使药。诸药合用，共奏健脾和胃之功。

【临床应用】本品可用于治疗泄泻、痞满。

1. 泄泻　症见大便溏泄，或久泻不止，水谷不化，稍进油腻不易消化之物，则大便次数增多，面色萎黄，气短乏力，纳食减少，脘腹胀闷不舒，舌苔淡白，脉细弱。

2. 痞满　症见胸脘满闷，痞塞不舒，嗳腐吞酸，恶心呕吐，食少难消，大便不调，腹胀满，舌苔腻而微黄，脉弦滑。

【用法与用量】口服。一次6~9g，一日2次。

【规格】水蜜丸，每10丸重1g。

【其他剂型】本品还有胶囊剂等剂型。

【使用注意】湿热痞满、泄泻者不宜使用。忌食生冷、油腻、不易消化食物。

【不良反应】尚未检索到不良反应报道。

【药理作用】本品主要有抗菌、抗胃溃疡、促进消化液分泌等作用。

ER-21-2

开胃健脾丸

（周志焕）

复习思考题

1. 消食中成药的分类、分类依据、主要适用病症是什么？
2. 临床如何区别使用保和丸、枳实导滞丸和开胃健脾丸？

扫一扫　测一测

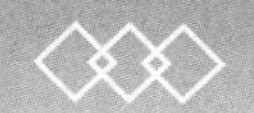

第二十二章 治风中成药

笔记栏

PPT 课件

学习目标

通过本章学习，掌握治风中成药的基本知识，为临床合理使用治风中成药奠定基础。

1. 掌握川芎茶调丸、正天丸、天麻钩藤颗粒、小活络丸的组成、功能主治、方解、临床应用、用法用量、使用注意、不良反应。

2. 熟悉通天口服液、松龄血脉康胶囊、养血清脑丸的功能主治、临床应用、用法用量、使用注意。

3. 了解芎菊上清丸、独活寄生合剂、脑立清丸、丹珍头痛胶囊、复方风湿宁胶囊、清脑降压片、华佗再造丸的功能主治。

以疏散外风或平息内风为主要功能，主要用以治疗外风或内风之病证的中成药，称为治风中成药。

治风中成药的功效依据风病的病因病机特点，有疏散外风、平息内风、养血祛风、祛风通络之分。根据其具体临床特点各异，各类治风中成药功能表述也各有不同。疏散外风中成药有疏(祛)风止痛、活血、养血、行气、通络、舒筋、除湿、散寒等作用。平息内风中成药有息风止(解)痉、平肝潜阳、清热泻火、滋补肝肾、醒脑、镇心、安神、活血、舒经、通络等作用。养血祛风中成药有养血平肝、活血通络等作用。祛风通络中成药有祛风通络、散寒除湿、活血止痛等作用。

治风中成药的主治病证为风病。风病其因或为风邪外袭肌表或为热极动风、肝阳化风、阴虚风动、血虚生风而致脏腑功能失调，前者称为“外风”，后者称为“内风”。“外风”多发于头部、肌表、经络、筋骨和关节等部位，症见头痛、恶风、肌肤瘙痒、关节屈伸不利等，“风为百病之长”，易兼夹他邪，故常伴见寒、湿、热、痰、燥的临床表现。“内风”多责之于肝，症见眩晕、震颤、四肢抽搐、言语謇涩、半身不遂等。

治疗外风宜疏散，内风宜平息，而血虚生风需要养血祛风，若风侵络阻，则祛风通络，故本章中成药相应分为疏散外风、平息内风、养血祛风和祛风通络四类。

运用治风类中成药首先必须分清外风、内风，分别选用疏散外风或平息内风法。其次，须辨明外风是否引动内风，内风是否兼有外风。若两者兼有则兼而治之。再次，辨清兼证，因风邪为患每多夹寒、热、痰、湿、燥等因素，故应针对不同证情，选用侧重祛寒、清热、化痰、除湿、润燥的治风中成药。最后，治风中成药多为温燥之品组成，易伤津液，且易助火，故对于阴虚阳亢、津液不足者当慎用。

现代研究提示，治风中成药中疏散外风类的药物多具有抗炎、镇痛、镇静、解热等作用；平息内风类的药物则多具有改善微循环、扩张血管、抗凝血、抑制血小板集聚等作用。

笔记栏

第一节　疏散外风类

疏散外风中成药，多具有疏风、止痛、除湿、止痒之功，适用于外风所致头痛、眩晕、面瘫等，症见头痛、恶风、皮肤瘙痒、肢体麻木、关节屈伸不利、走注疼痛，或口眼歪斜等。其处方组成以发表祛风药为主，如防风、荆芥、羌活、细辛、川芎、薄荷等。代表中成药有川芎茶调丸、正天丸、通天口服液等。

川芎茶调丸

（《中国药典》2020年版一部）

【处方】川芎120g　白芷60g　羌活60g　细辛30g　防风45g　荆芥120g　薄荷240g　甘草60g

【制法】以上八味，粉碎成细粉，过筛，混匀，用水泛丸，低温干燥，即得。

【功能主治】疏风止痛。用于外感风邪所致的头痛，或有恶寒、发热、鼻塞。

【方解】方中川芎辛温升散，长于祛风止痛，为治疗头痛要药，尤对风邪侵犯少阳、厥阴经而致头顶或两侧头痛效果较好，为君药。羌活、白芷、细辛既能发散风邪，又能止头痛，其中羌活长于治后脑连及项部之太阳经头痛；白芷性善上行而入阳明经，治疗鼻部、眉棱骨及前额部疼痛效佳；细辛长于治疗少阴头痛；三药合用为臣药。荆芥、薄荷疏散上部之风邪，且能清利头目；防风辛散上行，祛风解表，胜湿止痛，皆为佐药。甘草益气和中，调和诸药；服药时以清茶调下，取其苦凉清上降下之性，既可清利头目，又可制约诸风药过于温燥与升散，使升中有降，共为使药。诸药合用，共奏疏风止痛之功。

【临床应用】本品可用于治疗外感风邪头痛、感冒。

1. 头痛　症见头痛，遇风加重，伴有鼻塞、流涕；紧张性头痛、偏头痛见上述症状者。

2. 感冒　症见头痛、恶寒、发热鼻塞等；上呼吸道感染见上述临床表现者。

西医的感冒头痛、血管神经性头痛、慢性鼻炎、鼻窦炎等临床见头痛、鼻塞、恶风等症，辨证属于外感风邪头痛者，也有使用本品治疗的报道。

【用法与用量】饭后清茶送服。一次3~6丸，一日2次。

【规格】每袋装6g。

【其他剂型】本品还有浓缩丸、滴丸、散剂、片剂、袋泡茶（剂）、颗粒剂、冲剂、口服液等剂型。

【使用注意】久病气虚、血虚或肝肾阴虚、肝阳上亢、肝风内动等内伤引起的头痛不宜使用。孕妇慎服。不能长期、超量服用。服药期间忌烟、酒、辛辣及油腻食物。

【不良反应】未检索到不良反应的报道。

【药理作用】本品主要有镇痛、镇静、抗炎、解热、抑菌、改善微循环等作用。

正　天　丸

（《中国药典》2020年版一部）

【处方】钩藤112g　白芍67g　川芎101g　当归56g　地黄56g　白芷56g　防风56g　羌活56g　桃仁34g　红花34g　细辛56g　独活34g　麻黄56g　黑顺片56g　鸡血藤169g

【制法】以上十五味，粉碎成细粉，过筛，混匀，制成水丸，干燥，包衣，打光，干燥，制成

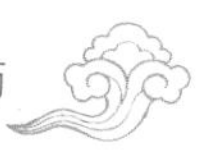

1 000g，即得。

【功能主治】疏风活血，养血平肝，通络止痛。用于外感风邪、瘀血阻络、血虚失养、肝阳上亢引起的偏头痛、紧张性头痛、神经性头痛、颈椎病型头痛、经前头痛。症见头面疼痛，经久不愈，痛处固定不移或局部跳痛，眩晕，舌质紫暗或有瘀斑，苔薄白，脉浮细而涩。

【方解】方中川芎活血行气，祛风止痛，善于治疗头痛，为君药。当归、鸡血藤补血活血；桃仁、红花活血化瘀，助君药活血化瘀止痛；共为臣药。麻黄、细辛、附子温阳散寒，祛风止痛；羌活、独活、防风、白芷祛风除湿，散寒止痛；钩藤平肝息风；地黄、白芍滋阴养血制药燥，柔肝止痛；共为佐使药。全方合用，共奏疏风活血，通络止痛之功。

【临床应用】本品可用于治疗头痛。

头痛　外感风邪，瘀血阻络之头痛，症见头面疼痛经久不愈，痛处固定不移，或局部跳痛，舌质紫暗或有瘀斑；或因肝阳上亢，上扰清空所致，症见头痛而眩，心烦易怒，面赤口苦，耳鸣胁痛，睡眠不宁，苔薄黄，脉弦有力。

西医偏头痛、紧张性头痛、颈椎病型头痛、经前头痛等，辨证属于外感风邪，瘀血阻络者，也有使用本品治疗的报道。

【用法与用量】饭后服用。一次 6g，一日 2~3 次，15 天为 1 个疗程。

【规格】水丸。每瓶装 60g；每袋装 6g。

【其他剂型】本品还有胶囊剂等剂型。

【使用注意】孕妇及哺乳期妇女、婴幼儿及年老体弱者禁用。用药期间注意血压监测。有心脏病史者用药期间注意监测心律情况。不宜长期、过量服用。服药期间忌用烟酒及辛辣、油腻食物。

【不良反应】有个别病例服用本药后谷丙转氨酶轻度升高及偶有口干、口苦、腹痛及腹泻的报道。亦有报道本药口服后引起皮肤过敏反应。

【药理作用】本品主要有镇痛、镇静、耐缺氧、改善甲皱襞微循环异常、降低全血比黏度、抑制血小板聚集等作用。

通天口服液

（《中国药典》2020 年版一部）

【处方】川芎 127g　赤芍 53g　天麻 21g　羌活 42g　白芷 42g　细辛 10g　菊花 53g　薄荷 84g　防风 15g　茶叶 63g　甘草 21g

【制法】以上十一味，川芎、羌活、细辛、菊花、防风、薄荷加水蒸馏，收集蒸馏液 800ml，蒸馏后的水溶液另器收集；药渣与赤芍、天麻、白芷、甘草加水煎煮 2 次，每次 1 小时，合并煎液，滤过；茶叶加新鲜沸水浸泡 2 次，每次 20 分钟，合并浸出液，滤过，加入上述滤液及蒸馏后的水溶液，减压浓缩至相对密度为 1.14（70℃）的清膏，静置；冷至室温后加乙醇至含醇量为 65%，搅匀，冷藏 24 小时，滤过，滤液减压回收乙醇至相对密度为 1.18（70℃）的清膏，加入上述蒸馏液（用适量聚山梨酯 80 增溶），加水至 980ml，再用 10% 氢氧化钠溶液调节 pH 至 4.5~6.5，加水至 1 000ml，搅匀，静置，滤过，即得。

【功能主治】活血化瘀，祛风止痛。用于瘀血阻滞，风邪上扰所致的偏头痛。症见头部胀痛或刺痛、痛有定处、反复发作、头晕目眩，或恶心呕吐、恶风。

【方解】方中川芎辛温升散，长于活血行气，祛风止痛，是治疗头痛要药，为君药。天麻平肝息风以定眩晕，通经活络以止头痛；羌活、白芷祛风胜湿，散寒止痛；三药组合，既祛散外风，又可平息肝阳所化之风，俱为臣药。薄荷、菊花辛凉，疏散上部之风邪，且能清利头目；赤芍清热凉血散瘀；防风、细辛祛风散寒，通窍止痛，皆为佐药。甘草益气和中，调和诸药；

笔记栏

茶叶苦凉，既可清利头目，又可制约诸风药过于温燥与升散，使升中有降，共为使药。诸药合用，共奏活血化瘀，祛风止痛之功。

【临床应用】本品可用于治疗瘀血阻滞，风邪上扰之头痛。

头痛 症见头部胀痛或刺痛、痛有定处、反复发作、恶风、舌淡紫有瘀点、脉浮而涩。

西医感冒头痛、偏头痛、血管神经性头痛、紧张性头痛、颈椎病型头痛、原发性高血压等病，临床见头部胀痛或刺痛、痛有定处、反复发作、恶风等症，辨证属于瘀血阻滞，风邪上扰之头痛者，也有使用本品的报道。

【用法与用量】口服。第一日：即刻、服药 1 小时后、2 小时后、4 小时后各服 10ml，以后每 6 小时服 10ml。第二日、第三日：一次 10ml，一日 3 次。3 天为 1 个疗程，或遵医嘱。

【规格】每支装 10ml。

【其他剂型】本品未见其他剂型。

【使用注意】出血性脑血管病、阴虚阳亢及肝火上炎患者和孕妇禁用。儿童、哺乳期妇女、年老体弱者慎用。服药期间忌用烟酒及辛辣、刺激食物。

【不良反应】未检索到不良反应的报道。

【药理作用】本品主要有抗脑缺血损伤、抗炎等作用，还有降低小鼠高切、低切全血黏度的作用。

其他疏散外风类中成药介绍如下（表 22-1）：

表 22-1 其他疏散外风类中成药

名称	组成	功用	主治	用法用量	使用注意
芎菊上清丸	川芎、菊花、黄芩、栀子、炒蔓荆子、黄连、薄荷、连翘、荆芥穗、羌活、藁本、桔梗、防风、甘草、白芷	清热解表，散风止痛	外感风热头痛。症见恶风身热，偏正头痛，鼻流清涕，牙疼喉痛，舌淡红，苔薄黄，脉浮数	口服。一次 1 丸，一日 2 次	肝火上炎，风阳上扰等所致的头痛慎用。体虚者慎用。服药期间忌用辛辣、油腻食物
独活寄生合剂	独活、桑寄生、秦艽、防风、细辛、当归、白芍、川芎、熟地黄、盐杜仲、川牛膝、党参、茯苓、甘草、桂枝	养血舒筋，祛风除湿，补益肝肾	风寒湿闭阻，肝肾两亏，气血不足之痹证，症见腰膝疼痛，痿软，肢节屈伸不利，或麻木不仁，畏寒喜温，心悸气短，舌淡苔白，脉细弱	口服。一次 15~20ml，一日 2 次	肝火上炎，风阳上扰等所致的头痛慎用。体虚者慎用。服药期间忌用辛辣、油腻食物

第二节 平息内风类

平息内风中成药，具有息风止（解）痉、平肝潜阳、清热泻火、滋补肝肾、镇心安神、舒经通络等作用，适用于内风病证，症见眩晕、震颤、四肢抽搐、语言謇涩、半身不遂等。其处方组成以平抑肝阳药、息风止痉药为主，如石决明、珍珠母、磁石、赭石、钩藤、天麻等。代表中成药有松龄血脉康胶囊、天麻钩藤颗粒等。

松龄血脉康胶囊

（《中国药典》2020 年版一部）

【处方】鲜松叶 3 600g　葛根 600g　珍珠层粉 90g

【制法】以上三味，鲜松叶、葛根加水煎煮 2 次，煎液滤过，滤液合并，浓缩至适量，喷雾干燥，加入珍珠层粉和适量的淀粉、滑石粉和硬脂酸镁，混匀，装入胶囊，制成 1 000 粒，即得。

【功能主治】平肝潜阳，镇心安神。用于肝阳上亢所致的头痛、眩晕、急躁易怒、心悸、失眠；高血压及原发性高脂血症见上述证候者。

【方解】方中鲜松叶苦降温通，具有活血安神，平肝潜阳之功，故为君药。葛根辛行甘凉，活血利脉，通络止痛；珍珠层粉咸寒重镇，平肝潜阳，安神定志，两者共为臣药。诸药合用，泄散重潜，共奏平肝潜阳，镇心安神之功。

【临床应用】本品可用于肝阳上亢所致的头痛、眩晕、失眠等。

1. 头痛　症见头痛，耳鸣，心烦易怒，目赤，口苦，夜寐不安，舌红少苔，脉弦细数；原发性高血压见上述证候者。

2. 眩晕　症见眩晕，耳鸣，腰膝酸软，少寐多梦，心烦胸闷，目赤，口苦，舌红少苔，脉弦细数；原发性高血压及原发性高脂血症见上述证候者。

【用法与用量】口服。一次 3 粒，一日 3 次，或遵医嘱。

【规格】每粒装 0.5g。

【其他剂型】本品未见其他剂型。

【使用注意】气血不足证者慎用。服药期间忌辛辣、生冷、油腻食物，戒烟酒。高血压持续不降者及出现高血压危象者应及时到医院就诊。

【不良反应】目前尚未检索到不良反应报道。

【药理作用】本品具有降血压、调血脂、抗血小板聚集等作用。

天麻钩藤颗粒

（《中国药典》2020 年版一部）

【处方】天麻 80.5g　钩藤 268g　石决明 214.5g　栀子 80.5g　黄芩 80.5g　牛膝 80.5g　盐杜仲 107g　益母草 107g　桑寄生 214.5g　首乌藤 134g　茯苓 134g

【制法】以上十一味，天麻粉碎成细粉，备用；钩藤等其余十味加水煎煮 2 次，合并煎液，滤过，滤液浓缩至适量，加蔗糖、糊精适量与上述细粉混匀，制成颗粒，干燥，制成 1 000g；或取滤液浓缩至适量，取糊精适量与上述天麻细粉混匀，加浓缩液，喷雾干燥，制成 500g（无蔗糖），即得。

【功能主治】平肝息风，清热安神。用于肝阳上亢所引起的头痛、眩晕、耳鸣、眼花、震颤、失眠；高血压见上述证候者。

【方解】方中天麻、钩藤平肝息风，共为君药。石决明咸寒质重，平肝降逆，潜阳息风，并能除热明目，与君药合用，加强平肝息风之力，为臣药。盐杜仲、桑寄生补益肝肾，平肝降压；栀子、黄芩清肝泻火，以折其亢阳；益母草活血化瘀，清热利尿；首乌藤养血安神通络；茯苓健脾渗湿、宁心安神；以上诸品均为方中佐药。牛膝引血下行，并能活血，补益肝肾，以利于平抑肝阳，为佐使药。全方配伍，潜降清泄补益，共成平肝息风，清热安神之剂。

【临床应用】本品宜于肝阳上亢之头痛、眩晕等。

1. 头痛　症见头痛且胀，眼花、耳鸣，失眠等；高血压见上述证候者。

笔记栏

2. 眩晕　症见眩晕，眼花、耳鸣、震颤，失眠；高血压见上述证候者。

【用法与用量】开水冲服。一次 1 袋，一日 3 次。或遵医嘱。

【规格】每袋装 5g(无蔗糖)；每袋装 10g。

【其他剂型】本品未见其他剂型。

【使用注意】血虚头痛者、阴虚动风者忌用。服药期间饮食宜清淡，戒恼怒，节房事。

【不良反应】未检索到不良反应的报道。

【药理作用】本品主要有降血压、镇痛、抗血小板凝集、抗过氧化脂质生成等作用。

其他平息内风类中成药介绍如下(表 22-2)：

表 22-2　其他平息内风类中成药

名称	组成	功用	主治	用法用量	使用注意
脑立清丸	磁石、赭石、珍珠母、清半夏、酒曲、牛膝、冰片、酒曲(炒)、薄荷脑、猪胆汁(或猪胆粉)	平肝潜阳，醒脑安神	肝阳上亢之眩晕，症见头晕目眩，耳鸣口苦，心烦难寐；高血压见上述证候者	口服。一次 10 丸，一日 2 次	体弱虚寒者不宜服。孕妇忌服。有肝脏疾病、肾脏疾病患者应在医师指导下服用。按照用法用量服用，长期服用应向医师咨询。儿童必须在成人的监护下使用。如正在服用其他药品，使用本品前请咨询医师或药师
清脑降压片	黄芩、夏枯草、槐米、煅磁石、牛膝、当归、地黄、丹参、水蛭、钩藤、决明子、地龙、珍珠母	平肝潜阳	肝阳上亢之眩晕，症见头晕，头痛，项强，目赤，口苦，血压升高，舌红苔黄，脉弦数	口服。一次 4~6 片，一日 3 次	气血不足之头痛、头晕者及孕妇忌服。服药期间饮食宜清淡，低盐，忌烟酒；注意情绪的调控
丹珍头痛胶囊	高原丹参、夏枯草、熟地黄、珍珠母、鸡血藤、川芎、当归、白芍、菊花、蒺藜、钩藤、细辛	平肝息风，散瘀通络，解痉止痛	肝阳上亢，瘀血阻络所致的头痛，背痛颈酸，烦躁易怒	口服。一次 3~4 粒，一日 3 次；或遵医嘱	肾脏病患者、孕妇、新生儿禁用。本品含有马兜铃科植物细辛，在医生指导下使用，定期复查肾功能

第三节　养血祛风类

养血祛风中成药，具有滋阴养血、潜阳息风、活血通络之功，适用于阴虚风动和血虚风动病证。其处方组成以补血药、平肝息风药为主，如当归、白芍、熟地黄、珍珠母、决明子、钩藤、天麻等。代表中成药有养血清脑丸等。

养血清脑丸

(《中国药典》2020 年版一部)

【处方】当归 405.6g　川芎 405.6g　白芍 324.3g　熟地黄 324.3g　钩藤 810.8g　鸡血藤 810.8g　夏枯草 810.8g　决明子 810.8g　珍珠母 810.8g　延胡索 405.6g　细辛 80.8g

【制法】以上十一味，当归、川芎、延胡索、决明子加 70% 乙醇加热提取 2 次，第一次 2 小时，第二次 1 小时，滤过，回收乙醇并浓缩至适量，备用。白芍加 60% 乙醇加热提取 2 次，

第一次2小时，第二次1小时，滤过，回收乙醇并浓缩至适量，备用。熟地黄、钩藤、鸡血藤、夏枯草、珍珠母、细辛加水煎煮2次，第一次2小时，第二次1小时，滤过，滤液浓缩至相对密度为1.06~1.10（80℃）的清膏，加乙醇使含醇量达65%~70%，静置，滤过，回收乙醇，浓缩至适量，备用。取以上提取物，干燥，粉碎，加入适量辅料，制丸，干燥，包薄膜衣，制成1 000g。

【功能主治】养血平肝，活血通络。用于血虚肝旺的头痛，症见头痛，眩晕眼花，心烦易怒，失眠多梦；高血压见上述证候者。

【方解】方中熟地黄、白芍养血滋阴以治其本，珍珠母、钩藤、决明子平抑肝阳以治其标，佐以当归、川芎、鸡血藤活血化瘀通络，夏枯草清热平肝，延胡索、细辛活血散风止痛。全方共奏养血平肝，活血通络之功。

【临床应用】本品可用于治疗血虚肝旺之头痛、眩晕、不寐。

1. 头痛　症见头痛，眩晕，视物昏花，心悸，失眠等；原发性高血压、原发性头痛（偏头痛、紧张性头痛）见上述临床表现者。

2. 眩晕　症见头痛，乏力，心悸，失眠，多梦，两目干涩，视物昏花；原发性高血压见上述临床表现者。

3. 不寐　症见失眠多梦，心悸，乏力；神经衰弱见上述临床表现者。

西医的慢性脑供血不足引起的头晕，女性周期性头痛，高血压引起的头晕头痛，脑外伤后头晕头痛等临床见头痛眩晕、心烦易怒、失眠多梦等症，辨证属于血虚肝旺之头痛，也有使用本品的报道。

【用法与用量】口服。一次1袋，一日3次。

【规格】每袋装2.5g。

【其他剂型】本品还有颗粒剂、胶囊剂等剂型。

【使用注意】孕妇忌服。对本品过敏者禁用，过敏体质者慎用。

【不良反应】偶见恶心、呕吐，罕见皮疹，停药后即可消失。

【药理作用】本品处方所含中药中，当归、川芎能明显降低血液黏稠度，抗凝血，降低血小板聚集，抗血栓形成，扩张脑血管，改善血流阻滞及血流障碍，改善脑循环；决明子有降血压和降血清胆固醇的作用；珍珠母对记忆力和精神运动能力有改善作用。

第四节　祛风通络类

祛风通络类中成药，具有祛风通络、除湿散寒、化痰活血等作用，适用于痰浊瘀血阻络，经络不通，有“风动”特征之病证。其处方组成以祛风、活血、通络药为主，如地龙、川乌、乳香、没药等。代表中成药有小活络丸等。

小活络丸
（《中国药典》2020年一部）

【处方】胆南星180g　制川乌180g　制草乌180g　地龙180　乳香（制）66g　没药（制）66g

【制法】以上六味，粉碎成细粉，过筛，混匀。每100g粉末加炼蜜120~130g制成小蜜丸或大蜜丸，即得。

【功能主治】祛风散寒，化痰除湿，活血止痛。用于风寒湿邪闭阻、痰瘀阻络所致的痹病，症见肢体关节疼痛，或冷痛，或刺痛，或疼痛夜甚、关节屈伸不利、麻木拘挛。

笔记栏

【方解】方中制川乌、制草乌辛热峻烈，善祛风除湿，散寒通痹，止痛力宏，两者相须为君。乳香、没药香窜温通，两者相须为用共奏行气活血止痛之功，共为臣药。胆南星苦燥辛凉，善清热化痰；地龙咸寒清泄，虫类善行走窜，善清热、通络，二药合用，既化痰通络，以增君臣药止痛之效，又清热以佐制君臣温燥之性，故为佐使药。全方配伍，辛散苦泄温通，共奏祛风散寒、化痰除湿、活血止痛之功。

【临床应用】本品可用于治疗风寒湿邪闭阻、痰瘀阻络所致之痹病。

痹病　症见肢体关节疼痛，或冷痛，或刺痛，或疼痛夜甚、关节屈伸不利、麻木拘挛。

【用法与用量】黄酒或温开水送服。小蜜丸一次 3g（15 丸）；大蜜丸一次 1 丸，一日 2 次。

【规格】小蜜丸，100 丸重 20g；大蜜丸，每丸重 3g。

【其他剂型】本品还有片剂。

【使用注意】含有毒药物，不宜过量、久服。孕妇禁用。湿热瘀阻或阴虚有热者、脾胃虚弱者慎用。

【不良反应】因本品含有制川乌、制草乌，其含有微量乌头碱等毒性成分，使用本品有出现心律失常、药疹、急性胃黏膜出血等不良反应的报道。

【药理作用】本品主要有抗炎镇痛、免疫抑制等作用。

其他祛风通络类中成药介绍如下（表 22-3）：

表 22-3　其他祛风通络类中成药

名称	组成	功用	主治	用法用量	使用注意
复方风湿宁胶囊	两面针、七叶莲、宽筋藤、过岗龙、威灵仙、鸡骨香	祛风除湿，活血散瘀，舒筋止痛	风湿痹痛	口服。一次 5 粒，一日 3~4 次	忌与酸味食物同服。孕妇慎用
华佗再造丸	川芎、吴茱萸、冰片等	活血化瘀，化痰通络，行气止痛	痰瘀阻络之中风恢复期和后遗症，症见半身不遂、拘挛麻木、口眼歪斜、言语不清	口服。一次 2~8g，一日 2~3 次；重症一次 8~16g；或遵医嘱	孕妇忌服

（廖广辉）

扫一扫
测一测

复习思考题

1. 简述川芎茶调散的药物组成、功用主治及使用注意。
2. 简述天麻钩藤颗粒的药物组成、功用主治及使用注意。
3. 简述小活络丸的药物组成、功用主治、使用注意及不良反应。

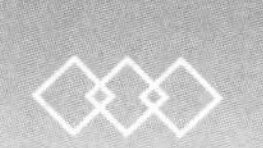

第二十三章 祛湿中成药

PPT 课件

学习目标

通过本章学习，掌握祛湿中成药的基本知识，为临床合理使用祛湿中成药奠定基础。

1. 掌握风湿骨痛胶囊、八正合剂、三金片、癃闭舒胶囊、克痢痧胶囊、香连丸、五苓散、萆薢分清丸的组成、功能主治、方解、临床应用、用法用量、使用注意、不良反应。

2. 熟悉正清风痛宁片、消炎利胆片、尿毒清颗粒、尪痹颗粒的功能主治、临床应用、用法用量、使用注意。

3. 了解追风透骨丸、茵陈五苓丸、排石颗粒、癃清片、香连化滞丸、肾炎康复片、肾炎四味片、风湿液、普乐安胶囊的功能主治。

祛湿中成药是指以祛湿药为主组成，具有祛湿利水、通淋泄浊作用，主治水湿病证的一类中药。湿为六淫之一，有外湿、内湿之分。外湿为湿从外来，多因居处潮湿；或淋雨涉水，正不胜邪所致，其病以肌表经络居多，多症见寒热起伏，头胀身重，肢节肿痛，或身面浮肿等；内湿为湿从内生，每因过嗜肥甘酒酪，中阳失运所致，湿从内生，泛溢于脏腑或肌表，出现脘腹胀满，呕恶泄利，水肿淋浊，黄疸等。外湿与内湿有时相因互见，外湿甚者，可以入侵脏腑，内湿重者，亦能波及肌表。按照功效与适用范围的不同，祛湿中成药可分为散寒除湿、清热祛湿、清热辟秽止泻、消肿利湿和扶正祛湿五类。

湿为阴邪，其性重浊黏腻，最易阻碍气机，而气机阻滞，又使湿邪不得运化，故本类中成药常配伍理气药，使气行则湿亦化。散寒除湿类中成药温燥渗利，有伤阴助热之弊，故水肿有热或阴虚有热者忌用；而清热祛湿类中成药大多苦寒燥湿或清利，有伤阳伤津之弊，故素体阳虚有寒或阴虚津亏者不宜使用。服药期间饮食宜清淡，忌油腻之品及烟酒等刺激物品，以免助湿生热。

现代研究表明，祛湿中成药具有抗炎、镇痛、利尿、抗氧化、调节机体免疫等作用，部分清热祛湿类中成药还具有抗菌、解热、抗惊厥等作用。

第一节 散寒除湿类

散寒除湿中成药，具有温经散寒、除湿、通络止痛等作用，适用于寒湿闭阻经络所致的痹病，症见腰脊疼痛，四肢关节冷痛，喜温畏寒，关节肿胀、屈伸不利等。其处方组成以祛风寒湿、活血通络药为主，如制川乌、制草乌、红花、青风藤等。代表中成药有风湿骨痛胶囊、正清风痛宁片等。

笔记栏

风湿骨痛胶囊

（《中国药典》2020 年版一部）

【处方】制川乌 90g　制草乌 90g　红花 90g　甘草 90g　木瓜 90g　乌梅 90g　麻黄 90g

【制法】以上七味，取制川乌、制草乌、甘草粉碎成细粉，过筛，混匀；红花等其余四味加水煎煮 2 次，每次 2 小时，合并煎液，滤过，滤液浓缩至稠膏状，加入上述细粉，混匀，干燥，粉碎成细粉，装入胶囊，制成 1 000 粒，即得。

【功能主治】温经散寒，通络止痛。用于寒湿闭阻经络所致的腰脊疼痛、四肢关节冷痛。

【方解】方中制川乌、制草乌均为大辛燥热之品，有较强的祛风散寒除湿、通痹止痛功效，故合用为本方君药。麻黄辛温，发汗解表，助君药散寒邪，利关节，为臣药。木瓜、乌梅二味味酸入肝，具柔肝舒筋之效，红花味辛能行，有活血祛瘀、通络止痛之功，以上三味共为佐药。甘草既能调和诸药，又能制约君药之毒性，为本方使药。诸药合用共奏温经散寒，通络止痛之功效。

【临床应用】本品可用于治疗寒湿闭阻经络所致的痹病。

痹病　因风寒湿阻络所致，症见肢体关节疼痛，喜温畏寒，或关节肿胀，局部僵硬，肢体麻木，活动不利，或颈肩腰背疼痛，遇寒痛增，苔白腻，脉弦紧；风湿性关节炎、类风湿性关节炎、强直性脊柱炎、颈椎病、骨关节炎见上述证候者。

【用法与用量】口服。一次 2~4 粒，一日 2 次。

【规格】每粒装 0.3g。

【其他剂型】本品还有片剂、丸剂、颗粒剂等剂型。

【使用注意】孕妇禁用。阴虚火旺或湿热痹病者慎用。本品含毒性药，不可过量服用。

【不良反应】未检索到不良反应的报道。

【药理作用】本品主要有抗炎、镇痛、调节免疫功能等作用。

正清风痛宁片

（《中国药典》2020 年版一部）

【处方】盐酸青藤碱 20g

【制法】取盐酸青藤碱，粉碎成细粉，加淀粉或预胶化淀粉等辅料适量，混合均匀，制粒，干燥，压制成 1 000 片，包肠溶薄膜衣，即得。

【功能主治】祛风除湿，活血通络，消肿止痛。用于风寒湿痹病，症见肌肉酸痛，关节肿胀、疼痛、屈伸不利、僵硬，肢体麻木；类风湿关节炎、风湿性关节炎见上述证候者。

【方解】方中青风藤苦辛，性平，功能祛风除湿、通络止痛。《本草纲目》谓其“主治风疾，风湿流注，历节鹤膝，麻痹瘙痒”；《本草汇言》云：“青风藤，散风寒湿痹之药也，能舒筋活血，正骨利髓，故风病软弱无力，并劲强偏废之证，久服常服大建奇功。”

【临床应用】本品可用于治疗风寒湿邪闭阻经络所致的风寒湿痹病。

痹病　因风寒湿邪闭阻经络关节所致，症见四肢关节肿胀冷痛、屈伸不利，夜间痛甚，或恶风畏寒，肢体麻木，舌质暗红，或有瘀斑，舌苔薄白，脉弦紧或细涩；类风湿性关节炎、风湿性关节炎见上述证候者。

此外，有报道用本品治疗坐骨神经痛、带状疱疹后神经痛。

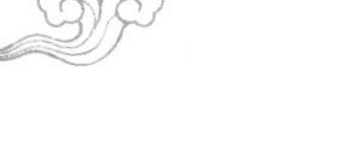

【用法与用量】口服。一次 1~4 片，一日 3 次；2 个月为 1 个疗程。

【规格】每片含盐酸青藤碱 20mg。

【其他剂型】本品还有缓释片、注射液等剂型。

【使用注意】支气管哮喘、肝肾功能不全者禁用。如出现皮疹或发生白细胞减少等副作用时，应立即停药。

【不良反应】文献报道，服用本品临床偶见药疹，血小板减少，心律失常，耳鼻喉过敏反应等不良反应。

【药理作用】本品主要有抗炎、镇痛、镇静及免疫抑制等作用。

其他散寒除湿类中成药介绍如下（表 23-1）：

表 23-1　其他散寒除湿类中成药

名称	组成	功用	主治	用法用量	使用注意
追风透骨丸	制川乌、白芷、制草乌、香附（制）、甘草、白术（炒）、没药（制）、麻黄、川芎、乳香（制）、秦艽、地龙、当归、茯苓、赤小豆、羌活、天麻、赤芍、细辛、防风、天南星（制）、桂枝、甘松	祛风除湿，通经活络，散寒止痛	风寒湿痹，肢节疼痛，肢体麻木	口服。一次 6g，一日 2 次	不宜久服。属风热痹者及孕妇忌服

第二节　清热祛湿类

清热祛湿中成药，具有清热利湿，通淋利胆等作用，适用于湿热内郁，或湿热下注所致的热淋、癃闭、胁痛、胆胀，症见小便短赤，淋沥涩痛，尿频尿急或滴沥不畅，胁痛口苦等。其处方组成常以清热利湿、通淋利胆药为主，如川木通、车前子、滑石、金钱草等。代表中成药有八正合剂、三金片、癃闭舒胶囊、消炎利胆片等。

八正合剂
（《中国药典》2020 年版一部）

【处方】瞿麦 118g　车前子（炒）118g　萹蓄 118g　大黄 118g　滑石 118g　川木通 118g　栀子 118g　甘草 118g　灯心草 59g

【制法】以上九味，车前子用 25% 乙醇浸渍，收集浸渍液。大黄用 50% 乙醇作溶剂，浸渍 24 小时后进行渗漉，收集渗漉液，减压回收乙醇。瞿麦等其余七味加水煎煮 3 次，煎液滤过，滤液合并，滤液浓缩至约 1 300ml，与浸渍液、渗漉液合并，静置，滤过，滤液浓缩至近 1 000ml，加入苯甲酸钠 3g，加水至 1 000ml，搅匀，分装，即得。

【功能主治】清热，利尿，通淋。用于湿热下注，小便短赤，淋沥涩痛，口燥咽干。

【方解】方中川木通性味苦寒，上清心火、下利湿热；车前子性味甘寒，甘而滑利，寒凉清热，且利尿通淋，尤宜用治湿热下注的小便淋沥涩痛，两药针对湿热下注膀胱之病机，故为君药。瞿麦、萹蓄、滑石、灯心草性寒，均具清热、利尿和通淋之用；滑石还可滑利窍道，增君药之力，共为臣药。佐以栀子清热利湿、解毒止痛；大黄清热泻火，且涤荡邪热从大便而出。甘草缓急止痛、调和诸药，为使药。诸药合用，共收清热、利尿、通淋之效。

笔记栏

【临床应用】本品可用于治疗湿热下注所致的热淋、血淋、石淋。

1. 热淋　因湿热下注、蕴结下焦所致，症见小便短数，尿色黄赤，淋沥涩痛，口咽干燥，舌苔黄腻，脉滑数；下尿路感染见上述证候者。

2. 血淋　因湿热下注、迫血妄行所致，症见尿中带血，淋沥涩痛，尿感灼热，舌尖红，苔黄腻，脉滑数；泌尿系感染见上述证候者。

3. 石淋　因湿热之邪下注，煎熬尿液所致，症见小便短赤，淋沥不畅，尿中断续，少腹拘急，伴腰腹绞痛，尿中带血，舌红苔黄腻，脉滑数；泌尿系结石见上述证候者。

此外，有应用八正合剂治疗非细菌性前列腺炎、小儿下尿路感染，外用治疗包皮龟头炎的报道。

【用法与用量】口服。一次15~20ml，一日3次，用时摇匀。

【规格】每瓶100ml；120ml；200ml。

【其他剂型】本品还有片剂、胶囊、颗粒等剂型。

【使用注意】淋证属于肝郁气滞或脾肾两虚，膀胱气化不行者不宜使用；孕妇禁用；双肾结石、结石直径≥1.5cm、结石嵌顿时间长的病例不宜使用。

【不良反应】有服用本品出现心前区紧缩感、寒战等不良反应的个案报道。

【药理作用】本品主要有抑菌（大肠埃希菌、克雷伯菌、变形杆菌、铜绿假单胞菌、淋球菌、金黄色葡萄球菌等）、利尿、解热、抗炎、镇痛、解痉等作用。

三　金　片

（《中国药典》2020年版一部）

【处方】金樱根808g　菝葜404g　羊开口404g　金沙藤242.4g　积雪草242.4g

【制法】以上五味，加水煎煮2次，第一次2小时，第二次1小时，煎液滤过，滤液合并，浓缩至适量，喷雾干燥，加入辅料适量，混匀，制成颗粒，干燥，压制成1 000片（小片）或600片（大片），包糖衣或薄膜衣，即得。

【功能主治】清热解毒，利湿通淋，益肾。用于下焦湿热所致的热淋、小便短赤、淋沥涩痛、尿急频数；急慢性肾盂肾炎、膀胱炎、尿路感染见上述证候者，以及慢性非细菌性前列腺炎辨证属肾虚湿热下注证者。

【方解】方中金沙藤性味甘寒，清热解毒、利尿通淋；菝葜性味甘平，利小便，消肿痛，二药为本方君药。羊开口、积雪草清热、利尿、除湿，增强君药的功效，为臣药。金樱根固肾缩尿，扶正固本，为佐药。全方配伍，共奏清热解毒，利湿通淋，益肾之功。

【临床应用】本品可用于下焦湿热所致的热淋。

热淋　因下焦湿热所致，症见小便短赤，淋沥涩痛，尿急频数，舌苔黄腻，脉滑数；急慢性肾盂肾炎、膀胱炎、尿路感染见上述证候者；慢性非细菌性前列腺炎辨证属肾虚湿热下注证者。

此外，尚有本品对留置尿管的中风患者尿路感染有预防作用的报道。

【用法与用量】口服。小片一次5片，大片一次3片，一日3~4次。

【规格】小片每片相当于饮片2.1g；大片每片相当于饮片3.5g。

【其他剂型】本品还有胶囊剂、颗粒剂等剂型。

【使用注意】淋证属于肝郁气滞或脾肾两虚者慎用。服药期间需注意肝、肾功能的监测，忌烟酒及辛辣、油腻食物，并注意多饮水，避免劳累。

【不良反应】偶见血清谷丙转氨酶、谷草转氨酶轻度升高，血尿素氮轻度升高，血白细胞轻度降低；有服用本品出现皮肤过敏的个案报道。

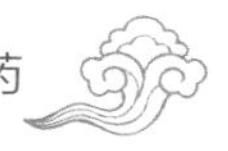

笔记栏

三金片的药理作用

【药理作用】本品主要有利尿、抗菌(金黄色葡萄球菌、铜绿假单胞菌、甲型链球菌等)、抗炎、镇痛、增强免疫功能等作用。

癃闭舒胶囊

(《中国药典》2020年版一部)

【处方】补骨脂300g　益母草480g　金钱草300g　海金沙300g　琥珀30g　山慈菇240g

【制法】以上六味,琥珀粉碎成细粉,补骨脂等其余五味加水煎煮2次,滤过,合并滤液并减压浓缩成清膏,喷雾干燥,与琥珀细粉及适量淀粉混合均匀,装入胶囊,制成1 000粒(规格1)或667粒(规格2),即得。

【功能主治】益肾活血,清热通淋。用于肾气不足、湿热瘀阻所致的癃闭,症见腰膝酸软、尿频、尿急、尿痛、尿线细,伴小腹拘急疼痛;前列腺结节状增生见上述证候者。

【方解】方中补骨脂性味辛温,温肾助阳,《三因极一病证方论》谓其"治肾气虚冷,小便无度",有辛通温补之效;益母草性味辛凉,活血祛瘀、利水消肿,善治水瘀互结病症,二药寒温相济,共为君药。琥珀利尿通淋,活血散瘀;金钱草、海金沙清热解毒,利尿通淋。此三药辅助君药,增强化瘀通淋利尿之力,共为臣药。山慈菇清热解毒散结,为佐药。方中温补与寒凉合方化裁,补虚祛邪,寒不伤阳,诸药合用,共收益肾活血,清热通淋之效。

【临床应用】本品可用于肾气不足、湿浊瘀阻所致的癃闭。

癃闭　因肾元衰惫,膀胱气化无权,水湿内蕴,浊瘀阻滞所致,症见腰膝酸软,排尿不畅,尿流细小,甚至滴沥不畅,小便短急频数,灼热涩痛,小腹胀满,舌暗,苔黄腻,脉弦数;前列腺结节状增生见上述证候者。

【用法与用量】口服。一次3粒(规格1);一次2粒(规格2),一日2次。

【规格】(规格1)每粒装0.3g;(规格2)每粒装0.45g。

【其他剂型】本品还有片剂等剂型。

【使用注意】肺热壅盛,肝郁气滞,脾虚气陷所致的癃闭不宜用。孕妇及肝功能损伤者禁用。伴有慢性肝脏疾病者慎用。服药期间,忌辛辣、生冷、油腻食物,忌烟酒。

【不良反应】有服用本品出现肝损伤及影响射精的文献报道。

【药理研究】本品主要有抗前列腺增生的作用。

消炎利胆片

(《中国药典》2020年版一部)

【处方】穿心莲868g　溪黄草868g　苦木868g

【制法】以上三味,穿心莲、苦木用80%~85%乙醇加热提取2次,每次2小时,提取液滤过,滤液合并,回收乙醇并浓缩成稠膏;溪黄草加水煎煮2次,煎液滤过,滤液合并,浓缩至相对密度为1.20~1.25(55~60℃),加5倍量70%乙醇,搅匀,静置24小时,滤过,滤液回收乙醇并浓缩至适量,与上述稠膏合并,混匀,干燥,加适量辅料,混匀,制成颗粒,干燥,压制成1 000片或500片,包糖衣或薄膜衣,即得。

【功能主治】清热,祛湿,利胆。用于肝胆湿热所致的胁痛、口苦;急性胆囊炎、胆管炎见上述证候者。

【方解】方中溪黄草药性苦寒,能清热除湿,利胆退黄,为君药。穿心莲苦寒,清热解毒,燥湿消肿;苦木苦寒,有小毒,能清热祛湿解毒,二药为臣药。诸药合用,共奏清热、祛湿、利胆之功。

笔记栏

【临床应用】本品可用于因肝胆湿热所致的胁痛、胆胀。

1. 胁痛　因湿热蕴结肝胆，疏泄失职所致，症见胁痛，口苦，厌食油腻，尿黄，舌苔黄腻，脉弦滑数；急、慢性肝炎见上述证候者。

2. 胆胀　因肝胆湿热蕴结所致，症见右胁胀痛，口苦，厌食油腻，小便黄，舌红苔黄腻，脉弦滑数；急性胆囊炎、胆管炎见上述证候者。

【用法与用量】口服。一次6片(规格1、规格3)或一次3片(规格2)，一日3次。

【规格】(规格1)薄膜衣小片(0.26g，相当于饮片2.6g)；(规格2)薄膜衣大片(0.52g，相当于饮片5.2g)；(规格3)糖衣片(片心重0.25g，相当于饮片2.6g)。

【其他剂型】本品还有胶囊剂、颗粒剂、滴丸、软胶囊剂等剂型。

【使用注意】脾胃虚寒者、孕妇慎用。服药期间饮食宜清淡，忌食辛辣油腻之品，并戒酒。用于治疗急性胆囊炎感染时，应密切观察病情变化，若发热、黄疸、上腹痛等症状加重时，应及时请外科处理。本品所含苦木有一定毒性，不宜久服。

【不良反应】有服用本品出现过敏、月经不调的个案报道。

【药理研究】本品主要有抗炎、抑菌(金黄色葡萄球菌、沙门菌、痢疾杆菌等)、利胆、镇痛等作用。

其他清热祛湿类中成药介绍如下(表23-2)：

表23-2　其他清热祛湿类中成药

名称	组成	功用	主治	用法用量	使用注意
茵陈五苓丸	茵陈、泽泻、茯苓、猪苓、白术(炒)、肉桂	清湿热，利小便	肝胆湿热，脾肺郁结引起的湿热黄疸，胆腹胀满，小便不利	口服。一次6g，一日2次	孕妇慎用
排石颗粒	连钱草、盐车前子、木通、徐长卿、石韦、瞿麦、忍冬藤、滑石、苘麻子、甘草	清热利水，通淋排石	下焦湿热所致的石淋，症见腰腹疼痛、排尿不畅或伴有血尿；泌尿系结石见上述证候者	开水冲服。一次1袋，一日3次；或遵医嘱	孕妇忌服
癃清片	泽泻、车前子、败酱草、金银花、牡丹皮、白花蛇舌草、赤芍、仙鹤草、黄连、黄柏	清热解毒，凉血通淋	下焦湿热所致的热淋，症见尿频、尿急、尿痛、腰痛、小腹坠胀；亦用于慢性前列腺炎湿热蕴结兼瘀血证，症见小便频急，尿后余沥不尽，尿道灼热，会阴、少腹、腰骶部疼痛或不适等	口服。一次6片，一日2次；重症：一次8片，一日3次	体虚胃寒者不宜服用

第三节　清热辟秽止泻类

清热辟秽止泻中成药，具有清热化湿、辟秽止泻等作用，适用于湿秽、湿热邪气蕴结大肠所致的痢疾、泄泻，症见腹痛，便下脓血，里急后重，或泻下急迫不爽，肠鸣腹痛，小便短赤等。其处方组成常以辟秽解毒、清热燥湿药为主，如雄黄、枯矾、黄连、苍术等。代表中成药有克痢痧胶囊、香连丸等。

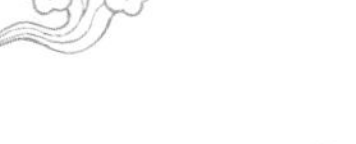

克痢痧胶囊

（《中国药典》2020年版一部）

【处方】白芷 51.6g　苍术 25.8g　石菖蒲 25.8g　细辛 20.6g　荜茇 15.5g　鹅不食草 15.5g　猪牙皂 25.8g　雄黄粉 8.6g　丁香 15.5g　硝石 20.6g　枯矾 51.6g　冰片 3g

【制法】以上十二味，除雄黄粉外，枯矾与硝石、冰片、丁香混合粉碎成细粉，过筛，混匀；白芷等其余七味药材粉碎成细粉，过筛，与上述四味细粉及雄黄粉混匀，装入胶囊，制成1 000粒，即得。

【功能主治】解毒辟秽，理气止泻。用于湿秽蕴结所致的泄泻，痢疾和痧气（中暑）。

【方解】方中雄黄辟秽解毒为君药。白芷、细辛、鹅不食草祛风通窍止痛，为臣药。硝石、枯矾除湿祛瘀共为佐药。猪牙皂、石菖浦、冰片开窍化浊，苍术、荜茇、丁香理气化湿辟秽，共为使药。诸药合用，能祛除秽浊邪毒，使中焦升降有常，共奏解毒辟秽、理气止泻之功。

【临床应用】本品可用于治疗因湿秽蕴结所致的泄泻、痢疾和痧气（中暑）。

1. 泄泻　因湿阻气机所致，症见泄泻暴作，便下清稀，肠鸣腹痛，脘闷纳呆，伴见恶寒发热，周身酸楚。

2. 痢疾　因湿浊邪毒壅滞大肠所致，症见脓血样大便，里急后重，肛门重坠。

3. 中暑　因外感暑湿，气机受阻所致，症见恶寒发热，头晕昏沉，胸脘满闷，恶心腹泻，舌苔厚腻。

【用法与用量】口服。一次2粒，一日3~4次，儿童酌减。

【规格】每粒装0.28g。

【其他剂型】本品还有微丸等剂型。

【使用注意】孕妇禁用。

【不良反应】未检索到不良反应的报道。

【药理作用】本品主要有抗菌（痢疾杆菌、大肠埃希菌等）、止泻、解热、抗惊厥等作用。

香　连　丸

（《中国药典》2020年版一部）

【处方】萸黄连 800g　木香 200g

【制法】以上二味，粉碎成细粉，过筛，混匀，每100g粉末用米醋8g加适量水泛丸，干燥，即得。

【功能主治】清热化湿，行气止痛。用于大肠湿热所致的痢疾，症见大便脓血、里急后重、发热腹痛；肠炎、细菌性痢疾见上述证候者。

【方解】方中以大量黄连清热燥湿，解毒止痢，为君药。以少量木香行气导滞而除腹痛、里急后重，为臣药。再取吴茱萸制黄连，既制黄连之苦寒，又能调和肝胃，为佐药。诸药相合，共奏清热化湿，行气止痛之功。

【临床应用】本品可用于治疗因大肠湿热所致的痢疾、泄泻。

1. 痢疾　由湿热下注所致，症见赤白下痢，腹痛，里急后重，舌质红，苔黄腻，脉滑数；细菌性痢疾见上述证候者。

2. 泄泻　由湿热下注所致，症见泻下急迫或不爽，腹痛，小便短赤，舌质红，苔黄腻，脉滑数；急性肠炎见上述证候者。

【用法与用量】口服。一次3~6g，一日2~3次；小儿酌减。

笔记栏

【规格】水丸。每6丸相当于原生药3g。

【其他剂型】本品还有片剂、浓缩丸等剂型。

【使用注意】寒湿及虚寒下痢、泄泻者慎用。忌食生冷油腻、辛辣刺激性食物。

【不良反应】有服用本品出现恶心、胃部嘈杂、上腹部不适的文献报道。

【药理作用】本品主要有抗菌(金黄色葡萄球菌、乙型溶血性链球菌、伤寒杆菌、肠炎杆菌及大肠埃希菌等)、止泻、抗炎、镇痛等作用。

ER-23-2

香连丸的药理作用

其他清热辟秽止泻类中成药介绍如下(表23-3):

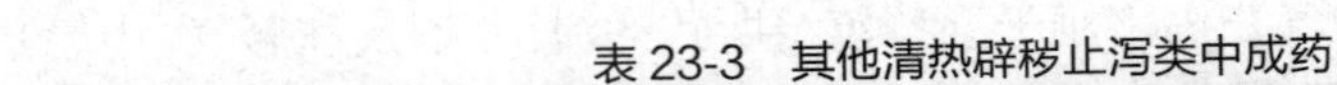
表23-3　其他清热辟秽止泻类中成药

名称	组成	功用	主治	用法用量	使用注意
香连化滞丸	黄连、木香、黄芩、麸炒枳实、陈皮、醋青皮、姜厚朴、炒槟榔、滑石、炒白芍、当归、甘草	清热利湿,行血化滞	大肠湿热所致的痢疾,症见大便脓血、里急后重、发热腹痛	口服。水丸一次5g,水蜜丸一次8g,大蜜丸一次2丸,一日2次;或遵医嘱	忌食生冷油腻。孕妇忌服

第四节　消肿利湿类

消肿利湿中成药,具有利水、渗湿、消肿等作用,适用于水湿内停所致的水肿、蓄水、痰饮、泄泻,症见小便不利,水肿腹胀,呕逆泄泻,渴不思饮,舌苔白,脉浮或缓等。其处方组成常以利水消肿药为主,如茯苓、猪苓、泽泻等。代表中成药有五苓散、尿毒清颗粒等。

五　苓　散

(《中国药典》2020年版一部)

【处方】茯苓180g　泽泻300g　猪苓180g　肉桂120g　炒白术180g

【制法】以上五味,粉碎成细粉,过筛,混匀,分装,即得。

【功能主治】温阳化气,利湿行水。用于阳不化气、水湿内停所致的水肿,症见小便不利、水肿腹胀、呕逆泄泻、渴不思饮。

【方解】方中泽泻甘淡渗湿,入肾、膀胱经,功善利水渗湿消肿,重用为君药。茯苓、猪苓甘淡渗湿,健脾利湿,通利小便,增强君药利水渗湿之效,共为臣药。白术味苦性温,补气健脾,燥湿利水;肉桂味辛性热,补火助阳,温阳化气,以助膀胱气化,共为佐药。诸药合用,共奏温阳化气,利湿行水之功。

【临床应用】本品可用于治疗阳不化气、水湿内停所致的水肿、痰饮、泄泻、蓄水。

1. 水肿　因阳气不足,膀胱气化无力,水湿内停所致,症见小便不利,肢体水肿,腹胀不适,呕逆泄泻,渴不思饮;慢性肾炎见上述证候者。

2. 蓄水　因外感表证未尽,病邪随经入里,影响膀胱气化功能,症见发汗后,微热,口渴不欲饮,小便不利,脉浮;尿潴留见上述证候者。

3. 痰饮　因水湿内蓄于下,夹气上攻所致,症见脐下悸动,头眩,吐涎沫,短气而咳,小便不利,舌苔白腻,脉濡;慢性支气管炎见上述证候者。

4. 泄泻　因脾胃湿困,清气不升,浊气不降所致,症见泄泻如水或稀薄,呕吐,身重,体

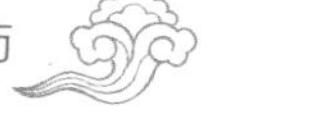

倦，或兼烦渴，小便不利，舌苔白腻，脉沉缓；慢性肠炎见上述证候者。

此外，还可治疗抗精神病药物引起的水肿。

【用法与用量】口服。一次 6~9g，一日 2 次。

【规格】每袋装 6g；9g。

【其他剂型】本品还有片剂、胶囊剂等剂型。

【使用注意】湿热下注，气滞水停，风水泛滥所致水肿慎用。本品含温热及渗利药物，孕妇慎用。因痰热犯肺、湿热下注或阴虚津少所致之喘咳、泄泻、小便不利不宜使用。服药期间饮食宜清淡，忌辛辣、油腻和煎炸类食物。

【不良反应】未检索到不良反应的报道。

【药理作用】本品主要有利尿、降低尿蛋白、降血压、调节血脂等作用。

尿毒清颗粒

（《国家食品药品监督管理局国家药品标准：新药转正标准》第 26 册）

【处方】大黄　黄芪　丹参　川芎　何首乌（制）　党参　白术　茯苓　桑白皮　苦参　车前草　半夏（姜制）　柴胡　菊花　白芍　甘草

【功能主治】通腑降浊，健脾利湿，活血化瘀。用于脾肾亏损，湿浊内停，瘀血阻滞所致的少气乏力，腰膝酸软，恶心呕吐，肢体浮肿，面色萎黄；慢性肾功能衰竭（氮质血症期和尿毒症早期）见上述证候者。

【方解】方中大黄味苦性寒，通腑降浊、活血化瘀；黄芪味甘微温，补气升阳、利水消肿，是补脾行水要药；丹参活血化瘀；川芎行气活血；四药合用以通腑降浊，健脾利湿，化瘀去浊，为君药。何首乌补肝肾，益精血，通便，解毒；党参补中益气；白术健脾利水；茯苓利水渗湿，以增强健脾益肾，利湿化浊功效，共为臣药。桑白皮泻肺利水消肿；苦参清热燥湿；车前草清热利水消肿，以助君药宣泄湿浊；半夏燥湿降浊，柴胡升举清阳，菊花清利头目，白芍通利血脉，七味共为佐药。甘草调和诸药，为使药。诸药合用，共奏通腑降浊，健脾利湿，活血化瘀之功。

【临床应用】本品可用于治疗脾肾衰败，浊瘀内阻所致的肾劳（溺毒）。

肾劳（溺毒）　因久病水毒津渍，脾肾衰败，浊瘀内阻所致，症见面色萎黄，神疲乏力，纳差，恶心呕吐，腰膝酸软，或胀痛不适，痛有定处，夜尿频数而清长，肌肤甲错，肢体浮肿，舌淡苔腻，脉弱或弦；慢性肾功能衰竭见上述证候者。

亦有临床报道用于治疗高尿酸血症。

【用法与用量】温开水冲服。每日 4 次，6、12、18 小时各服 1 袋，22 小时服 2 袋，每日最大服用量 8 袋；也可另定服药时间，但两次服药间隔勿超过 8 小时。

【规格】每袋装 5g。

【其他剂型】本品还有片剂等剂型。

【使用注意】肝肾阴虚者慎用。孕妇禁用。因服药每日大便超过 2 次，可酌情减量，避免营养吸收不良和脱水；对 24 小时尿量 <1 500ml 患者，服药时应监测血钾；慢性肾功能衰竭尿毒症晚期非本品所宜。避免与肠道吸附剂同时服用。

【不良反应】有服用本品引起肝功能损伤的个案报道。

【药理作用】本品主要有改善氧化应激损伤、抑制微炎症状态、改善肾间质纤维化等作用。

笔记栏

其他消肿利湿类中成药介绍如下(表 23-4)：

表 23-4　其他消肿利湿类中成药

名称	组成	功用	主治	用法用量	使用注意
肾炎康复片	西洋参、人参、地黄、盐杜仲、山药、白花蛇舌草、黑豆、土茯苓、益母草、丹参、泽泻、白茅根、桔梗	益气养阴,健脾补肾,清解余毒	气阴两虚,脾肾不足,水湿内停所致的水肿,症见神疲乏力,腰膝酸软,面目、四肢浮肿,头晕耳鸣;慢性肾炎、蛋白尿、血尿见上述证候者	口服。糖衣片一次 8 片;薄膜衣片一次 5 片,一日 3 次;小儿酌减或遵医嘱	孕妇禁服。急性肾炎水肿患者不宜使用
肾炎四味片	细梗胡枝子、黄芩、石韦、黄芪	清热利尿,补气健脾	湿热内蕴兼气虚所致的水肿,症见浮肿、腰痛、乏力、小便不利;慢性肾炎见上述证候者	口服。薄膜衣片(每片重 0.36g)或糖衣片(片心重 0.35g),一次 8 片;薄膜衣片(每片重 0.70g),一次 4 片,一日 3 次	孕妇忌服。脾肾阳虚所致水肿以及风水者慎用

第五节　扶正祛湿类

扶正祛湿中成药,具有温阳化气,扶正祛湿等作用,适用于肾不化气、清浊不分所致的白浊、小便频数;或肝肾不足、风湿阻络所致的关节疼痛肿大、屈伸不利,腰膝酸软,畏寒乏力。其处方组成常以温阳利湿化浊药为主,如乌药、益智仁、附子、淫羊藿、粉萆薢、石菖蒲等。代表中成药有萆薢分清丸、尪痹颗粒等。

萆薢分清丸

(《中国药典》2020 年版一部)

【处方】粉萆薢 320g　石菖蒲 60g　甘草 160g　乌药 80g　盐益智仁 40g

【制法】以上五味,粉碎成细粉,过筛,混匀,用水泛丸,干燥。将滑石粉碎成极细粉包衣,打光,干燥,即得。

【功能主治】分清化浊,温肾利湿。用于肾不化气、清浊不分所致的白浊、小便频数。

【方解】方中粉萆薢利湿化浊,系治白浊之专药,为君药。益智仁温肾阳,缩小便,为臣药。乌药温肾化气,能疏邪逆诸气,逐寒而温肾;石菖蒲化浊通窍而利小便,共为佐药。甘草调和诸药而为使药。诸药合用,共奏分清化浊、温肾利湿之效。

【临床应用】本品可用于治疗肾不化气、清浊不分所致的白浊、尿频。

1. 白浊　因肾阳不足,肾不化气,清浊不分所致,症见小便频数,尿液浑浊,或如米泔;慢性前列腺炎见上述证候者。

2. 尿频　由肾阳不足,湿浊下注,膀胱气化不利所致,症见小便频数,淋沥不畅,舌淡苔薄,脉滑数。

此外,尚有治疗复发性尿路感染的报道。

【用法与用量】口服。一次 6~9g,一日 2 次。

【规格】水丸,每 20 丸重 1g。

【其他剂型】本品还有胶囊剂、片剂、散剂等剂型。

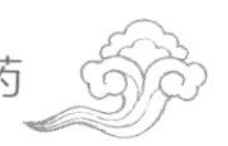

笔记栏

【使用注意】膀胱湿热壅盛所致小便白浊及尿频，淋沥涩痛者慎用。服药期间忌食生冷、油腻、茶、醋及辛辣刺激食物。

【不良反应】未检索到不良反应的报道。

【药理作用】本品主要有抗炎、镇痛、促尿酸排泄等作用。

尪痹颗粒

（《中国药典》2020年版一部）

【处方】地黄196g　熟地黄196g　续断147g　附片（黑顺片）147g　独活98g　骨碎补147g　桂枝98g　淫羊藿147g　防风98g　威灵仙147g　皂角刺98g　羊骨196.44g　白芍117.67g　狗脊（制）147g　知母147g　伸筋草98g　红花98g

【制法】以上十七味，加水煎煮2次，第一次2小时，第二次1小时，煎液合并，滤过，滤液减压浓缩至相对密度为1.32~1.35（50℃）的稠膏。取稠膏加淀粉及糊精适量，混匀，制粒，干燥，制成1 000g，分装，即得。

【功能主治】补肝肾，强筋骨，祛风湿，通经络。用于肝肾不足、风湿阻络所致的尪痹，症见肌肉、关节疼痛，局部肿大，僵硬畸形，屈伸不利，腰膝酸软，畏寒乏力；类风湿性关节炎见上述证候者。

【方解】方中地黄、熟地黄补肝肾，益精髓；续断、骨碎补、制狗脊、羊骨益肝肾，强筋骨；附片、淫羊藿温肾阳，逐寒湿，共为君药。独活、桂枝、防风、威灵仙、伸筋草合用，祛风散寒除湿，通经活络止痛，共为臣药。红花、皂角刺活血祛瘀，散结消肿，通络止痛；知母、白芍则滋阴润燥，以养血荣筋，并兼制诸药温燥之性，共为佐药。诸药相合，共奏补肝肾，强筋骨，祛风湿，通经络之功。

【临床应用】本品可用于治疗肝肾亏虚、风湿阻络所致的尪痹。

尪痹　因久痹体虚、肝肾不足，风湿阻络所致，症见关节疼痛或局部肿痛，重着，麻木，畏寒喜温，或关节肿大变形，屈伸不利，甚则关节强直，足跛不能行，胫屈不能伸，肌肉瘦削；类风湿关节炎见上述证候者。

此外，尚有使用本品治疗强直性脊柱炎、骨质疏松症的报道。

【用法与用量】开水冲服。一次6g，一日3次。

【规格】每袋装3g；6g。

【其他剂型】本品还有片剂、胶囊剂等剂型。

【使用注意】孕妇禁用。湿热实证者慎用。忌食生冷、油腻食物。有高血压、心脏病、肝病、肾病等病情严重的患者应在医师指导下服用。

【不良反应】未检索到不良反应的报道。

【药理作用】本品主要有抗炎、镇痛、抑制免疫炎性细胞因子、抑制关节滑膜新生血管形成等作用。

其他扶正祛湿类中成药介绍如下（表23-5）：

表23-5　其他扶正祛湿类

名称	组成	功用	主治	用法用量	使用注意
风湿液	桑寄生、牛膝、鹿角胶、鳖甲胶、羌活、独活、秦艽、防风、木瓜、当归、白芍、川芎、红花、白术、红曲、甘草	补养肝肾，养血通络，祛风除湿	肝肾血亏、风寒湿邪所致的痹病，症见骨节疼痛、四肢麻木；风湿性、类风湿性疾病见上述证候者	口服。一次10~15ml，一日2~3次	孕妇忌服。酒精过敏者、湿热痹者慎用

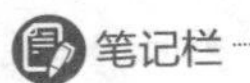

续表

名称	组成	功用	主治	用法用量	使用注意
普乐安胶囊	油菜花粉	补肾固本	肾气不固所致腰膝酸软、排尿不畅、尿后余沥或失禁；慢性前列腺炎及前列腺结节状增生见上述证候者	口服。一次4~6粒，一日3次。1个月为1个疗程	肝郁气滞、脾虚气陷所致癃闭者慎用

（欧 莉）

复习思考题

1. 简述祛湿中成药的分类及主要适应病证。
2. 风湿骨痛胶囊、八正合剂均为祛湿中成药，其功能主治有何区别？
3. 简述香连丸的功能主治、临床应用和使用注意。

扫一扫
测一测

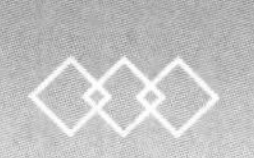

第二十四章

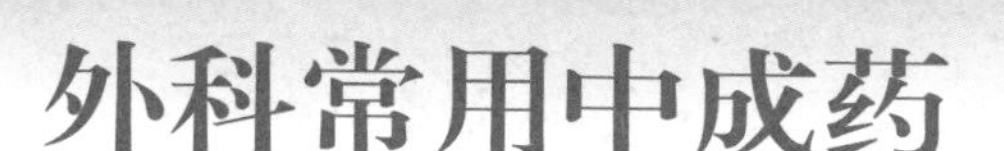

外科常用中成药

笔记栏

PPT 课件

学习目标

通过本章学习，掌握外科常用中成药的基本知识，为临床合理使用外科中成药奠定基础。

1. 掌握连翘败毒丸、牛黄醒消丸、当归苦参丸、生肌玉红膏、京万红软膏、地榆槐角丸、小金丸、乳癖消颗粒的组成、功能主治、方解、临床应用、用法用量、使用注意、不良反应。

2. 熟悉如意金黄散、紫草膏、马应龙麝香痔疮膏、内消瘰疬片的功能主治、临床应用、用法用量、使用注意。

3. 了解拔毒生肌散、阳和解凝膏的功能主治。

外科常用中成药是指具有清热解毒、散结消肿、拔毒生肌等作用，主治热毒疮疡、水火烫伤、无名肿毒，瘰疬痰核的一类中药。热毒疮肿可表现为初期红肿热痛、中期成脓、后期脓尽不敛等；瘰疬痰核多为由痰湿或热结聚所致的肿块。根据药物作用特点和适用范围，本类成药可分为清热治疮剂、清热收敛剂、散结消肿剂三类。

现代研究表明本类中成药具有抗菌、抗炎、改善微循环、抗内毒素、镇痛、提高机体免疫功能、促进烧伤和慢性溃疡疮面愈合、止血、促进凝血、抑制乳腺增生等作用。主要用于体表多发性脓肿、瘙痒性皮肤病、臁疮、溃疡性结肠炎、创伤性皮肤缺损、肛裂、顽固性溃疡、带状疱疹、褥疮、糖尿病足、带状疱疹、冻疮、新生儿尿布皮炎、晒伤、皮肤缺损、甲状腺囊肿、乳腺增生等。

应用外科中成药应注意：根据本类中成药的适应病症，有针对性地选择使用，尤其应注意对证用药。本类药物多为寒凉攻伐之品，脾胃虚弱、体虚者慎用。服药期间，忌食辛辣、油腻、腥膻发物，以免影响药物的吸收及药效的发挥。

第一节　清热治疮类

清热治疮类中成药主要具有清热解毒、活血消肿、化腐解毒、拔毒生肌、清热消痤等作用，适用于热毒所致的疮疡丹毒、红肿热痛、或溃烂流脓、脓腐将尽，以及湿热瘀血所致的粉刺、酒渣鼻等。

按其功效与适用范围，可分为解毒消肿剂、生肌敛疮剂与清热消痤剂三类。解毒消肿中成药主要具有清热解毒、活血祛瘀、消肿止痛等作用，主治热毒蕴结肌肤，或痰瘀互结所致的疮疡，或丹毒流注、瘰疬发背等。代表中成药为连翘败毒丸、牛黄醒消丸。清热消痤中成药

笔记栏

主要具有活血、清热、燥湿等作用，主治湿热瘀阻所致的颜面、胸背的粉刺疙瘩，皮肤红赤发热等。代表中成药为当归苦参丸。生肌敛疮中成药主要具有祛腐生肌、拔毒、止痛等作用，主治疮疡溃烂，脓腐将尽，或腐肉未脱，脓液稠厚，久不生肌等。代表中成药为生肌玉红膏。

连翘败毒丸

（《中华人民共和国卫生部药品标准：中药成方制剂》第19册）

【处方】金银花40g　连翘40g　大黄40g　紫花地丁30g　蒲公英30g　栀子30g　白芷30g　黄芩30g　赤芍30g　浙贝母30g　桔梗30g　玄参30g　木通30g　防风30g　白鲜皮30g　甘草30g　蝉蜕20g　天花粉20g

【制法】以上十八味，粉碎成细粉，过筛，混匀。用水泛丸，干燥，即得。

【功能主治】清热解毒，消肿止痛。用于热毒蕴结皮肤所致的疮疡，症见局部红肿热痛、未溃破者。

【方解】方中金银花、连翘、蒲公英、紫花地丁清热解毒，消散疮肿。栀子、大黄、黄芩清热祛湿，凉血解毒。木通清热利尿，可加强通利之功。天花粉、玄参、赤芍、浙贝母清热凉血，散结消肿。白鲜皮清热燥湿止痒。蝉蜕、防风宣肺透疹，祛风止痒。白芷、桔梗排脓，甘草调和诸药。诸药合用，共奏清热解毒，消肿止痛之功。

【临床应用】本品可用于治疗疮疡、丹毒、热疮等。

1. 疮疡　症见肌肤红赤、肿胀、微热、疼痛，舌尖红，脉浮数。

2. 丹毒　症见突发全身发热，患部色红如染丹，边缘微隆起，边界清楚，疼痛，手压之红色减退，抬手复赤，舌红苔黄，脉滑数。

3. 热疮　症见群集小疱，疮面渗出，灼热刺痒，周身不适，心烦郁闷，舌红苔黄，脉弦数。

【用法与用量】口服。一次9g，一日1次。

【规格】水丸，每袋装9g。

【其他剂型】本品还有煎膏剂、片剂等剂型。

【使用注意】疮疡阴症者慎用。服药期间，忌食辛辣、油腻及海鲜食品。

【不良反应】未检索到不良反应的报道。

【药理作用】本品主要有抗内毒素及提高机体免疫功能的作用。

牛黄醒消丸

（《中华人民共和国卫生部药品标准：中药成方制剂》第4册）

【处方】牛黄6g　麝香30g　乳香（制）200g　没药（制）200g　雄黄100g

【制法】以上五味，雄黄水飞或粉碎成极细粉；另取黄米80~96g，蒸熟烘干，与乳香、没药粉碎成细粉；将麝香、牛黄研细，与上述粉末配研，过筛，混匀，用水或酒泛丸，低温干燥，即得。

【功能主治】清热解毒，消肿止痛。用于热毒郁滞、痰热互结所致的痈疽发背，瘰疬流注，乳痈乳岩，无名肿毒。

【方解】方中牛黄清热解毒，消痈止痛，故为君药。麝香芳香走窜，通络消肿，为臣药。制乳香、制没药行气活血，祛瘀止痛，为佐药。雄黄解毒消肿止痛，为使药。全方配伍，共奏清热解毒、活血祛瘀、消肿止痛之功。

【临床应用】本品可用于痈疽发背，瘰疬流注，乳痈乳岩，无名肿毒等。

1. 痈疽　症见肌肤局部红赤、肿胀高凸、灼热、疼痛。

2. 发背　症见肌肤局部红赤、肿胀高凸、有多个脓头、灼热、疼痛。

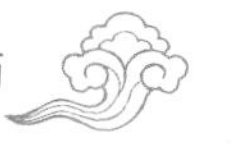

笔记栏

3. 瘰疬　症见颈项及耳前耳后结核肿大，见于一侧或两侧，或颌下、锁骨上窝、腋部，一个或数个，成脓时皮色红、皮温高且有鸡啄样疼痛。淋巴结结核成脓见上述临床表现者。

4. 流注　症见疮形高突、皮色红、皮温高且有鸡啄样疼痛，可见一处或多处发生颈项及耳前耳后结核肿大，见于一侧或两侧，或颌下、锁骨上窝、腋部，一个或数个。成脓时皮色红、皮温高且有鸡啄样疼痛。体表多发性脓肿成脓期见上述临床表现者。

5. 乳痈　症见乳房肿胀疼痛，皮肤红热。

6. 无名肿毒　症见肢端关节红肿热痛，疼痛剧烈。

西医下肢丹毒辨证属于热毒证者也有使用本品治疗的报道。

【用法与用量】用温黄酒或温开水送服。一次 3g，一日 1~2 次；患在上部，临睡前服；患在下部，空腹时服。

【规格】水蜜丸每袋装 6g；大蜜丸每丸重 9g。

【其他剂型】尚未见有其他剂型。

【使用注意】脾胃虚弱、体虚者慎用。忌食辛辣、油腻、海鲜食物。

【不良反应】未检索到不良反应的报道。

【药理作用】本品主要有降血糖，调节神经、内分泌功能，增强机体免疫功能等作用。

当归苦参丸（归参丸）

（《中华人民共和国卫生部药品标准：中药成方制剂》第 3 册）

【处方】当归 500g　苦参 500g

【制法】以上二味，粉碎成细粉，过筛，混匀。每 100g 粉末加炼蜜 120~130g 制成大蜜丸，即得。

【功能主治】凉血，祛湿。用于血燥湿热引起：头面生疮，粉刺疙瘩，湿疹刺痒，酒糟鼻赤。

【方解】方中当归辛散温通，活血补血，兼具行气止痛；苦参苦寒，善清热燥湿。二药配伍，一温一寒，一开一泄，温寒并用，泄散合方，共奏活血化瘀、燥湿清热之功。

【临床应用】本品可用于治疗湿热瘀阻所致的粉刺、酒渣鼻。

1. 粉刺　症见颜面、胸背多发粉刺、炎性丘疹、脓疱或硬结，常伴有疼痛。

2. 酒渣鼻　症见鼻、颊、额、下颌部先出现红斑，日久不退，继之起炎性丘疹、脓疱，久而鼻头增大，高突不平，其形如赘。

【用法与用量】口服。一次 1 丸，一日 2 次。

【规格】蜜丸，每丸重 9g。

【其他剂型】尚未见有其他剂型。

【使用注意】脾胃虚寒者慎用。服药期间不宜同时服用热性药物，忌烟酒、辛辣、油腻及腥膻发物。

【不良反应】未检索到不良反应的报道。

【药理作用】本品主要有抗菌、抗炎及改善微循环作用。

生肌玉红膏

（《中华人民共和国卫生部药品标准：中药成方制剂》第 1 册）

【处方】轻粉 24g　紫草 60g　白芷 60g　当归 60g　血竭 24g　甘草 60g　虫白蜡 210g

【制法】以上七味，除血竭、轻粉分别研细、混匀外，甘草、白芷、当归三味，酌予碎断，用芝麻油 960g 同置锅内炸枯、去渣；将紫草用水润湿，置锅内炸至油呈紫红色，去渣、滤过；另加虫白蜡搅匀，放冷，加入上述粉末搅匀，即得。

笔记栏

【功能主治】解毒消肿，生肌止痛。用于热毒壅盛所致的疮疡肿痛，乳痈发背，溃烂流脓，浸淫黄水。

【方解】方中轻粉外用解毒祛腐，善治疮痈溃烂，故为君药。紫草解毒消肿，白芷排脓止痛，当归、血竭活血化瘀，生肌止痛，为臣药。甘草清热解毒，调和诸药，为佐使药。全方配伍，共奏解毒、祛腐、生肌之功。

【临床应用】本品可用于治疗疮疡、乳痈等。

1. 疮疡　症见疮面脓液渗出，脓腐将尽或久不收口，舌质红，脉滑数。

2. 乳痈　症见肿消痛减，脓水将尽。

西医瘙痒性皮肤病、臁疮、溃疡性结肠炎、创伤性皮肤缺损、Ⅰ~Ⅱ期肛裂、肛门术后、顽固性溃疡、带状疱疹等病辨证属于热毒壅盛者，也有选用本品治疗的报道。

【用法与用量】外用。创面洗清后外涂，一日 1 次。

【规格】软膏剂，每盒装 12g。

【其他剂型】尚未见有其他剂型。

【使用注意】孕妇、溃疡脓腐未清者慎用。不可久用，不可内服。忌食辛辣、油腻及海鲜等食物。

【不良反应】未检索到不良反应的报道。

【药理作用】本品主要具有促进疮面愈合、改善疮面微循环的作用。

其他清热治疮类中成药介绍如下(表 24-1)：

表 24-1　其他清热治疮类中成药

名称	组成	功用	主治	用法用量	使用注意
如意金黄散	姜黄、黄柏、厚朴、大黄、苍术、陈皮、甘草、生天南星、白芷、天花粉	清热解毒，消肿止痛	热毒瘀滞肌肤所致疮疡肿痛、丹毒流注症见肌肤红、肿、热、痛，亦可用于跌打损伤	外用。红肿，烦热，疼痛，用清茶调敷；漫肿无头，用醋或葱酒调敷，亦可用植物油或蜂蜜调敷，一日数次	外用药，不可内服
紫草膏	紫草、当归、防风、地黄、白芷、乳香、没药	化腐生肌，解毒止痛	热毒蕴结所致的溃疡，症见创面疼痛、疮色鲜活、脓腐将尽	外用。摊于纱布上贴患处，每隔 1~2 日换药一次	–
拔毒生肌散	冰片、炉甘石(煅)、龙骨(煅)、虫白蜡、石膏(煅)、轻粉、红粉、黄丹	拔毒生肌	疮疡已溃，脓腐未清，久不生肌，属阳证者	外用适量，撒布患处，或以膏药护之	该品有毒，不可内服。疮面过大者不可久用。过敏体质慎用
复方黄柏液涂剂	连翘、黄柏、金银花、蒲公英、蜈蚣	清热解毒，消肿祛腐	疮疡溃后，伤口感染，属阳证者	外用。浸泡纱布条外敷于感染伤口内，或破溃的脓肿内。若溃疡较深可用直径 0.5~1.0cm 的无菌胶管插入溃疡深部，以注射剂抽取本品冲洗。用量一般 10~20ml，每日 1 次。或遵医嘱	外用药，不可内服。开瓶后不宜久存，并在冷处(2~10℃)密闭保存

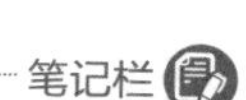

第二节　清热收敛类

清热收敛中成药主要具有清热解毒、凉血止血、消肿止痛、收敛生肌等作用，主治水火烫伤，大肠火盛所致的肠风下血、痔疮肛瘘，或湿热瘀滞所致的各类痔疮、肛裂等。其处方组成以清热解毒收敛药为主，如地榆、白蔹、金银花、黄连、五倍子、大黄等。代表中成药为京万红、地榆槐角丸。

京万红软膏

（《中国药典》2020 年版一部）

【处方】地榆　地黄　当归　桃仁　黄连　木鳖子　罂粟壳　血余炭　棕榈　半边莲　土鳖虫　白蔹　黄柏　紫草　金银花　红花　大黄　苦参　五倍子　槐米　木瓜　苍术　白芷　赤芍　黄芩　川芎　栀子　乌梅　冰片　血竭　乳香　没药

【功能主治】清热解毒，凉血化瘀，消肿止痛，祛腐生肌。用于水、火、电灼烫伤，疮疡肿痛、皮肤损伤、疮面溃烂。

【方解】方中黄连、黄芩、黄柏、栀子、大黄、地榆、槐米、半边莲、金银花、紫草、苦参、胡黄连、白蔹、地黄合用，清热燥湿，凉血解毒，祛腐敛疮。桃仁、红花、当归、川芎、血竭、赤芍、木鳖子、土鳖虫、乳香、没药、木瓜合用，活血破瘀，溃痈生肌，消肿止痛。罂粟壳、五倍子、乌梅、棕榈、血余炭合用，收涩止血，敛疮消肿。白芷、苍术、冰片辛香走窜，散结止痛，活血排脓，收散并用。诸药合用，共奏清热解毒，凉血化瘀，消肿止痛，祛腐生肌之功。

【临床应用】本品可用于治疗烧、烫伤、疮疡等。

1. 烧、烫伤　症见局部皮肤色红或起水疱，或疱下基底部皮色鲜红，疼痛。

2. 疮疡　症见局部红肿热痛，日久成脓、溃破。

西医慢性溃疡及褥疮、糖尿病足、带状疱疹、冻疮、新生儿尿布皮炎、晒伤、皮肤缺损等，也有选用本品治疗的报道。

【用法与用量】用生理盐水清理疮面，涂敷本品或将本品涂于消毒纱布上，敷盖创面，用消毒纱布包扎，一日 1 次。

【规格】每支 10g 或 20g；每瓶 30g 或 50g。

【其他剂型】尚未见有其他剂型。

【使用注意】孕妇慎用。若用药后出现皮肤过敏反应需及时停用。不可内服，不可久用。服药期间，忌食辛辣、海鲜食物。

【不良反应】未检索到不良反应的报道。

【药理作用】本品主要有促进烧伤和慢性溃疡疮面愈合、抑菌（金黄色葡萄球菌、痢疾杆菌、部分真菌等）等作用。

地榆槐角丸

（《中国药典》2020 年版一部）

【处方】地榆炭 72g　蜜槐角 108g　炒槐花 72g　大黄 36g　黄芩 72g　地黄 72g　当归 36g　赤芍 36g　红花 9g　防风 36g　荆芥穗 36g　麸炒枳壳 36g

【制法】以上十二味，粉碎成细粉，过筛，混匀。每 100g 粉末加炼蜜 140~160g 制成大蜜丸，或加炼蜜 30~40g 及适量水制成水蜜丸，干燥，即得。

笔记栏

【功能主治】疏风凉血，泄热润燥。用于脏腑实热、大肠火盛所致的肠风便血、痔疮肛瘘、湿热便秘、肛门肿痛。

【方解】方中地榆炭、槐角、槐花清热解毒，凉血止血，清肠消痔，为君药。黄芩清热燥湿解毒，大黄泻火凉血，祛瘀生新，导滞通便，共为臣药。当归、红花养血活血，地黄清热养阴，赤芍凉血祛瘀，防风、荆芥穗祛风止痛，枳壳破气消积，共为佐药。全方配伍，共奏疏风凉血、泄热润燥之功。

【临床应用】本品可用于治疗痔疮、肛瘘。

1. 痔疮　症见大便出血，或有痔核脱出，可自行回纳或不可自行回纳，肛缘有肿物，色鲜红或青紫、疼痛。

2. 肛瘘　症见肛旁渗液或流脓，或时有时无。

【用法与用量】口服。大蜜丸一次1丸，水蜜丸一次5g，一日2次。

【规格】水蜜丸，每100丸重10g；大蜜丸，每丸重9g。

【其他剂型】尚未见有其他剂型。

【使用注意】忌食辛辣。孕妇忌用。

【不良反应】未检索到不良反应的报道。

【药理作用】本品主要有止血、促进凝血、镇痛、抗炎、抗菌、降血脂等作用。

ER-24-1

地榆槐角丸的注意事项

其他清热收敛类中成药介绍如下（表24-2）：

表24-2　其他清热收敛类中成药

名称	组成	功用	主治	用法用量	使用注意
马应龙麝香痔疮膏	人工麝香、人工牛黄、珍珠、煅炉甘石粉、硼砂、冰片、琥珀	清热燥湿，活血消肿，祛腐生肌	湿热瘀阻所致的各类痔疮、肛裂，症见大便出血，或疼痛、有下坠感；亦用于肛周湿疹	外用，涂擦患处	孕妇禁用

第三节　散结消肿类

散结消肿中成药主要具有化痰软坚、活血消肿等作用。适用于痰气凝滞或痰热互结所致的瘰疬瘿瘤、乳岩、乳痈等。其处方组成以软坚散结药为主，如乳香、没药、木鳖子、海藻、昆布、夏枯草、漏芦等。代表中成药为小金丸、乳癖消颗粒。

小　金　丸

（《中国药典》2020年版一部）

【处方】制草乌150g　地龙150g　木鳖子（去壳去油）150g　酒当归75g　五灵脂（醋炒）150g　醋乳香75g　醋没药75g　枫香脂150g　香墨12g　麝香或人工麝香30g

【制法】以上十味，除麝香或人工麝香外，木鳖子等其余九味粉碎成细粉，将麝香或人工麝香研细，与上述粉末配研，过筛。每100g粉末加淀粉25g，混匀，另用淀粉5g制稀糊，泛丸，低温干燥，即得。

【功能主治】散结消肿，化瘀止痛。用于痰气瘀滞所致的瘰疬、瘿瘤、乳岩、乳癖，症见

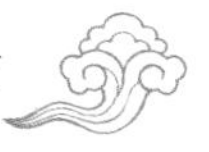

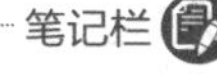

肌肤或肌肤下肿块一处或数处，推之能动，或骨及骨关节肿大，皮色不变，肿硬作痛。

【方解】方中制草乌温经散寒，通经活络，为君药。地龙活血通经；木鳖子散结消肿，攻毒疗疮；当归、五灵脂、乳香、没药活血散瘀，消肿止痛，共为臣药。枫香脂凉血解毒，活血止痛；香墨止血生肌，消痈肿；人工麝香辛香走窜，活血通经，消肿止痛，为佐药。全方配伍，共奏散结消肿，化瘀止痛之功。

【临床应用】本品可用于治疗瘰疬、瘿瘤、乳癖、乳岩。

1. 瘰疬　症见颈项及耳前耳后结核，一个或数个，皮色不变，推之能动，不热不痛者。

2. 瘿瘤　症见颈部正中皮下肿块，不热不痛，随吞咽上下活动。

3. 乳癖　症见乳部肿块，一个或多个，皮色不变，经前疼痛。

4. 乳岩　症见乳房局部肿块，质地坚硬，高低不平，固定不移。

【用法与用量】打碎后口服。一次 1.2~3g，一日 2 次，小儿酌减。

【规格】糊丸。每 100 丸重 3g 或 6g；每 10 丸重 6g；每瓶（袋）装 0.6g。

【其他剂型】本品还有胶囊剂、片剂等剂型。

【使用注意】孕妇禁用。

【不良反应】有文献报道小金丸可引起较严重的皮肤过敏性反应。

【药理作用】本品主要有抗炎、镇痛等作用。

小金丸的注意事项

乳癖消颗粒

（《中国药典》2020 年版一部）

【处方】鹿角 66.8g　蒲公英 44.5g　昆布 173.5g　天花粉 17.8g　鸡血藤 44.5g　三七 44.5g　赤芍 13.4g　海藻 86.8g　漏芦 26.7g　木香 35.6g　玄参 44.5g　牡丹皮 62.3g　夏枯草 44.5g　连翘 17.8g　红花 26.7g

【制法】以上十五味，鹿角、三七、玄参粉碎成细粉，蒲公英等其余十二味加水煎煮 2 次，第一次 4 小时，第二次 3 小时，合并煎液，滤过，滤液浓缩至相对密度为 1.30~1.35（50℃），与适量蔗糖及糊精混匀，制成颗粒，干燥制成 1 000g，即得。

【功能主治】软坚散结，活血消痈，清热解毒。用于痰热互结所致的乳癖、乳痈，症见乳房结节数目不等，大小形态不一，质地柔软，或产后乳房结块，红热疼痛；乳腺增生、乳腺炎早期见上述临床表现者。

【方解】方中鹿角滋补肝肾，调理冲任，活血散瘀，消肿止痛，为君药。鸡血藤、红花养血活血，化瘀散结，为臣药。三七、牡丹皮、赤芍活血化瘀止痛，蒲公英、连翘、天花粉、玄参、夏枯草、漏芦、昆布、海藻清热解毒，散结消肿，化痰散结；木香行气止痛，共为佐药。全方配伍，共奏软坚散结，活血消痈，清热解毒之功。

【临床应用】本品可用于治疗乳癖、乳痈等。

1. 乳癖　症见单侧或双侧乳房胀痛、肿块明显，皮温微热。

2. 乳痈　症见产后乳房结块无波动，皮肤微红，胀痛。

西医甲状腺囊肿有选用本品治疗的报道。

【用法与用量】开水冲服。一次 1 袋，一日 3 次。

【规格】每袋装 8g。

【其他剂型】本品还有片剂、胶囊剂等剂型。

【使用注意】孕妇慎服。

【不良反应】有服用乳癖消片引起水肿、急性荨麻疹的个案报道。

【药理作用】本品主要有抑制乳腺增生、镇痛等作用。

乳癖消颗粒的注意事项

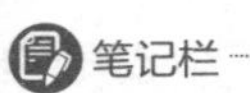

其他散结消肿类中成药介绍如下(表 24-3):

表 24-3 其他散结消肿类中成药

名称	组成	功用	主治	用法用量	使用注意
内消瘰疬片	夏枯草、玄参、大青盐、海藻、浙贝母、薄荷、天花粉、蛤壳(煅)、白蔹、连翘、熟大黄、甘草、地黄、桔梗、枳壳、当归、玄明粉	化痰,软坚,散结	痰湿凝滞所致的瘰疬,症见皮下结块,不热不痛	口服。一次 4~8 片,一日 1~2 次	-
阳和解凝膏	鲜牛蒡草、鲜凤仙透骨草(或干品)、生川乌、桂枝、大黄、当归、生草乌、生附子、地龙、僵蚕、赤芍、白芷、白蔹、白及、川芎、续断、防风、荆芥、五灵脂、木香、香橼、陈皮、肉桂、乳香、没药、苏合香、人工麝香	温阳化湿,消肿散结	脾肾阳虚、痰瘀互结所致的阴疽、瘰疬未溃、寒湿痹痛	外用,加温软化,贴于患处	-

(崔轶凡)

复习思考题

1. 简述外科常用中成药的分类及主要适用病症。
2. 简述连翘败毒丸、牛黄醒消丸、当归苦参丸、生肌玉红膏的功用及主治病证。
3. 简述小金丸、乳癖消颗粒的功用、主治病证及使用注意。

扫一扫
测一测

第二十五章 妇科常用中成药

笔记栏

PPT 课件

学习目标

通过本章学习，掌握妇科中成药的基本知识，为临床合理使用妇科中成药奠定基础。

1. 掌握安坤颗粒、八珍益母胶囊、少腹逐瘀颗粒、艾附暖宫丸、固经丸、更年安片、千金止带丸、宫炎平片、妇科千金片、保妇康栓、生化丸、下乳涌泉散、桂枝茯苓丸的组成、功能主治、方解、临床应用、用法用量、使用注意、不良反应。

2. 熟悉妇科调经片、益母草颗粒、七制香附丸、坤宁颗粒、妇科十味片、女金丸、宫血宁胶囊、坤宝丸、乌鸡白凤丸、妇炎清胶囊、白带丸、花红片、消糜栓、产复康颗粒、通乳颗粒、红金消结胶囊、金刚藤糖浆的功能主治、临床应用、用法用量、使用注意。

3. 了解茜芷胶囊、宫葆止血颗粒、妇炎平胶囊、宫瘤清胶囊的功能主治。

妇科常用中成药是指具有调经、止带、通乳、化瘀生新等作用，用于治疗妇科常见疾病的一类中药。

女性具有特殊的器官——胞宫，从而构成了经、带、产、乳等生理特点，当其中任一环节出现问题就会导致相关疾病产生，如月经不调、带下量多、产后恶露不尽、缺乳以及妇科癥瘕积聚等。本章中成药根据其功能和适用范围的不同，相应分为调经剂、止带剂、产后康复剂、活血消癥剂四类。

现代药理研究发现本章成药具有类激素样作用，以及调节内分泌、镇静、镇痛、抗炎等作用。

本章中成药在使用时应注意区分疾病的不同阶段选择相应药物。

第一节 调 经 类

调经中成药具有调节月经的作用，适用于治疗月经病之月经不调、痛经、闭经、月经过多、崩漏、绝经前后诸病等。

根据其功效及应用范围的不同，本类中成药可分为补虚扶正调经剂、温经活血调经剂、固崩止血剂、除烦安神剂等。补虚扶正调经剂主要由益气药、养血药和活血药组成，具有益气养血、活血通经等作用，主治正气亏虚、瘀血阻滞之月经不调等诸证，其代表中成药有安坤颗粒、八珍益母颗粒等。温经活血调经剂主要由温经药和活血药组成，具有温经散寒、活血化瘀等作用，主治寒凝血瘀之月经不调、痛经、闭经等，其代表中成药有少腹逐瘀丸等。固崩止血剂主要由滋阴清热药和收涩药组成，具有固经、止血等作用，用于各种原因导致的月经

笔记栏

过多、崩漏等，其代表中成药有固经丸等。安神除烦剂主要由滋阴药和安神药组成，具有滋阴补肾、清热安神等作用，主治肾阴不足、虚热内扰之绝经前后诸证。其代表中成药有更年安片等。

安坤颗粒

（《中华人民共和国卫生部药品标准：中药成方制剂》第19册）

【处方】牡丹皮100g　栀子100g　当归120g　白芍120g　墨旱莲150g　女贞子100g　白术100g　茯苓100g　益母草150g

【制法】以上九味，加水煎煮2次，每次2小时，合并煎液，滤过，滤液浓缩至相对密度为1.21（60℃），加2倍量乙醇搅匀，静置24小时，滤过，滤液回收乙醇，浓缩至相对密度为1.35~1.38的清膏（60℃），取清膏1份加辅料4份及乙醇适量，制成颗粒，干燥，即得。

【功能主治】滋阴清热，养血调经。用于阴虚血热之月经先期、月经量多、经期延长，症见经期提前、经期延长，行经量多、色红质稀，腰膝酸软，五心烦热；放宫内节育器后出血见上述症状者。

【方解】方中牡丹皮清热凉血，活血化瘀；栀子泻火除烦，凉血止血；两者并用清热凉血，化瘀调经，共为君药。当归、白芍养血调经；女贞子、墨旱莲滋补肝肾之阴，凉血止血；俱为臣药。白术、茯苓益气健脾；益母草活血祛瘀，与牡丹皮、当归配伍防止血而留瘀，共为佐药。全方配伍，行补结合，共奏滋阴清热，养血调经之功。

【临床应用】本品可用于月经先期、经期延长、带宫内节育器后出血等。

1. 月经先期　症见经血量多，经色红质稀，腰膝酸软，五心烦热，口干喜饮，舌红少苔，脉细数。

2. 经期延长　症见经期延长，量多色红，腰膝酸软，五心烦热，口干喜饮，舌红少苔，脉细数。

3. 带宫内节育器后出血　症见带宫内节育器后阴道流血日久不止，经量时多时少，色红有血块，腰膝酸软，五心烦热，口干喜饮，舌暗红少苔，脉细数。

【用法与用量】开水冲服。一次10g，一日2次。

【规格】每袋装10g。

【其他剂型】本品还有片剂、胶囊剂等剂型。

【使用注意】孕妇禁用。脾胃虚寒者不宜使用。服药期间饮食宜清淡易消化，忌食辛辣刺激食物。

【不良反应】未检索到不良反应的报道。

八珍益母胶囊

（《中国药典》2020年版一部）

【处方】益母草273g　党参68g　炒白术68g　茯苓68g　甘草34g　当归137g　酒白芍68g　川芎68g　熟地黄137g

【制法】以上九味，茯苓22.5g与酒白芍粉碎成粗粉，备用。当归、川芎、炒白术蒸馏提取挥发油，蒸馏后的水溶液另器收集；药渣与党参等其余四味及剩余茯苓加水煎煮2次，第一次2小时，第二次1.5小时，煎液滤过，滤液合并，与蒸馏后的水溶液合并，浓缩至相对密度为1.25~1.30（60℃），加入上述粗粉，搅匀，80~90℃烘干，粉碎，加适量淀粉，过筛，混匀，用90%乙醇制颗粒，干燥，喷入上述挥发油，密封，装入胶囊，制成1 000粒，即得。

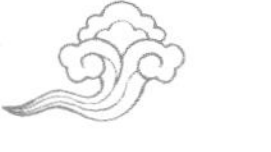

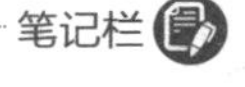

【功能主治】益气养血，活血通经。用于气血两虚兼有血瘀之月经不调，症见月经后期，行经量少，淋漓不尽，神疲体倦，舌淡苔白，脉虚。

【方解】方中益母草活血祛瘀，调经止痛，为君药。熟地黄、党参益气健脾、滋阴养血，为臣药。当归、白芍养血和营、活血调经；茯苓、白术健脾祛湿；川芎活血行气，俱为佐药。甘草调和诸药，为使药。全方配伍，补中有泻，共奏活血通经，益气养血之功。

【临床应用】本品可用于治疗月经不调。

月经不调 症见月经后期，经行量少，淋漓不尽，神疲倦怠，面色无华，舌淡苔白，脉虚。

西医人工流产或药物流产后出血等临床见月经量少，淋漓不尽，神疲倦怠，面色无华，舌淡苔白，脉虚等症状，也有选用本品的文献报道。

【用法与用量】口服。一次 3 粒，一日 3 次。

【规格】每粒装 0.28g。

【其他剂型】本品还有颗粒剂、膏剂、片剂、丸剂等剂型。

【使用注意】孕妇、月经过多者禁用。

【不良反应】文献报道八珍益母丸的不良反应有四肢、口唇、颈部出现大小不等的紫红色斑疹及水疱等超敏反应，局部轻度瘙痒，稍有全身不适。

【药理作用】本品主要有雌激素样作用，以及调节子宫平滑肌的收缩、促进造血功能等作用。

八珍益母胶囊的药理作用

少腹逐瘀丸

（《中国药典》2020 年版一部）

【处方】当归 300g 蒲黄 300g 五灵脂（醋炒）200g 赤芍 200g 小茴香（盐炒）100g 延胡索（醋炒）100g 没药（炒）100g 川芎 100g 肉桂 100g 炮姜 20g

【制法】以上十味，粉碎成细粉，过筛，混匀。每 100g 粉末加炼蜜 100~110g，制成大蜜丸，即得。

【功能主治】温经活血，散寒止痛。用于寒凝血瘀之月经后期、痛经、产后腹痛，症见行经后期，行经小腹冷痛，经血紫暗，有血块，产后小腹疼痛、喜温拒按。

【方解】方中当归养血活血，调经止痛；蒲黄活血化瘀，调经止痛；两者相须为用，共为君药。五灵脂、延胡索、赤芍、没药、川芎活血化瘀，行气止痛，俱为臣药。肉桂、炮姜、小茴香温经散寒，通络止痛，共为佐药。全方配伍，温养通并用，共奏温经散寒，活血止痛之功。

【临床应用】本品可用于治疗月经后期、痛经、产后腹痛。

1. 月经后期 症见行经后期，经血暗红，有血块，行经量少，经行不畅，或伴少腹冷痛，腹胀喜温，畏寒肢冷，舌紫暗，有瘀斑、瘀点，苔薄白，脉沉迟或沉涩。

2. 痛经 症见经期将至或行经之时小腹冷痛，喜温拒按，甚则腹痛难忍。量或多或少，血块较多，块下痛减，腰腹胀痛，四肢不温，舌淡暗或有瘀斑、瘀点，苔薄白，脉沉迟。

3. 产后腹痛 症见小腹冷痛，得温痛减，恶露淋漓不尽，色暗，畏寒肢冷，面色萎黄，舌淡暗，脉沉迟。

西医药流后子宫出血，临床见少腹冷痛，得温痛减，经血紫暗、有血块等症状，也有选用本品的文献报道。

【用法与用量】温开水或温黄酒送服。一次 1 丸，一日 2~3 次。

【规格】蜜丸，每丸重 9g。

笔记栏

少腹逐瘀丸的注意事项

【其他剂型】本品还有颗粒剂、胶囊剂等剂型。

【使用注意】孕妇禁服。服药期间忌食寒凉食物。

【不良反应】未检索到不良反应的报道。

【药理作用】本品主要有镇痛、消炎、改善血液流变性等作用。

艾附暖宫丸

（《中国药典》2020年版一部）

【处方】艾叶(炭)120g　醋香附240g　吴茱萸(制)80g　肉桂20g　当归120g　川芎80g　白芍(酒炒)80g　地黄40g　炙黄芪80g　续断60g

【制法】以上十味,粉碎成细粉,过筛,混匀。每100g粉末加炼蜜110~130g,制成小蜜丸或大蜜丸,即得。

【功能主治】理气养血,暖宫调经。用于血虚气滞、下焦虚寒之月经不调、痛经,症见行经后错,经量少、有血块,小腹疼痛,经行小腹冷痛喜热,腰膝酸痛。

【方解】方中艾叶、香附暖宫温经散寒,行气止痛为君药。吴茱萸、肉桂温经散寒通脉,为臣药。当归、川芎、白芍、地黄能活血祛瘀,养血调经;黄芪益气健脾;续断补益肝肾共为佐药。全方配伍,补活结合,温通不用,共奏理气补血,暖宫调经之功。

【临床应用】本品可用于治疗月经后期、月经量少、痛经。

1. 月经后期　症见月经后期,经色紫暗、有血块,少腹胀痛,喜温喜按,面色无华,四肢不温,体倦乏力,舌淡暗,脉弦细。

2. 月经量少　症见行经量少,经色淡暗、有血块,少腹冷痛,得温痛减,腰酸腹胀,畏寒肢冷,体倦乏力,舌淡暗,脉弦细。

3. 痛经　症见经期小腹冷痛坠胀,喜温喜按,经血色暗有块,腰酸肢冷,面色萎黄,体倦乏力,舌淡暗或有瘀斑,脉弦细。

西医慢性腹泻,临床见小腹冷痛坠胀,喜温喜按,畏寒肢冷,体倦乏力等症状,也有选用本品的文献报道。

【用法与用量】口服。小蜜丸一次9g,大蜜丸一次1丸,一日2~3次。

【规格】大蜜丸每丸重9g;小蜜丸每45粒重9g。

【其他剂型】本品未见其他剂型。

【使用注意】孕妇禁用。服药期间忌食生冷食物。

【不良反应】未检索到不良反应的报道。

【药理作用】本品主要有镇痛、改善血液流变性等作用。

固 经 丸

（《中国药典》2020年版一部）

【处方】盐关黄柏300g　酒黄芩200g　麸炒椿皮150g　醋香附150g　炒白芍300g　醋龟甲400g

【制法】以上六味,粉碎成细粉,过筛,混匀,用水泛丸,干燥,即得。

【功能主治】滋阴清热,固经止带。用于阴虚血热,月经先期,经血量多、色紫黑,赤白带下。

【方解】方中龟甲滋阴清热,固经止崩,为君药。白芍养血敛阴,为臣药。黄芩、黄柏清热泻火,燥湿止带;椿根皮收涩止带;香附疏肝理气,调经止痛,并防止黄芩、黄柏等寒凉滞血;俱为佐药。全方配伍,寒温并用,共奏滋阴清热,固经止带之功。

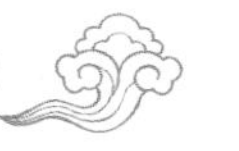

笔记栏

【临床应用】本品可用于月经先期、月经过多、带下等。

1. 月经先期　症见月经先期，色深红，质稠，手足心热，心烦不寐，咽干口燥，舌红少苔，脉细数。

2. 月经过多　症见行经量多，色深红，质黏稠，或伴月经先期，潮热盗汗，心烦不寐，咽干口燥，舌红少苔，脉细数。

3. 带下　症见带下量多，色黄，或量虽不多，但赤白相兼，质黏稠，阴道有灼热感，心烦少寐，手足心热，咽干口燥，舌红少苔，脉细数。

西医药物流产、人工流产或放环后出血等临床见出血量多，色深红，质黏稠，五心烦热，咽干口燥等症，也有选用本品的文献报道。

【用法与用量】口服。每次 6g，一日 2 次。

【规格】水丸，每袋装 6g。

【其他剂型】本品未见其他剂型。

【使用注意】孕妇慎用。服药期间饮食宜清淡，忌食辛辣、油腻食物。

【不良反应】未检索到不良反应的报道。

更年安片
（《中国药典》2020 年版一部）

【处方】地黄 40g　泽泻 40g　麦冬 40g　熟地黄 40g　玄参 40g　茯苓 80g　仙茅 80g　磁石 80g　牡丹皮 26.67g　珍珠母 80g　五味子 40g　首乌藤 80g　制何首乌 40g　浮小麦 80g　钩藤 80g

【制法】以上十五味，浮小麦、磁石、珍珠母粉碎成细粉；地黄、熟地黄、玄参、茯苓、仙茅、麦冬加水煎煮 2 次，第一次 3 小时，第二次 2 小时，滤过，滤液浓缩至适量；五味子等其余六味用 60% 乙醇作溶剂进行渗漉，收集渗漉液，回收乙醇，浓缩至适量，与上述地黄等六味的浓缩液及浮小麦等三味的细粉混匀，制成粗颗粒，干燥，粉碎，过筛，制颗粒，低温干燥，过筛，加入硬脂酸镁，混匀，压制成 1 000 片，包糖衣或薄膜衣，即得。

【功能主治】滋阴清热，除烦安神。用于肾阴虚之绝经前后诸证，症见烦热汗出、眩晕耳鸣、手足心热、烦躁不安。

【方解】方中地黄、熟地黄、制首乌滋阴清热，补肾填精益髓，为君药。玄参、麦冬滋阴清热；茯苓、泽泻、牧丹皮健脾利水，泻火降浊；俱为臣药。珍珠母、磁石重镇潜阳安神；钩藤平肝息风而止眩晕；首乌藤养血安神除烦；五味子、浮小麦滋阴敛汗，养心安神；仙茅温阳益肾，意在阳中求阴；俱为佐药。全方配伍，补中有泻，共奏滋阴清热，除烦安神之功。

【临床应用】本品可用于治疗绝经前后诸症。

绝经前后诸症　症见烘热汗出，眩晕耳鸣，腰膝酸软，急躁易怒，心胸烦闷，手足心热，头痛，胁肋胀痛，失眠多梦，心悸口渴，舌红少苔，脉细数。

【用法与用量】口服。一次 6 片，一日 2~3 次。

【规格】薄膜衣片，每片重 0.31g；糖衣片，片心重 0.3g。

【其他剂型】本品还有胶囊剂等剂型。

【使用注意】孕妇禁用。服药期间忌食辛辣食物。

【不良反应】未检索到不良反应的报道。

【药理作用】本品主要有镇静、提高耐疲劳能力、抗氧化、雌激素样作用等。

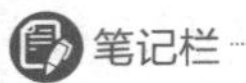

其他调经类中成药介绍如下（表 25-1）：

表 25-1　其他调经类中成药

名称	组成	功用	主治	用法用量	使用注意
妇科调经片	当归、川芎、醋香附、麸炒白术、白芍、赤芍、醋延胡索、熟地黄、大枣、甘草	养血柔肝，理气调经	肝郁血虚之月经不调，经期前后不定，经行腹痛	口服。一次 4 片，一日 4 次	孕妇禁用。服药期间忌食油腻食物
益母草颗粒	益母草	活血调经	血瘀之月经不调、产后恶露不绝，症见经水量少、淋沥不净，产后出血时间过长；产后子宫复旧不全见上述症状者	开水冲服。一次 1 袋，一日 2 次	孕妇禁用。月经量多者慎用
七制香附丸	醋香附、地黄、茯苓、当归、熟地黄、川芎、炒白术、白芍、益母草、艾叶（炭）、黄芩、酒萸肉、天冬、阿胶、炒酸枣仁、砂仁、醋延胡索、艾叶、粳米、盐小茴香、人参、甘草、鲜牛乳、食盐	疏肝理气，养血调经	气滞血虚之痛经、月经量少、闭经，症见胸胁胀痛，经行量少，行经小腹胀痛，经前乳房胀痛，经水数月不行，面色萎黄，倦怠，舌淡暗有瘀点，脉沉弱弦	口服。一次 6g，一日 2 次	孕妇禁用。服药期间饮食宜清淡易消化，忌食生冷食物
茜芷胶囊	川牛膝、三七、茜草、白芷	活血止血，祛瘀生新，消肿止痛	气滞血瘀之月经出血过多，时间延长，淋漓不止，小腹疼痛；药物流产后子宫出血过多见上述症状者	饭后温开水送服。一次 5 粒，一日 3 次，连续 9 天为 1 个疗程，或遵医嘱	孕妇禁服
坤宁颗粒	益母草、当归、赤芍、丹参、郁金、牛膝、枳壳、木香、荆芥炭、姜炭、茜草	活血行气，止血调经	气滞血瘀之妇女月经过多，经期延长	经期服用。口服，一次 15g，一日 3 次	妊娠、肿瘤、血液病所致出血忌服。忌辛辣、生冷食物。急性大出血者慎用
妇科十味片	醋香附、川芎、当归、醋延胡索、白术、甘草、大枣、白芍、赤芍、熟地黄、碳酸钙	养血疏肝，调经止痛	血虚肝郁之月经不调、痛经、月经前后诸证，症见行经后期，月经量少，有血块，行经小腹疼痛，血块排出痛减，经前乳房胀痛，烦躁，食欲不振	口服。一次 4 片，一日 3 次	孕妇禁用。用药期间少食辛辣刺激食物
女金丸	当归、川芎、白芍、熟地黄、党参、炒白术、茯苓、甘草、肉桂、益母草、牡丹皮、没药（制）、醋延胡索、藁本、白芷、黄芩、白薇、醋香附、砂仁、陈皮、煅赤石脂、鹿角霜、阿胶	益气养血，理气活血，止痛	气血两虚、气滞血瘀之月经不调，症见月经提前，或月经错后，或月经量多，神疲乏力，经水淋漓不净，经行腹痛	口服。水蜜丸一次 5g，小蜜丸一次 9g，大蜜丸一次 1 丸，一日 2 次	对本品过敏者禁用。过敏体质者及孕妇慎用。湿热蕴结者、感冒时不宜使用。忌食辛辣、生冷食物

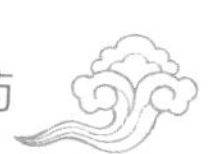

笔记栏

续表

名称	组成	功用	主治	用法用量	使用注意
宫血宁胶囊	重楼	凉血止血，清热除湿，化瘀止痛	崩漏下血，月经过多，产后或流产后宫缩不良出血或功能失调性子宫出血属血热妄行者，以及慢性盆腔炎之湿热瘀结的少腹痛、腰骶痛、带下增多	月经过多或子宫出血期：口服。一次1~2粒，1日3次，血止停服。慢性盆腔炎：口服。一次2粒，一日3次，4周为1个疗程	脾虚、肾虚、血瘀证、妊娠期出血者不宜使用。暴崩者、胃肠道疾病、脾胃虚寒者慎用。服药期间忌食肥甘厚味及辛辣食物
坤宝丸	酒女贞子、覆盆子、菟丝子、枸杞子、制何首乌、龟甲、地骨皮、南沙参、麦冬、炒酸枣仁、地黄、白芍、赤芍、当归、鸡血藤、珍珠母、石斛、菊花、墨旱莲、桑叶、白薇、知母、黄芩	滋补肝肾，养血安神	肝肾阴虚之绝经前后诸证，症见烘热汗出，心烦易怒，少寐健忘，头晕耳鸣，口渴咽干，四肢酸楚；更年期综合征见上述症状者	口服。一次50丸，一日2次；连续服用2个月或遵医嘱	孕妇禁用。脾肾阳虚者慎用。服药期间忌食辛辣食物
葆宫止血颗粒	牡蛎(煅)、白芍、侧柏叶(炒炭)、地黄、金樱子、柴胡(醋炙)、三七、仙鹤草、椿皮、大青叶	固经止血，滋阴清热	冲任不固、阴虚血热所致月经过多、经期延长，症见月经量多或经期延长，经色深红、质稠，或有小血块，腰膝酸软，咽干口燥，潮热心烦，舌红少津，苔少或无苔，脉细数；功能失调性子宫出血及上环后子宫出血见上述证候者	开水冲服，一次1袋，一天2次，月经来后开始服药，14天为个1疗程，连续服用2个月经周期	-
乌鸡白凤丸	乌鸡(去毛爪肠)、鹿角胶、制鳖甲、煅牡蛎、桑螵蛸、人参、黄芪、当归、白芍、醋香附、天冬、甘草、地黄、熟地黄、川芎、银柴胡、丹参、山药、芡实(炒)、鹿角霜	补气养血，调经止带	气血两虚，身体瘦弱，腰膝酸软，月经不调，崩漏带下	口服。水蜜丸一次6g，小蜜丸一次9g，大蜜丸一次1丸，一日2次	服药期间忌食辛辣刺激食物

第二节 止 带 类

止带中成药具有减少或阻止带下作用，适用于治疗带下病，症见带下量多，或清稀、或白或黄，或伴阴痒等。有些药物也可用于月经不调。

根据功效及应用范围，本类中成药又可分为健脾祛湿止带剂、清热祛湿止带剂两类。健脾祛湿止带剂主要有健脾益气、燥湿止带的作用，主治脾虚不能运化水湿所致的带下病，症

笔记栏

见带下量多，色白清稀，纳少，大便溏泄等。代表中成药有千金止带丸等。清热祛湿止带剂主要有清热解毒、燥湿止带、杀虫止痒的作用，主治湿热下注或湿热瘀阻所致的带下病，症见带下色黄、量多、腥臭，外阴瘙痒等。代表中成药有宫炎平、妇科千金片、保妇康栓等。

千金止带丸

（《中国药典》2020年版一部）

【处方】党参50g　炒白术50g　当归100g　白芍50g　川芎100g　醋香附200g　木香50g　砂仁50g　小茴香（盐炒）50g　醋延胡索50g　盐杜仲50g　续断50g　盐补骨脂50g　鸡冠花200g　青黛50g　椿皮（炒）200g　煅牡蛎50g

【制法】以上十七味，粉碎成细粉，过筛，混匀。每100g粉末加炼蜜140~160g制成大蜜丸，即得。

【功能主治】健脾补肾，调经止带。用于脾肾两虚所致的月经不调、带下病，症见月经先后不定期、量多或淋漓不净、色淡无块，或带下量多、色白清稀，神疲乏力，腰膝酸软。

【方解】方中党参甘补性平，善补气健脾；炒白术甘补苦燥性温，既健脾益气，又燥湿利水，两者共为君药。杜仲、续断善补肝肾；且续断苦辛行散，通行血脉，有补而不滞之功；补骨脂辛苦温燥，善补肾壮阳，固涩，三者共为臣药，有补肾助阳，固冲止带之妙。当归补血活血，调经止痛；白芍养血调经，柔肝止痛；川芎、延胡索活血行气止痛，合而用之，善补血活血而调经止痛；砂仁除脾湿，醒脾运，散滞气；香附疏肝理气，调经止痛；木香善行脾胃气滞；小茴香温肾暖肝，疏肝止痛，合而用之，能温脾肾，畅气机，醒脾运，有健脾益肾止带之功；鸡冠花、椿皮、煅牡蛎收涩止带；青黛清肝，凉血止血，合而用之，收涩止带、止血功著，以上共为佐药。全方配伍，主以补涩，兼以行散，标本同治，共奏健脾补肾、调经止带之功。

【临床应用】本品可用于治疗月经先后不定期、带下病。

1. 月经先后不定期　因脾肾两虚所致，症见月经先后不定期，量多或淋漓不止，色淡无块，腰膝酸软，舌质淡，苔薄白，脉弱或沉弱。

2. 带下病　因脾肾两虚所致，症见带下量多，色白清稀，神疲乏力，腰膝酸软，无臭气，绵绵不断，面色无华，纳少便溏，舌质淡，苔薄白，脉弱或沉弱。

西医慢性盆腔炎、慢性子宫颈炎、阴道炎、盆腔结核、经前期综合征、功能性月经不调等临床见带下量多、色白清稀，或月经先后不定期、量多、淋漓不净等症，辨证属于脾肾两虚证者，也有选用本品的文献报道。

【用法与用量】口服。一次1丸，一日2次。

【规格】大蜜丸，每丸重9g。

【其他剂型】本品还有水丸剂等剂型。

【使用注意】孕妇禁用。肝郁血瘀证、湿热证、热毒证者慎用。

【不良反应】未检索到不良反应的报道。

【药理作用】本品主要有镇痛、抗炎等作用。

宫炎平片

（《中国药典》2020年版一部）

【处方】地稔450g　两面针170g　当归140g　五指毛桃100g　柘木140g

【制法】以上五味，除地稔外，两面针等其余四味粉碎成粗粉，与地稔加水煎煮2次，每次2小时，煎液滤过，滤液合并，减压浓缩至相对密度为1.23~1.28（55~60℃），干燥，粉碎成细粉，加淀粉、滑石粉及硬脂酸镁适量，混匀，制成颗粒，干燥，压制成1 000片，包糖衣或薄

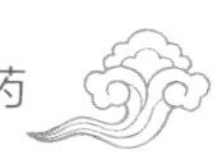

膜衣，即得。

【功能主治】清热利湿，祛瘀止痛，收敛止带。用于湿热瘀阻所致的带下病，症见带下量多、色黄质稠，小腹隐痛，经色紫暗有块；慢性盆腔炎见上述证候者。

【方解】方中地稔清热利湿解毒，为君药。两面针清热解毒、消肿止痛，助君药清热解毒，故为臣药。当归补血活血，通经止痛；柘木祛风利湿，活血通经；五指毛桃健脾利湿，收敛止带，共为佐药。诸药合用，共奏清热利湿、祛瘀止痛、收敛止带之功。全方配伍，以清热解毒、活血利湿为主，兼以养血、祛风、健脾、收涩。

【临床应用】本品可用于湿热瘀阻证所致带下病。

1. 带下病　因湿热瘀阻所致，症见带下量多，色黄质黏稠，有臭味，阴道色红，阴痒，伴下腹坠痛，尿黄或尿频尿涩，舌红，苔黄腻，脉滑数。

2. 妇人腹痛　因湿热瘀阻，血行不畅所致，症见小腹隐痛，腰骶胀痛，经色紫暗有块，伴见带下量多，色黄质稠，或有异味，或月经不调，舌苔黄腻或厚，脉弦数或滑数。

西医慢性盆腔炎、细菌性阴道炎、滴虫性阴道炎等临床见白带量多、色黄、黏稠腥臭，辨证属于湿热瘀阻证，也有选用本品的文献报道。

【用法与用量】口服。一次 3~4 片，一日 3 次。

【规格】薄膜衣片，每片重 0.26g；糖衣片，片芯重 0.25g。

【其他剂型】本品还有滴丸剂等剂型。

【使用注意】寒湿带下慎用，孕妇慎用。饮食宜清淡，忌食辛辣食物。

【不良反应】未检索到不良反应的报道。

【药理作用】本品主要有抗菌、镇痛等作用。

妇科千金片

（《中国药典》2020 年版一部）

【处方】千斤拔　金樱根　穿心莲　功劳木　单面针　当归　鸡血藤　党参

【制法】以上八味，穿心莲、党参、当归粉碎成细粉，过筛，千金拔等其余五味加水煎煮 2 次，第一次 2.5 小时，第二次 2 小时，合并煎液，滤过，滤液浓缩至相对密度为 1.08~1.12（85℃）的清膏，加入上述细粉及辅料适量，混匀，制成颗粒，压制成 1 000 片，包糖衣或薄膜衣，即得。

【功能主治】清热除湿，益气化瘀。用于湿热瘀阻所致的带下病、腹痛，症见带下量多、色黄质稠、臭秽，小腹疼痛，腰骶酸痛，神疲乏力；慢性盆腔炎、子宫内膜炎、慢性宫颈炎见上述证候者。

【方解】方中千斤拔善祛风利湿、化瘀解毒，善治带下；功劳木清热燥湿，两者合用，共为君药，有清热解毒，燥湿止带之功。党参健脾益气养血，促进水湿运化而止带；当归、鸡血藤补血活血，祛风胜湿；穿心莲、单面针清热解毒，凉血消肿，燥湿止带，五药合用，既能益气养血，又能助君药清热解毒、燥湿止带，故为臣药。金樱根善固涩而止带，为佐药。全方配伍，清中兼涩，补中兼散，共奏清热除湿，益气养血，化瘀止带之功。

【临床应用】本品可用于治疗带下病、妇人腹痛。

1. 带下病　因湿热瘀阻所致，症见带下量多，色黄质稠，有臭味，或小腹作痛，或阴痒，伴纳食较差，小便黄少，舌苔黄腻或厚，脉滑数。

2. 妇人腹痛　因湿热瘀阻所致，症见妇人腹痛，伴带下量多，色黄质稠，有臭味，或阴痒，小便黄少，舌苔黄腻或厚，脉滑数。

西医急性或慢性盆腔炎、非特异性尿道炎、子宫颈炎、功能性月经不调、子宫内膜炎、宫颈癌等临床见带下量多、色黄质稠，腰部酸痛，腹痛等症，慢性前列腺炎临床见尿频，尿不尽，

笔记栏

会阴、下腹痛，辨证属于湿热瘀阻证者，也有选用本品的文献报道。

【用法与用量】口服。一次6片，一日3次。

【规格】薄膜衣片，每片重0.24g。

【其他剂型】本品还有浓缩丸剂、胶囊剂等剂型。

【使用注意】气滞血瘀、寒凝血瘀证者慎用。孕妇慎用。糖尿病患者慎用。饮食宜清淡，忌辛辣食物。

【不良反应】文献报道，个别患者口服妇科千金片出现药疹和脸面、嘴唇青紫，皮肤瘙痒，烦躁不安等不良反应。

【药理作用】本品主要有抗炎、镇痛、抗菌作用。

保妇康栓

（《中国药典》2020年版一部）

【处方】莪术油82g　冰片75g

【制法】以上二味，加入适量乙醇中，搅拌使溶解。另取硬脂酸聚烃氧(40)酯1 235g和聚乙二醇4000 200g，加热使熔化，加入聚乙二醇400 120g和月桂氮䓬酮17.5g，搅匀，加入上述药液，搅匀，灌入栓剂模中，冷却后取出，制成1 000粒，即得。

【功能主治】行气破瘀，生肌止痛。用于湿热瘀滞所致的带下病，症见带下量多、色黄、时有阴部瘙痒；真菌性阴道炎、老年性阴道炎见上述证候者。

【方解】方中莪术行气破血，祛瘀止痛，为君药。冰片清热止痛，祛腐生肌，为臣药。全方配伍，共奏行气破瘀，生肌止痛之功。

【临床应用】本品可用于治疗湿热瘀滞所致的带下病、阴痒等。

1. 带下病　因湿热瘀滞所致，症见带下量多、色黄，时有阴部瘙痒。

2. 阴痒　因湿热下注，任带受损，带下量多，浸渍阴部所致，症见阴部瘙痒，甚则痒痛，带下色黄，气味臭秽，或色白如豆渣样，臭秽，口苦咽干，心烦不宁，小便黄赤，舌红、苔黄腻，脉滑数。

西医急性或慢性盆腔炎、真菌性阴道炎、老年性阴道炎等临床见带下量多、色黄，时有阴部瘙痒痛等症。滴虫性阴道炎、支原体阴道感染也有选用本品的文献报道。

【用法与用量】洗净外阴部，将栓剂塞入阴道深部；或在医生指导下用药，每晚1粒。

【规格】每粒重1.74g。

【其他剂型】本品还有泡沫剂等剂型。

【使用注意】孕妇禁用。哺乳期妇女在医生指导下用药。脾肾阳虚所致带下者慎用。月经期前至经净3天内停用。饮食宜清淡，忌食辛辣食物。

【不良反应】本品可致发热、寒战、白细胞增多、阴道出血、腰腿痛。

【药理作用】本品主要有抗炎、镇痛、抗菌、抗滴虫、抗支原体作用。

其他止带类中成药介绍如下（表25-2）：

表25-2　其他止带类中成药

名称	组成	功用	主治	用法用量	使用注意
妇炎消胶囊	酢浆草、败酱草、天花粉、大黄、牡丹皮、苍术、乌药	清热解毒，行气化瘀，除湿止带	湿热瘀阻所致的带下病、腹痛，症见带下量多、色黄、有味，妇女生殖系统炎症见上述证候者	口服。一次3粒，一日3次	孕妇禁用

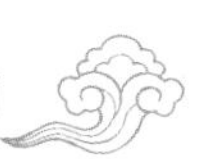

笔记栏

续表

名称	组成	功用	主治	用法用量	使用注意
白带丸	黄柏、椿皮、白芍、当归、醋香附	清热，除湿，止带	湿热下注所致的带下病，症见带下量多色黄质黏稠，有臭味，阴道色红，阴痒，伴下腹坠痛，尿黄或尿频尿涩，舌红苔黄腻，脉滑数	口服。一次6g，一日2次	肝肾阴虚证者慎用。饮食宜清淡，忌食辛辣食物
妇炎平胶囊	苦参、蛇床子、苦木、冰片、珍珠层粉、枯矾、薄荷脑、硼酸、盐酸小檗碱	清热解毒，燥湿止带，杀虫止痒	湿热下注所致的带下病、阴痒，症见带下量多、色黄味臭、阴部瘙痒；滴虫、真菌、细菌引起的阴道炎、外阴炎见上述证候者	外用。睡前洗净阴部，置胶囊于阴道内，一次2粒，一日1次	孕妇禁用。脾肾阳虚所致带下者慎用。月经期前至经净3天内停用，切忌内服。饮食宜清淡，忌食辛辣食物
花红片	一点红、白花蛇舌草、鸡血藤、桃金娘根、白背叶根、地桃花、菥蓂	清热解毒，燥湿止带，祛瘀止痛	湿热瘀滞所致带下病、月经不调，症见带下量多、色黄质稠，小腹隐痛，腰骶酸痛，经行腹痛；慢性盆腔炎、附件炎、子宫内膜炎见上述证候者	口服。一次4~5片，一日3次，7天为1个疗程，必要时可连服2~3个疗程，每个疗程之间停药3天	孕妇禁用。气血虚弱所致腹痛、带下者慎用。饮食宜营养丰富，忌食生冷、厚味及辛辣食物
消糜栓	人参茎叶皂苷、黄柏、枯矾、儿茶、紫草、苦参、冰片	清热解毒，燥湿杀虫，祛腐生肌	湿热下注所致的带下病，症见带下量多、色黄、质稠、腥臭，阴部瘙痒；滴虫性阴道炎、真菌性阴道炎、非特异性阴道炎见上述证候者	阴道给药。一次1粒，一日1次	孕妇禁用。月经期前至经净3天内停用。饮食宜清淡，忌食辛辣食物

第三节 产后康复类

产后康复中成药具有产后调理或通下乳汁作用，适用于治疗产后恶露不尽，小腹痛，或乳汁不足、乳汁不行等病症。

根据功效及应用范围，本类中成药可分为化瘀生新剂和调理通乳剂两类。化瘀生新剂主要有养血活血、祛瘀生新的作用，主治产后寒凝血瘀或气虚血瘀所致的恶露不绝，或行而不畅，或夹血块等。代表中成药有生化丸、少腹逐瘀丸等。调理通乳剂主要有益气养血、通络下乳的作用，主治产后因肝气郁滞，或气血不足所致的少乳、无乳或乳汁不通等。代表中成药有下乳涌泉散等。

笔记栏

生 化 丸

（《中华人民共和国卫生部药品标准：中药成方制剂》第1册）

【处方】当归800g　川芎300g　桃仁100g　干姜（炒炭）50g　甘草50g

【制法】以上五味，除桃仁外，当归等四味粉碎成细粉，混匀，将桃仁捣烂，与上述粉末配研，过筛，混匀。每100g粉末加炼蜜120~130g，制成大蜜丸，即得。

【功能主治】养血祛瘀。用于产后受寒、寒凝血瘀所致的产后恶露不行或行而不畅、夹有血块，小腹冷痛。

【方解】方中重用当归补血活血，化瘀生新，调经止痛，为君药。川芎活血祛瘀，行气止痛；桃仁活血通经，祛瘀生新，助君药活血祛瘀，调经止痛，共为臣药。干姜炒炭即为炮姜，入血散寒，善温经止痛，故为佐药。甘草缓急止痛，调和诸药，用以为使。全方配伍，寓生新于化瘀之内，使瘀血化，新血生，共奏养血祛瘀、温经止痛之功。

【临床应用】本品可用于治疗产后恶露不绝。

产后恶露不绝　症见产后恶露过期不止，淋漓量少，色紫暗或有血块，小腹冷痛拒按，块下痛减，舌紫暗或有瘀点，脉涩。

西医子宫复旧不良，子宫轻度感染，胎盘、胎膜残留，药物流产等临床见阴道少量出血、夹有血块，小腹冷痛等症，辨证属于寒凝血瘀证，也可选用本品治疗。

【用法与用量】口服。一次1丸，一日3次。

【规格】大蜜丸，每丸重9g。

【其他剂型】本品还有水蜜丸剂等剂型。

【使用注意】产后出血量多者慎用。血热证者不宜使用。

【不良反应】未检索到不良反应的报道。

【药理作用】本品主要有收缩子宫平滑肌、促进造血等作用。

下乳涌泉散

（《中华人民共和国卫生部药品标准：中药成方制剂》第13册）

【处方】当归100g　白芍100g　桔梗100g　川芎100g　地黄100g　白芷100g　天花粉50g　甘草50g　柴胡50g　通草250g　漏芦250g　麦芽250g　穿山甲（烫）150g　王不留行（炒）300g

【制法】以上十四味，粉碎成粗粉，混匀，即得。

【功能主治】疏肝养血，通乳。用于肝郁气滞所致的产后乳汁过少，症见产后乳汁不行、乳房胀硬作痛、胸闷胁胀。

【方解】方中柴胡疏肝解郁，调畅气血，为君药。乳血同源，阴血虚则乳汁化生不足。故以当归、地黄、白芍、川芎养血和血，以助乳汁生化，共为臣药。王不留行、穿山甲能通达畅行气血，善通经下乳；通草能清热通气下乳；漏芦可解毒消痈，通下乳汁；麦芽疏肝行气，散结消胀；天花粉、白芷清热解毒消肿；合而用之，既能通乳，又能清热通窍，消肿止痛，以防补而不畅，乳汁壅积，共为佐药。桔梗宽胸行气，载药上行；甘草调和诸药，为使药。全方配伍，疏补兼施，共奏疏肝养血、通乳之功。

【临床应用】本品可用于治疗缺乳病。

缺乳　症见产后乳汁涩少或全无，乳汁浓稠，或乳汁不下，乳房胀硬疼痛，甚至胸胁胀痛，情绪抑郁，舌苔白或薄黄，脉弦细。

西医因情绪不良引发的产后母乳不足，临床见乳房胀痛、乳汁不足、面色无华等症，辨证

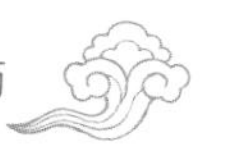

属于肝郁血虚证者,也有选用本品的文献报道。

【用法与用量】水煎服,一次1袋,水煎2次,煎液混合后分2次服。

【规格】每袋装30g。

【使用注意】孕妇禁用。产后缺乳属气血虚弱者慎用。调和情志,保持心情舒畅,以免郁怒伤肝,影响泌乳。饮食宜营养丰富,忌食生冷及辛辣食物。

【不良反应】未检索到不良反应的报道。

【药理作用】本品主要有抗早孕、兴奋子宫、促进乳汁分泌、升白细胞、抗焦虑、调节免疫等作用。

其他产后康复类中成药介绍如下(表25-3):

表25-3　其他产后康复类中成药

名称	组成	功用	主治	用法用量	使用注意
产复康颗粒	益母草、人参、何首乌、蒲黄、醋香附、白术、当归、黄芪、桃仁、熟地黄、昆布、黑木耳	补气养血,祛瘀生新	气虚血瘀所致的产后恶露不绝,症见产后出血过多、淋漓不断,神疲乏力,腰腿酸软	开水冲服。含蔗糖者一次20g,无蔗糖者一次5g,一日3次;5~7日为一个疗程,产褥期可长期服用	血热证者慎用。若阴道出血时间长或量多应进一步查找出血原因,采取其他止血方法。产后大出血者禁用
通乳颗粒	黄芪、通草、天花粉、漏芦、当归、白芍(酒炒)、柴胡、鹿角霜、熟地黄、瞿麦、路路通、党参、川芎、王不留行、穿山甲(烫)	益气养血,通络下乳	产后气血亏损,乳少,无乳,乳汁不通	口服。含蔗糖者一次30g,无蔗糖者一次10g,一日3次	孕妇禁用。产后缺乳属肝郁气滞证者慎用。调和情志,保持心情舒畅,以免影响泌乳。饮食宜营养丰富,忌食生冷及辛辣食物

第四节　活血消癥类

活血消癥中成药具有活血化瘀、缓消癥积的作用,适用于治疗瘀阻胞宫所致的癥瘕痞块,包括西医学的子宫肌瘤、卵巢囊肿、乳腺增生等病。也可用于瘀血所致闭经、痛经、产后恶露不尽等病症。其处方组成以活血化瘀药等为主。代表中成药有桂枝茯苓胶囊等。

桂枝茯苓胶囊

(《中国药典》2020年版一部)

【处方】桂枝240g　茯苓240g　牡丹皮240g　桃仁240g　白芍240g

【制法】以上五味,取茯苓192g,粉碎成细粉;牡丹皮用水蒸气蒸馏,收集蒸馏液,分取挥发性成分,备用;药渣与桂枝、白芍、桃仁及剩余的茯苓用90%乙醇提取2次,合并提取液,回收乙醇至无醇味,减压浓缩至适量;药渣再加水煎煮2次,滤过,合并滤液,减压浓缩至适量,上述两种浓缩液,与茯苓细粉混匀,干燥,粉碎,加入适量糊精,制颗粒,干燥,加入牡丹皮挥发性成分,混匀,装入胶囊,制成1 000粒,即得。

【功能主治】活血化瘀,缓消癥块。用于妇人瘀阻胞宫之癥块、闭经、痛经、产后恶露不

笔记栏

尽，症见妇人素有癥块，妊娠漏下不止，或胎动不安，血色紫黑晦暗，腹痛拒按，或经闭腹痛，或产后恶露不尽而腹痛拒按者，舌质紫暗或有瘀点，脉沉涩。

【方解】方中桂枝温通经脉而行瘀滞；桃仁活血祛瘀，为消癥之要药，为君药。牡丹皮既能活血祛瘀，又能清瘀血郁久所化之热，为臣药。白芍养血和血，与诸祛瘀药合用，使祛瘀而不伤正；茯苓甘平，渗湿祛痰，以助消癥之用，健脾益胃，以扶正气，均为佐药。全方配伍，共奏活血化瘀，缓消癥块之功。

【临床应用】本品可用于治疗癥瘕、痛经、闭经、产后恶露不尽等。

1. 癥瘕　症见下腹包块，推之不移，界限清楚，妇女月经不畅，血色紫暗，有血块，腹痛，痛如针刺，痛处拒按，舌暗有瘀斑，脉沉涩。

2. 痛经　症见经前或经期小腹刺痛拒按，量或多或少，色暗红有块，块下痛减，舌暗有瘀斑，脉沉涩。

3. 闭经　症见经闭不行，小腹刺痛拒按，舌暗有瘀斑，脉沉涩。

4. 产后恶露不尽　症见产后恶露淋漓不爽，量少，色紫暗有块，小腹刺痛拒按，舌暗有瘀斑，脉弦涩。

西医前列腺增生、乳腺增生、中年妇女黄褐斑、无症状性心肌缺血、免疫性不孕、药物流产不全、盆腔淤血综合征等临床见皮下包块、推之不移或刺痛拒按等症状，也有选用本品的文献报道。

【用法与用量】口服。一次 3 粒，一日 3 次。

【规格】每粒装 0.31g。

【其他剂型】本品还有丸剂、片剂等剂型。

【使用注意】体弱、阴道出血量多者慎用。孕妇禁用。经期及经后 3 天内停用。妊娠漏下不止，胎动不安者，应十分谨慎使用，以免误用伤胎。

【不良反应】偶见药后胃脘不适，隐痛，停药后可自行消失。

【药理作用】本品主要有改善血液流变性和微循环、抗血小板聚集、调节内分泌功能、抗炎、镇痛、镇静、抗肿瘤、抑制前列腺组织增生等作用。

其他活血消癥类中成药介绍如下（表 25-4）：

表 25-4　其他活血消癥类中成药

名称	组成	功用	主治	用法用量	使用注意
宫瘤清胶囊	熟大黄、土鳖虫、水蛭、桃仁、蒲黄、黄芩、枳实、牡蛎、地黄、白芍、甘草	活血逐瘀，消癥破积	瘀血内停之下腹包块，推之可移，界限清楚，经血量多，经色紫暗有块，或经行不爽，或月经周期紊乱，经期延长或漏下不止，面色晦暗，口干不欲饮，大便干结，舌紫暗、有瘀斑，脉涩；子宫肌瘤见上述症状者	口服。一次 3 粒，一日 3 次；或遵医嘱	经期停服。孕妇禁用
金刚藤糖浆	金刚藤	清热解毒，消肿散结	湿热瘀阻之癥瘕、腹痛，症见腹部包块，带下黄稠；卵巢炎、输卵管炎或炎性包块见上述症状者	口服。一次 20ml，一日 3 次	孕妇慎用。饮食宜清淡，忌食辛辣、生冷食物

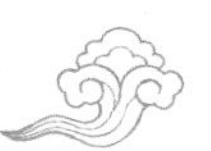

笔记栏

续表

名称	组成	功用	主治	用法用量	使用注意
红金消结胶囊	金荞麦、五香血藤、大红袍、柴胡、三七、香附、八角莲、鼠妇虫、黑蚂蚁、鸡矢藤	疏肝理气，软坚散结，活血化瘀，消肿止痛	气滞血瘀所致乳腺小叶增生，子宫肌瘤，卵巢囊肿	口服，一次4粒，一日3次	服药治疗期间忌食酸、冷及刺激性食物

（马少丹　张智华）

复习思考题

1. 少腹逐瘀丸与艾附暖宫丸在临床的主治病证有何不同？
2. 千金止带丸和妇科千金片的适应证有何不同？

扫一扫
测一测

笔记栏

PPT 课件

第二十六章 儿科常用中成药

学习目标

通过本章学习，掌握儿科常用中成药的基本知识，为临床合理使用儿科中成药奠定基础。

1. 掌握小儿热速清口服液、小儿咽扁颗粒、小儿泻速停颗粒、小儿消食片、健脾消食丸、小儿咳喘灵口服液、清宣止咳颗粒、鹭鸶咯丸、龙牡壮骨颗粒、琥珀抱龙丸等的组成、功效主治、方解、临床应用、用量用法、使用注意、不良反应。

2. 熟悉小儿金翘颗粒、醒脾养儿颗粒、金振口服液、解肌宁嗽丸、止泻灵颗粒的功效主治、功能主治临床应用、用量用法、使用注意。

3. 了解儿感清口服液、小儿化毒散、健脾康儿片、小儿化食口服液、健儿消食口服液、一捻金、肥儿丸、儿童清肺合剂、小儿消积止咳口服液、牛黄抱龙丸等的功效主治。

儿科常用中成药是治疗儿科疾病的一类中药。根据其功效和适用范围，可分为解表、止泻、消导、止咳平喘、补虚、镇惊息风六类。

在临床使用儿科常用中成药时，应在中医辨证施治原则指导下，根据儿科疾病、证候，正确选择、合理使用。

第一节 解表类

儿科解表中成药具有发散表邪作用，适用于治疗小儿外感表证。按照功效及主治病证特点可分为疏散风热剂、发散风寒剂两类。

疏散风热剂主要具有疏风清热、宣肺利咽等作用，适用于治疗小儿风热外感，症见发热恶寒，头身疼痛，咽喉肿痛，咳嗽痰稠，舌质边尖红、苔薄黄，脉浮数。代表中成药有小儿热速清口服液、小儿咽扁颗粒、小儿金翘颗粒等。发散风寒剂主要具有发散风寒、止咳平喘、祛痰等作用，用于治疗小儿外感风寒表证，症见恶寒发热，鼻塞流涕，无汗，头身疼痛，咳嗽痰多，质稀色白，舌质淡、苔薄白，脉浮。代表中成药有解肌宁嗽丸等。

本节药物大多辛散，有发汗之力，对于出汗多、阴津不足、阳气虚弱、脾胃虚弱者应慎重使用。

小儿热速清口服液

（《中国药典》2020 年版一部）

【处方】柴胡 250g　黄芩 125g　金银花 137.5g　连翘 150g　葛根 125g　板蓝根

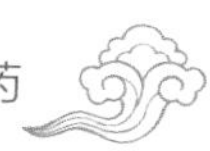

笔记栏

250g 水牛角 62.5g 大黄 62.5g

【制法】以上八味，柴胡、金银花、连翘蒸馏提取挥发油，收集蒸馏后的水溶液；将水牛角先行加水煎煮 3 小时，再与前三味的药渣及黄芩等其余四味加水共同煎煮 2 次，每次 1 小时，混合 2 次煎液，滤过，滤液与上述蒸馏后的水溶液合并，浓缩至相对密度为 1.2~1.25（85℃），冷却，加乙醇使含醇量达 65%，搅匀静置。取上清液回收乙醇，浓缩至适量，与前述挥发油合并，调节 pH 至规定范围，加水至 1 000ml，混匀，静置，滤过，灌装，灭菌即得。

【功能主治】清热解毒，泻火利咽。用于治疗小儿外感风热表证，症见高热、微恶风寒、头痛、咽喉肿痛、鼻塞流涕、咳嗽、大便干结、舌红苔黄、脉浮数。

【方解】方中金银花、连翘为轻清上扬之品，疏风解表，清热解毒，散结消肿，为君药。柴胡发表解热，黄芩清泄肺热，合用透表散邪，和解半表半里，共为臣药。葛根清热解肌，生津止渴；板蓝根、水牛角清热解毒，凉血利咽；大黄泄热通便，导热下行；三药合用，共成清热疏表，解毒利咽，导热下行之功，共为佐药。诸药合用，共奏清热解毒，泻火利咽之功。

【临床应用】本品可用于治疗感冒、乳蛾。

1. 感冒 症见高热，鼻塞流涕，咽喉肿痛，舌红苔黄，脉浮数等。

2. 乳蛾 症见喉核赤肿，咽喉疼痛，咽中有异物感，吞咽困难，尚未化脓，发热重，微恶风寒，头身疼痛，舌质红，苔薄白或黄，脉浮数，指纹紫。

西医感冒、流行性感冒、急性上呼吸道感染、化脓性扁桃体炎等辨证属于风热外感、热邪犯肺者，有使用本品治疗的报道。

【用法与用量】口服。1 岁以内一次 2.5~5ml，1~3 岁一次 5~10ml，3~7 岁一次 10~15ml，7~12 岁一次 15~20ml，一日 3~4 次。

【规格】每支 10ml。

【其他剂型】本品还有颗粒剂等剂型。

【使用注意】风寒感冒或脾虚大便稀溏者应慎重使用，以免加重腹泻；使用本品 4 小时后仍热不退者，或 24 小时疗效不显著者可酌情增加剂量，或配合使用其他药物。用药期间可酌情配合使用物理降温之法，必要时配合使用小儿退热栓或退热贴。服药期间忌食生冷、辛辣、油腻食物。

【不良反应】尚不明确。

【药理作用】本品主要有抗病毒、解热、抗炎、镇咳、祛痰、增强免疫功能等作用。

小儿咽扁颗粒

（《中国药典》2020 年版一部）

【处方】金银花 109.4g 射干 62.5g 金果榄 78.1g 桔梗 78.1g 玄参 78.1g 麦冬 78.1g 人工牛黄 0.31g 冰片 0.16g

【制法】以上八味，金银花、射干、金果榄、桔梗、玄参、麦冬六味加水煎 2 次，第一次 2.5 小时，第二次 1.5 小时，滤过，滤液混合，减压浓缩至相对密度 1.32~1.35（50℃），再加入蔗糖 700~800g、适量糊精和人工牛黄，混匀，制成颗粒，干燥，再加入冰片，混匀，制成 1 000g；或加入甜菊素约 9g，适量糊精及人工牛黄，混匀，制成颗粒，干燥，加入冰片，混匀，制成 500g，即得。

【功能主治】清热利咽，解毒止痛。用于小儿肺卫热盛所致的乳蛾、喉痹，症见咽喉肿痛，咳嗽痰多，口舌糜烂者。

【方解】方中金银花清热泻火解毒，疏风清热；射干专入肺经，清热解毒，祛痰利咽，散结止痛；二药合用，清宣肺卫，解毒利咽，共为君药。金果榄清解热毒，利咽消肿；桔梗开宣

笔记栏

肺气，祛痰利咽；玄参解毒散结利咽，滋阴清热泻火；麦冬清肺养阴润喉，以防火热伤阴，共为臣药。人工牛黄清热解毒而治咽痛；冰片清热止痛消肿；二药合用，增强君臣药解毒利咽止痛之功，共为佐使药。诸药合用，共奏清解肺热，解毒利咽，祛痰止咳之功。

【临床应用】本品可用于治疗肺热壅盛、上攻咽喉所致咽喉疼痛之乳蛾、急喉痹。

1. 乳蛾　症见喉核赤肿，咽喉疼痛，咽中有异物感，吞咽困难，尚未化脓，伴发热，口渴，舌尖红，脉浮数，指纹紫。

2. 急喉痹　症见咽部灼热发干，粗糙不适，吞咽疼痛，可放射至双侧颈及耳部，起病较急，或伴发热，微恶寒，口微渴，舌边尖红，苔薄黄，脉浮数。

西医急性咽炎、喉炎、急性扁桃体炎等病辨证属于肺热壅盛、上攻咽喉之证者，有使用本品治疗的报道。

【用法与用量】开水冲服。1~2 岁一次 4g 或 2g（无蔗糖），一日 2 次；3~5 岁一次 4g 或 2g（无蔗糖），一日 3 次；6~14 岁，一次 8g 或 4g（无蔗糖），一日 2~3 次。

【规格】每袋 8g（含蔗糖）；每袋 4g（不含蔗糖）。

【其他剂型】尚未见有其他剂型。

【使用注意】虚火乳蛾、喉痹者慎用。服药期间如症状加剧、高热不退、呼吸困难时，应及时到医院就诊。服药期间忌食辛辣生冷、油腻刺激食物。

【不良反应】有时出现轻度头晕、恶心、食欲减退、皮疹，停药后可自行恢复。

【药理作用】本品主要有抗菌、抗病毒、解热、镇惊、止咳、止痛等作用。

小儿金翘颗粒

［国家药品标准（修订）颁布件（2018 年）］

【处方】山银花　连翘　葛根　大青叶　山豆根　柴胡　甘草

【制法】以上七味，取山银花粉碎，过 200 目筛，备用。连翘等其余六味，加 10 倍量水煎煮 2 次，每次 2 小时，煎液滤过，合并滤液，静置 10~20 小时，取上清液，浓缩至相对密度为 1.25~1.28（75℃），加入山银花细粉及蔗糖粉适量，制成颗粒，干燥，制成 1 000g，即得。

【功能主治】疏风清热，解毒利咽，消肿止痛。用于风热袭肺所致乳蛾，证见恶寒发热，咽部红肿疼痛，吞咽时加剧，咽干灼热，喉核红肿；小儿急性扁桃体炎见上述证候者。

【方解】方中山银花、连翘、大青叶、山豆根苦寒，具有清热解毒，利咽喉的功效；葛根、柴胡解毒退热；甘草调和诸药。全方共奏清热解毒、利咽消肿之功效。

【临床应用】本品可用于治疗风热袭肺所致乳蛾。

乳蛾　证见恶寒发热，咽部红肿疼痛，吞咽时加剧，咽干灼热，喉核红肿。

西医急性扁桃体炎等病辨证属于肺热壅盛、上攻咽喉之证者，有使用本品治疗的报道。

【用法与用量】开水冲服。5~7 岁一次 7.5g，一日 3 次；8~10 岁一次 7.5g，一日 4 次；11~14 岁一次 10g，一日 3 次。5 岁以下小儿遵医嘱。

【规格】每袋 5g。

【其他剂型】尚未见有其他剂型。

【使用注意】尚不明确。

【不良反应】偶见腹痛，便稀。

【药理作用】本品主要有抗炎、镇痛、解热等作用。

小儿金翘颗粒的药理作用

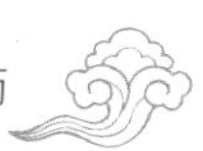

其他儿科解表中成药介绍如下（表 26-1）：

表 26-1　其他儿科解表中成药

名称	组成	功用	主治	用法用量	使用注意
儿感清口服液	荆芥穗、薄荷、化橘红、黄芩、紫苏叶、法半夏、桔梗、甘草	解表清热，宣肺化痰	小儿外感风寒、肺卫蕴热证，症见发热恶寒，鼻塞流涕，咳嗽有痰，咽喉肿痛，口渴	口服。1~3 岁一次 10ml，一日 2 次；4~7 岁一次 10ml，一日 3 次；8~14 岁一次 20ml，一日 3 次	服用 3 天症状无改善或加重者，应及时调整治疗方案。忌食辛辣生冷油腻食物。本品有少量沉淀，摇匀后服用
小儿化毒散	人工牛黄、珍珠、雄黄、大黄、黄连、甘草、天花粉、川贝母、赤芍、制乳香、制没药、冰片	清热解毒，活血消肿	小儿热毒内蕴、疹后毒邪未净所致的疖肿疮毒等，症见口舌生疮肿痛，疮疡溃烂，烦躁口渴，大便秘结	口服。一次 0.6g，一日 1~2 次。3 岁以内小儿酌减。亦可外用直接敷患处	虚火上炎所致之口疮、疮疡病证慎用。小儿体质虚弱、脾虚泄泻者慎用。饮食宜清淡，忌食辛辣、油腻食物
解肌宁嗽丸	紫苏叶、前胡、葛根、苦杏仁、桔梗、半夏（制）、陈皮、浙贝母、天花粉、枳壳、茯苓、木香、玄参、甘草	解表宣肺，止咳化痰	小儿外感风寒、痰浊阻肺所致的感冒发热、咳嗽初起之症，症见恶寒重，发热轻，无汗，咳嗽痰稀量多，鼻流清涕，唇舌淡红，脉浮	口服。1 岁以内一次半丸，一日 2 次；1~3 岁，一次 1 丸，一日 2 次；3~5 岁，一次 1 丸，一日 3 次	风热感冒患者禁用。服药期间如症状加重，或兼见其他症状，应及时去医院就诊。忌食生冷、辛辣、油腻食物。服药期间停止服用其他补益中成药。对本品过敏者禁用，过敏体质者慎用

第二节　止　泻　类

儿科止泻中成药具有止泻作用，适用于治疗小儿腹泻。

根据本节药物功效和作用特点，可将止泻中成药分为清热止泻剂和醒脾开胃止泻剂。前者常用于治疗湿热蕴结大肠所致的泄泻，代表中成药有小儿泻速停颗粒等。后者主治脾胃虚弱所致的泄泻，代表中成药有醒脾养儿颗粒等。

使用本节方剂时应注意虚寒性腹泻不宜使用，邪气未消之时也不宜过早使用止泻剂和补益剂，以免留邪为患。

小儿泻速停颗粒

（《中国药典》2020 年版一部）

【处方】地锦草 360g　儿茶 54g　乌梅 60g　焦山楂 90g　茯苓 180g　白芍 90g　甘草 360g

【制法】以上七味，乌梅、焦山楂、白芍加水煎煮 1 小时，滤过，药渣加入地锦草，再加水煎煮 2 次，滤过，滤液混合，滤液浓缩至适量，加乙醇使含醇量达 60%，静置，取上清液，回收乙醇至无醇味。儿茶加水煎煮 2 次，煎液滤过，滤液合并，或浓缩至适量，冷藏，滤过；茯苓、甘草加水煎煮 2 次，煎液滤过，滤液合并，或浓缩至适量，冷藏，滤过，滤液与上述药液合并，

笔记栏

浓缩至适量,加蔗糖500g与适量糊精、甜菊素,制颗粒;或合并药液经喷雾干燥制得浸膏粉,加蔗糖500g与适量糊精及阿司帕坦,混匀,制成颗粒,干燥,制成1 000g,即得。

【功能主治】清热利湿,健脾止泻,缓急止痛。用于湿热内盛、脾虚食滞所致的小儿泄泻,症见泻下稀黄如水或黏液,气味恶臭,腹痛纳差,肢体倦怠,发热或不发热,口渴欲饮,小便短黄,舌质红,苔黄腻,脉滑数,指纹紫滞等。

【方解】方中地锦草清热解毒止痢,为治痢要药,故为君药。茯苓健脾渗湿,儿茶清热解毒,乌梅涩肠止泻,白芍养阴柔肝,且儿茶、乌梅、白芍均有收敛之性,可收敛止泻,四药合用,功善健脾利湿、涩肠止泻,为臣药。焦山楂消食导滞,与君、臣药相配,收涩之中配以消导,防收涩留邪为患,为佐药。甘草健脾益气,且与白芍、乌梅相配酸甘化阴,既可缓急止痛,又可保存阴精,调和诸药,为使药。全方共奏清热利湿,健脾益气,缓急止痛,固涩止泻之功。

【临床应用】本品用于治疗小儿泄泻。

泄泻　症见泻下稀水,气味恶臭,腹痛,口渴,小便短黄,舌红苔黄腻,脉滑数。

西医秋季腹泻,迁延性腹泻,慢性腹泻者,有使用本品治疗的报道。

【用法与用量】口服。6个月以下一次1.5~3g,6~12个月一次3~6g,1~3岁一次6~9g,3~7岁一次10~15g,7~12岁一次15~20g。一日3~4次;或遵医嘱。

【规格】每袋3g;5g;10g。

【其他剂型】尚未见有其他剂型。

【使用注意】虚寒性腹泻不宜使用。病情较重或服药1~2日效果不佳者,可酌情增加剂量;脱水者可口服或静脉补液。服药期间忌食生冷、油腻饮食。

【不良反应】未检索到不良反应的文献报道。

【药理作用】本品主要有抑制肠蠕动、改善肠功能、镇痛等作用。

醒脾养儿颗粒

[(国家药品标准颁布件(2012年)]

【处方】蜘蛛香72g　一点红360g　毛大丁香326g　山栀茶210g

【制法】以上四味药材,加水浸泡30分钟,煎煮2次,第一次2小时,第二次1.5小时,合并煎液,滤过,滤液浓缩至相对密度为1.15~1.18(80℃)的清膏,加蔗糖粉,混匀,制成颗粒,干燥,即得。

【功能主治】苗医:麦靓麦韦艿素迄,洗侬阶沽,久傣阿穷,加嘎奴。中医:醒脾开胃,养血安神,固肠止泻。用于脾气虚所致的儿童厌食,腹泻便溏,烦躁盗汗,遗尿夜啼。

【方解】方中蜘蛛香、微苦、辛辣,入脾胃,理气止痛、消食止泻、镇惊安魂,为君药。一点红、毛大丁香、山栀茶清热利湿、止泄泻、理气止痛,合为臣药。全方共奏醒脾开胃,养血安神,固肠止泻之功。

【临床应用】本品可用于治疗脾胃虚弱所致厌食、泄泻。

1. 厌食　症见不思乳食,食量减少,面色少华,形体偏瘦,肢倦乏力,大便溏薄,夹有不消化食物残渣,舌质淡,苔薄白,肢体倦怠乏力或指纹淡红。

2. 泄泻　症见大便稀溏,色淡不臭,面色萎黄,食欲不振,神疲倦怠,舌淡苔白,脉细弱。

【用法与用量】温开水冲服。1岁以内一次2g,每日2次;1~2岁一次4g,一日2次;3~6岁一次4g,一日3次;7~14岁一次6~8g,一日2次。

【规格】每袋2g。

【其他剂型】尚未见有其他剂型。

【使用注意】长期厌食、体弱消瘦者,以及腹胀重、腹泻次数增多,或服药7天症状无缓

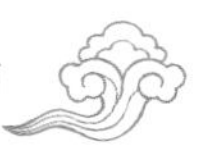

解者应去医院就诊。忌食生冷、油腻及不易消化食物。

【不良反应】目前尚未检索到不良反应的文献报道。

【药理作用】本品主要有助消化、止泻、安神、解痉、补血等作用。

其他儿科止泻中成药介绍如下(表 26-2):

表 26-2　其他儿科止泻中成药

名称	组成	功用	主治	用法用量	使用注意
健脾康儿片	人参、白术(麸炒)、茯苓、甘草、使君子肉(炒)、鸡内金(醋炙)、山楂(炒)、山药(炒)、陈皮、黄连、木香	健脾养胃,消食止泻	脾虚胃肠不和、饮食不节引起的腹胀便溏,面黄肌瘦,食少倦怠,小便短少等症	口服。1岁以内一次1~2片;1~3岁一次2~4片;3岁以上一次5~6片,一日2次	湿热泄泻者禁用。忌食生冷、油腻、辛辣食物;不宜吃萝卜和喝茶;不宜与含藜芦、五灵脂、皂荚的制剂同服。对本品过敏者禁用,过敏体质者慎用
止泻灵颗粒	党参、白术、陈皮、白扁豆、甘草、薏苡仁、山药、莲子、泽泻、茯苓	健脾益气,渗湿止泻	脾胃虚弱所致的大便溏泄,饮食减少,食后腹胀,倦怠懒言;慢性肠炎见上述证候者	口服。一次12g,6岁以下儿童减半或遵医嘱,一日3次	服药3天症状未改善或加重或出现新症状者,应立即停药并到医院就诊。有慢性结肠炎、溃疡性结肠炎大便脓血者,应在医师指导下使用。服药期间忌食生冷、辛辣、油腻之物。糖尿病患者、过敏体质者慎用。对本品过敏者禁用

第三节　消　导　类

儿科消导中成药具有消食化滞之功,兼有通利大便、健脾和胃等作用,适用于小儿食滞肠胃或脾不健运所致的食积、小儿疳积。小儿食滞肠胃证,症见厌食,腹胀,便秘等;小儿脾不健运证,症见乳食停滞,食欲不振,面黄肌瘦,消化不良,虫积腹痛等。代表中成药有小儿消食片、健脾消食丸等。

本类中成药多为消积、行气之品,易耗气伤津,故脾胃虚弱或无积滞者当慎用。

小儿消食片

(《中国药典》2020 年版一部)

【处方】炒鸡内金 4.7g　山楂 93.3g　六神曲(炒)85.5g　炒麦芽 85.5g　槟榔 23.3g　陈皮 7.8g

【制法】以上六味,山楂研成细粉;槟榔、陈皮加水煎煮 2 次,每次 2 小时,合并煎液,滤过;炒鸡内金、六神曲(炒)、炒麦芽加水温浸提取 2 次,每次 2 小时,合并提取液,滤过,滤液与上述滤液合并,减压浓缩成稠膏,加入上述山楂细粉及适量糖粉,制成颗粒,干燥后压制成 1 000 片;或压制成 750 片,包薄膜衣,即得。

【功能主治】消食化滞,健脾和胃。用于食滞肠胃所致积滞,症见食少,恶心呕吐,脘腹胀满,便秘,面黄肌瘦,睡眠不宁,舌苔白腻,脉滑,指纹紫滞。

笔记栏

【方解】方中鸡内金健运脾胃，消积化滞，可消面、谷、肉食各种积滞，为君药。山楂、神曲、麦芽、槟榔消积导滞，宽中除胀，共为臣药。陈皮芳香醒脾，善行脾胃气滞，调中快膈，使气机畅通，诸积得消，为佐药。诸药合用，共奏消食化积，开胃健脾之功。

【临床应用】本品用于治疗积滞、泄泻、疳积。

1. 积滞　症见形体消瘦，面色萎黄，食纳量少，脘腹胀满，便秘，恶心呕吐。

2. 泄泻（伤食泻）　症见大便次数增多，夹有乳块或不消化食物残渣，腹痛欲泻，泻后疼痛缓解，大便酸臭如败卵，嗳气泛酸，矢气频作，不欲饮食或厌食，睡眠难安，舌苔厚腻或黄垢，脉滑数，指纹紫滞。

3. 疳积　症见腹部胀满，时有疼痛，大便不调，或久泻不止，气味臭秽，伴有面黄肌瘦，烦躁多啼，夜卧不宁，食欲不振，或有低热，舌苔腻，脉滑数，指纹紫滞。

【用法与用量】口服或咀嚼。片剂：1~3 岁一次 2~4 片，3~7 岁一次 4~6 片；薄膜衣片：1~3 岁一次 2~3 片，3~7 岁一次 3~5 片，一日 3 次。

【规格】素片，每片 0.3g；薄膜衣片，每片重 0.4g。

【其他剂型】尚未见有其他剂型。

【使用注意】脾虚泄泻，大便溏薄，次数多者应慎用或不用。服药 1 周症状不改善或服药期间症状加重者应及时就医。忌食生冷辛辣食物。对本品过敏者禁用；过敏体质者慎用。本品性状发生改变时禁止使用。

【不良反应】量大或长期服用可致慢性中毒，出现腹部剧痛、面红耳赤、心律不齐，但无恶心呕吐、头痛、发热等。

健脾消食丸

（《中华人民共和国卫生部药品标准：中药成方制剂》第 7 册）

【处方】炒白术 40g　炒枳实 20g　木香 10g　炒焦槟榔 20g　草豆蔻 10g　鸡内金（醋炙）20g　荸荠粉 30g

【制法】以上七味，除荸荠粉外，白术等其余六味粉碎成细粉，过筛，混匀，与荸荠粉相混合，每 100g 粉末加炼蜜 80~90g 制成大蜜丸，即得。

【功能主治】健脾，和胃，消食，化滞。主治脾胃气虚所致的疳证，症见小儿乳食停滞，脘腹胀满，食欲不振，面黄肌瘦，大便不调。

【方解】方中炒白术健脾祛湿，以助脾运资生化源，为君药。炒枳实行气除胀，消痞除满，为臣药。木香芳香醒脾，行气调中；焦槟榔行气消积，除胀；草豆蔻燥湿行气，三者助君、臣药行气消积，使气利而积消；醋鸡内金运脾健胃，消化食积；荸荠粉开胃下气，消积化滞，二药寒温并用，共奏消食和中之功，以上五药共为佐药。诸药相合，共奏健脾和胃、消食化滞之功。

【临床应用】本品用于治疗疳积、呕吐、便秘、腹痛、厌食、积滞。

1. 疳积　症见乳食停滞，食欲不振，脘腹胀满，嗳气酸馊，面色萎黄，形体消瘦，大便不调，气味酸臭。

2. 呕吐　症见食后良久方吐，吐出物多为清稀痰水，或不消化乳食，酸臭但味不大，时吐时止，大便溏薄，舌淡苔白，脉细无力，指纹淡红。

3. 便秘　症见大便干结，排便困难，努挣乏力，腹部胀满疼痛，不思饮食，或恶心呕吐，睡眠不安，神倦懒言。

4. 腹痛　症见腹部胀满疼痛绵绵，时作时止，嗳哕酸腐，面白少华，精神倦怠，不思饮食，夜卧不安，舌淡苔白，脉沉缓，指纹淡红。

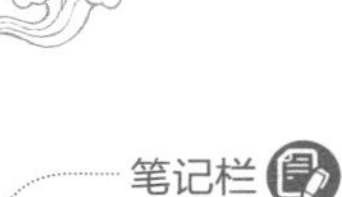

5. 厌食　症见不思饮食，食量减少，面色少华，形体消瘦，大便溏薄，常夹不消化食物残渣或奶瓣，舌质淡、苔薄白，脉缓无力或指纹淡红。

6. 积滞　症见不思乳食，少食即饱，腹满喜按或喜俯卧，大便酸臭或夹有不消化食物，面黄神疲，形体消瘦，舌淡苔白，脉细弱，指纹滞。

【用法与用量】口服。1岁以内一次服1/2丸，1~2岁一次服1丸，2~4岁一次服1丸半，4岁以上一次服2丸；一日2次。或遵医嘱。

【规格】大蜜丸，每丸重3g。

【其他剂型】尚未见有其他剂型。

【使用注意】脾胃虚弱无积滞者慎用。服药期间宜食用清淡易消化食物；平时宜养成良好的饮食习惯。

【不良反应】未检索到不良反应的报道。

【药理作用】本品主要有增强免疫功能、促进胃肠蠕动、增加体重、增加胃酸及胃蛋白酶含量等作用。

其他儿科消导中成药介绍如下(表26-3)：

表26-3　其他儿科消导中成药

名称	组成	功用	主治	用法用量	使用注意
小儿化食口服液	六神曲(炒焦)、焦麦芽、醋莪术、焦山楂、焦槟榔、三棱(麸炒)、大黄、炒牵牛子	消食化滞，泻火通便	食滞化热所致的积滞，症见厌食、烦躁、恶心呕吐、口渴、脘腹胀满、大便干燥	口服。3岁以上一次10ml，一日2次	忌食辛辣油腻食物
健儿消食口服液	黄芪、陈皮、黄芩、炒莱菔子、炒白术、麦冬、炒山楂	健脾益胃，理气消食	小儿饮食不节损伤脾胃引起的纳呆食少，脘腹胀满，手足心热，自汗乏力，大便不调，厌食、恶食	口服。3岁以内一次5~10ml，3岁以上一次10~20ml，一日2次，用时摇匀	-
一捻金	大黄、炒牵牛子、槟榔、人参(去芦)、朱砂	消食导滞，祛痰通便	脾胃不和，痰食阻滞所致的积滞，症见停食停乳，腹胀便秘，痰盛喘咳	温开水送服。周岁以内一次0.3g，1~3岁一次0.6g，4~6岁一次1g。一日1~2次；或遵医嘱	脾虚泄泻，消化不良者勿服。本方虽用量少，但方中多有猛烈之品，宜中病即止，不宜久服
肥儿丸	六神曲(炒)、炒麦芽、使君子仁、槟榔、木香、煨肉豆蔻、胡黄连	健胃消积，驱虫	小儿消化不良，虫积腹痛，面黄肌瘦，食少腹胀，泄泻	空腹，温开水送服。一次1~2丸，一日1到2次；3岁以内小儿酌减	服药期间忌食辛辣、生冷、油腻食物。脾虚气弱者慎用。本品服药一般不超过3日，注意饮食卫生

笔记栏

第四节 止咳平喘类

儿科止咳平喘中成药具有制止咳嗽喘息作用，适用于治疗小儿咳喘病症。

本类药物以泻肺实、止咳嗽为主，适用于小儿咳嗽喘息病实证。代表中成药有小儿咳喘灵口服液等。体虚咳喘者慎用。

小儿咳喘灵口服液

（《中国药典》2020 年版一部）

【处方】麻黄 12.5g 金银花 125g 苦杏仁 62.5g 板蓝根 125g 石膏 187.5g 甘草 62.5g 瓜蒌 62.5g

【制法】以上七味，苦杏仁、石膏、板蓝根、甘草、瓜蒌加水煎煮 1 小时，滤过，滤液备用；药渣与麻黄、金银花加水煎煮 1 小时，滤过，合并滤液，静置，取上清液，浓缩至流浸膏，加入乙醇使含醇量为 65%，搅匀，静置冷藏；取上清液，滤过，滤液回收乙醇，浓缩至适量，加入甜菊糖及防腐剂适量，搅拌均匀，滤过，滤液加水至 1 000ml（规格 1）；或加入甜菊素 1g 及苯甲酸钠 1.5g，搅拌均匀，滤过，滤液加水至 500ml（规格 2），即得。

【功能主治】（规格 1）宣肺清热，止咳、祛痰，平喘。用于上呼吸道感染，气管炎，肺炎，咳嗽。（规格 2）宣肺、清热、止咳、祛痰。用于上呼吸道感染引起的咳嗽。

【方解】方中金银花清热解毒，宣散风热；石膏清热泻火，清肺平喘，二药合用，使肺热得清，咳喘得平，为君药。麻黄宣肺平喘，发汗散邪；杏仁苦温，止咳平喘，二药合用，一宣一降，恢复肺的宣发肃降功能以止咳平喘，共为臣药。瓜蒌甘寒，润肺化痰，板蓝根苦寒，清热解毒，两者共增金银花清热解毒之功，助麻黄平喘止咳；共为佐药。甘草甘寒生津，调和诸药，为使药。诸药相合，寒温并用，相得益彰，祛邪而不伤正，清热而不留邪，共奏宣肺平喘，疏风散邪，清热解毒，祛痰止咳之功。主治小儿外感风热所致诸症。

【临床应用】本品可用于治疗感冒、咳嗽、喘证。

1. 感冒 症见发热重，微恶风寒，头身疼痛，鼻塞，流浊涕，咽红肿痛，舌尖红苔薄黄，脉浮数，指纹浮紫。

2. 咳嗽 症见咳嗽不爽，痰黄量少，不易咳出，伴发热口渴，鼻流黄涕，咽喉疼痛，舌质红，苔薄黄，指纹浮紫。

3. 喘证 症见咳嗽咳痰，痰量多色黄，呼吸急促，伴发热重，恶寒轻，咽红，大便干，小便黄，舌质红，苔薄黄，指纹浮紫。

西医上呼吸道感染、支气管炎、支气管哮喘、肺炎、咳嗽等病，见上述表现者，可使用本品治疗。

【用法及用量】口服。（规格 1）2 岁以内一次 5ml，3~4 岁一次 7.5ml，5~7 岁一次 10ml，一日 3~4 次；（规格 2）2 岁以内一次 2.5ml，3~4 岁一次 3.75ml，5~7 岁一次 5ml，一日 3~4 次。

【规格】每支装 10ml；（浓缩型）每支装 5ml，1.25ml，2.5ml。

【其他剂型】尚未见有其他剂型。

【使用注意】风寒感冒者慎用。若见高热喘憋、鼻煽加剧者应及时就诊。服药期间忌食香燥、生冷、辛辣、油腻之品。本品含麻黄碱，运动员禁用。

【不良反应】未检索到不良反应的报道。

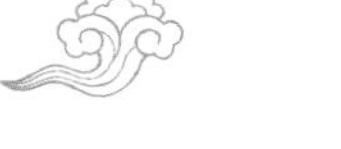

清宣止咳颗粒

（《中国药典》2020年版一部）

【处方】桑叶180g　薄荷90g　苦杏仁(炒)90g　桔梗120g　白芍120g　枳壳90g　陈皮120g　紫菀120g　甘草90g

【制法】以上九味，薄荷、枳壳、陈皮提取挥发油，挥发油用β环糊精包合。蒸馏后的水液及药渣与桑叶等其余六味加水煎煮2次，每次1小时，合并煎液，滤过，滤液浓缩成稠膏，减压低温干燥成干膏约250g，粉碎成细粉，加蔗糖粉、糊精适量，加入上述包合物，混匀，制成颗粒，干燥，制成1 000g，即得。

【功能主治】疏风清热，宣肺止咳。用于小儿外感风热所致的咳嗽，症见咳嗽，咳痰，发热或鼻塞，流涕，微恶风寒，咽红或痛，苔薄黄。

【方解】方中桑叶疏散风热，清肺润燥，止咳；薄荷辛凉透表，清咽利喉；二药合用，疏风清肺，利咽止咳，共为君药。苦杏仁降气化痰，止咳平喘；桔梗宣肺祛痰，利咽止咳；紫菀润肺下气，止咳化痰；陈皮理气宽中，燥湿化痰；四药合用，既增君药宣肺、止咳之功，又可理气化痰，故为臣药。白芍益阴敛阴，以防辛散温燥耗伤阴液；枳壳理气宽中、行滞消积，取气行则痰消之意，共为佐药。甘草甘平，既润肺止咳，又调和诸药，故为使药。全方配伍，寒温相制，散中有敛，共奏疏风清热，宣肺止咳之功。

【临床应用】本品用以治疗咳嗽。

咳嗽　症见咳嗽，咳痰，发热或鼻塞，流涕，微恶风寒，咽红或痛。

【用法与用量】开水冲服。1~3岁一次5g；4~6岁一次7.5g，7~14岁一次10g，一日3次。

【规格】每袋装10g。

【其他剂型】尚未见有其他剂型。

【使用注意】糖尿病患儿禁服。脾虚易腹泻者慎服。服药期间，忌食辛辣、生冷、油腻食物。

【不良反应】轻度便秘，停药后可自行消失。

【药理作用】本品主要有止咳、化痰、平喘、抗炎、增强免疫功能、抗应激反应等作用。

鹭鸶咯丸

（《中国药典》2020年版一部）

【处方】麻黄12g　苦杏仁60g　石膏60g　甘草12g　细辛6g　炒紫苏子60g　炒白芥子12g　炒牛蒡子30g　瓜蒌皮60g　射干30g　青黛30g　蛤壳60g　天花粉60g　栀子(姜炙)60g　人工牛黄5g

【制法】以上十五味，除人工牛黄外，麻黄、杏仁等其余十四味药研成细粉；再将人工牛黄研细，与上述粉末配研，过筛，混匀。每100g粉末加炼蜜90~100g制成大蜜丸，即得。

【功能主治】宣肺，化痰，止咳。用于小儿痰浊阻肺所致的顿咳、咳嗽，症见咳嗽阵作，痰鸣气促，咽干声哑，百日咳见上述症状者。

【方解】方中麻黄开宣肺气，止咳平喘；苦杏仁降气止咳平喘；二药相须为用，宣肺止咳平喘力强，共为君药。石膏清肺泄热平喘；牛蒡子宣肺清热，祛痰止咳，炒后还可减缓寒凉之性；射干清热解毒，祛痰利咽；姜栀子泻三焦之火，除烦清热；瓜蒌皮清肺化痰，润肺止咳；天花粉清肺热，润肺燥；海蛤壳清肺热化痰浊；七药合用，清热化痰，润肺止咳，解毒利咽，共为臣药。炒紫苏子降气消痰，止咳平喘；炒白芥子辛温入肺，温肺豁痰利气；细辛温肺散寒，化除痰饮；三药合用，温化痰浊，止咳平喘。人工牛黄清热解毒，化痰开窍，利咽；青黛清热解毒，凉血消肿。上述五药合用，寒温并施，既清肺化痰，又助宣肺止咳，共为佐药。甘草甘平，既清热止咳，又调和诸药，故为使药。全方配伍，宣泄同施，寒温并用，共奏宣肺，化痰，止咳之功。

【临床应用】本品用于治疗百日咳、咳喘。

1. 百日咳 本方为治疗百日咳的专用药物，症见咳嗽连声，咳后有特殊吸气性回声，夜间咳甚，痰多而黏，甚者呕吐食物痰涎，神烦面赤，便干尿黄。

2. 咳喘 见咳嗽阵作，甚则作喘，痰多色白清稀或黏稠，发热，口渴，喜热饮，尿黄便干，舌淡、苔薄黄者。

西医急慢性支气管炎及肺炎等病，见上述症状者，有使用本品的报道。

【用法与用量】口服，梨汤或温开水送服。一次 1 丸，一日 2 次。

【规格】蜜丸剂，每丸重 1.5g。

【其他剂型】尚未见有其他剂型。

【使用注意】体虚久咳者慎用。百日咳不属于寒热错杂证者，勿服。治疗期间如果出现惊厥、窒息，病情不见好转者，应及时采取相应急救措施，避免导致生命危险。服药期间忌生冷肥甘、辛辣、过甜、过咸之饮食；避免接触异味、烟尘。本品含有细辛，不宜长期使用。百日咳患儿应注意隔离，避免传染。本品含麻黄碱，运动员禁用。

【不良反应】未检索到不良反应的报道。

金振口服液

（《中国药典》2020 年第一部）

【处 方】山羊角 94.5g 大黄 31.50g 平贝母 47.25g 黄芩 15.75g 青礞石 15.75g 石膏 23.62g 人工牛黄 9.45g 甘草 31.50g

【制法】以上八味，山羊角粉碎成细粉，加水及氢氧化钠，水解，滤过；药渣加水及氢氧化钠，水解至几乎全溶，滤过，合并两次滤液，浓缩；青礞石、石膏粉碎成粗粉，加水煎煮 2 次，滤过，滤液合并，浓缩；人工牛黄用 70% 乙醇回流提取 2 次，滤过，滤液合并，减压回收乙醇，浓缩；平贝母等其余四味，加水煎煮 2 次，滤过，滤液合并，浓缩至适量，离心，上清液加乙醇使沉淀，静置，取上清液，滤过，减压回收乙醇，浓缩，与上述浓缩液及适量的甜菊素混匀，加水搅匀，煮沸，冷藏，滤过，滤液加水至 1 000ml，调节 pH，灌封，灭菌，即得。

【功能主治】清热解毒，祛痰止咳。用于小儿痰热蕴肺所致的发热、咳嗽、咳吐黄痰、咳吐不爽、舌质红、苔黄腻；小儿急性支气管炎见上述证候者。

【方解】方中以山羊角清泻肺肝蕴热，且能息风定搐；人工牛黄清热解毒，豁痰定惊；二药均有清热解毒退热之功，为君药。生石膏清泻肺火，除烦止渴；黄芩、平贝母苦寒降泄，清肺热，化痰止咳，为臣药。青礞石质重镇坠，沉降下行，通利壅阻之痰积。因肺与大肠表里，故配大黄苦寒直降，清泻痰热从大便而解，为佐药。甘草祛痰止咳，清热解毒，调和诸药，为佐使药。诸药合用，共奏清热解毒，祛痰止咳之功效。

【临床应用】本品用于痰热蕴肺，肺气壅滞所致的咳嗽。

咳嗽 症见发热，咳嗽喘促，痰黄，咳吐不爽

【用法与用量】口服。6 个月 ~1 岁，一次 5ml，一日 3 次；2~3 岁，一次 10ml，一日 2 次；4~7 岁，一次 10ml，一日 3 次；8~14 岁，一次 15ml，一日 3 次。5~7 天为 1 个疗程，或遵医嘱。

【规格】每支装 10ml。

【其他剂型】本品还有颗粒剂。

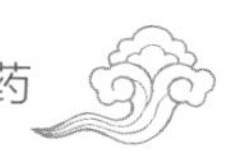

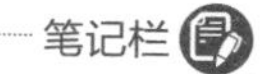

金振口服液的注意事项

【使用注意】脾胃虚弱、体虚久咳,大便溏薄者慎用。服药期间忌食辛辣、油腻的食物;服药后若大便次数增多、稀薄者,停药后即可恢复。

【不良反应】服药偶见大便次数增多、稀薄等症状。

其他儿科治喘咳中成药介绍如下(表 26-4):

表 26-4 其他儿科治咳喘中成药

名称	组成	功用	主治	用法用量	使用注意
儿童清肺合剂	麻黄、炒苦杏仁、石膏、甘草、蜜桑白皮、瓜蒌皮、黄芩、板蓝根、橘红、法半夏、炒紫苏子、葶苈子、浙贝母、紫苏叶、细辛、薄荷、蜜枇杷叶、白前、前胡、石菖蒲、天花粉、煅青礞石	清肺解表,化痰止咳	小儿痰热咳嗽,症见面赤身热,咳嗽急促,痰多黏稠,咽痛声哑,舌红苔黄,脉浮数	口服。合剂:一次 20ml,6 岁以下一次 10ml;丸剂:一次一丸,3 岁以下一次半丸,每日 2 次	阴虚燥咳,体虚久咳,脾虚泄泻者不宜服用。服药后咳喘、发热、痰涎壅盛不见好转,喘憋、面唇青紫者,应及时就医。忌食辛辣、生冷食物
小儿消积止咳口服液	蜜炙枇杷叶、炒葶苈子、瓜蒌、枳实、连翘、桔梗、炒山楂、炒莱菔子、槟榔、蝉蜕	清热肃肺,消积止咳	小儿饮食积滞、痰热蕴肺所致的咳嗽、夜间加重,喉间痰鸣,腹胀,口臭	口服。1 岁以下一次 5ml,1~2 岁一次 10ml,3~4 岁一次 15ml,5 岁以上一次 20ml,一日 3 次;5 天为 1 个疗程	体质虚弱、肺气不足、肺虚久咳、大便溏薄者慎用。3 个月以下婴儿不宜服用。服药期间饮食宜清淡,忌食生冷、辛辣、油腻食物

第五节 补 虚 类

儿科补虚中成药具有扶助正气作用,适用于治疗小儿虚证。本类中成药主要具有补气、益阴等作用,适用于脾胃气虚所致的小儿发育迟缓。主治或预防小儿佝偻病、软骨病,亦治小儿多汗、夜惊、食欲不振等。代表中成药有龙牡壮骨颗粒等。

龙牡壮骨颗粒
(《中国药典》2020 年版一部)

【处方】党参 45g 黄芪 22.5g 山麦冬 45g 醋龟甲 13.5g 炒白术 27g 山药 54g 醋南五味子 27g 龙骨 13.5g 煅牡蛎 13.5g 茯苓 45g 大枣 22.5g 甘草 13.5g 乳酸钙 66.66g 炒鸡内金 22.5g 维生素 D_2 12mg 葡萄糖酸钙 20.24g

【制法】以上十六味,炒鸡内金粉碎成细粉,党参、黄芪、山麦冬、炒白术、山药、醋南五味子、茯苓、大枣、甘草加水煎煮 3 次,每次 2 小时,煎液滤过,滤液合并;醋龟甲、龙骨、煅牡蛎加水煎煮 4 次,每次 2 小时,滤过,滤液与党参等提取液合并,浓缩至相对密度为 1.32~1.38(20℃)的稠膏。取炒鸡内金粉、维生素 D_2、乳酸钙、葡萄糖酸钙和上述稠膏,加入

笔记栏

蔗糖粉、香精适量，混匀，制颗粒，干燥，制成 1 000g；或加入适量的糊精、柠檬酸、阿司帕坦，混匀，制颗粒，干燥，放冷，加入橙油，混匀，制成 600g，即得。

【功能主治】强筋壮骨，和胃健脾。用于治疗和预防小儿佝偻病、软骨病；对小儿多汗、夜惊、食欲不振、消化不良、发育迟缓也有治疗作用。

【方解】本方为中西药合方制剂。方中党参善补中益气，生津养血；黄芪善补气健脾，益卫固表；醋龟甲善滋补肝肾，强筋健骨；三药合用，既补脾益气养血，又益肾强筋健骨，又固表止汗，故共为君药。炒白术善补气健脾，且能止汗；山药甘平善平补气阴，且兼涩敛之性；茯苓甘淡渗利，性平不峻，能健脾促运；大枣甘补性温，能补中益气，养血安神；龙骨甘涩质重微寒；煅牡蛎咸涩质重微寒，善平肝潜阳，镇惊安神，固涩止汗；醋南五味子酸收性涩，质润偏温，善滋肾益气，安神，止汗。以上七味，既助君药补脾益气养血，益肾强筋健骨与固表止汗，又能平肝镇惊安神，故为臣药。山麦冬微寒清热，善养阴清心安神；炒鸡内金甘平消散力较强，善消食化积，运脾健胃。合而用之，以助君臣药之力，故为佐药。甘草甘平不热，既补中益气，又调和诸药，故为使药。乳酸钙、葡萄糖酸钙，能补充钙源；维生素 D_2 能促进钙磷吸收。全方中西药合用，共奏扶正补虚、强筋壮骨、和胃健脾之功效。

【临床应用】本品可用于治疗小儿佝偻病、软骨病；小儿多汗症、失眠、慢性胃炎、发育迟缓等。

1. 小儿佝偻病　症见小儿易激惹、烦躁、睡眠不安、夜惊、夜哭、多汗，由于汗水刺激，睡时经常摇头擦枕，以致枕后脱发（枕秃）。随着病情进展，出现肌张力低下，关节韧带松懈，腹部膨大如蛙腹。患儿动作发育迟缓，独立行走较晚。重症佝偻病常伴贫血、肝脾大，营养不良，免疫力降低，易患腹泻、肺炎，且易成迁延性。患儿血钙过低，可出现低钙抽筋（手足搐搦症），神经肌肉兴奋性增高，出现面部及手足肌肉抽搐或全身惊厥，发作短暂约数分钟即停止，但亦可间歇性频繁发作，严重的惊厥可因喉痉挛引起窒息。

2. 小儿软骨病　症见骨痛、肌无力、肌痉挛和骨压痛。

3. 小儿汗多症　症见安静状态下，小儿全身或局部出汗过多，甚至大汗淋漓。

4. 小儿脾胃虚弱　症见小儿消瘦或过胖，脸色发青或黄，易流口水或口水过多，舌苔白厚或黄厚，口唇干或裂，易出现湿疹，厌食或饮食过多，腹部胀大或腹胀有气，排气多或放屁有味，腹泻，便秘，尿床频繁或小便偏多等。

【用法与用量】开水冲服。2 岁以下一次 5g（含蔗糖）或 3g（无蔗糖），2~7 岁一次 7.5g（含蔗糖）或 4.5g（无蔗糖），7 岁以上一次 10g（含蔗糖）或 6g（无蔗糖），一日 3 次。

【规格】（含蔗糖）每袋 5g；（无蔗糖）每袋 3g。

【其他剂型】尚未见有其他剂型。

【使用注意】实热证者慎用。服药期间忌食辛辣、油腻食物。患儿发热期间暂停服本品，佝偻病合并手足搐搦者应配合其他治疗。

【不良反应】未检索到不良反应的报道。

【药理作用】本品主要有调整人体功能，促进钙、磷吸收，增加体内 25（OH）D_3 的含量，促进骨骼中骨矿盐含量与骨密度的比值增加的作用。

第六节　镇惊息风类

儿科镇惊息风中成药具有镇惊息风作用，适用于治疗小儿惊风抽搐。

本类中成药具有清热化痰、息风镇惊、祛风止痉作用，主要用于急惊风之实证。主治痰

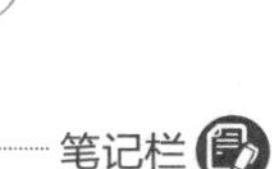

食或风痰所致的小儿急惊风，症见高热抽搐，或痰喘气急，或神志不清。代表中成药有琥珀抱龙丸、牛黄抱龙丸等。

琥珀抱龙丸

（《中国药典》2020年版一部）

【处方】山药（炒）256g　朱砂80g　甘草48g　琥珀24g　天竺黄24g　檀香24g　枳壳（炒）16g　茯苓24g　胆南星16g　枳实（炒）16g　红参24g

【制法】以上十一味，琥珀研成极细粉，朱砂水飞成极细粉；檀香等其余九味粉碎成细粉，与上述粉末配研，过筛，混匀。每100g粉末加炼蜜90~110g制成小蜜丸或大蜜丸，即得。

【功能主治】清热化痰，镇静安神。用于饮食内伤所致的痰食型急惊风，症见发热抽搐，烦躁不安，痰喘气急，惊痫不安。

【方解】方中琥珀甘平质重，善镇惊安神；朱砂甘寒清解，质重镇惊，清心解毒，为重镇安神要药；炒山药甘平性缓，能补脾益肾，益气养阴，《药性论》谓其能“镇心神”，《日华子本草》谓其能“长志安神”。三药合用，能清心镇心安神，故共为君药。天竺黄甘寒清凉，善清热化痰，清心定惊；胆南星苦辛性凉，善清热化痰，息风定惊；炒枳实、炒枳壳苦泄辛散，性凉不燥，善行气，化痰；茯苓甘淡渗利，健脾运，除痰湿；红参性温甘补，补中益气，助益心脾而化痰安神。合而用之，能助君药化痰，定惊，故共为臣药。檀香辛香温通，长于宣畅胸膈气机；甘草甘平不峻，既解药毒，又调和药性，故共为佐药。全方配伍，清镇结合，共奏清热化痰，镇静安神之功。

【临床应用】本品可用于治疗痰热所致烦躁不安，惊痫，发热抽搐等。

1. 烦躁不安　症见小儿睡眠不安、夜惊、夜啼。

2. 惊痫　症见小儿呼吸节律失整，双目凝视且有震颤，脸色呈现阵发性青紫（苍白），有眨眼、吸吮、咀嚼等动作，少数会有全身抽搐症状。

3. 发热抽搐　症见小儿高烧抽搐，短暂性发呆愣神，吐白沫。

4. 痰喘气急　症见小儿呼吸急促，喉中痰鸣。

西医乙型脑炎、流行性脑炎、脑膜炎、败血症等属于痰热炽盛者，也有选用本品的文献报道。

【用法与用量】口服。小蜜丸一次1.8g（9丸），大蜜丸一次1丸，一日2次；婴儿小蜜丸一次0.6g（3丸），大蜜丸一次1/3丸，化服。

【规格】大蜜丸，每丸重1.8g；小蜜丸，每100丸重20g。

【其他剂型】本品未见其他剂型。

【使用注意】慢惊及久病、气虚者忌服。寒痰停饮咳嗽、脾胃虚弱、阴虚火旺者慎用。外伤瘀血痫疾不宜单用本品。因本品含朱砂，故不宜过量或久用。服药期间，饮食宜清淡，忌食辛辣刺激、油腻食物。小儿高热惊厥抽搐不止，应及时送医院抢救。

【不良反应】未检索到不良反应的报道。

【药理作用】本品主要有抗惊厥、镇静、抗菌、抗炎、解热等作用。

牛黄抱龙丸

（《中国药典》2020年版一部）

【处方】牛黄8g　胆南星200g　天竺黄70g　茯苓100g　琥珀50g　人工麝香4g　全蝎30g　炒僵蚕60g　雄黄50g　朱砂30g

【制法】以上十味，牛黄、人工麝香外，朱砂、雄黄分别水飞成极细粉；胆南星等其余六

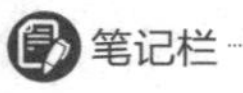

味粉碎成细粉；将人工麝香、牛黄研细，与上述粉末配研，过筛，混匀。每 100g 粉末加炼蜜 90~100g 制成大蜜丸，即得。

【功能主治】清热镇惊，祛风化痰。用于小儿风痰壅盛所致的惊风，症见高热神昏、惊风抽搐。

【方解】方中牛黄苦泄性凉，善清热解毒，清心豁痰，息风定惊；胆南星苦泄凉清，善清热化痰定惊。二药合用，能清热定惊，祛痰止痉，故为君药。天竺黄甘寒清凉，能清热化痰，清心凉肝，息风定惊；琥珀甘平质重，能重镇安神定惊；朱砂甘寒、有毒，质重安神，性寒清心；茯苓甘淡性平，入心脾，健脾运，除痰湿，安心神，以扶正气；人工麝香辛香走窜，善开窍通闭。五药合用，助君药定惊，开窍，共为臣药。全蝎辛平、有毒，专入肝经，走窜搜剔，善息风止痉；炒僵蚕咸软辛散，平而偏凉，善息风止痉，祛风止痛，化痰散结；雄黄辛温、有毒，能祛痰，定惊，共为佐使。诸药合用，共奏清热镇惊，祛风化痰之功。

【临床应用】本品可用于治疗小儿热极惊风，症见高热，神昏、抽搐；风痰壅盛，症见小儿神昏肢厥，面白唇紫，喉间痰声辘辘，牙关紧闭，或四肢抽搐等症；小儿高热惊厥，症见突然发作，意识丧失，两眼固定，眼球上吊，凝视或斜视，全身或局部肌肉痉挛，持续数秒至数分钟不等，严重者可反复发作，甚至呈持续状态；以及呼吸气促等。

西医小儿肺炎、惊厥、中毒性痢疾、乙型流行性脑脊髓膜炎、高热惊厥、肺炎、败血症等属于热度风痰壅盛者，也有选用本品的文献报道。

【用法与用量】口服。一次 1 丸，一日 1~2 次；1 岁以内小儿酌减。

【规格】大蜜丸，每丸重 1.5g。

【其他剂型】未见有其他剂型。

【使用注意】慢惊风或阴虚火旺所致虚风内动者慎用。因本品含朱砂、雄黄，故不宜过量或久用。服药期间，饮食宜清淡，忌食辛辣、油腻食物。小儿高热惊厥抽搐不止，应及时送医院抢救。

【不良反应】未检索到不良反应的报道。

【药理作用】本品主要有镇静催眠、抗惊厥、抗炎解热、抗病原微生物等作用。

（李　楠）

复习思考题

扫一扫
测一测

1. 简述小儿热速清口服液、小儿咽扁颗粒、小儿金翘颗粒、儿感清口服液、小儿化毒散、解肌宁嗽丸的功能主治和临床应用。

2. 简述小儿泻速停、醒脾养儿颗粒、止泻灵颗粒、健脾康儿片、肥儿丸的功能主治和临床应用。

3. 简述小儿咳喘灵口服液、清宣止咳颗粒、儿童清肺合剂、小儿消积止咳口服液的功能主治和临床应用。

4. 简述龙牡壮骨颗粒、琥珀抱龙丸、牛黄抱龙丸的功能主治和临床应用。

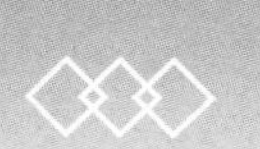

第二十七章 眼科常用中成药

笔记栏

PPT 课件

学习目标

通过本章学习，掌握眼科常用中成药的基本知识，为临床合理使用眼科中成药奠定基础。

1. 掌握明目蒺藜丸、明目地黄丸的组成、功效主治、方解、临床应用、用法用量、使用注意、不良反应。

2. 熟悉八宝眼药（散）、珍珠明目滴眼液、石斛夜光颗粒的功效主治、临床应用、用法用量、使用注意。

3. 了解明目上清片、黄连羊肝丸、障眼明片、复方血栓通胶囊、和血明目片的功效主治。

眼科常用中成药是治疗眼科疾病的一类中药，主治眼科常见疾病如目赤肿痛、羞明流泪、眵多胶结，或内障目暗，视物昏花，目干目涩等。

根据其功效和适用范围，可分为清热、扶正两类，分别适用于风热上攻或火热上攻以及肝肾不足、阴虚火旺、气虚血瘀所致的眼科疾病。

在临床使用眼科常用中成药时，应在中医辨证施治原则指导下，根据眼科疾病、证候，正确选择，合理使用。

第一节 清 热 类

眼科清热中成药具有清热散风或清热泻火作用，适用于治疗风热或火热上攻所致的各种目疾。

按其功效与适用范围，本类中成药又可分为清热散风明目剂与清热泻火明目剂两类。清热散风明目剂主要具有清热散风，明目退翳，止痒止泪等作用，主治风热上攻所致的胞睑红肿，白睛红赤，灼痛痒涩，羞明多泪或眵多胶结，口干，尿黄，舌红，苔黄，脉浮数等。代表中成药有明目蒺藜丸、明目上清片等。清热泻火明目剂主要具有清热泻火、明目退翳作用，主治羞明流泪，热泪成汤或眵多清稀，口渴引饮，尿赤，便干，舌红，苔黄，脉数等。代表中成药有八宝眼药（散）、珍珠明目滴眼液、黄连羊肝丸等。

明目蒺藜丸

（《中华人民共和国卫生部药品标准：中药成方制剂》第6册）

【处方】黄连 4g　川芎 36g　白芷 36g　蒺藜（盐水炙）108g　地黄 72g　荆芥 36g　旋

笔记栏

覆花 36g 菊花 108g 薄荷 36g 蔓荆子(微炒)72g 黄柏 36g 连翘 36g 密蒙花 36g 防风 36g 赤芍 36g 栀子(姜水炙)36g 当归 72g 甘草 36g 决明子(炒)36g 黄芩 72g 蝉蜕 36g 石决明 36g 木贼 36g

【制法】以上二十三味,粉碎成细粉,过筛,混匀。用水泛丸,干燥,即得。

【功能主治】清热散风,明目退翳。用于上焦火盛引起的暴发火眼,云蒙障翳,羞明多眵,眼边赤烂,红肿痛痒,迎风流泪。

【方解】方中盐蒺藜善平肝疏肝、祛风明目止痒;菊花善清热散风,平肝明目;蝉蜕善疏散风热,明目退翳,止痒。三药相伍,既清热散风,又明目退翳,且能止痒,切中病机,故共为君药。炒决明子、石决明均入肝经,相伍同用,善清泻肝火,平肝明目。黄芩、黄连、黄柏、姜栀子苦寒清泄,善清泻三焦实热火毒。薄荷芳香清凉疏散,木贼微苦平凉清疏,密蒙花甘寒清泄略补,炒蔓荆子辛散苦泄,寒清轻浮,四药均入肝经,相伍同用,善疏散风热,清利头目而明目退翳止痒。此十味相合,能助君药之功,共为臣药。连翘苦寒清泄升浮,荆芥、防风微温发散,白芷芳香辛温燥散,四药相伍,善清散头面部风热、除湿止痒。当归甘辛温补行散,赤芍苦泄散而微寒,地黄甘滋苦寒清泄,川芎辛温行散,上行头颠,四药相伍,既养血活血,又凉血清热,还散风止痛。此八味共为佐药。旋覆花苦降辛散,主入肺胃经,善下气降逆,以利清泄上中焦实热火毒;生甘草甘平偏凉,既清热,又调和诸药。此二味共为使药。全方配伍,清泄与疏散并施,共奏清热散风、明目袪翳之功。

【临床应用】本品可用于风热上攻引起的目生障翳,迎风流泪,羞明,眼边红烂等。

风热上攻 症见眼热泪频流,内眦部红肿疼痛,其下方隆起,可扪及肿核,疼痛拒按;头痛,或见恶寒发热,舌红苔薄黄,脉浮数。

西医白内障,玻璃体浑浊,角膜白斑,角膜炎,视网膜色素变性,黄斑变性,青光眼,视神经萎缩,飞蚊症,以及糖尿病、高血压、肺心病等引起的各类眼病等,也有使用本品治疗的报道。

【用法与用量】口服。一次 9g,一日 2 次。

【规格】每 20 粒重 1g。

【其他剂型】尚未见其他剂型。

【使用注意】忌食辛辣、腥、膻之物。

【不良反应】未检索到不良反应的报道。

【药理作用】本品主要有抗菌、抗病毒、解热、消炎、收敛及利尿作用。

八宝眼药(散)

(《中华人民共和国卫生部药品标准:中药成方制剂》第 6 册)

【处方】炉甘石(三黄汤飞)300g 地栗粉 200g 熊胆 9g 硼砂(炒)60g 冰片 20g 珍珠 9g 朱砂 10g 海螵蛸(去核)60g 麝香 9g

【制法】以上九味,珍珠、朱砂分别水飞或粉碎成极细粉,海螵蛸、硼砂粉碎成极细粉;将麝香、冰片、熊胆研细,与上述粉末及地栗粉、炉甘石粉末配研,过九号筛,混匀,即得。

【功能主治】消肿止痛,退翳明目。用于目赤肿痛、眼缘溃烂、羞明怕风、眼角涩痒。

【方解】方中炉甘石善收湿止痒、明目退翳;将其煅后研细,再用三黄(黄连、黄芩、黄柏)汤飞制后,又兼清热燥湿,泻火解毒之功,以利消肿止痛,故为君药。地栗粉甘寒清解,善清热明目,利湿;熊胆苦寒清泄,善清肝泻火明目;炒硼砂甘咸性凉清解软坚,善清热解毒,消肿止痛,退翳明目,又收湿敛疮,疗眼缘溃烂,故为臣药。冰片袪翳明目,消肿止痛;珍珠甘寒清解,善明目退翳,解毒敛疮;朱砂甘寒清解,重镇有毒,善清热解毒明目;海螵蛸咸涩微温,

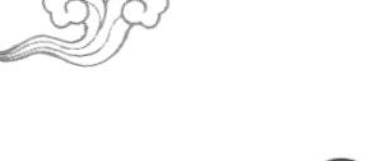

外用善收湿敛疮生肌。三药相伍，既清热退翳，又收湿生肌，故为佐药。麝香辛香散窜温通，既善活血消肿止痛，疗目中扶翳(《名医别录》)；又通行诸窍，引药入肌肤结膜，故为使药。诸药合用，共奏清热泻火，消肿止痛，退翳明目，收湿生肌之功，故可治肝胃火盛所致的目赤肿痛，眼缘溃烂，羞明怕风，眼角涩痒。

【临床应用】本品可用于肝胃火盛所致的目赤肿痛，眼缘溃烂，羞明怕风，眼角涩痒等。也可用于急性出血性结膜炎、流行性角膜结膜炎早期、眦部睑缘炎、溃疡性睑缘炎见上述证候者。

1. 目赤肿痛　症见眼目红肿涩痛。

2. 眼缘溃烂　症见双眼发红，尤其是内眦部发红溃烂，双眼感觉干燥。

3. 羞明怕风　症见平时眼睛见光太久或风吹太久就感觉酸涩，流泪。

4. 眼角涩痒　症见眼角痒、干涩。

【用法与用量】取少许，点于眼角，一日 2~3 次。

【规格】每管或瓶装 1.2g 或 0.6g。

【其他剂型】尚未见其他剂型。

【使用注意】孕妇慎用。点药后，轻轻闭眼 5 分钟，睑内涂用时，适量即可，否则有干涩刺痛等不适。忌食辛辣食物，忌吸烟，忌饮酒。用药后应将药管或瓶口封禁，以免药气逸散。用于眼睑赤烂溃疡时，需用温开水将浓痂洗净，暴露疮面后涂敷。因本品含质重沉降之朱砂，如用水调滴眼时，宜摇匀后再用。

【不良反应】未检索到不良反应的报道。

【药理作用】本品主要有抗菌、消炎、止痛等作用。

珍珠明目滴眼液

(《中华人民共和国卫生部药品标准：中药成方制剂》)第 17 册)

【处方】珍珠液 20ml(含总蛋白量不少于 20mg)　冰片 1.0g

【制法】将氯化钠加入适量蒸馏水中，加热煮沸，冷却至 80℃，加入珍珠液，边搅拌边降温至 60℃。另将冰片、羟苯乙酯 0.5g 溶于乙醇中，边搅拌边滴加入以上溶液内，加水搅拌 30 分钟以上，滤过，灌制成 1 000ml，灌封，即得。

【功能主治】清热泻火，养肝明目。用于肝虚火旺引起的视力疲劳症和慢性结膜炎。长期使用可以保护视力。

【方解】方中珍珠液为珍珠层粉经现代工艺加工水解而成，含多种氨基酸，便于滴眼后吸收，更易发挥珍珠养阴息风，退翳明目功能而治目疾。冰片性微寒味苦，气清香透达可入诸窍，解郁火，消肿止痛。二药合用，共奏清热泻火，养肝明目之功。

【临床应用】本品可用于肝虚火旺引起视力疲劳和慢性结膜炎等。

1. 干涩昏花　因肝阴内耗不能濡养目窍所致，症见眼痒刺痛，干涩不舒，隐涩难开，眼睑沉重；慢性结膜炎见上述证候者。

2. 视力疲劳　因肝阴不足、肝气偏旺所致，症见阅读不能持久，久则模糊，复视，甚则头痛，眩晕，眼胀痛，眼睑垂闭，不敢睁眼，心烦易怒。

【用法与用量】滴入眼睑内。一次 1~2 滴，一日 3~5 次。

【规格】每支装 8ml；10ml；12ml；15ml。

【其他剂型】本品未见其他剂型。

【使用注意】过敏体质者慎用。药物滴入有沙涩磨痛、流泪频频者停用；用药后有眼痒，眼睑皮肤潮红，结膜水肿者停用，并到医院就诊。

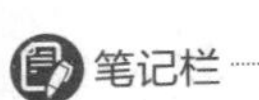

珍珠明目滴眼液的注意事项

【不良反应】未检索到不良反应的报道。

【药理作用】本品有抗炎、解除平滑肌痉挛、改善微循环等作用。

其他眼科清热类中成药介绍如下(表 27-1):

表 27-1 其他眼科清热类中成药

名称	组成	功用	主治	用法用量	使用注意
明目上清片	桔梗、熟大黄、天花粉、石膏、麦冬、玄参、栀子、蒺藜、蝉蜕、甘草、陈皮、菊花、车前子、当归、黄芩、赤芍、黄连、枳壳、薄荷脑、连翘、荆芥油	清热散风,明目止痛	外感风热所致的暴发火眼,红肿作痛,头晕目眩,眼边刺痒,大便燥结,小便赤黄	口服。一次 4 片,一日 2 次	孕妇慎用。脾胃虚寒者忌用。忌食辛辣油腻食物。有高血压、心脏病、肾病、糖尿病等病情严重者应在医师指导下服用
黄连羊肝丸	黄连、胡黄连、黄芩、黄柏、龙胆、柴胡、醋青皮、木贼、密蒙花、茺蔚子、炒决明子、石决明(煅)、夜明砂、鲜羊肝	泻火明目	肝火旺盛,目赤肿痛,视物昏暗,羞明流泪,胬肉攀睛	口服。大蜜丸一次 1 丸(每丸 9g),小蜜丸一次 9g(18 丸),一日 1~2 次	阴虚火旺、体弱年迈、孕妇及脾胃虚寒者慎用。服药期间饮食宜清淡,忌食辛辣、肥甘之物。应用过程中,视力减退严重者,应及时检查,以便采取相应治疗措施

第二节 扶 正 类

眼科扶正中成药具有补虚扶正作用,主治正气虚弱等所致的各种眼科疾病。

按其功效与适用范围,本类中成药又可分为滋阴养肝明目剂与益气养阴化瘀明目剂等两类。其中滋阴养肝明目剂主要具有滋肾养肝、明目退翳等作用,主治肝肾亏虚或阴虚火旺所致的内障目暗,视物昏花,目干目涩,腰膝酸软,口干,舌红少苔,脉沉或细数等。代表中成药有明目地黄丸、石斛夜光颗粒、障眼明片等。益气养阴化瘀明目剂主要具有补气养阴、活血化瘀、明目等作用,主治气阴两虚与瘀血阻脉所致的视力下降或视觉异常,眼底瘀血征象,神疲乏力,咽干,口干,舌红少苔,脉沉细等。代表中成药有复方血栓通胶囊、和血明目片等。

临证需根据各类及各成药的功效与主治,辨证合理选用。本类中成药大多甘润滋补,有腻膈碍胃恋邪之弊,故脾胃虚弱者慎用,痰湿、食积、气滞者忌用。

明目地黄丸
(《中国药典》2020 年版一部)

【处方】熟地黄 160g 酒萸肉 80g 牡丹皮 60g 山药 80g 茯苓 60g 泽泻 60g 枸杞子 60g 菊花 60g 当归 60g 白芍 60g 蒺藜 60g 煅石决明 80g

【制法】以上十二味,粉碎成细粉,过筛,混匀。每 100g 粉末用炼蜜 35~50g 加适量水制丸,干燥,制成水蜜丸;或加炼蜜 90~110g 制成小蜜丸或大蜜丸,即得。

【功能主治】滋肾,养肝,明目。用于肝肾阴虚,目涩羞明,视物模糊,迎风流泪。

【方解】方中熟地黄滋补肾阴,填精益髓,精气充则神旺,神旺则目睛光明,故为君药。

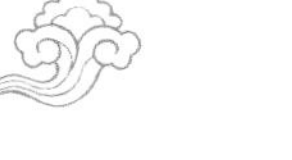

酒萸肉、枸杞子、山药、当归、白芍补精养血，血盛则形强，以充养神光，为臣药。蒺藜、煅石决明平肝祛翳，明目除昏；牡丹皮凉血散瘀，活血通络；茯苓、泽泻清热利湿，引浮火下行，共为佐药。菊花清热散风，除头痛目赤，引药上行，可升发阴精，为使药。诸药合用，共奏滋肾，养肝，明目之功。

【临床应用】本品可用于治疗因肝肾阴虚所致的目涩羞明、迎风流泪、视物模糊等。

1. 视物昏渺　因劳神竭视，血少，元气弱或经血亏损所致，症见眼外观端好，无异常人，自觉视力渐降，蒙昧不清；慢性球后视神经炎、轻度视神经萎缩、黄斑部退行性病变见上述证候者。

2. 干涩昏花　因劳瞻竭视，思虑过多，或房劳过度，致伤神水，症见双目干涩不爽，视物昏花，甚则黑睛枯干光损，常伴口干鼻燥，妇女月经不调，白带稀少；干燥性角膜炎、结膜干燥症见上述证候者。

3. 溢泪　因年老体衰，精血不足，筋肉弛缓，眼液失约所致，症见初起迎风流泪，甚则时时泪下，但冲洗泪道检查，仍然通畅；泪道狭窄见上述证候者。

西医白内障早期、单纯性青光眼、中心视网膜炎、视神经炎、干燥性角膜炎、老年性泪腺萎缩、老年白内障等属于肝肾阴虚者，也有使用本品的报道。

【用法与用量】口服。水蜜丸一次 6g，小蜜丸一次 9g，大蜜丸一次 1 丸，一日 2 次。

【规格】水蜜丸，每袋 6g；大蜜丸，每丸重 9g；小蜜丸，45 粒重 9g。

【其他剂型】本品还有浓缩丸等剂型。

【使用注意】肝经风热，肝胆湿热，肝火上扰，以及脾胃虚弱，运化失调者慎用。暴发火眼，表现为眼白睛充血发红，畏光，流泪，眼眵多者不宜用。服药期间忌烟、酒、辛辣刺激性食物。

【不良反应】未检索到不良反应的报道。

【药理作用】本品有抑制白内障形成、抗氧化、改善视网膜病变等作用。

石斛夜光颗粒

（《国家食品药品监督管理局国家药品标准：新药转正标准》第 42 册）

【处方】石斛　人参　山药　茯苓　甘草　肉苁蓉　枸杞子　菟丝子　地黄　熟地黄　五味子　天冬　麦冬　苦杏仁　防风　川芎　枳壳（麸炒）　黄连　牛膝　菊花　蒺藜（盐炒）　青葙子　决明子　羚羊角　水牛角浓缩粉

【功能主治】滋阴补肾，清肝明目。用于肝肾两亏，阴虚火旺，内障目暗，视物昏花。

【方解】方中石斛甘而微寒清养，天冬甘苦大寒清滋，麦冬甘苦微寒清泄滋养，地黄甘苦寒而滋养清泄。四药性寒凉，相伍同用，既滋阴降火，又清热凉血，还润燥滑肠。熟地黄质润甘补微温，枸杞子甘平质润滋补，菟丝子甘补辛润而温，五味子酸敛质润温补，肉苁蓉甘温润补，牛膝苦平泄降而甘补。六药均入肝肾经，相伍同用，既补肝肾，益精血而明目，又引火下行，且兼润肠燥。人参甘温大补，山药甘平补敛，茯苓甘淡渗利兼补，甘草甘平补虚，四药相伍，善补脾益气，以助精血生化之源，增强补益肝肾之功。水牛角浓缩粉苦咸寒而清泄，羚羊角咸寒清泄潜降，决明子甘苦微寒清泄益润，青葙子苦寒清降泄散，黄连苦寒清泄而燥。五药相伍，善清热凉血，泻火明目，兼燥湿润肠。菊花甘苦疏散清益，盐蒺藜苦泄辛散平凉，川芎辛香行散温通，防风辛散甘缓微温。四药相合，既疏散风热，平肝疏肝，清利头目，又胜湿，活血，行气，止泪。苦杏仁苦微温而润降，善降气化痰，兼润肠；麸炒枳壳苦微寒而泄散，善理气宽胸、消积化痰。两者相伍，能行气，化痰，缓通大便，既使补而不滞，又利于内障的消除。此外，甘草尚有调和诸药之功。全方配伍，融滋补、清泄、润降为一体，共奏滋阴补肾，清肝明目之功。

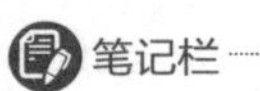

【临床应用】本品可用于治疗因肝肾两亏、阴虚火旺所致的青少年假性近视，老年性白内障，慢性单纯性青光眼、青盲等眼科疾病。

1. 圆翳内障，视瞻昏渺　因肝肾不足，阴虚火旺，目失所养所致，症见眼外观正常，自觉视力逐渐下降，视物昏花不清，兼见头晕耳鸣，腰膝酸软，五心烦热，口苦咽干，舌红或有瘀斑，脉细数。

2. 青盲　因肝肾不足，虚火上炎所致，症见眼内外无障翳，一眼或双眼视力逐渐下降，视物昏蒙，直至视物不见，年轻人多为双眼同时或先后发病，瞳神内无任何气色可辨，伴头晕耳鸣，腰膝酸软，双目干涩。

西医白内障也有使用本品的报道。

【用法与用量】用开水冲服，一次 2.5g，一日 2 次。

【规格】每袋装 2.5g。

【其他剂型】本品还有丸剂等剂型。

【使用注意】孕妇、哺乳期妇女慎用。肝经风热、肝火上攻实证，以及脾胃虚弱、运化失调者慎用。

【不良反应】未检索到不良反应的报道。

【药理作用】本品主要有抑制白内障形成、改善微循环、增强免疫功能、抗疲劳等作用。

其他眼科扶正类中成药介绍如下（表 27-2）：

表 27-2　其他眼科扶正类中成药

名称	组成	功用	主治	用法用量	使用注意
障眼明片	石菖蒲、决明子、肉苁蓉、葛根、青葙子、党参、蔓荆子、枸杞子、车前子、白芍、山茱萸、甘草、菟丝子、升麻、蕤仁（去内果皮）、菊花、密蒙花、川芎、黄精、熟地黄、关黄柏、黄芪	补益肝肾，退翳明目	肝肾不足所致的干涩不舒、单眼复视、腰膝酸软，或轻度视力下降；早、中期老年性白内障见上述证候者	口服。（薄膜衣片 0.21g/片，糖衣片 0.21g/片）一次 4 片或（薄膜衣片 0.42g/片）一次 2 片，一日 3 次	脾胃虚寒者慎用。忌食辛辣、油腻食物
复方血栓通胶囊	三七、黄芪、丹参、玄参	活血化瘀，益气养阴	血瘀兼气阴两虚证的视网膜静脉阻塞，症见视力下降或视觉异常、眼底瘀血征象、神疲乏力、咽干、口干；血瘀兼气阴两虚的稳定性劳累型心绞痛，症见胸闷，胸痛，心悸，心慌，气短，乏力，心烦，口干	口服。一次 3 粒，一日 3 次	孕妇慎用。痰瘀阻络、气滞血瘀者慎用。服药期间不宜食用辛辣厚味，肥甘滋腻，难于消化之食物
和血明目片	蒲黄、丹参、地黄、墨旱莲、菊花、黄芩（炒炭）、决明子、车前子、茺蔚子、女贞子、夏枯草、龙胆、郁金、木贼、赤芍、牡丹皮、山楂、当归、川芎	凉血止血，滋阴化瘀，养肝明目	阴虚肝旺，热伤络脉所引起的眼底出血	口服。一次 5 片，一日 3 次	脾胃虚弱者慎用。服药期间忌食辛辣、油腻之品

（丘振文）

笔记栏

复习思考题

1. 试述明目蒺藜丸、珍珠明目滴眼液、八宝眼药(散)、明目上清片的功能主治、临床应用及其异同点。

2. 试述明目地黄丸、石斛夜光颗粒、障眼明片、复方血栓通胶囊的功能主治、临床应用及其异同点。

扫一扫
测一测

笔记栏

PPT 课件

第二十八章 耳鼻喉口腔科常用中成药

学习目标

通过本章学习，掌握耳鼻喉口腔科常用中成药的基本知识，为临床合理使用耳鼻喉口腔科中成药奠定基础。

1. 掌握耳聋丸、耳聋左慈丸、千柏鼻炎片、藿胆滴丸、辛芩颗粒、桂林西瓜霜、玄麦甘桔含片、珠黄散、黄氏响声丸的组成、功能主治、方解、临床应用、用法用量、使用注意、不良反应。

2. 了解辛夷鼻炎丸、鼻窦炎口服液、鼻炎康片、鼻渊舒胶囊、香菊胶囊、复方鱼腥草片、冰硼散、六神丸、清音丸、清咽滴丸、栀子金花丸、口炎清颗粒、口腔溃疡散的功能主治、临床应用、用法用量、使用注意。

耳鼻喉口腔科常用中成药是治疗耳、鼻、喉、口腔常见疾病的一类中药。

根据其功效和适用范围，本类药物分为治耳病、治鼻病、治咽喉病三类。分别适用于治疗耳聋、耳鸣，鼻塞、鼻渊、鼻鼽，咽喉肿痛、声音嘶哑，口舌生疮等病症。

在临床使用本类中成药时，应在中医辨证施治原则指导下，根据耳鼻咽喉口腔的疾病与证候，正确选择、合理使用。

第一节 治耳病类

治耳病中成药主要用于治疗耳科疾病的耳聋、耳鸣。

本类药物按功效和应用特点可分为清肝利耳和滋肾聪耳两类。本类中成药常以黄芩、龙胆、栀子、硼砂等清热解毒之品，或九节菖蒲、磁石等通窍利耳之药，结合辨证虚实配伍相关补泻药物而组方。本类药物以清泻肝胆实火、清利肝胆湿热、开窍或滋阴平肝为主要作用，适用于肝胆湿热、肝火上扰或肝肾亏虚等证引发的耳聋耳鸣等症。

使用本类药物时须根据各类及各成药的功能主治，合理选用。清肝利耳剂大多苦寒清泄清利，有伤阳败胃之弊，故脾胃虚寒或阴虚津亏者慎用；滋肾聪耳剂大多滋腻碍胃，故脾胃虚弱慎服，湿滞痰壅者不宜服。

一、清肝利耳剂

清肝利耳中成药主要具有清泻肝胆实火、清利肝胆湿热、开窍等作用，主治肝火上扰或肝胆湿热所致的突发耳聋、耳鸣如闻潮声或如风雷声、面红耳赤、急躁易怒、口苦口干、便秘尿黄、舌红、苔黄、脉弦数。代表中成药有耳聋丸等。

耳聋丸

(《中国药典》2020年版一部)

【处方】龙胆500g　黄芩500g　地黄500g　泽泻500g　木通500g　栀子500g　当归500g　九节菖蒲500g　甘草500g　羚羊角25g

【制法】以上十味,羚羊角镑丝,用羚羊角重量30%的淀粉制成稀糊,与羚羊角丝拌匀,干燥;再与龙胆等九味混合,粉碎成细粉。每100g粉末加炼蜜150~170g,制成小蜜丸或大蜜丸,即得。

【功能主治】清肝泻火,利湿通窍。用于肝胆湿热所致的头晕头痛,耳聋耳鸣,耳内流脓。

【方解】方中龙胆苦寒清泄沉降,既能泻肝胆实火,又能清肝经湿热,针对病机,故为君药。黄芩苦寒清泄而燥,善清热泻火,燥湿解毒;栀子苦寒清利,善清热泻火,凉血利湿,两者相伍,可增君药清肝泻火,除湿之功,故为臣药。羚羊角咸寒清降,善泻肝火,平肝阳,解热毒;泽泻甘寒渗利清泄,善利湿热,泄相火;木通苦寒通利清降,善清利湿热,通利血脉;地黄甘苦性寒,滋养清泄,善清热凉血,滋阴生津;当归甘能润补,辛温行散,善补血活血,通脉止痛;九节菖蒲辛香苦燥温化,善化湿浊,通耳窍。六者相伍,既助君臣药泻肝胆实火,除肝经湿热,又滋阴养血,平抑肝阳,开肾窍,防苦燥再伤肝阴,故为佐药。甘草甘平补和,既清热解毒,缓急止痛,又调和诸药,故为使药。全方配伍,清泄除湿开窍,共奏清肝泻火,利湿通窍之效。

【临床应用】本品可用于治疗肝胆火盛,循经上扰耳窍或肝经湿热,邪毒蕴结耳内所致的耳聋、脓耳。

1. 耳聋　因肝胆火盛,循经上扰耳窍所致,症见听力下降,耳鸣伴头痛,眩晕,面红,目赤,口苦咽干,烦躁易怒,舌红苔薄黄,脉弦数;神经性耳聋见上述临床表现者。

2. 脓耳　因肝经湿热,邪毒蕴结耳内,久而不愈,腐灼黏膜,化而为脓所致,症见耳内生疮,肿痛刺痒,破流脓水,久不收敛,听力下降,伴有头痛眩晕,面红,目赤,口苦咽干,烦躁易怒,舌红苔黄,脉弦数;脓性中耳炎见上述临床表现者。

【用法与用量】口服。小蜜丸一次7g,大蜜丸一次1丸,一日2次。

【规格】小蜜丸,每45丸重7g;大蜜丸,每丸重7g。

【其他剂型】本品还有片剂、胶囊剂等剂型。

【使用注意】脾胃虚寒者、孕妇慎用。服药期间忌食辛辣油腻食物。

【不良反应】目前尚未检索到不良反应报道。

二、滋肾聪耳剂

滋肾聪耳中成药主要具有滋肾平肝等作用,主治肾精亏虚所致的听力逐渐下降,耳鸣如闻蝉鸣之声、昼夜不息、夜间较重,头晕目暗,腰膝酸软,舌红,少苔,脉细弱或细数等。代表中成药有耳聋左慈丸等。

耳聋左慈丸

(《中国药典》2020年版一部)

【处方】煅磁石20g　山药80g　熟地黄160g　山茱萸(制)80g　泽泻60g　牡丹皮60g　茯苓60g　竹叶柴胡20g

【制法】以上八味,粉碎成细粉,过筛,混匀。每100g粉末用炼蜜30~50g加适量水制

笔记栏

成水蜜丸，干燥；或加炼蜜 90~110g 制成大蜜丸，即得。

【功能主治】滋肾平肝。用于肝肾阴虚，耳鸣耳聋，头晕目眩。

【方解】方中熟地黄滋阴补肾，填精益髓，为君药。制山茱萸补养肝阴，山药补益脾阴，二药为伍，辅助君药，滋养肝脾肾，共为臣药。泽泻利湿泄浊，并防熟地黄之滋腻恋邪；茯苓健脾渗湿，并助山药之健运；牡丹皮清泄相火，并制山茱萸之温涩；又配竹叶柴胡疏肝解郁；煅磁石重镇平肝，潜纳浮阳，聪耳明目，共为佐药。诸药合用，共奏滋补肾阴，平肝潜阳，通窍聪耳之功。

【临床应用】本品可用于治疗肝肾阴虚所致的耳鸣耳聋，头晕目眩。

1. 耳鸣　因肾阴不足，阴虚阳亢，虚火上扰清窍所致，症见耳内如蝉鸣声，伴头晕、头痛，面红、目赤，口苦咽干，烦躁不宁，或见有手足心热，盗汗，腰膝酸软无力，舌红，苔少，脉弦细数；神经性耳鸣见上述临床表现者。

2. 耳聋　因肾阴不足，阴虚阳亢，虚火上扰清窍所致，症见听力下降，伴头晕头痛，面红、目赤，口苦咽干，烦躁不宁，或有手足心热，盗汗，腰膝酸软，舌红，苔少，脉弦细数；神经性耳聋见上述临床表现者。

【用法与用量】口服。水蜜丸一次 6g；大蜜丸一次 1 丸，一日 2 次。

【规格】水蜜丸，每 10 丸重 1g；水蜜丸，每 15 丸重 3g；大蜜丸，每丸重 9g。

【其他剂型】本品还有浓缩丸等剂型。

【使用注意】突发耳鸣、耳聋者禁用。痰瘀阻滞者慎用。服药期间注意饮食调理，忌食或少食辛辣、油腻之物。

【不良反应】目前尚未检索到不良反应报道。

【药理作用】本品主要有镇静、抗惊厥、抗炎、抗氧化、减轻药物性耳损伤、改善老年性耳聋耳蜗组织损伤等作用。

第二节　治鼻病类

治鼻病中成药主要用于治疗鼻塞、鼻渊、鼻鼽等各种鼻病。

本类中成药按其功能和适用范围可分为清宣通窍剂、清化通窍剂、散风通窍剂三类。本类中成药主要由苍耳子、辛夷、白芷、细辛、石菖蒲、鹅不食草等为主，配伍金银花、野菊花、薄荷、连翘、蔓荆子、柴胡等疏散风热之品；或配伍黄芩、两面针、千里光、龙胆等清热解毒之药而组方。以疏散风寒或风热，清热解毒，宣肺，化湿，通鼻窍为主要作用，适用于风寒风热邪毒袭肺犯鼻；或肺胃热盛，肝胆火炽上犯脑窍，结于鼻窦；或脾胃湿热，蕴结鼻窦；或肺气虚弱，邪滞鼻窦；或脾虚湿盛，困结鼻窦；或兼而有之等引发的鼻塞、鼻渊、鼻鼽等鼻病。

使用本类药物时应根据各类及各成药的功能主治，合理选用。清宣通窍剂大多苦辛性寒，有伤阳耗气之弊，故脾胃虚弱者慎用。清化通窍剂大多芳香清泄，耗气伤胃，气虚胃弱者慎用。散风通窍剂则应根据各药特点谨慎选用。

一、清宣通窍剂

清宣通窍中成药主要具有清热散风、宣肺通窍的作用，主治风热邪毒犯肺所致鼻渊、鼻鼽等。代表中成药有千柏鼻炎片等。

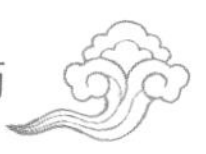

笔记栏

千柏鼻炎片

（《中国药典》2020 年版一部）

【处方】千里光 2 424g　卷柏 404g　羌活 16g　决明子 242g　麻黄 81g　川芎 8g　白芷 8g

【制法】以上七味，羌活、川芎、白芷粉碎成细粉；千里光等其余四味加水煎煮 2 次，合并煎液，滤过，滤液浓缩成稠膏，加入羌活等三味的细粉，混匀，干燥，粉碎，制成颗粒；或滤液浓缩至适量，干燥，加入羌活等三味的细粉，混匀，加入辅料适量混匀，制成颗粒，加入辅料适量，压制成 1 000 片，包糖衣或薄膜衣，即得。

【功能主治】清热解毒，活血祛风，宣肺通窍。用于风热犯肺、内郁化火、凝滞气血所致的鼻塞，鼻痒气热，流涕黄稠，或持续鼻塞，味觉迟钝；急慢性鼻炎，急慢性鼻窦炎见上述证候者。

【方解】方中千里光苦寒清泄，入肺、肝经，善清热解毒，凉血消痈，利湿，故为君药。卷柏辛散性平，善活血化瘀；川芎辛香行散湿通，善活血行气，祛风止痛；麻黄辛温发散，微苦略降，善散风寒宣肺而通鼻窍；白芷辛温香窜，善散风通窍止痛，消肿排脓。四药相伍，善活血祛风，宣肺通窍，故为臣药。决明子甘苦微寒，清泄补润，既清泻肝火，又可润肠通便；羌活辛温升散，善解肌表风邪；两药相伍，助君臣药清热散风之功，故为佐药。诸药合用，苦泄辛散寒清，共奏清热解毒，活血祛风，宣通鼻窍之功。

【临床应用】本品常用于治疗因风热邪毒犯肺，内郁化火，凝滞气血引起的伤风鼻塞、鼻窒、鼻渊、风热喉痹等。

1. 伤风鼻塞　因风热犯肺，内郁化火，凝滞气血，鼻失通常所致，证见鼻塞较重，鼻流黏稠黄涕，擤出不爽，鼻黏膜色红肿胀，鼻道有黄色脓涕积留，伴发热，头痛，微恶风，口渴，咳嗽，痰黄黏稠，舌尖红，苔薄黄，脉浮数；急性鼻炎见上述临床表现者。

2. 鼻窒　因风热犯肺，内郁化火，凝滞气血所致，症见鼻塞时轻时重，或交替性鼻塞，遇冷则塞减，鼻气灼热，鼻涕色黄量少，嗅觉减退；鼻黏膜与鼻甲色红肿胀，鼻甲柔软，表面光滑；伴头昏，咳嗽痰黄，时有胸中烦热，舌尖红，苔薄黄，脉浮有力；慢性鼻炎见上述临床表现者。

3. 鼻渊　因风热犯肺，内郁化火，凝滞气血所致，症见鼻塞，涕黄或白黏，量少，鼻内黏膜红肿，中鼻道有稠涕，窦窍部位有压痛；多有头痛，发热，畏寒，咳嗽，舌质红，苔薄黄，脉浮数；急、慢性鼻窦炎见上述临床表现者。

4. 风热喉痹　症见咽部红肿疼痛，声音嘶哑，口渴引饮，便干溲赤，舌红苔黄，脉数。

西医急性或慢性鼻炎、过敏性鼻炎、鼻窦炎、咽炎等病，有选用本品治疗的报道。

【用法与用量】口服。一次 3~4 片，一日 3 次。

【规格】薄膜衣片，每片重 0.44g。

【其他剂型】本品尚有胶囊剂等剂型。

【使用注意】外感风寒，肺脾气虚者慎用。服药期间应戒烟酒，忌食辛辣之物。因本品含麻黄碱，运动员禁用。本品含千里光，不宜过量、久用。

【不良反应】有文献报道，服用本品偶有胸痛、口干及肝脏损害等不良反应。

【药理作用】本品主要有抗炎、抗过敏、抗菌等作用。

二、清化通窍剂

清化通窍中成药主要具有芳香化浊，清热通窍的作用，主治湿浊内蕴，胆经郁火所致的

笔记栏

鼻塞,流清涕或浊涕,前额头痛等。代表中成药有藿胆滴丸等。

藿胆滴丸

(《国家中成药标准汇编:眼科　耳鼻喉科　皮肤科分册》)

【处方】猪胆酸 5g　藿香油 5g　聚乙二醇 6000 40g

【制法】以上二味药材,猪胆酸加乙醇少量充分搅拌,加热溶解,冷却至 70℃,备用;另取聚乙二醇 6000 加热融化,冷却至 70℃。将上述猪胆酸的乙醇溶液和藿香油缓缓加入聚乙二醇 6000 中,混匀,滴入二甲基硅油中成型,除去表面油迹,即得。

【功能主治】芳香化浊,清热通窍。用于湿浊内蕴、胆经郁火所致的鼻塞、流清涕或浊涕,前额头痛。

【方解】方中猪胆粉苦寒,清热解毒,可清胆经之郁热,为君药;广藿香味辛微温,辛可解表散风,又能芳香化湿浊,为臣药。两药合用,共奏芳香化浊,清利通窍之功。

【临床应用】本品可用于湿浊内蕴,胆经郁火所致伤风鼻塞、鼻渊。

1. 伤风鼻塞　因风寒化热,胆火上扰,湿毒内蕴,鼻失通常所致,症见鼻塞较重,鼻流黏稠黄涕,伴发热,头痛,口渴,咳嗽,痰黄黏稠;急性鼻炎见上述临床表现者。

2. 鼻渊　因外感风寒化热,湿灼内蕴,胆火上攻鼻窍所致,症见前额或眉棱骨疼痛,鼻流浊涕,不知香臭,鼻黏膜充血肿胀,头痛明显,伴发热,口苦,咽干,目眩,耳鸣耳聋,舌质红,苔黄,脉弦数;急性鼻窦炎见上述临床表现者。

【用法与用量】口服。一次 4~6 粒,一日 2 次。

【规格】每丸重 50mg。

【其他剂型】本品还有丸剂、片剂等剂型。

【使用注意】对本品过敏者禁用。慢性鼻炎属虚寒证者不宜用。孕妇、脾虚便溏者慎用。服用本品期间不宜服用滋补性中药,忌烟酒、辛辣、鱼腥食物。

【不良反应】尚未检索到不良反应报道。

【药理作用】本品主要有抗炎、镇痛、抗过敏、增强免疫功能、抑菌等作用。

三、散风通窍剂

散风通窍中成药主要具有疏散风热或风寒,祛湿通窍,益气固表,祛风通窍的作用,主治肺经风热,胆腑郁热所致鼻塞,流黄涕而量多,头痛或肺气不足,风邪外袭所致的鼻痒,喷嚏,流清涕,乏力等,代表中成药有辛芩颗粒等。

辛芩颗粒

(《中国药典》2020 年版一部)

【处方】细辛 200g　黄芩 200g　荆芥 200g　防风 200g　白芷 200g　黄芪 200g　白术 200g　桂枝 200g　石菖蒲 200g　苍耳子 200g

【制法】以上十味,加水煎煮 2 次,第一次 1.5 小时,第二次 1 小时,煎液滤过,滤液合并,浓缩至适量,加入适量的蔗糖粉和糊精,制成颗粒,在 80℃以下干燥,制成 4 000g(每袋装 20g)或 2 000g(每袋装 10g);或滤液浓缩至适量,喷雾干燥,加入适量的糊精和矫味剂,制成颗粒,干燥,制成 1 000g(每袋装 5g),即得。

【功能主治】益气固表,祛风通窍。用于肺气不足,风邪外袭所致的鼻痒,喷嚏,流清涕,易感冒;过敏性鼻炎见上述证候者。

【方解】方中以白术健脾益气;黄芪补气升阳,益卫固表;防风能引芪、术走表而御风

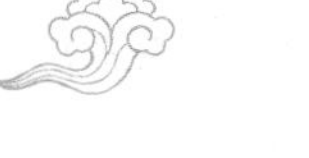

邪，补而不滞，又无恋邪之弊，三药合用，共为君药。细辛辛散温通，疏风散寒，通窍止痛；荆芥、桂枝发表疏风，调达荣卫，为臣药。白芷解表散风，通窍止痛；苍耳子散风化浊，通窍止痛；黄芩清热燥湿，泻火解毒；石菖蒲芳香化浊开窍，四药合用，为佐药。全方配伍，甘温补固，辛温宣散，共奏益气固表，祛风通窍之功。

【临床应用】本品可用于肺气不足、风邪外袭所致的鼻鼽、鼻窒。

1. 鼻鼽　因肺气虚弱，卫表不固，风寒乘虚而入，肺气不宣，鼻窍不利所致，症见鼻痒，喷嚏，清涕，鼻塞不通，嗅觉减退，平素恶风怕冷，易感冒，每遇风冷则易发作，反复不愈，伴倦怠懒言，气短音低，或自汗，舌质淡红，苔薄白，脉虚弱；过敏性鼻炎见上述临床表现者

2. 鼻窒　因肺气虚弱，卫表不固，风寒外袭，肺气不宣所致，症见鼻塞呈交替性，或鼻塞时轻时重，鼻涕清稀，遇寒时症状加重，检查见鼻内黏膜肿胀色淡，伴有咳嗽痰稀，气短，面色白，舌质淡红，苔薄白，脉缓或浮无力；慢性鼻炎见上述临床表现者。

西医鼻息肉术后复发、喉源性咳嗽、上呼吸道感染、春季性结膜炎等病，辨证属于肺气不足，风邪外袭者，有选用本品治疗的报道。

【用法与用量】开水冲服。一次 1 袋，一日 3 次。20 天为 1 个疗程。

【规格】每袋装 20g 或 10g；每袋装 5g（无蔗糖）。

【其他剂型】本品还有片剂、胶囊剂等剂型。

【使用注意】外感风热或风寒化热者慎用。服药期间戒烟酒，忌辛辣食物；本品含有苍耳子、细辛，不宜过量、久用。儿童及老年人慎用。孕妇、婴幼儿及肾功能不全禁用。

【不良反应】尚未检索到不良反应报道。

【药理作用】本品主要有抗炎、抗过敏等作用。

其他治鼻病类中成药介绍如下（表 28-1）：

表 28-1　其他治鼻病类中成药

名称	组成	功用	主治	用法用量	使用注意
辛夷鼻炎丸	辛夷、薄荷、紫苏叶、甘草、广藿香、苍耳子、鹅不食草、板蓝根、山白芷、防风、鱼腥草、菊花、三叉苦	祛风宣窍，清热解毒	风热上攻、热毒蕴肺所致的鼻塞、鼻流清涕或浊涕、发热、头痛；慢性鼻炎、过敏性鼻炎、神经性头痛见上述证候者	口服。一次 3g，一日 3 次	外感风寒、肺脾气虚、气滞血瘀者慎用。服药期间戒烟酒，忌辛辣食物。本品含苍耳子，不宜过量、久用
鼻窦炎口服液	辛夷、荆芥、薄荷、桔梗、竹叶柴胡、苍耳子、白芷、川芎、黄芩、栀子、茯苓、川木通、黄芪、龙胆	疏散风热，清热利湿，宣通鼻窍	风热犯肺、湿热内蕴所致的鼻塞不通、流黄稠涕；急慢性鼻炎、鼻窦炎见上述证候者	口服。一次 10ml，一日 3 次；20 天为 1 个疗程	外感风寒、肺脾气虚及气滞血瘀者慎用。孕妇慎用。服药期间戒烟酒，忌辛辣食物；不宜同时服用滋补性中药。本品含苍耳子，不宜过量、久用
鼻炎康片	广藿香、鹅不食草、野菊花、黄芩、薄荷油、苍耳子、麻黄、当归、猪胆粉、马来酸氯苯那敏	清热解毒，宣肺通窍，消肿止痛	风邪蕴肺所致的急、慢性鼻炎，过敏性鼻炎	口服。一次 4 片，一日 3 次	肺脾气虚或气滞血瘀者，孕妇及高血压患者慎用。服药期间戒烟酒，忌辛辣食物。本品含苍耳子，不宜过量、久用。本品含有马来酸氯苯那敏，易引起嗜睡，用药期间不宜驾驶车辆、管理机械及高空作业

笔记栏

续表

名称	组成	功用	主治	用法用量	使用注意
鼻渊舒胶囊	苍耳子、薄荷、黄芩、柴胡、川芎、川木通、茯苓、辛夷、白芷、栀子、细辛、黄芪、桔梗	疏风清热，祛湿通窍	鼻炎、鼻窦炎属肺经风热及胆腑郁热证者	口服。一次3粒，一日3次。7天为1个疗程或遵医嘱	肺脾气虚或气滞血瘀者，孕妇慎用。服药期间戒烟酒，忌辛辣食物。本品含细辛、苍耳子，不宜过量、久用
香菊胶囊	化香树果序（除去种子）、夏枯草、黄芪、防风、辛夷、野菊花、白芷、川芎、甘草	祛风通窍，解毒固表	风热袭肺、表虚不固所致的急慢性鼻窦炎、鼻炎	口服。一次2~4粒，一日3次	过敏体质者，孕妇慎用。虚寒者及胆腑郁热所致鼻渊慎用。服药期间戒烟酒，忌辛辣食物

第三节　治咽喉病类

治咽喉中成药主要用于治疗咽喉肿痛，口舌生疮，声音嘶哑等喉病。

本类药按其功效和适用范围可分为清解利咽剂、滋润利咽剂、化腐利咽剂、开音爽咽剂等四类。本类中成药常用金银花、连翘、北豆根、山豆根、牛黄、板蓝根、大青叶、黄芩、黄连、黄柏、穿心莲、鱼腥草、紫花地丁、野菊花、功劳木、白花蛇舌草、青果、金果榄、射干等清热解毒、消肿利咽之品组方，或在清热解毒药物基础上配伍玄参、麦冬和地黄等甘寒润燥、凉血利咽药。本类药以清热解毒，疏散风热，化腐消肿，化痰散结，利咽开音为主要作用，适用于风热或火毒上攻，或阴虚火旺，虚火上炎，或火毒蕴结，腐脓烂肉，或风热外束，痰热结喉所致的咽喉肿痛，口舌生疮，声音嘶哑等症。

使用本类药物时应根据各类及各成药的功能主治，合理选用。清解利咽剂与化腐利咽剂大多苦寒清泄，有伤阳败胃之弊，故脾胃虚寒者慎用。滋润利咽剂大多甘寒滋腻，伤阳碍胃，故湿滞痰壅者不宜服用。开音利咽剂辛散苦泄，故阴虚火旺及脾胃虚弱者慎用。个别含有毒药物者，不宜过量或长久服用。

一、清解利咽剂

清解利咽中成药主要具有清热散风或清热解毒，消肿利咽功能，适用于风热或火毒上攻所致的咽喉肿痛，口干，尿黄，舌红，苔黄，脉数等。代表中成药有桂林西瓜霜等。

桂林西瓜霜

（《中国药典》2020年版一部）

【处方】西瓜霜50g　煅硼砂30g　黄柏10g　黄连10g　山豆根20g　射干10g　浙贝母10g　青黛15g　冰片20g　无患子果（炭）8g　大黄5g　黄芩20g　甘草10g　薄荷脑8g

【制法】以上十四味，除西瓜霜、煅硼砂、青黛、冰片、薄荷脑外，黄柏等其余九味粉碎成细粉；将西瓜霜、煅硼砂、青黛、冰片和薄荷脑分别研细，与上述细粉及适量的二氧化硅、甜菊素、柠檬酸等辅料配研，过筛，混匀，即得。

【功能主治】清热解毒，消肿止痛。用于风热上攻、肺胃热盛所致的乳蛾、喉痹、口糜，症见咽喉肿痛、喉核肿大、口舌生疮、牙龈肿痛或出血；急、慢性咽炎，扁桃体炎，口腔炎，口腔

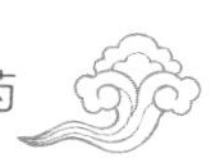

溃疡，牙龈炎见上述证候者及轻度烫伤（表皮未破）者。

【方解】方中西瓜霜咸寒，清肺胃之热，解毒散结，消肿止痛，故为君药。黄芩、黄连、黄柏苦寒泄降，清热燥湿、泻火解毒；射干、山豆根清热解毒，消肿利咽，共为臣药。同时配以大黄清热泻火，凉血祛瘀；浙贝母清热化痰，消肿散结；青黛清热解毒，凉血消肿；薄荷脑解毒利咽，消肿止痛；无患子果解毒利咽消肿；煅硼砂清热解毒，防腐生肌；冰片清热止痛，生肌敛疮，共为佐药。甘草清热解毒，并调和诸药，为使药。诸药合用，共奏清热解毒、消肿止痛之功。

【临床应用】本品可用于治疗风热上攻、肺胃热盛所致的乳蛾、喉痹、口糜等。

1. 喉痹　因肺胃热盛，或虚火上炎，熏灼喉咙所致。症见咽部干燥，灼热疼痛，吞咽困难，咽部如有异物感；急、慢性咽炎见上述证候者。

2. 乳蛾　因肺胃热盛，热毒循经上攻，搏结于咽核所致。症见咽核红肿胀大，咽部疼痛剧烈，吞咽时疼痛加重，有堵塞感，发热，口渴，舌红苔黄，脉数；急性扁桃体炎见上述证候者。

3. 口疮　因肺胃热盛，热毒循经上攻，熏灼牙龈而致。症见口舌黏膜表面破溃，疼痛，局部红肿，灼热，有脓点，或有出血，或触血，舌红，苔黄腻，脉滑数；口腔炎、口腔溃疡见上述证候者。

4. 牙宣　因肺胃热盛，热毒循经上攻，熏灼牙龈而致。症见牙龈红肿疼痛，或出血，牙齿疼痛剧烈，肿连腮颊，烦渴多饮，舌红苔黄，脉数；牙周炎见上述证候者。

【用法与用量】外用，喷、吹或敷于患处，一次适量，一日数次；重症者兼服，一次 1~2g，一日 3 次。

【规格】每瓶装 1g；2g；2.5g；3g。

【其他剂型】本品还有胶囊剂、含片等剂型。

【使用注意】孕妇禁用。本品含山豆根，不宜过量和长期服用。老人、儿童、虚寒证者及素体脾胃虚弱者慎用。服用期间忌食辛辣、油腻、鱼腥食物，戒烟酒。外用时，应先清洁患处，取适量药物敷于患处；如口腔用药，先漱口清除口腔食物残渣，用药后禁食 30~60 分钟。

【不良反应】尚未检索到不良反应报道。

【药理作用】本品有抗炎、镇痛、祛痰等作用。

桂林西瓜霜的注意事项

二、滋润利咽剂

滋润利咽中成药主要具有滋阴降火、润喉利咽等作用，适用于阴虚火旺、虚火上炎所致的咽喉肿痛，口鼻干燥，舌红，少苔，脉细数等。代表中成药有玄麦甘桔含片等。

玄麦甘桔含片
（《中国药典》2020 年版一部）

【处方】玄参 275g　麦冬 275g　甘草 275g　桔梗 275g

【制法】以上四味，加水煎煮 3 次，第一次 1.5 小时，第二、三次每次 1 小时，合并煎液，滤过，滤液静置 12 小时，取上清液减压浓缩至相对密度为 1.10~1.20（60~65℃）的稠膏，干燥成干膏。取干膏粉与适量蔗糖、淀粉混匀，制粒，干燥，喷入 0.3% 薄荷油及 1% 硬脂酸镁，混匀，制成 1 000 片；或包薄膜衣，即得。

【功能主治】清热滋阴，祛痰利咽。用于阴虚火旺，虚火上浮，口鼻干燥，咽喉肿痛。

【方解】方中玄参苦寒清泄，甘咸滋润，善清热解毒，滋阴降火，散结消肿，兼利咽润肠，针对阴虚火旺，热毒蕴结主要病机，故为君药。麦冬甘苦微寒，清泄滋润，善清热养阴，润肺生津，兼润肠，以增君药清热养阴，润燥生津利咽之功，故为臣药。桔梗苦辛泄散，平而升浮，宣肺祛痰利咽；甘草甘平，除调和诸药外，与桔梗相伍，又清热解毒利咽，故为佐使药。诸药合用，清滋兼宣散，共奏清热解毒，滋阴降火，祛痰利咽之效。

【临床应用】本品可用于治疗阴虚火旺或虚火上浮所致的喉痹、乳蛾。

1. 喉痹 因热病伤阴，阴虚火旺，虚火上炎，熏灼咽喉所致，症见咽部红肿，干燥灼热，痒痛不适，咽内异物感，口鼻干燥，干咳少痰，舌红少津，脉细数；慢性咽炎见上述临床表现者。

2. 乳蛾 因邪热灼伤肺阴，阴亏津伤，咽窍失于濡养，虚火上攻喉核所致，症见喉核红肿，咽喉干燥，微痒微痛，干咳少痰，鼻干少津，舌红而干，脉细数；慢性扁桃体炎见上述临床表现者。

西医上呼吸道感染辨证属于阴虚火旺者，有使用本品治疗的报道。

【用法与用量】含服。一次1~2片，一日12片，随时服用。

【规格】素片，每片重1.0g；薄膜衣片，每片重1.0g。

【其他剂型】本品还有胶囊剂、颗粒剂等剂型。

【使用注意】风热喉痹、乳蛾者慎用。服药期间忌食辛辣、油腻、鱼腥食物，戒烟酒。儿童用药应遵医嘱。

【不良反应】尚未检索到不良反应报道。

【药理作用】本品主要有抗炎、镇咳、祛痰、镇痛、改善微循环、增强机体免疫功能等作用。

三、化腐利咽剂

化腐利咽中成药主要具有解毒利咽、化腐敛疮等作用，适用于火毒蕴结、腐脓烂喉所致的咽痛，咽部红肿、糜烂，舌红，苔黄，脉滑数等。代表中成药有珠黄散等。

珠 黄 散
（《中国药典》2020版一部）

【处方】人工牛黄500g 珍珠500g

【制法】以上二味，珍珠研成细粉，再用水飞法研成最细粉，然后与人工牛黄配研，过筛，混匀，制成1 000g，即得。

【功能主治】清热解毒，祛腐生肌。用于热毒内蕴所致的咽痛、咽部红肿、糜烂、口腔溃疡久不收敛。

【方解】方中珍珠清热解毒，祛腐生肌，收湿敛疮，为君药。人工牛黄清热解毒，消肿止痛，为臣药。两药配合，相得益彰，共奏清热解毒，祛腐生肌之效。

【临床应用】肺胃热盛所致喉痹，热毒上犯所致疮疡肿毒等。

1. 喉痹 因热毒内蕴，火热上灼于咽而致咽部红肿、疼痛，声音嘶哑，口干口渴；急性咽炎见上述证候者。

2. 口疮 因火热内蕴，火热上灼口舌而致口舌溃疡，局部疼痛、烧灼感，口干口臭；口腔溃疡见上述证候者。

此外，本品还可用于烫伤、褥疮、带状疱疹。

【用法与用量】取药少许吹患处，一日2~3次。

【规格】每袋装0.3g；1g；1.5g。

【其他剂型】尚未见有其他剂型。

【使用注意】忌食辛辣、油腻、厚味食物。孕妇慎用。

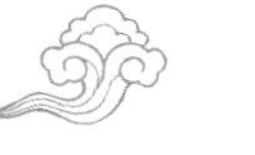

【不良反应】尚未检索到不良反应的报道。

【药理作用】本品主要有抑菌、增加细胞增生分化、改善血液循环、促进肉芽生长、加速创口愈合等作用。

四、开音利咽剂

开音利咽中成药主要具有清热疏风、化痰散结、利咽开音等作用，适用于风热外束、痰热壅结所致的咽喉肿痛，声音嘶哑，咽干灼热，咽中有痰，或寒热头痛，或便秘尿赤，舌红，苔黄，脉数等。代表中成药有黄氏响声丸等。

黄氏响声丸

（《中国药典》2020 年版一部）

【处方】薄荷　连翘　胖大海　川芎　桔梗　甘草　浙贝母　蝉蜕　酒大黄　方儿茶　诃子肉　薄荷脑

【制法】以上十二味，除薄荷脑外，取酒大黄、川芎、诃子肉、浙贝母、薄荷、方儿茶粉碎成粗粉，连翘等其余五味加水煎煮 2 次，每次 1.5 小时，合并煎液，静置沉淀，滤过，滤液浓缩至适量，与大黄等粗粉拌匀，干燥，粉碎成细粉，加入薄荷脑，混匀，制丸，包糖衣或炭衣，即得。

【功能主治】疏风清热，化痰散结，利咽开音。用于风热外束、痰热内盛所致的急、慢性喉瘖，症见声音嘶哑、咽喉肿痛、咽干灼热、咽中有痰，或寒热头痛，或便秘尿赤；急慢性喉炎及声带小结、声带息肉初起见上述证候者。

【方解】方中桔梗辛散苦泄，主入肺经，功能开宣肺气，祛痰宽胸，利咽开音，为君药。薄荷、薄荷脑、蝉蜕辛凉宣散，利咽开音；诃子肉泄酸收，敛肺止咳，清咽开音；胖大海甘寒清润，化痰利咽开音，兼有润肠通便之功；浙贝母苦寒清热；方儿茶苦涩性凉，共为臣药。川芎活血行气止痛；大黄清热解毒，攻积导滞，引火下行；连翘清热解毒，疏散风热，共为佐药。甘草清热解毒，调和诸药，为使药。全方配伍，辛散苦泄寒清，共奏疏风清热，化痰散结，利咽开音之功。

【临床应用】本品可用于治疗风热外束、痰热内盛所致的急、慢喉瘖。

喉瘖　因风热外束，痰热内盛，壅结喉门所致，症见声音嘶哑，咽喉肿痛，咽干灼热，咽中有痰，或寒热头痛，或便秘尿赤，舌红，苔黄，脉数；急、慢性喉炎及声带小结、声带息肉初起见上述临床表现者。

西医习惯性便秘、带状疱疹等病辨证属于风热外束、痰热内盛者，有使用本品治疗的报道。

【用法与用量】口服。炭衣丸一次 8 丸（0.1g/ 丸），或一次 6 丸（0.133g/ 丸），或一次 20 丸（糖衣丸），一日 3 次，饭后服用；儿童减半。

【规格】炭衣丸，每丸重 0.1g 或 0.133g；糖衣丸，每瓶装 400 丸。

【其他剂型】本品还有茶剂、含片剂等剂型。

【使用注意】阴虚火旺者，声嘶、咽痛、兼见恶寒发热、鼻流清涕等属外感风寒者慎用。孕妇、老人、儿童及素体脾胃虚弱者慎用。服药期间忌食辛辣、油腻、鱼腥食物，戒烟酒；不宜同时服用温补性中药。儿童用药应遵医嘱。

【不良反应】目前尚未检索到不良反应的报道。

【药理作用】本品主要有增加咽颊部毛细血管密度和改善毛细血管血流状态作用。

笔记栏

其他治咽喉病类中成药介绍如下(表 28-2):

表 28-2 其他治咽喉病类中成药

名称	组成	功用	主治	用法用量	使用注意
冰硼散	冰片、硼砂(煅)、朱砂、玄明粉	清热解毒,消肿止痛	热毒蕴结所致的咽喉疼痛、牙龈肿痛、口舌生疮	吹敷患处,每次少量,一日数次	孕妇及哺乳期妇女禁用。虚火上炎、脾胃虚寒者,肝肾功能不全者慎用。因本品含有朱砂,不宜长时间大剂量使用,以免引起蓄积中毒;不宜与溴化物、碘化物同用。服药期间忌辛辣、油腻食物,戒烟酒
复方鱼腥草片	鱼腥草、黄芩、板蓝根、连翘、金银花	清热解毒	外感风热所致的急喉痹、急乳蛾,症见咽部红肿、咽痛;急性咽炎、急性扁桃体炎见上述证候者	口服。一次 4~6 片,一日 3 次	虚火喉痹、乳蛾者慎用。服药期间忌食辛辣、油腻、鱼腥食物,戒烟酒
六神丸	牛黄、冰片、珍珠粉、蟾酥、雄黄、麝香、百草霜	清热解毒,消炎止痛	烂喉丹痧,咽喉肿痛,喉风喉痈,单双乳蛾,小儿热疖,痈疡疔疮,乳痈发背,无名肿毒	口服。一日 3 次,温开水吞服;1 岁以内一次服 1 粒,1~2 岁一次 2 粒,2~3 岁一次 3~4 粒,4~8 岁一次 5~6 粒,9~10 岁一次 8~9 粒,成年人一次 10 粒	孕妇忌服;阴虚火旺者慎用。老人、儿童及素体脾胃虚弱者、心脏病患者慎用。服药期间进食流质或半流质饮食;忌食辛辣、油腻、鱼腥食物,戒烟酒。本品含蟾酥、雄黄等有毒药物,不宜过量、久用。本品外用不可入眼。本品含有麝香,运动员慎用
清音丸	诃子肉、百药煎、葛根、甘草、川贝母、乌梅肉、茯苓、天花粉	清热利咽,生津润燥	肺热津亏,咽喉不利,口舌干燥,声哑失音	口服,温开水送服或噙化。水蜜丸一次 2g,大蜜丸一次 1 丸,一日 2 次	孕妇禁用。实热证喉痹者慎用。服药期间忌食辛辣油腻食物,忌烟酒
清咽滴丸	人工牛黄、薄荷脑、青黛、冰片、诃子、甘草	疏风清热,解毒利咽	外感风热所致的急喉痹,症见咽痛、咽干、口渴,或微恶风,发热,咽部红肿,舌边尖红,苔薄白或薄黄,脉浮数或滑数;急性咽炎见上述证候者	含服。一次 4~6 粒,一日 3 次	虚火喉痹者慎用。老人、儿童及素体脾胃虚弱者慎用;孕妇慎用。服药期间忌食辛辣油腻食物。不宜在服药期间同时服用温补性中药
栀子金花丸	栀子、黄连、黄芩、黄柏、金银花、知母、天花粉、大黄	清热泻火,凉血解毒	肺胃热盛,口舌生疮,牙龈肿痛,目赤眩晕,咽喉肿痛,吐血衄血,大便秘结	口服。一次 9g,一日 1 次	孕妇慎用
口炎清颗粒	天冬、麦冬、玄参、山银花、甘草	滋阴清热,解毒消肿	阴虚火旺所致的口腔炎症	口服。一次 2 袋,一日 1~2 次	脾胃虚寒者慎用。过敏体质者慎用。服药期间忌烟、酒及辣、油腻食物
口腔溃疡散	青黛、枯矾、冰片	清热,消肿,止痛	火热内蕴所致的口舌生疮、黏膜破溃、红肿灼痛;复发性口疮、急性口炎见上述证候者	用消毒棉球蘸药擦患处。一日 2~3 次	阴虚火旺者慎用。老人、儿童及脾胃虚弱者慎用。用药期间忌食辛辣、油腻食物

(丘振文)

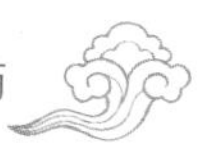

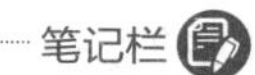

复习思考题

1. 治耳病类中成药按功效和使用范围可分为几类？简述各代表药及相应功能主治。
2. 简述千柏鼻炎片、辛芩颗粒的临床应用及注意事项。
3. 简述黄氏响声丸的处方组成。
4. 治咽喉病类中成药分为哪几类？常用中成药有哪些？

扫一扫
测一测

笔记栏

PPT 课件

第二十九章
骨伤科常用中成药

学习目标

通过本章学习，掌握骨伤科常用中成药的基本知识，为临床合理使用骨伤科中成药奠定基础。

1. 掌握接骨七厘片、七厘散、滑膜炎颗粒、复方南星止痛膏的组成、功能主治、临床应用、用法与用量、使用注意。

2. 熟悉接骨丸、云南白药、舒筋活血片、跌打丸、活血止痛散的功能主治、用法与用量、使用注意。

3. 了解颈舒颗粒、颈复康颗粒、腰痹通胶囊、骨痛灵酊、麝香追风止痛膏、仙灵骨葆胶囊的功能主治。

骨伤科中成药具有接骨续筋、活血止痛、祛风活络、补肾壮骨等作用，用于治疗痹病、跌打损伤、软组织损伤等骨伤科疾病。

本类中成药多以川芎、桃仁、红花、赤芍、没药、乳香等活血止痛之品为主组成，常配伍自然铜、骨碎补、土鳖虫等接骨续筋药物，丝瓜络、豨莶草、威灵仙等祛风活络药物，续断、狗脊等补肾壮骨药物。主要适用于跌打损伤、痹病、骨性关节炎、颈椎病、腰椎间盘突出症、骨质增生、骨质疏松症等骨伤科疾病。代表中成药有接骨七厘片、七厘散、滑膜炎颗粒、复方南星止痛膏等。

本类药物多具有开破之性，故身体虚弱者、孕妇、月经过多者慎用；服药期间忌服生冷、辛辣之品。

接骨七厘片
［国家药品标准（修订）颁布件（2020 年）］

【处方】乳香（制）　没药（制）　骨碎补（烫）　熟大黄（酒蒸）　当归　硼砂　土鳖虫　血竭　自然铜（醋煅）

【制法】以上九味，粉碎成细粉，过筛，混匀。加辅料适量，混匀，制粒，压制成 1 000 片，包衣，即得。

【功能主治】活血化瘀，接骨止痛。用于跌打损伤，续筋接骨，血瘀疼痛。

【方解】方中自然铜散瘀止痛，接骨续筋，为君药。土鳖虫破血逐瘀通络；骨碎补活血续伤，补肾强骨；乳香、没药活血止痛，消肿生肌，共为臣药。大黄清热凉血，活血逐瘀，通经止痛；血竭活血逐瘀，消肿定痛，续筋接骨；当归补血活血；硼砂消肿止痛，共为佐药。诸药合用，活血化瘀，接骨止痛，为跌打损伤之良药。

【临床应用】本品可用于跌打损伤，闪腰岔气，骨折筋伤。

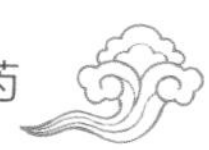

1. 跌打损伤　症见局部疼痛，皮肤青肿，活动受限，舌质紫暗，脉弦涩。

2. 闪腰岔气　症见腰痛，活动受限或胸胁胀痛，痛呈走窜，胸闷气急，有牵掣痛。

3. 骨折筋伤　症见伤处肿胀，疼痛剧烈，或有骨摩擦音，活动受限，肢体畸形，舌红或暗，脉弦或弦数。

【用法与用量】温开水或黄酒送服。一次 5 片，一日 2 次。

【规格】每片 0.3g。

【其他剂型】本品还有散剂、丸剂等剂型。

【使用注意】孕妇禁用。对本品成分过敏者禁用。本品含乳香、没药，脾胃虚弱者慎用。

【不良反应】未检索到不良反应的报道。

【药理作用】本品主要有促进骨折愈合、改善血流变性、抗血栓形成、镇痛、抗炎、降血脂等作用。

七　厘　散

（《中国药典》2020 年版一部）

【处方】血竭 500g　乳香（制）75g　没药（制）75g　红花 75g　儿茶 120g　冰片 6g　人工麝香 6g　朱砂 60g

【制法】以上八味，除人工麝香、冰片外，朱砂水飞成极细粉；血竭等其余五味粉碎成细粉；将人工麝香、冰片研细，与上述粉末配研，过筛，混匀，即得。

【功能主治】化瘀消肿，止痛止血。用于跌扑损伤，血瘀疼痛，外伤出血。

【方解】方中重用血竭为君药，活血止血，散瘀止痛，生肌敛疮。乳香、没药、红花活血止痛，祛瘀消肿；儿茶收敛止血，共为臣药。冰片、人工麝香辛香走窜，祛瘀止痛；朱砂清热解毒，镇心安神，以治因外伤疼痛引起的心神不安，还可防腐；共为佐药。诸药合用，共奏化瘀消肿、止痛止血之功。

【临床应用】本品可用于跌扑损伤，外伤出血。

1. 跌打损伤　症见伤处青红紫斑，痛如针刺，焮肿疼痛，不敢触摸，活动受限，舌质紫暗，脉沉弦。

2. 外伤出血　证属血瘀阻络。症见伤处皮开肉绽，血流如注，或筋断骨折，疼痛剧烈，舌红或暗，脉细或弦。

【用法与用量】口服，一次 1~1.5g，一日 1~3 次。外用，调敷患处。

【规格】每瓶装 1.5g 或 3g。

【其他剂型】本品还有胶囊剂等剂型。

【使用注意】孕妇禁用。饭后服用可减轻肠胃症状。皮肤过敏者不宜使用。本品含朱砂，不宜过量久服，不宜与溴化物、碘化物同用。肝肾功能不全者，运动员慎用。

【不良反应】未检索到不良反应的报道。

【药理作用】本品主要有镇痛、止血、扩血管、抗炎、抗菌、抗血栓形成等作用。

滑膜炎颗粒

（《中国药典》2020 年版一部）

【处方】夏枯草 200g　女贞子 100g　枸骨叶 100g　黄芪 133g　防己 133g　薏苡仁 200g　土茯苓 60g　丝瓜络 100g　泽兰 60g　丹参 100g　当归 67g　川牛膝 67g　豨莶草 100g

笔记栏

【制法】以上十三味，加水煎煮2次，每次2小时，滤过，合并滤液，浓缩至相对密度为1.05~1.14(66℃)的清膏，放冷，加乙醇使含醇量达50%，搅匀，静置24小时以上，滤过，滤液回收乙醇并浓缩至适量，加入蔗糖粉和糊精适量，制成颗粒，干燥，混匀，制成1 000g，即得。

【功能主治】清热祛湿，活血通络。用于湿热闭阻、瘀血阻络所致的痹病，急、慢性滑膜炎及膝关节炎术后。

【方解】方中薏苡仁甘淡渗湿，健脾除痹；防己祛风除湿，通络止痛，共为君药。土茯苓、豨莶草解毒利湿，通利关节；当归、丹参补血活血，散瘀止痛，四药共为臣药。夏枯草散结泄热；女贞子滋补肝肾，清解虚热；枸骨叶清虚热，祛风湿，补肝肾；泽兰利水消肿，活血通络；丝瓜络祛风通络；黄芪益气行滞通痹，以上六味共为佐药。川牛膝祛风利湿，活血通经，强筋健骨，引药下行，为使药。诸药合用，共奏清热祛湿，活血通络之功。

【临床应用】本品可用于痹病，急、慢性滑膜炎及膝关节炎术后。

1. 痹病　症见关节肿胀疼痛，痛有定处，屈伸不利。

2. 急、慢性滑膜炎及膝关节炎术后　症见上述证候者。

【用法与用量】口服。一次1袋，一日1~3次。

【规格】每袋装12g。

【其他剂型】本品还有片剂、胶囊剂等剂型。

【使用注意】对本品过敏者禁用。糖尿病患者禁用。

【不良反应】未检索到不良反应的报道。

【药理作用】本品主要有促进炎症吸收、消除关节肿痛等作用。

复方南星止痛膏

(《国家食品药品监督管理局国家药品标准：新药转正标准》第31册)

【处方】生天南星　生川乌　丁香　肉桂　白芷　细辛　川芎　徐长卿　樟脑　冰片　乳香(制)　没药(制)

【制法】以上十二味，除樟脑、冰片外，其余干燥，研成细粉，过筛，混匀。松香加热至完全熔融，加入石蜡、凡士林，加热搅拌至熔融。加入液体石蜡搅拌。冷却至60℃加入樟脑、冰片，溶解后加入水杨酸甲酯。在搅拌状态下加入药粉，充分搅拌30分钟。冷却后搅碎，制成膜条，涂布，贴膜，再复合、装袋，即得。

【功能主治】散寒除湿，活血止痛。用于骨性关节炎属寒湿瘀阻证。

【方解】方中生天南星辛散苦燥，祛风燥湿；生川乌辛苦性温，祛风除湿，散寒止痛，共为君药。丁香、肉桂、细辛、白芷辛香性温，散寒止痛，共为臣药。川芎、制乳香、制没药活血散瘀，行气止痛；徐长卿祛风通络，活血止痛，以上四味共为佐药。樟脑、冰片芳香走窜，通络止痛，为使药。诸药合用，共奏散寒除湿，活血止痛之功。

【临床应用】本品可用于骨痹，骨性关节炎。

骨痹、骨性关节炎　症见关节疼痛、肿胀，屈伸不利，遇寒加重，舌质暗或有瘀斑。

【用法与用量】外用，选最痛部位，最多贴3个部位，贴24小时，隔日1次，共贴3次。

【规格】贴膏剂。每贴10cm × 13cm。

【其他剂型】本品未见其他剂型。

【使用注意】孕妇、婴幼儿、皮肤病患者禁用。对橡胶膏过敏者禁用。

【不良反应】本品可能引起瘙痒、刺痛、皮疹(如红斑、丘疹、水疱等)，个别患者贴药处局部皮肤发红发痒，出现小水疱。极个别有全身不适。

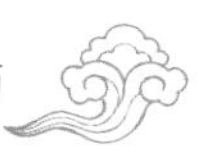

【药理作用】本品主要有镇痛、局部麻醉、抗炎、改善微循环等作用。

其他骨伤科中成药介绍如下(表 29-1):

笔记栏

复方南星止痛膏的注意事项

表 29-1　其他骨伤科中成药

名称	组成	功用	主治	用法用量	使用注意
接骨丸	甜瓜子、土鳖虫、地龙、桂枝(炒)、郁金、骨碎补、续断、自然铜(醋煅)、马钱子粉	活血化瘀,消肿止痛,舒筋壮骨	用于跌打损伤,闪腰岔气,筋伤骨折,瘀血肿痛	口服。一次 3g,一日 2 次	本品应按量服用,不宜多服久服。孕妇忌服
云南白药	三七、重楼、麝香、草乌、朱砂、冰片、山药、披麻草等	化瘀止血,活血止痛,解毒消肿	用于跌打损伤,瘀血肿痛,吐血、咳血、便血、痔血、崩漏下血,手术出血,疮疡肿毒及软组织挫伤,闭合性骨折,支气管扩张及肺结核咳血,溃疡病出血,以及皮肤感染性疾病	口服。一次 0.25~0.5g,一日 4 次(2~5 岁按 1/4 剂量服用;6~12 岁按 1/2 剂量服用)。凡遇较重的跌打损伤可先服保险子一粒,轻伤及其他病症不必服	孕妇忌服。服后 1 日内,忌食蚕豆、鱼类、酸冷食物
舒筋活血片	鸡血藤、红花、醋香附、烫狗脊、香加皮、络石藤、伸筋草、泽兰、槲寄生、煅自然铜	舒筋活络,活血散瘀	用于血瘀经络不通之筋骨疼痛,肢体拘挛,腰背酸痛,跌打损伤	温开水送服。每次 5 片,每日 3 次	孕妇禁用。经期及哺乳期妇女慎用。服药期间忌生冷、油腻食物
跌打丸	三七、当归、白芍、北刘寄奴、赤芍、桃仁、红花、烫骨碎补、血竭、续断、苏木、醋三棱、姜黄、防风、桔梗、枳实(炒)、甘草、牡丹皮、乳香(制)、没药(制)、甜瓜子、木通、土鳖虫、煅自然铜	活血散瘀,消肿止痛	用于跌打损伤,筋断骨折,瘀血肿痛,闪腰岔气	口服。小蜜丸一次 3g,大蜜丸一次 1 丸,一日 2 次	孕妇禁用
活血止痛散	乳香(制)、当归、土鳖虫、三七、冰片、煅自然铜	活血散瘀,消肿止痛	用于跌打损伤,或扭挫伤之瘀血肿痛、皮青肉肿等	用温黄酒或温开水送服。一次 1.5g,一日 2 次	对本品过敏者禁用。孕妇、6 岁以下儿童、肝肾功能异常者禁用
颈舒颗粒	三七、当归、川芎、红花、肉桂、天麻、人工牛黄	活血化瘀,温经通窍止痛	用于神经根型颈椎病瘀血阻络证,症见头晕,颈肩部僵硬,肩背酸痛,患侧上肢窜痛等	温开水冲服。一次 6g,一日 3 次。1 个月为 1 个疗程	对本品过敏者禁用。孕妇禁用

笔记栏

续表

名称	组成	功用	主治	用法用量	使用注意
颈复康颗粒	羌活、川芎、葛根、秦艽、威灵仙、苍术、丹参、白芍、地龙(酒炙)、红花、乳香(制)、黄芪、党参、地黄、石决明、煅花蕊石、关黄柏、王不留行(炒)、桃仁、没药(制)、土鳖虫(酒炙)	活血通络,散风止痛	用于风寒湿瘀阻所致的颈椎病,症见头晕,颈肩僵硬,肩背痛,手臂麻木,日久关节畸形僵硬,舌质淡白,脉缓	开水冲服。一次1~2袋,一日2次。饭后服用	对本品过敏者禁用。孕妇禁用
腰痹通胶囊	三七、川芎、延胡索、白芍、牛膝、狗脊、熟大黄、独活	活血化瘀,祛风除湿,行气止痛	用于血瘀气滞、脉络闭阻所致腰痛,症见腰腿疼痛,痛有定处,痛处拒按,轻者俯仰不便,重者剧痛不能转侧;腰椎间盘突出症有上述证候者	口服。一次3粒,一日3次,宜饭后服用。30日为1个疗程	孕妇禁用。脾虚便溏者、消化性溃疡患者慎用;或遵医嘱
骨痛灵酊	雪上一枝蒿、干姜、龙血竭、乳香、没药、冰片	温经散寒,祛风活血,通络止痛	用于腰、颈椎骨质增生,骨性关节炎,肩周炎,风湿性关节炎	外用。一次10ml,一日1次。将药液浸于敷带上贴敷患处30~60分钟。20日为1个疗程	孕妇、婴幼儿禁用。皮肤破溃、皮损或感染处禁用。对本品及酒精过敏者禁用。类风湿患者关节红肿热痛时禁用
麝香追风止痛膏	麝香追风止痛流浸膏、樟脑、冰片、水杨酸甲酯、薄荷脑、芸香浸膏、颠茄流浸膏	祛风除湿,散寒止痛	用于寒湿痹阻所致关节、肌肉疼痛,扭伤疼痛	外用。一次1贴,一日1次	孕妇、儿童禁用。皮肤破溃、皮损或感染处禁用。对本品和所含成分(包括辅料)以及橡皮膏过敏者禁用
仙灵骨葆胶囊	淫羊藿、续断、丹参、知母、补骨脂、地黄	滋补肝肾,接骨续筋,强身健骨	用于骨质疏松和骨质疏松症,骨折,骨关节炎,骨无菌性坏死等	口服。一次3粒,一日2次。4~6周为1个疗程,或遵医嘱	孕妇禁用。对本品过敏者禁用。有肝病史或肝生化指标异常者禁用

仙灵骨葆胶囊的不良反应和注意事项

（安丽凤）

扫一扫测一测

复习思考题

1. 简述接骨七厘片、七厘散的功能主治。
2. 简述滑膜炎颗粒的临床应用和药理作用。
3. 简述复方南星止痛膏的功能、主治、用法用量以及使用注意。

第三十章 皮肤科常用中成药

笔记栏

PPT 课件

学习目标

通过本章学习，掌握皮肤科常用中成药的基本知识，为临床合理使用皮肤科中成药奠定基础。

1. 掌握消风止痒颗粒的组成、功能主治、方解、临床应用、用法与用量、使用注意、不良反应。

2 熟悉除湿止痒软膏、润燥止痒胶囊的功能主治、临床应用、用法与用量、使用注意。

3. 了解消银颗粒、金蝉止痒胶囊的功用能主治。

皮肤科中成药具有清热除湿，凉血解毒，养血润肤，祛风止痒作用，适用于治疗湿疮、皮肤瘙痒、白疕等皮肤科疾病。

本类中成药多以白鲜皮、蛇床子、苦参、蝉蜕、地肤子等止痒之品为主，常配伍生地黄、何首乌、当归等滋阴养血药物，黄连、黄柏等清热燥湿药物，或紫花地丁、金银花、栀子等凉血解毒药物。主要用于风湿热邪蕴阻肌肤所致的湿疮、风疹瘙痒、小儿瘾疹，也用于血热风燥型白疕和血虚风燥型白疕。代表中成药有除湿止痒软膏、润燥止痒胶囊、消风止痒颗粒、消银颗粒等。

本类中成药中祛风止痒药物多具有辛散温燥之性，故体质虚弱、阴虚津亏者慎用。服药期间忌烟酒、辛辣、腥膻之品。

除湿止痒软膏

（《国家基本药物临床应用指南：中成药》2018 年版）

【处方】蛇床子　黄连　黄柏　白鲜皮　苦参　虎杖　紫花地丁　地肤子　萹蓄　茵陈　苍术　花椒　冰片

【制法】以上十三味，提取浓缩，加入十二烷基硫酸钠、甘油、羟苯乙酯，制成水相。以凡士林、十六醇制成油相。将水相倾入油相搅拌，降温后将挥发油、冰片溶入 20ml 乙醇中，加入上述混合物中，搅拌至冷凝即得。

【功能主治】清热除湿，祛风止痒。用于急性、亚急性湿疹证属湿热或湿阻型的辅助治疗。

【方解】方中以蛇床子为君药，燥湿祛风，杀虫止痒。苦参、白鲜皮、地肤子清热燥湿，祛风止痒，共为臣药。黄连、黄柏清热解毒，燥湿止痒；苍术健脾燥湿，祛风止痒；茵陈、虎杖、紫花地丁清热解毒，利湿止痒；花椒祛风燥湿，杀虫止痒；萹蓄利湿，杀虫，止痒，以上四味共为佐药。冰片清热解毒，芳香辛散，促进皮肤吸收，为使药。诸药合用，标本兼治，共奏清热解毒、祛风止痒之功。

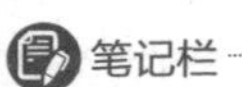

除湿止痒软膏的注意事项

【临床应用】本品可用于湿疮、湿疹。

1. 湿疮　症见红斑，丘疹，渗出，有灼热感，瘙痒剧烈，伴身热、心烦、口渴、大便秘结，小便黄赤，舌红，苔薄白或黄，脉滑或数。

2. 急性、亚急性湿疹　症见上述证候者。

【用法与用量】外用。一日3~4次，涂抹患处。

【规格】每支装10g或20g。

【其他剂型】本品未见其他剂型。

【使用注意】对本品过敏者禁用。切勿接触眼睛、口腔等黏膜处。皮肤破损处禁用。

【不良反应】本品可能引起瘙痒、皮损加重、刺痛等局部刺激症状。

【药理作用】本品主要有提高免疫功能、抗炎、止痒等作用。

润燥止痒胶囊

［国家药品标准（修订）颁布件（2012年）］

【处方】何首乌　制何首乌　生地黄　桑叶　苦参　红活麻

【制法】以上六味，将何首乌、生地黄、桑叶、苦参、红活麻加水浸泡，煎煮，过滤，分离纯化。再与制何首乌的醇提物混合，浓缩干燥，粉碎，装入胶囊，即得。

【功能主治】养血滋阴，祛风止痒，润肠通便。用于血虚风燥所致的皮肤瘙痒，热毒蕴肤所致的痤疮肿痛，热结便秘。

【方解】方中生何首乌与制何首乌同用，滋阴补肾，养血润燥，润肠通便。生地黄清热凉血，养阴生津。桑叶疏散风热，清肺润燥。苦参清热燥湿，祛风止痒，解毒消疮。红活麻祛风除湿，利水消肿。诸药合用，共奏养血滋阴，祛风止痒，润肠通便之功。

【临床应用】本品可用于粉刺、痤疮、风瘙痒、皮肤瘙痒、便秘等。

润燥止痒胶囊的注意事项

1. 粉刺　症见颜面红斑、丘疹，脓疱，以额头、口鼻周围居多，伴皮肤灼热，口渴，便干；痤疮有上述证候者。

2. 风瘙痒　症见皮肤瘙痒难忍，遇热易发，入夜尤甚，夜寐不安，重者出现抓痕，血痂，色素沉着，湿疹化，苔藓样病变等；皮肤瘙痒有上述证候者。

3. 便秘　症见大便干结，腹部胀痛，身体消瘦，头晕耳鸣，心烦，舌质红，脉细数。

【用法与用量】口服。一次4粒，一日3次，2周为1个疗程，或遵医嘱。

【规格】每粒装0.5g。

【其他剂型】本品未见其他剂型。

【使用注意】对本品过敏者禁用。

【不良反应】未检索到不良反应的报道。

【药理作用】本品主要有抗炎、增强免疫功能等作用。

消风止痒颗粒

（《中华人民共和国卫生部药品标准：中药成方制剂》第15册）

【处方】防风50g　蝉蜕50g　荆芥50g　苍术60g　当归90g　亚麻子90g　地骨皮90g　地黄150g　木通30g　石膏30g　甘草30g

【制法】以上十一味药，取石膏打碎加水煮沸2小时，加入防风等其余十味药继续煎煮2次，第一次3小时，第二次2小时，合并煎液，滤过，滤液浓缩至适量（每1ml含0.5g药材）。加乙醇使含醇量达70%，搅匀，静置，滤过，滤液浓缩至相对密度为1.36左右（20℃）。每100g清膏加蔗糖粉800g，制成颗粒，低温干燥，装成100袋，即得。

【功能主治】清热除湿，消风止痒。用于风湿热邪蕴阻肌肤所致的湿疹、风疹瘙痒、小儿瘾疹，症见皮肤丘疹、水疱、抓痕、血疱，或见梭形或纺锤形水肿性风团，中央出现小水疱，瘙痒剧烈；湿疹、皮肤瘙痒症、丘疹、荨麻疹见上述证候者。

【方解】方中地黄清热凉血，苍术燥湿祛风，共为君药。石膏、地骨皮、木通、亚麻子清热利湿，为臣药。荆芥、防风发表散风止痒；蝉蜕宣散肺经风热，透疹止痒；当归补血和血，取"血行风自灭"之义，四药共为佐药。甘草调和诸药，为使药。诸药合用，共收清热除湿，消风止痒之功。

【临床应用】本品可用于风热证之瘾疹等皮肤病。

1. 瘾疹　症见皮疹色红，遇热加剧，得冷减轻，多夏季发病，舌苔薄黄，脉浮数，证属风热者；荨麻疹见上述临床表现者。

2. 小儿瘾疹　症见皮损呈散在的丘疹性风团，或在风团上有水疱，瘙痒剧烈，舌苔黄，脉浮数；丘疹性荨麻疹见上述临床表现者。

3. 风疹瘙痒　皮肤初期无损害，因过度搔抓刺激而出现抓痕、血痂、色素沉着、湿疹化、苔藓样变等继发性皮损，一般以年轻者多见，遇热易发作，苔薄黄，脉滑数；皮肤瘙痒症见上述表现者。

【用法与用量】口服，1 岁以内每日 15g，1~4 岁每日 30g，5~9 岁每日 45g，10~14 岁每日 60g，15 岁以上每日 90g，分 2~3 次服用，或遵医嘱。

【规格】每袋装 15g。

【其他剂型】尚未见有其他剂型。

【使用注意】服药期间忌食海鲜鱼腥、葱蒜辛辣等物。孕妇禁用。

【不良反应】未检索到不良反应的报道。

【药理作用】本品主要有抗过敏、抗炎作用。

其他皮肤科中成药介绍如下(表 30-1)：

表 30-1　其他皮肤科中成药

名称	组成	功用	主治	用法用量	使用注意
消银颗粒	地黄、牡丹皮、赤芍、当归、苦参、金银花、玄参、牛蒡子、蝉蜕、白鲜皮、大青叶、红花、防风	清热凉血，养血润燥，祛风止痒	用于血热风燥型白疕和血虚风燥型白疕，症见皮疹为点滴状，基底鲜红色，表面覆有银白色鳞屑，或皮疹表面附有较厚的银白色鳞屑，较干燥，基底淡红色，瘙痒较甚	开水冲服。一次 3.5g，一日 3 次，1 个月为 1 个疗程	孕妇禁用。脾胃虚寒者慎用。忌食辛辣、油腻及海鲜等发物
金蝉止痒胶囊	金银花、栀子、黄芩、苦参、黄柏、龙胆、白芷、白鲜皮、蛇床子、蝉蜕、连翘、地肤子、地黄、青蒿、广藿香、甘草	清热解毒，燥湿止痒	用于湿热内蕴导致的丘疹性荨麻疹，夏季皮炎皮肤瘙痒症状	口服。一次 6 粒，一日 3 次，饭后服用	对本品过敏者禁用。孕妇禁用

（安丽凤）

笔记栏

扫一扫
测一测

复习思考题

1. 简述除湿止痒软膏、润燥止痒胶囊的处方、功能主治。
2. 简述消风止痒颗粒的功能主治和药理作用。
3. 消银颗粒、金蝉止痒胶囊分别主治何种病证?

索　引

中成药药名笔画索引

五画

六画

七画

八画

九画

十画

十一画

十二画

十三画

十四画

十五画及以上

复习思考题
答案要点

模拟试卷